主编

Javier Escaned

Justin Davies

Physiological Assessment of Coronary Stenoses and the Microcirculation

冠状动脉狭窄与微循环生理学评价

主译 陈晖 姚道阔
主审 李虹伟

上海科学技术出版社

图书在版编目（CIP）数据

冠状动脉狭窄与微循环生理学评价 /（西）哈维尔·
埃斯卡内德（Javier Escaned），（英）贾斯汀·戴维斯
（Justin Davies）主编；陈晖，姚道阔主译. — 上海：
上海科学技术出版社，2018.9
　　ISBN 978−7−5478−4171−6

　　Ⅰ. ①冠…　Ⅱ. ①哈… ②贾… ③陈… ④姚…　Ⅲ.
①冠状血管−动脉疾病−研究　Ⅳ. ①R543.3

　　中国版本图书馆CIP数据核字（2018）第203401号

First published in English under the title
Physiological Assessment of Coronary Stenoses and the Microcirculation
edited by Javier Escaned and Justin Davies
Copyright © 2017 Springer-Verlag London Ltd.
This edition has been translated and published under licence from Springer-Verlag London Ltd.
All Rights Reserved.

上海市版权局著作权合同登记号 图字：09-2018-418号

冠状动脉狭窄与微循环生理学评价

主编　Javier Escaned　Justin Davies
主译　陈晖　姚道阔

上海世纪出版（集团）有限公司
上 海 科 学 技 术 出 版 社　出版、发行
（上海钦州南路71号　邮政编码200235　www. sstp. cn）
浙江新华印刷技术有限公司印刷
开本 889×1194　1/16　印张 18.25
字数 450千字
2018年9月第1版　2018年9月第1次印刷
ISBN 978−7−5478−4171−6/R·1714
定价：198.00元

内容提要

随着对冠状动脉微循环研究的不断深入，冠状动脉狭窄和微循环生理学评价对诊疗决策影响的重要性日益凸显。

本书由国际著名心脏病学专家Javier Escaned与Justin Davies主编，由首都医科大学附属北京友谊医院陈晖教授和姚道阔教授主译，详述了冠状动脉狭窄与微循环生理评价的基本理论、临床应用与研究进展。

本书重点突出，特色鲜明。首先，在详细介绍冠状动脉循环生理、病理，以及不同疾病状态下冠状动脉心外膜血管与微循环变化的基础上，重点阐述了冠状动脉心外膜血管狭窄与微循环的常用评估方法与技术，不仅包括国际指南推荐但仍未被许多心血管医师重视用于冠状动脉临界病变评价的血流储备分数（FFR）、近年大型临床试验结果显示不劣于FFR的新一代冠状动脉狭窄病变评价方法瞬时无波形比值（iFR），也包括日益受到关注的冠状动脉血流储备（CFR）、微循环阻力指数（IMR）和充血微血管阻力（HMR）等反映冠状动脉微循环和冠状动脉血管整体生理功能的指标的应用及相关进展。同时，本书还介绍了冠状动脉内皮功能不全的评价方法，以及多层螺旋CT对冠状动脉循环指标的计算分析技术。

本书内容丰富、全面、新颖，是心血管内外科临床医师、研究人员，尤其是从事冠心病介入诊疗的临床医师和相关研究人员的高级参考书。

译者名单

主　译　陈　晖　姚道阔

主　审　李虹伟

副主译　李东宝　赵慧强　王长华

译　者（按姓氏拼音排序）

Abdurrahman Omer Cavdar　上海市同济医院

陈　晖　首都医科大学附属北京友谊医院

陈　淼　首都医科大学附属北京友谊医院

崔贺贺　首都医科大学附属北京友谊医院

丁晓松　首都医科大学附属北京友谊医院

方　宏　上海市同济医院

高翔宇　首都医科大学附属北京友谊医院

公绪和　首都医科大学附属北京友谊医院

何晓全　首都医科大学附属北京友谊医院

化　冰　首都医科大学附属北京友谊医院

李东宝　首都医科大学附属北京友谊医院

李　双　首都医科大学附属北京友谊医院

梁思文　首都医科大学附属北京友谊医院

梁　拓　首都医科大学附属北京友谊医院

刘青波　首都医科大学附属北京友谊医院

刘锐锋　首都医科大学附属北京友谊医院

马国栋　首都医科大学附属北京友谊医院

唐莉莉　首都医科大学附属北京友谊医院

王国忠　首都医科大学附属北京潞河医院

王　萍　首都医科大学附属北京友谊医院

王秋实　首都医科大学附属北京友谊医院

王　申　首都医科大学附属北京友谊医院

王长华　首都医科大学附属北京安贞医院

姚道阔　首都医科大学附属北京友谊医院

赵　灿　首都医科大学附属北京友谊医院

赵慧强　首都医科大学附属北京友谊医院

周　力　首都医科大学附属北京友谊医院

周培明　首都医科大学附属北京友谊医院

左　波　首都医科大学附属北京友谊医院

编写者名单

主 编

Javier Escaned
Hospital Clínico San Carlos
Universidad Complutense de Madrid
Madrid
Spain

Justin Davies
Imperial College London
London
UK

编写者

Diego Arroyo
Department of Cardiology
Fribourg University and Hospital
Fribourg, Switzerland

Stéphane Cook
Department of Cardiology
Fribourg University & Hospital
Fribourg, Switzerland
stephane.cook@unifr.ch

Sérgio Baptista
Hospital do Espírito Santo Évora
Evora, Portugal
sergio.b.baptista@gmail.com

Justin Davies
Imperial College London
London, UK
justindavies@heart123.com

Christopher J. Broyd
Interventional Cardiology Unit
Department of Cardiology
Hospital Clínico San Carlos
Madrid, Spain

Imperial College London
London, UK
c.broyd@imperial.ac.uk

Harry R. Davis
CVPath Institute, Inc
Gaithersburg, MD, USA

Pedro de Araújo Gonçlves
Hospital do Espírito Santo Évora
Evora, Portugal
paraujogoncalves@yahoo.co.uk

Lorena Casadonte
Department of Biomedical Engineering and Physics
Academic Medical Center
University of Amsterdam
Amsterdam, The Netherlands
l.casadonte@amc.uva.nl

Guus A. de Waard
Department of Cardiology
VU University Medical Center
Institute for Cardiovascular Research
Amsterdam, The Netherlands
g.dewaard@vumc.nl

Carlos A. Collet
Cardiology
Academic Medical Center
Amsterdam, The Netherlands
carloscollet@gmail.com

María Del Trigo
Interventional Cardiology Unit
Department of Cardiology
Hospital Clínico San Carlos
Madrid, Spain

mariadeltrigo@hotmail.com

Fernando Dominguez
Heart Failure and Inherited Cardiac Diseases Unit
Department of Cardiology
Hospital Universitario Puerta de Hierro
Madrid, Spain
fdominguezrodriguez@gmail.com

Dirk J. Duncker
Division of Experimental Cardiology
Department of Cardiology
Thoraxcenter
Erasmus MC
University Medical Center Rotterdam
Rotterdam, The Netherlands
d.duncker@erasmusmc.nl

Mauro Echavarría-Pinto
Interventional Cardiology Unit
Department of Cardiology
Hospital Clínico San Carlos
Madrid, Spain
mauroep@hotmail.com

Javier Escaned
Interventional Cardiology Unit
Department of Cardiology
Hospital Clínico San Carlos
Madrid, Spain
escaned@secardiologia.es

Aloke V. Finn
CVPath Institute, Inc
Gaithersburg, MD, USA
afinn@cvpath.org

Pablo Garcia-Pavia
Heart Failure and Inherited Cardiac Diseases Unit
Department of Cardiology
Hospital Universitario Puerta de Hierro
Madrid, Spain
pablogpavia@yahoo.es

Chrysafios Girasis
Department of Cardiology
Onassis Cardiac Surgery Center
Athens, FL, Greece
chrisgirasis@gmail.com

Nieves Gonzalo
Interventional Cardiology Unit
Department of Cardiology
Hospital Clínico San Carlos
Madrid, Spain
Nieves_gonzalo@yahoo.es

Ilkka H. A. Heinonen
Division of Experimental Cardiology
Department of Cardiology
Thoraxcenter
Erasmus MC
University Medical Center Rotterdam

Rotterdam, The Netherlands
Turku PET Centre
Turku, Finland

Department of Clinical Physiology and Nuclear Medicine
University of Turku and Turku University Hospital
Turku, Finland
ilkka.heinonen@utu.fi

Maurits R. Hollander
Department of Cardiology
VU University Medical Center
Amsterdam, The Netherlands
m.hollander@vumc.nl

Pilar Jiménez-Quevedo
Interventional Cardiology Unit
Department of Cardiology
Hospital Clínico San Carlos
Madrid, Spain
pjimenezq@salud.madrid.org

Michael Joner
CVPath Institute, Inc
Gaithersburg, MD, USA
joner@dhm.mhn.de

Morton J. Kern
Long Beach Veterans Affairs Medical Center
University of California
Irvine Medical Center
Long Beach, CA, USA
mkern@uci.edu

Frank D. Kolodgie
CVPath Institute, Inc
Gaithersburg, MD, USA

Antonio Maria Leone
Institute of Cardiology
Catholic University of the Sacred Heart
Rome, Italy
antoniomarialeone@gmail.com

Amir Lerman
Cardiovascular Institute Hospital Clínico San Carlos
Madrid, Spain
lerman.amir@mayo.edu

Fernando Macaya
Interventional Cardiology Unit
Department of Cardiology
Hospital Clínico San Carlos
Madrid, Spain

webjazzler@gmail.com

Koen M. Marques
Department of Cardiology
VU University Medical Center
Institute for Cardiovascular Research
Amsterdam, The Netherlands
km.marques@vumc.nl

Yasushi Matsuzawa
Cardiovascular Institute Hospital Clínico San Carlos
Madrid, Spain
matsuzawa-yuji@sumitomo-hp.or.jp

Hernán Mejía-Rentería
Interventional Cardiology Unit
Department of Cardiology
Hospital Clinico San Carlos
Madrid, Spain
hernan_m_r@yahoo.com

Daphne Merkus
Division of Experimental Cardiology
Department of Cardiology
Thoraxcenter
Erasmus MC
University Medical Center Rotterdam
Rotterdam, The Netherlands

Hiroyoshi Mori
CVPath Institute, Inc
Gaithersburg, MD, USA

David Neves
Hospital do Espírito Santo Évora
Evora, Portugal
dneves@hevora.min-saude.pt

Giampaolo Niccoli
Institute of Cardiology
Catholic University of the Sacred Heart
Rome, Italy
gniccoli73@hotmail.it

Sukhjinder Nijjer
Hammersmith Hospital
Imperial College Healthcare NHS Trust
London, UK
s.nijjer@yahoo.co.uk

Luis Nombela-Franco
Interventional Cardiology Unit
Department of Cardiology
Hospital Clínico San Carlos
Madrid, Spain
luisnombela@yahoo.com

Ivan Nuñéz-Gil
Interventional Cardiology Unit

Department of Cardiology
Hospital Clínico San Carlos
Madrid, Spain
ibnsky@yahoo.es

Peter Ong
Department of Cardiology
Robert-Bosch Krankenhaus
Stuttgart, Germany
Peter.Ong@rbk.de

Yoshinobu Onuma
Department of Cardiology, Erasmus Medical Center
Madrid, Spain
yoshinobuonuma@gmail.com

Kim Parker
Imperial College London
London, UK
k.parker@imperial.ac.uk

Ricardo Petraco
Imperial College London
London, Uk
r.petraco@imperial.ac.uk

Jan J. Piek
AMC Heart Centre
Academic Medical Centre
University of Amsterdam
Amsterdam, The Netherlands
j.j.piek@amc.nl

Serban Puricel
Department of Cardiology
Fribourg University & Hospital
Fribourg, Switzerland
serbanpurciel@icloud.com

Alicia Quirós
Interventional Cardiology Unit
Department of Cardiology
Hospital Clínico San Carlos
Madrid, Spain
alicia.quiros@unileon.es

Ruben Ramos
Hospital do Espírito Santo Évora
Evora, Portugal
ruben.a.b.ramos@gmail.com

Luís Raposo
Hospital do Espírito Santo Évora
Evora, Portugal
lfor.md@gmail.com

Vera Rodriguez
Interventional Cardiology Unit
Department of Cardiology

Hospital Clínico San Carlos
Madrid, Spain
verarodriguez@yahoo.com

Nicola Ryan
Interventional Cardiology Unit
Department of Cardiology
Hospital Clínico San Carlos
Madrid, Spain
nicolaryan@gmail.com

Giancarla Scalone
Institute of Cardiology
Catholic University of the Sacred Heart
Rome, Italy
gcarlascl@gmail.com

Udo Sechtem
Department of Cardiology
Robert-Bosch Krankenhaus
Stuttgart, Germany
Udo.Sechtem@rbk.de

Christian Seiler
Department of Cardiology
University Hospital
Bern, Switzerland
christian.seiler@insel.ch

Patrick W. Serruys
International Centre for Circulatory Health NHLI
Imperial College of London
Rotterdam, The Netherlands
Patrick.w.j.c.serruys@gmail.com

Arnold H. Seto
Long Beach Veterans Affairs Medical Center
University of California
Irvine Medical Center
Long Beach, CA, USA
Arnold.seto@va.gov

Murat Sezer
Istanbul Faculty of Medicine
Department of Cardiology
Istanbul University
Istanbul, Turkey
sezermr@gmail.com

Maria Siebes
Department of Biomedical Engineering and Physics
Academic Medical Center
University of Amsterdam
Amsterdam, The Netherlands
m.siebes@amc.uva.nl

Oana Sorop
Division of Experimental Cardiology
Department of Cardiology

Thoraxcenter
Erasmus MC
University Medical Center Rotterdam
Rotterdam, The Netherlands
o.sorop@erasmusmc.nl

Charles Taylor
Cardiovascular Institute Hospital Clínico San Carlos
Madrid, Spain
taylor@heartflow.com

Mario Togni
Department of Cardiology
Fribourg University and Hospital
Fribourg, Switzerland
mario.togni@unifr.ch

Sabahattin Umman
Istanbul Faculty of Medicine
Department of Cardiology
Istanbul University
Istanbul, Turkey
ummans@e-kolay.net

Luis Felipe Valenzuela-García
Cardiovascular Institute Hospital Clínico San Carlos
Madrid, Spain
lfvgmjrh1@yahoo.es

Tim P. van de Hoef
AMC Heart Centre
Academic Medical Centre
University of Amsterdam
Amsterdam, The Netherlands
t.p.vandehoef@amc.uva.nl

Nina W. van der Hoeven
Department of Cardiology
VU University Medical Center
Amsterdam, The Netherlands
ni.vanderhoeven@vumc.nl

Niels van Royen
Department of Cardiology
VU University Medical Center
Institute for Cardiovascular Research
Amsterdam, The Netherlands
n.vanroyen@vumc.nl

Renu Virmani
CVPath Institute, Inc
Gaithersburg, MD, USA
rvirmani@cvpath.org

Nicolaas Westerhof
Department of Cardiology
VU University Medical Center
Institute for Cardiovascular Research
Amsterdam, The Netherlands
n.westerhof@vumc.nl

中文版前言

　　冠心病在我国发病率逐年上升，严重危害了人们的健康。在日益强调精准诊疗的今天，冠心病已从单纯依靠冠状动脉造影指导介入治疗，转向借助于冠状动脉内影像、冠状动脉狭窄生理评估指导介入治疗。判断冠状动脉狭窄是否引起缺血、是否合并微循环功能障碍，对治疗策略的选择起关键作用。目前，应用血流储备分数（FFR）评价冠状动脉心外膜血管狭窄的生理学意义，已成为判断冠状动脉狭窄是否引起缺血的金标准，临床上已广泛应用。近期研究采用瞬时无波形比率（iFR）对冠状动脉狭窄进行评估，得出其与FFR一致性很高的结论。除了心外膜血管狭窄的影响，冠状动脉微循环也是引起心肌缺血、导致心脏不良预后的重要原因。随着对冠状动脉微循环研究的深入，人们日益认识到其对临床治疗策略的影响。2013年，欧洲心脏病学会发布的《稳定性冠状动脉疾病治疗指南》，正式将冠状动脉微血管疾病列为冠心病临床类型之一，并提出初步诊断和治疗建议。2017年《冠状动脉微血管疾病诊断和治疗的中国专家共识》发表，进一步推动了我国对冠状动脉微循环的研究。然而，此领域缺乏内容详尽丰富、能够反映当前研究进展的参考书。

　　《冠状动脉狭窄与微循环生理学评价》详述了冠状动脉狭窄与微循环生理评价的基本理论、临床应用与研究进展。首先，在介绍冠状动脉循环生理、病理，以及不同疾病状态下冠状动脉心外膜血管与微循环变化的基础上，着重介绍了冠状动脉心外膜血管狭窄与微循环的常用评估方法与技术，不仅包括国际指南推荐但仍未被许多心血管医师重视用于冠状动脉临界病变评价的FFR、近年大型临床试验中显示不劣于FFR的新一代冠状动脉狭窄病变评价方法iFR，也对日益受到关注的冠状动脉血流储备（CFR）、微循环阻力指数（IMR）和充血微血管阻力（HMR）等反映冠状动脉微循环和冠状动脉血管整体生理功能的指标的应用及相关进展进行了详细阐述。其次，本书还介绍了冠状动脉内皮功能不全的评价方法，以及多层螺旋CT对冠状动脉循环指标的计算分析技术。

本书为希望全面了解冠状动脉狭窄生理与微循环以及相关评估方法如何对介入治疗进行指导的医生和研究者，提供了详细、丰富、新颖的内容，为心血管医生、研究生、介入医生以及相关工作者提供了宝贵的参考资源。

参与本书翻译的译者均是长期从事冠心病临床诊疗及研究工作的中青年医生，对冠状动脉狭窄与微循环相关内容熟悉，经验丰富。鉴于本书内容广泛、深入，而译者能力有限，书中难免会有不当之处，望广大读者给予谅解和指正。

首都医科大学附属北京友谊医院心血管中心

陈晖 姚道阔

英文版前言

本书完成于2016年，此时冠状动脉生理学的研究已近成熟。

距明确冠状动脉狭窄程度与冠状动脉血流受损之间关系的标志性文章的发表已40年了。研究的影响巨大，引发了数种侵入性与非侵入性技术的发展。这些技术旨在应用一种新的指标——冠状动脉血流储备，来探索冠状动脉循环。

20年后，血流储备分数（FFR）作为压力来源的指标，其用于判断冠状动脉狭窄严重程度的诊断价值得到证实。之后的数十年中，FFR在多个临床试验中显示出其在功能性指导冠状动脉血运重建方面的重要性，也证实了冠状动脉造影在评价冠状动脉狭窄时，在功能学意义上是一种具有"欺骗性"的技术。

今天，冠状动脉生理学的革新正在发生，可在不需要冠状动脉内器械的情况下，应用计算血流动力学和电脑模拟冠状动脉影像来计算FFR相关的指标。而且，新的指标如瞬时无波形比值（iFR）的进展，使冠状动脉内压力导丝测定更为简单，应用有望增多。

尽管取得了这些进展，且人们由此对冠状动脉生理学的兴趣逐渐增加，但冠状动脉生理学的临床应用仍然很滞后。本书的主要目的是向对心血管疾病领域感兴趣的人员简要介绍冠状动脉生理学，同时，本书可作为临床与介入心脏病学医生临床实践的参考书。

鉴于此，本书对冠状动脉循环的不同领域均有全面的介绍。2016年，冠状动脉生理学研究仍然多是以血管狭窄为中心的。尽管越来越多的信息提示微循环和血管运动障碍会引起患者的症状且与预后有关，但冠状动脉微循环评价在导管室做得很少，只有极少数中心常规进行冠状动脉运动功能检查。对这些领域更广泛的关注将促进这些诊断方法的发展和应用，以探索狭窄以外的冠状动脉循环。一旦这些发生，我们确信崭新的研究道路及患者诊疗方法将随之而来。

我们非常感谢所有作者在本书各个章节主题中分享他们的专业经验。我们也感谢副主编Hernán Mejía-Rentería, MD 和 Nicola Ryan, MB, BCh 对本书的支持，还感谢 Sara Fernández, MSc 很有价值的技术帮助。

Javier Escaned

于西班牙马德里

Justin Davies

于英国伦敦

目 录

第1章
冠状动脉循环生理学

1 心外膜血管狭窄的血流动力学影响

Lorena Casadonte and Maria Siebes

1.1 冠状动脉生理学原理

对冠状动脉生理学的全面理解是解释冠状动脉疾病患者的冠状动脉压力与血流信号的基础。心脏由一个复杂的动脉网络所灌注，这些动脉为连续活动的肌肉提供氧和营养。多个分支血管由心外膜导管动脉发出（图1.1），并为心外膜下层的小部分心肌提供灌注，然而心内膜则由穿过心肌外层的穿支动脉灌注，而只有当它们发出分支到达心肌内层，才能供应更大体积的心肌组织[1-4]。

从物理学角度来看，最小血管阻力主要取决于血管所支配的血管网在最大限度舒张时的节段大小（长度和直径）。因此，在心外膜冠状动脉无狭窄时，最大冠状动脉血流量与冠状动脉驱动压力和舒张的冠状动脉阻力血管最大截面积相关。在此需着重强调的是，所有血管在活跃的平滑肌张力最小时本质上都是弹性管道。一旦冠状动脉微血管被最大程度舒张，它

们将被动地对舒张和血管外压力等的变化做出反应，也就是说它们的直径将变为压力依赖性[5-7]。

冠状动脉压力-血流关系 · 从冠状动脉循环摄取的氧在静息时已接近最大，心肌需氧量增加时冠状动脉血流量会随之改变。冠状动脉血流量随耗氧量动态变化而动脉压力恒定，这种动态匹配被称为代谢性血流适应或功能性充血。在一个给定的心脏工作负荷下，冠状动脉血流量在一个较宽的动脉充盈压力变化范围内（通常60～140 mmHg），通过内在机制保持恒定，称为自身调节[8]。这使得冠状动脉阻力的变化与冠状动脉灌注压力的变化需要保持平行。重要的是，在心内膜下血管较心外膜下血管压力更高时，自身调节失效[9,10]。所有动脉和微动脉通过改变它们的平滑肌张力进行血流量调节。大的心外膜血管的血流阻力可以忽略不计，绝大多数冠状动脉阻力来源于直径小于300 µm的内部微血管[11]。冠状动脉微血管阻力调节包括代谢性、肌

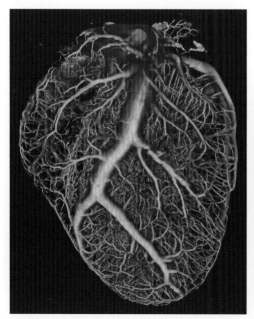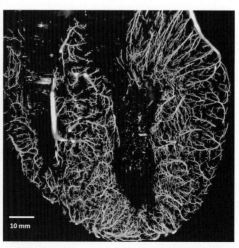

图1.1 新型低温切片技术和落射荧光显微成像获得的犬的心脏冠状动脉3D图像。血管被荧光显影物质充盈，冰冻的心脏被交替切成40 µm厚的薄片，心脏大体表面使用高分辨CCD照相机成像[4]。右图显示2 mm厚以最大强度投影的透壁血管长轴横断面（部分被略去），其中以分支形式贯穿的血管清晰可见。

10 mm

源性及流量相关血管控制的综合机制，更多详细内容会在本书中其他部分探讨。正常心脏随着冠状动脉压力下降，在自身调节层面维持静息血流，例如，在心外膜冠状动脉存在一处狭窄时，通过分配血管舒张降低局部的微血管阻力[12]。强大的血管舒张功能储备的存在是为了在运动过程中能增加血流量以超过静息水平，有报道在人类的运动过程中血流量超过静息血流水平4～5倍[13-17]。血管舒张可导致微血管阻力较基线水平大量重新分配。Chilian和同事[11]报道应用罂粟碱优先舒张较大动脉（直径＞200 μm）后，应用双嘧达莫可使微血管（直径＜170 μm）阻力减小近15倍，而血流量增加6倍[18]。

低压力时压力-血流曲线下降，呈向流量轴凸出的凸型曲线，而实际零流量压（P_{zf}）仅比稳定状态下冠状静脉窦压力高2～4 mmHg[19]。曲线的曲率反映出由血管跨壁压减小所致的进行性增加的阻力。这条压力-血流曲线的形状在表明冠状动脉血管阻力方面很重要，在停止心外膜血管血流灌注后得到的、在接近零血流时向压力轴线性延伸的压力值时，应该牢记容量分配效应[19]。此外，从最大程度舒张的犬离体心脏实验中获得的资料提示，P_{zf}更像是由左心室壁所分配的压力，而与循环血流量无关[20]。

典型的在自身调节下和最大程度血管舒张时的冠状动脉压力-血流关系如图1.2所示。

冠状动脉血流-压力关系在最大限度血管舒张时可被描绘成一条陡直的直线，并有一个非零压力的截距，此时血流量与灌注压线性相关。尽管压力-血流曲线在压力高于约40 mmHg时的血管舒张（无控制）状态下呈相对直线，这条直线可能是由心外膜动脉得到的各种尚不明确的信号机制相互作用的结果[21]。这其中包括有关失去微血管顺应性和冠状动脉阻力变化的时间常量，这些时间常量受较低压力范围内正在收缩的较大微血管的影响，而这种压力范围是由在血管平滑肌张力为舒张状态时血管的强烈非线性压力-舒张性关系所决定的[6,22-26]。

冠状动脉血流量主要由冠状动脉血管床的驱动压力和阻力决定。在不存在心外膜冠状动脉狭窄时，驱动压力是指血流量为零时主动脉输入压P_a与有效背压P_b的差值。由于稳定状态下人的P_b难以测量，静脉压可被作为其合理的近似值。等价于欧姆定律，血管腔阻力R被定义为通过管腔的压降ΔP除以血流量Q：

$$R = \Delta P/Q \tag{1.1}$$

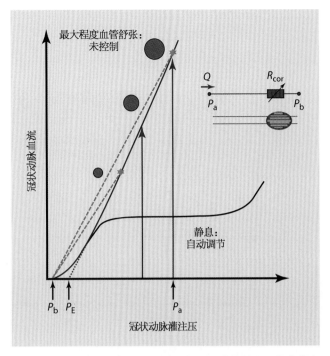

图1.2 无冠状动脉狭窄时的冠状动脉压力-血流关系。静息状态下，血流量（Q）在较大动脉灌注压范围内保持恒定。在最大限度血管舒张时（红线），血流量可在正常动脉压（P_a）下增加4～5倍；然而，血流储备依赖于压力而调控失效（蓝箭头）。在低压力时曲线朝向零流量的截距，表示仅稍高于静脉压力的血流有效的背压（P_b）。P_E由压力-血流曲线的直线部分线性延伸所得。随着压力下降，被动阻力血管的直径减小（圆圈），而微血管阻力（R_{cor}）逐渐增加。虚线（绿色）表示在恒定最小阻力时的压力-血流线性关系，这里显示出正常和一个减小的灌注压（星形）。这些直线斜率的倒数代表最小阻力。

以此类推，血管舒张时的冠状动脉阻力是压力轴上的P_b与在特定动脉压力下压力-血流线上数据点（图1.2的星号）连线的反斜率。这些直线的递减斜率反映了在较低灌注压时增加的冠状动脉阻力，例如，狭窄处的远端。

在血管舒张状态下，冠状动脉压力与血流量不是线性相关的，且不通过原点。压力轴上的截距使这个关系增量线性，血流量的变化与压力的变化不是成比例的[26,27]。因此，冠状动脉充血状态下的压力-血流线的反斜率并不是冠状动脉阻力的量度。尽管那些结果均表示为阻力，反斜率表示的是压力变化除以血流量变化。例如，从心脏停跳到跳动，表现为这条压力-血流关系线的平行右移[28]，这明显是由于心脏收缩所致血管阻力增加，但是由斜率所确定的血管阻力将会保持恒定。在人类和动物中，最小冠状动脉阻力已被证实随着逐渐减小的灌注压而增加（反之亦然）[5,6,29,30]，模型所假设的在最大舒张时压力依赖的微血管阻力是不切实际的。

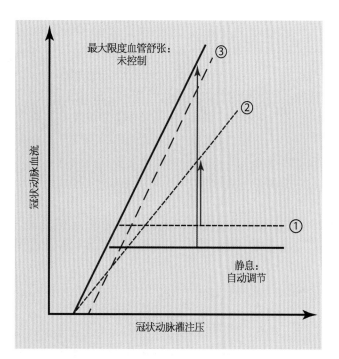

图 1.3 任意灌注压下降低冠状动脉血流储备的因素。① 自身调节使血流增加，例如，增加耗氧量所致。② 当压力-血流线的斜率在最大限度血管舒张时减小，最大血流量减少。③ 在血管舒张时压力-血流关系线平行右移可增加零流量压。注意在任何情况下，在压力过高时自身调节将失效。

其他可以独立改变冠状动脉压力-血流关系的影响因素如图 1.3 所示。

在静息状态下耗氧量增加可使自身调节的血流量平台线上移（图 1.3 中①），这提示在较高压力时自身调节失效。此外，当最大程度血管舒张状态下的压力-血流关系线斜率减小时，在相同压力条件下增加阻力可使最大血流量减少（图 1.3 中②），见于左心室肥大与红细胞增多症所致的流速增快，或小血管疾病等情况，例如高血压 [31, 32]。值得注意的是，由心脏收缩所致的心肌游离壁压力增加可介导充血性的压力-血流曲线右移。当压力为左心室平均压的一半时，可导致一个停跳心脏与一个跳动心脏间的平行移动 [26, 28]。诸多其他因素可以增加零流量压（图 1.3 中③），例如升高左心室舒张期末压或冠状静脉压 [33, 34]，还有侧支循环，趋向于减小在低压力时的曲线曲率 [35, 36]。这其中也存在许多因素协同作用的可能，导致在任意灌注压时更显著的血流储备减少，且在较高压力时自身调节失效。许多著作总结了这些观点 [10, 26, 32, 37, 38]。

冠状动脉血流量的决定因素 · 引起冠状动脉血流搏动性反应的主要原因是心脏收缩。与体循环相反，冠状动脉流入量在收缩期较低而在舒张期更高，

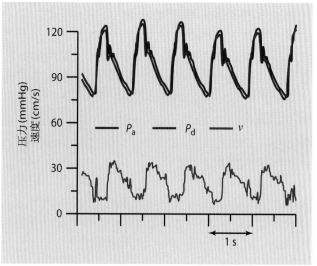

图 1.4 正常冠状动脉静息状态下典型压力与血流速度波形。冠状动脉血流量在舒张期达到最大值。P_a：主动脉压力；P_d：远端冠状动脉压力；v：血流速度。

尽管收缩期有较高的主动脉灌注压而舒张期时主动脉灌注压减低（图 1.4）。

心肌挤压作用所产生的力作用于嵌入心肌的可收缩血管上，可在一个心动周期内改变心肌内血流量，导致收缩期血流流入量减少与静脉流出量增多。这些指标的异相性表现可用心肌内泵模型 [22, 23, 39] 与弹性变化观点解释 [40]。从根本上说，透壁组织压力梯度表现为心肌内的顺应性，它是由心肌内泵功能产生的，在心动周期中由时相变化的心肌与血管弹性调节 [25, 41]。所有模型均假定冠状动脉阻力是容量依赖性的。心肌内血管的可舒张性与其周围的心肌组织的相互作用构成了所谓的心肌内顺应性。收缩期与舒张期的血容量交换（容性流动）调控微血管流入与流出阻力 [42, 43]。由于在改变血容量时，较大心肌内顺应性保持长期恒定，微血管阻力在整个心动周期内均处于变化中，而不能简单地被分为收缩状态与舒张状态。

透壁血流与心内膜下易损性 · 由弹性分支血管所构成的一个密集网络输送血流穿过心肌；然而，穿心肌的血流分布并不一致。动物与人类研究表明穿过肌层与各层内的灌注均存在显著的异质性 [44-46]，这使得难以通过心外膜冠状动脉内测量结果评估心内膜下心肌灌注。

许多机制表明缺血可造成心内膜下易损性 [47]。在心脏收缩期，心内膜下层的血管外挤压作用更强。这种现象因心肌壁内层较外层有总容量更大的阻力血管而得到部分补偿，使其在充分舒张时内在阻力

更低[48]。停跳犬心脏研究显示，心内膜下灌注较心外膜下灌注多50%[2]。在心率为100次/min，当冠状动脉血管最大限度舒张时，两者透壁灌注的血流量相近，然而在心率为200次/min时，心内膜下血流量约为心外膜下血流量的一半[49]。这个现象提示当心率超过0～200次/min范围时，心脏收缩可能使心内膜下血流减少3倍，而在心率增快时心外膜下血流可能轻度增加[50]。

显然，在舒张期影响血管腔内充盈程度的因素[51]，诸如灌注压与舒张期持续时间，可调节心内膜下微血管传导性。由于更长的血管径路（更大的纵向压力降幅）经透壁穿支血管将血液送至心内膜下层，使其灌注压一般较低。灌注压降低更趋于使心内膜下层的血流重新分布而离开心内膜下层，并导致心内膜下/心外膜下血流比减小[52]。在狭窄远端，进一步降低的灌注压可使心内膜微动脉直径较心外膜微动脉直径减小更多，此外，狭窄可选择性地减小心内膜下微动脉的舒张反应性[53]。另一个混杂因素是不充分的充盈时间，表示为舒张期时间分数（DTF），它使得心内膜下层灌注不充分，而外层心肌仍灌注充分。此外，在狭窄远端低灌注压情况下，心内膜下血流的DTF效应被加重[54-56]。有趣的是，在狭窄远端冠状动脉压力减小时，DTF延长，这或许是当血管舒张储备耗竭时的一种保护调节机制[57]。

1.2 狭窄的血流动力学

本节是对从体外与体内实验取得的狭窄流体动力学与其数学描述的概述。

狭窄压降-血流（ΔP-Q）特征 · 当血流经过血管时，黏性摩擦会造成压力损失。对于稳定的层流，在与管径长度L等长的管道中，压降ΔP根据泊肃叶定律表示为

$$\Delta P = \frac{32\,\mu L}{D^2}v \tag{1.2}$$

其中μ指血液黏滞度，D是管腔直径，v指通过横截面的平均流速。根据血流量Q与直径D的关系，该方程表示为

$$\Delta P = \frac{128\,\mu L}{\pi D^4}Q \tag{1.3}$$

这提示对于给定大小与长度的管腔，阻力$R=\Delta P/Q$是恒定的。黏性切变决定整条动脉的黏性能量损失。压降与管腔直径的4次方的倒数成正比，例如，对于相同的血流量及长度，当血管直径减小1半，阻力则增加16倍。这个关系清楚地显示出血管直径的主要作用，且其主动与被动机制均可大幅改变血管阻力与血流。

泊肃叶定律的主要假设是：① 硬性且等截面的直线管道；② 稳定且有抛物线型流线的层流；③ 黏滞度恒定。即，血液被认为是牛顿液。这些假设与有搏动性血流特征的弯曲、分支及容量血管的真实情况相差甚远，但泊肃叶定律可作为一个近似。

随着血管直径变化，质量守恒定律可用于流体输送。质量守恒定律阐明每单位时间进入一条血管的血容量等于其离开血管的速率。这可被描述成下述连续方程，其中A代表横截面积：

$$Q=A_1v_1=A_2v_2=\text{constant} \tag{1.4}$$

伯努利定律以能量守恒定律与动量守恒定律为基础阐明血压与血流速度v的关系。它表述为所有静压、流体静压（势能）与动压（动能）的总和是一个常数：

$$P_{tot}=P+\rho gh+\frac{1}{2}\rho v^2=\text{constant} \tag{1.5}$$

这里ρ指血液密度，g指重力加速度，h指高于参考水平的液柱高度。因摩擦所致的压力损失可忽略不计（假定是非黏性液），且液体被认为是不可压缩的流体，有恒定密度。需注意，血液密度是1.06 g/cm³时，流体静压差（mmHg）与高度变化（h，cm）有关：$\Delta P=\Delta h \cdot 0.78$。若高度恒定，那么方程1.5将简化为

$$P_1+\frac{1}{2}\rho v_1^2=P_2+\frac{1}{2}\rho v_2^2 \tag{1.6}$$

当血液流入一个狭窄截面内，速率v将随管腔截面积减小而成比例增加，伴有因对流加速（$v_2>v_1$）产生的压力损失（$P_2<P_1$），且压力向动能转换，如图1.5所示。此外，当血液流入狭窄处时，由于黏性损失可造成压力下降。

理想情况下，血流一经到达分流部分从而减速时，压力将恢复。然而，血流在狭窄处呈现惯性喷射，导致血流分离并形成一个再循环区域，在慢速

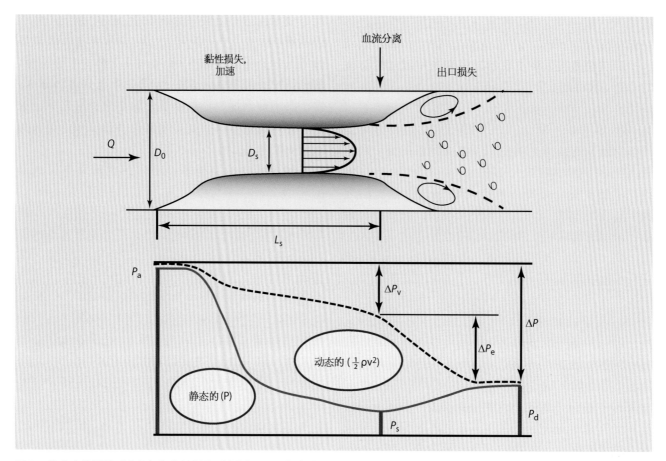

图 1.5 狭窄血流区域（上部）与能量损失（底部）。压力损失是由会聚和狭窄部分的黏性摩擦造成的。直径减小引起的对流加速度导致静压能量转换成动能，在接近血流分离点时压力最小。出口损失发生在扩张区，高速喷射血流离开狭窄部分导致涡旋形成使能量转换为热能。总压降（ΔP）是和流量呈线性关系的黏性损失（ΔP_v）与流量平方成正比的出口损失（ΔP_e）之和。D_0 与 D_s 指正常与狭窄处直径，相对的，L_s 指从会聚和狭窄部分到血流分离点的长度，Q 是流量，P_a 是主动脉输入压，P_s 是最小狭窄处压力，P_d 是远端压力，v 是流速，ρ 是液体密度。

与快速流体质点之间产生涡旋与黏性剪切应力。这种再循环区域的范围取决于狭窄区域造成的血流减少与改变[58, 59]。此外，由汇聚与狭窄部分的黏性摩擦所致的不可避免的有效压力损失，可根据泊肃叶定律狭窄部分减小的直径近似估算。因此，压力在狭窄部分最低，接近于血流分离点，且仅有一小部分动能在狭窄处下游转化为反压力能。

19 世纪 70 年代，基于一系列稳定和搏动层流通过同心和偏心性狭窄模型的实验，Young 和同事[60–62] 描述出了压降作为狭窄几何形状函数方程的经验关系。其实，通过一处狭窄的总压降是血流量的二次函数，并等于从狭窄入口到最狭窄处的黏性损失总和，ΔP_v 与狭窄出口处的流量和惯性损失呈线性相关，ΔP_e 与流量的平方成正比：

$$\Delta P = \Delta P_v + \Delta P_e \qquad (1.7)$$

或者用流量 Q 表示：

$$\Delta P = AQ + BQ^2 \qquad (1.8)$$

其中 A 和 B 是从狭窄几何形状和血液流变学性质中导出的常数：

$$A = 32 \frac{L_s}{D_0} \left(\frac{A_0}{A_s} \right)^2 \frac{\mu}{A_0 D_0} \qquad (1.8a)$$

$$B = \frac{\rho}{2} \frac{k_e}{A_0^2} \left(\frac{A_0}{A_s} - 1 \right)^2 \qquad (1.8b)$$

其中 k_e 是出口系数，最初对于 $L_s/D_0=2$ 的钝头狭窄部位的 k_e 平均值被确定为 1.52[60]。20 世纪 80 年代进行的一系列实验[63, 64] 表明，不仅是狭窄面积减小 A_0/A_s 和长度 L_s，而且入口与出口处的形状可通过入口至狭窄处管腔收缩改变流速而产生整体压力降低。这种从一处狭窄的入口到出口的边缘层增长，可根据方程 1.8a 中的校正 L_s/D_0 计算出：

$$L_s'/D_0=0.45+0.86(L_s/D_0) \quad (1.8c)$$

通过在方程 1.8b 中表示出口损失常数 k_e 为 L_s/D_0 的一个函数得到：

$$k_e=1.21+0.08(L_s/D_0) \quad (1.8d)$$

沿狭窄逐渐减小的面积可被计算成在整个狭窄长度上微分的黏性损失的积分。Huo 等[65]近期也研究了狭窄入口区域的作用，他们提出一个二阶多项式来确定入口和出口区域的不同单位（钝性/抛物线）速度剖面的扩散能量损失系数。

由于 1 单位的阻力等于压降除以流量，方程 1.8 意味着狭窄阻力表示为

$$R_s=A+BQ \quad (1.9)$$

右边的第一项表示黏性阻力，它对于一定的狭窄几何形状而言是恒定的，第二项表示出口损失，它随流量增加。

一条 $L_s/D_0=2$ 的 3 mm 血管中一处中度与一处重度病变狭窄压降的两个附加部分（方程 1.7）以图形形式表示在图 1.6 中。需注意黏性损失在低流速时起主要作用，而非线性出口损失随着通过狭窄处流量的增加而增长更快，并在较高流量时对构成总压降贡献更大。主要的几何因素是最小狭窄处直径，它与进入它的压降与血流量 ΔP–Q 关系中这两项的四次方成反比。即使狭窄情况的微小变化也会产生很大的影响，如图 1.6b 所示。ΔP–Q 曲线之间的差异源于狭窄直径减少 < 0.2 mm，即使对于中等流量，随着狭窄严重程度增加，压降增量也会逐渐增大。这个例子着重说明了狭窄部分中小血栓的影响，或当存在顺应性斑块或因管壁截面所致狭窄情况被动改变对腔内压力变化的影响。

在冠状动脉循环中，搏动血流的平均值（在心动周期中的平均时间）与稳态值相差小于 5%[62, 65]，而与压降相关的一般二次方程（方程 1.8）适用于稳态和搏动血流。对无镇静犬冠状动脉狭窄的研究表明，在整个舒张期和收缩中期所测得的瞬时数据遵循理论形式，而由周期内快速的血流减速与加速产生的惯性效应仅存在于收缩末期和舒张早期的短暂时期中[66]。方程 1.8 的一般形式已被用于推导基于对血管舒张刺激的整个充血反应中压降与流速的每搏平均值的冠状动脉狭窄患者的血流动力学特征[67]。狭窄处压降与速度的关系也有助于正确评估血流动力学狭窄的严重程度，根据评估在固定流速为 50 cm/s 时的瞬时舒张流量和在循环平均流速为 30 cm/s 时的压力梯度所得[68, 69]。该方法的优点是不需要血管达到最大舒张（例如，可以使用注射造影剂来增加流量），并且避免了由自身调节或测量误差所造成的基线测量的潜在错误。

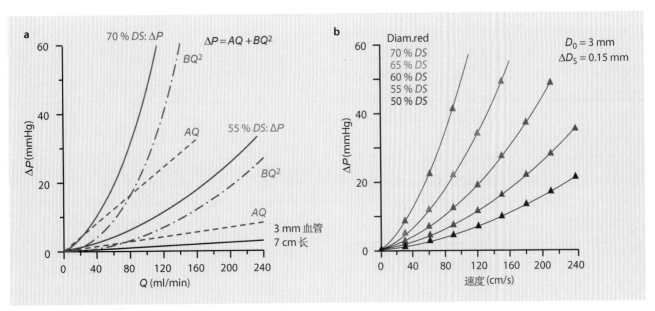

图 1.6 狭窄压降-血流量关系图。a. 总压降（ΔP）是线性黏性压力损失（AQ）与出口损失二次方（BQ^2）之和。这里显示 3 mm 血管中 55% 与 70% 狭窄的理论关系。下方的黑线表示在非阻塞血管中的压力损失。b. 正常直径为 3 mm（D_0）的血管狭窄直径微小变化（ΔD_s）对压降的作用。在一定流速的情况下，狭窄直径每减少 0.15 mm，压降增加 1 单位。

1.3　狭窄对冠状动脉血流量的影响

如上所述，最大心肌灌注取决于所有阻力的总和，远端冠状动脉压力是微血管灌注的主要决定因素。一处心外膜狭窄代表对冠状动脉系统血流的一个额外的阻力（图1.7）。重要的是意识到即使是固定几何形态的狭窄，因狭窄阻力直接取决于血流，故而是可变的。而且，冠状动脉微血管阻力包括由流量控制机制支配的主动部分和与压力依赖的被动部分，并决定了无张力舒张血管的最小阻力。因此，全部阻力是可变的并与流量和压力相关。

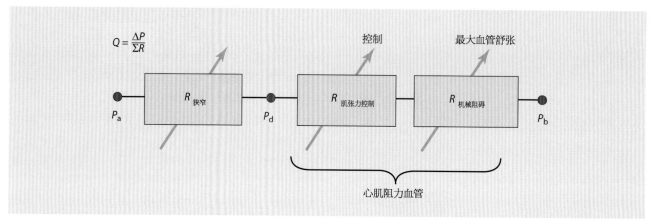

图 1.7 狭窄阻力与微血管阻力。狭窄动脉的血流量（Q）取决于总压力梯度（$\Delta P = P_a - P_b$）除以所有阻力总和。心肌阻力血管包括由肌张力控制的阻力与最大血管舒张时的最小阻力，这个最小阻力取决于血管丛的结构并随机械阻碍改变。P_d 是狭窄处下游微循环的灌注压。需注意，所有阻力均是可变的。

在冠状动脉灌注下的心外膜狭窄的血流动力学变化如图1.8所示，其中狭窄 ΔP–Q 关系在静息时是与最大血管舒张时的冠状动脉循环压力-血流关系相结合在一起的。x 轴表示（远端）冠状动脉灌注压，y 轴表示血流量。

从无血流时的无压降开始（$P_d = P_a$），曲线表示了狭窄压降与血流量的关系（方程1.8）向左移即随着血流量增加远端灌注压更低，反映出通过狭窄时血流量增加伴有压力非线性损失。为了维持静息时的基线血流量，冠状动脉微循环适应狭窄的存在并通过降低微血管阻力补偿额外的压力损失，反过来降低了血管舒张储备。如前所述，最大血流量由最大血管舒张时的压力-血流线所确定，在某些心血管疾病状态下可以向下降或向右移动。主动脉压力与充血压力-血流线交点的差值是在最大血管舒张时狭窄部位的压降。

如果静息时需氧量增加，血流与自身调节平台的交点将出现在一个更高血流量的位置（图1.9），根据流体动力学原理这提示了基线狭窄阻力的增加和血流与狭窄阻力差的非线性关系相匹配。反之，尽管基线阻力相同，主动脉压力减小将使此处狭窄的压降-血流关系左移导致最大血流量更小。这两个

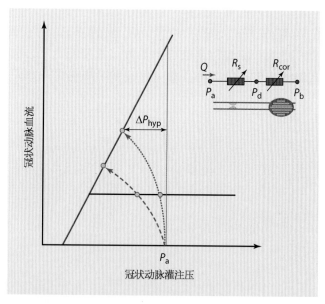

图 1.8 两处不同程度狭窄的冠状动脉压力-血流关系与狭窄压降-血流关系（虚线）。虽然静息时压降被微血管阻力减小所补偿，随着狭窄严重程度增加，最大血流仍减少（点状与虚曲线对比），并伴有充血压降的增加（ΔP_{hyp}）。

例子均需要通过减小容量来增加血流量使之高于静息水平。

狭窄对搏动血流和压力信号的影响·心外膜动脉狭窄的形成对搏动的压力与血流的波形形态有显

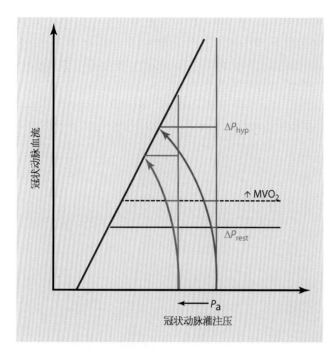

图1.9 降低灌注压和增加静息血流对给定狭窄的狭窄阻力影响。当主动脉压力（P_a）减小时，狭窄的压降−血流关系向左移动（蓝色到棕色）。由于可达到的最大血流量减少，充血压力梯度（ΔP_{hyp}）减小，而基线时的充血压力梯度（ΔP_{rest}）不变。然而，当由于更高的耗氧量（MVO_2）造成静息血流增加时，静息时压力梯度增加，而充血压力梯度不受影响。值得注意的是狭窄阻力随血流线性增加（$R_s=A+BQ$）。

著影响。一个存在严重病变的患者的数据（图1.10）显示出当通过狭窄时压力信号如何从主动脉形态到心室形态（与心肌内泵模型没有什么不同）改变。这可以被解释为在心动周期的这部分时间内较高的

舒张期流量与其相应较高的压力损失。需要注意的是，远端压力升高早于主动脉压力升高。在动物研究中可知，远端压力在等容收缩期时开始增加，而近端到狭窄处的压力随主动脉压力在主动脉瓣开放时才开始升高。

应用装有传感器的导丝可同步采集患者搏动的冠状动脉压力与流速数据。图1.11展示了一例左回旋支有一处严重狭窄的患者在冠状动脉内注射腺苷后冠状动脉血流量增加时，冠状动脉介入治疗之前（左）与之后（右）的冠状动脉血流动力学信号。在存在狭窄的情况下，远端压力信号清晰地显示血液动力学狭窄的严重程度。虽然在充血期间（20～31 cm/s）平均血流速度仅少量增加，舒张期压力梯度显著升高，在收缩期时的压力梯度也额外增加。相反地，再血管化治疗后，尽管流速大幅上升（23～75 cm/s），远端压力值几乎不变。相应的 ΔP−Q 关系（下图）明确地说明了完成血运重建对于狭窄血液动力学的改善，并且干预后的 ΔP−Q 关系非常接近于该患者参考无病变血管中所得到的关系。实线表示通过数据得到的最小二乘二次拟合（方程1.8）。值得注意的是，介入后与参考的 ΔP−Q 关系几乎是直线形的，这表明了沿血管（开口处的 P_a 与远端压力感受器的位置之间）的黏性损失占主要地位。这意味着在狭窄部分（方程1.8中的第二项）没有因为对流加速而产生能量损失，并证实在沿探查血管路径没有进一步收缩的情况下有满意的

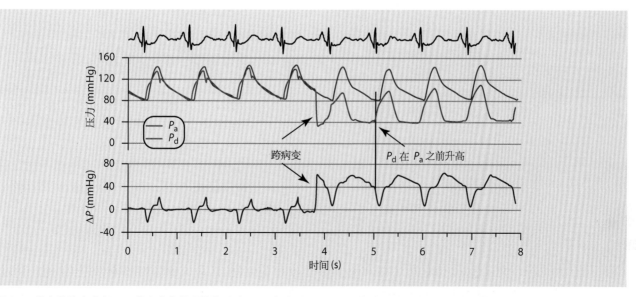

图1.10 从左前降支直径75%狭窄患者得到的主动脉压力（P_a）与远端压力（P_d）的时相描记。当通过狭窄时，可以明显看到一个较大的压力梯度（ΔP）且在舒张期更高。远端压力曲线与左心室压力波形相似。值得注意的是，狭窄下游的冠状动脉压早于主动脉压之前轻度升高。

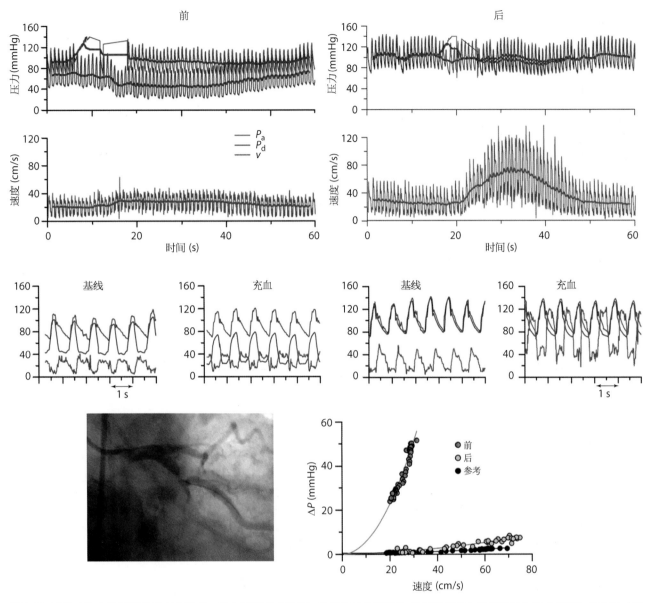

图 1.11 冠状动脉内注射腺苷的充血反应。从左回旋支（造影）有85%直径狭窄的63岁患者再血管化干预之前（左图）与之后（右图）得到的压力与流速的同步数据。中间图所示在基线与最大充血状态下的近端（P_a）及远端（P_d）压力与流速（v）。右下图所示，从基线到充血状态下压降（ΔP）-流速周期平均值。介入后的压降（ΔP）-流速关系近似于无病变的参考血管。

血液动力学结果。

顺应性狭窄 · 病理学研究和血管内成像显示只有少数冠状动脉狭窄有固定的、僵硬的几何形状。大多数斑块在心外膜血管的内曲面或分叉处形成，具有D形、同心形或椭圆形的残余腔[70-73]。斑块的偏心位置意味着在大多数情况下正常管壁的轮廓内存在一处圆弧，这形成了一种机制，即通过腔内压力与血管紧张度变化可以影响管腔直径并因此影响血流阻力。此外，斑块本身可以有顺应性[74-77]。狭窄形态动态变化的血流动力学意义在过去受到了广泛关注，主动和被动机制均在体内研究中得到证

实[78-85]。特别是在给予硝酸甘油后心外膜血管的血管紧张度最小及狭窄部分以腔内压力改变为代价而使流速增加时，狭窄的几何形状在充血反应过程中可发生被动改变[67, 84]。对于一处有弧形顺应性壁的狭窄来说，压力减小可能导致部分被动塌陷，从而产生额外狭窄，因此导致更严重的情况。如上所示（图1.6b），即使最小直径的微小改变也会导致压降较大的变化。就ΔP-Q关系而言，狭窄血流动力学不再以单一曲线表示，而是由反映出血流增减过程中狭窄几何形状随时间变化而变化的一系列曲线所表示[67]。由此得出这样一处狭窄的ΔP-Q关系

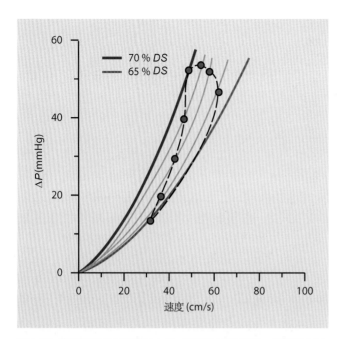

图1.12 狭窄顺应性对压降（△P）-流速关系的影响。当腔内压力随着速度的增加而减小时，管腔部分塌陷导致狭窄程度加重。由此产生的环线是在充血反应期间变换的一系列独立曲线的组合。值得注意的是，狭窄几何形状的改变会导致在相同流速下有不同的压力梯度。

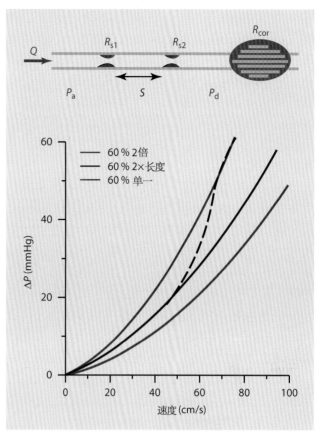

图1.13 两处串联的直径60%狭窄病变对压降（△P）-流速关系的影响。单独狭窄用绿线表示。在低流速时，两处病变可看作有两倍长度的单一病变（蓝线）。但随着血流量增加，它们向拥有两倍压力梯度（红线）的两处单独病变转变（点状轨迹）。这种转变取决于病变间的距离（S）及狭窄的顺序与严重程度。Q：流量；R_s：狭窄阻力；R_{cor}：冠状动脉阻力；P_a：主动脉压；P_d：远端压力。

表现为一个环路形式（图1.12），在相同的流速下有两个不同的压力梯度，反映出狭窄形态的被动动态变化。

串联病变 · 许多病变并不是孤立出现的，而是一条冠状动脉出现多处狭窄。如果两处病灶之间的距离足够大，则整体的压降仅是各狭窄处压降的总和。然而，随着病变之间的距离减小，上游和下游病变之间的相互作用导致整体压降小于总和。这种相互作用取决于病变的严重程度、它们之间的距离以及流量。在低流速时膨胀损失很小，两处相似的病变可看作是有两者总长度的单一病变[60]。随着流量的增加，两处串联的狭窄可以经历从两倍长度的单一病变到拥有两倍整体压降的两处单独病变的转变，如图1.13所示。发生这种转变时的流速随着病变之间距离的增加而减小，即两处相邻病变相当于一处其长度两倍的病变，比两处距离较远的病变有更大的血流范围[86]。

对于一定的流速，两处病变独立作用的"关键"间隔距离取决于狭窄程度和长度。这与上文提到的上游狭窄的血流扩张区的范围相一致。如果离开近端病变的喷射血流在遇到远端病变之前可以完全扩张开，则病变是流体动力学独立的，且压力损失是最大的。在高流量和较严重的病变（大于5～10个

正常直径）时，这种复位长度更长。在适中的流量（生理范围）下的中度病变（直径减小55%），当病变之间的距离S超过正常直径的6倍时，即，当S/D_0>6时，该病变倾向于独立起作用[86]。对于距离更近的病变，整体能量损失减少，因为在喷射血流扩张时的能量扩散受到远端病变限制，并且血流倾向于保持更多的层流[61]。在稳定血流中的研究显示，如果严重病变（S/D_0=2）紧接着一个轻度或中度狭窄，则总体压降甚至小于通过单个严重狭窄的压降[87]。如果上游狭窄是顺应性的，那么冠状动脉下游狭窄的严重程度增加会导致上游狭窄管腔区域扩大，从而减少其血流动力学影响并增加通过两处病变的血流[88,89]。

在串联病变中选择最适合扩张的狭窄是具有挑战性的。在实际逐步再血管化之后预测通过残余单独病变理论压降的方法是复杂的并且涉及需要获得

球囊充气后的楔压[90]。左主干狭窄伴有下游左前降支或回旋支病变时，建议检测未受累的一支动脉远端压力[91]。然而，两种方法都假设有恒定的充血微血管阻力而不考虑下游心肌床的膨胀压力，并且没有研究病变之间距离的相互作用的影响。一个识别病变部位的实际方法可以是在充血状态下沿冠状动脉长度进行压力导丝回撤时，确定突然出现的压力梯度跳跃部位[92]。

总之，串联狭窄的总体影响不仅取决于狭窄严重程度及其间距，还取决于病变严重程度的顺序、狭窄顺应性和血流。显然，在这方面尚需要更多的研究，但可以肯定的是，多个非临界狭窄可以导致显著的压力损失，特别是在存在潜在的弥漫性狭窄的情况下。

弥漫病变 · 潜伏于局灶性狭窄之中的弥漫性冠状动脉病变的重要性早已被熟知[93]，并将一直是研究积极关注的焦点[94, 95]。局灶性和弥漫性冠状动脉疾病的共同发展是常见的并且与冠状动脉事件风险增加有关[17, 95, 96]。最近使用计算机断层扫描成像的研究表明，在局灶性狭窄近端的累积斑块负荷在明确狭窄的功能学意义上起重要作用[97, 98]。

如何使用传统的血管造影检测弥漫性病变对于介入心脏病学家来说仍然是一个问题。斑块积聚的真实程度不能通过检查管腔的血管造影术识别，它可能表现为光滑的血管而错误地提示没有动脉粥样硬化性疾病，而由于偏心斑块的频繁出现，在血管造影评估斑块负荷时的错误常被放大，偏心斑块在血管造影中常被显示为一个边缘狭窄的圆形腔[99]。然而，不存在局灶性病变并不意味着血流阻力没有增加。弥漫的节段性狭窄可导致远端灌注压的显著减少[100, 101]并且可在概念上被模拟为正常节段直径的均匀相对减少，伴有或不伴有局灶性阻塞[102]。人类正常的冠状动脉大小不易被评估[103, 104]。有几种方法根据比例法则运用了长度-面积关系，该法则通过累积的远端动脉分支长度[105, 106]将冠状动脉丛的大小与局部灌注质量联系起来，或试图通过分叉分析来评估正常血管的大小，其中偏离正常的比例法则可以揭示弥漫性病变的严重程度[107-109]。基于这种方法，代谢综合征患者的心外膜冠状动脉丛中的弥漫性病变程度被反映为整个心外膜冠状动脉平均横截面积减小了28%，由于远端冠状动脉横截面积减小，血管腔内容量总和减小18%[108]。

概述，心外膜狭窄的血流动力学可被总结为以下几点：

（1）狭窄压降（及流经血管的血流）受狭窄几何形态（会聚和扩散部分的形状、斑块位置、长度、狭窄的管腔面积和血管腔面积）、速度、血液黏度和密度以及血流波形的影响。其中，最重要的因素是流速和最小狭窄直径。

（2）压降随流速呈非线性变化，因此狭窄的阻力不是恒定的。对于固定的几何形状，狭窄阻力随流速线性增加。在这点上，我们应该认识到微血管阻力可通过对流速的直接影响来影响狭窄血流动力学。

（3）影响压降的主要几何因素是管腔面积的减少。对于轻度病变来说这种影响相对较小，但随着狭窄严重程度的增加，这种影响非线性增大，即使狭窄有微小的加重也会导致压降急剧升高。

（4）狭窄形状和管腔偏心率对于主要是管腔减少的中度至重度病变的压降没有显著影响。然而，对于部分顺应性病变（顺应性斑块或弧形软壁病变），有效病变直径的微小改变伴有膨胀压力减小可引起动态变化，例如，由流速升高（被动）或由张力变化介导（主动）。

（5）多个狭窄的效果取决于病变的严重程度，不同严重程度病变的顺序，病变间距和血流。如果远端病变与近端病变足够接近，则会干扰上游狭窄部位扩张时的喷射血流，从而减少它的压力损失。根据实验结果，当病变间距大于邻近血管直径的6倍时，连续病变可以被认为是独立的（总体压降取决于由各个单个病变的总和）。

（6）潜伏于局灶性管腔狭窄之中的弥漫性冠状动脉病变是常见的，并且它可调控心外膜狭窄的生理学效应。

1.4 心外膜病变的远端灌注：狭窄严重程度的生理学综合评估

考虑到对于任意给定的驱动压力，流速是心外膜狭窄血流动力学的主要生理决定因素，测量时的微血管阻力水平是极其重要的。毕竟，病变生理学评估时的基础和最大血流值决定了狭窄 $\Delta P - Q$ 关系的位置，临床上相关的功能参数也是从这些值当中获取的。

传输以压力和流速的综合信息表示的狭窄血流动力学信息的作用在图1.14进一步描述，图中展示出一些临床病例的狭窄 ΔP-Q 关系。数据是从6名患有不同严重程度冠状动脉解剖学狭窄的患者的诊断过程中在冠状动脉内注射腺苷时获得的。

根据其他学者的观察和模拟[94, 102]，直径减少百分比这个单一因素显然不是衡量病变功能学严重程度的决定因素。如图1.14a所示，55% DS（浅蓝色和绿色）的两个病变具有明显不同的 ΔP-Q 关系（由于狭窄的冠状动脉血管的直径不同），而50% DS（橙色）病变的流体动力学关系与55% DS（绿色显示）的曲线相同，尽管它的流速范围更低。当压力梯度以主动脉压（$1-\Delta P/P_a = P_d/P_a$）表示时，可以看

出（图1.14b）三处病变均低于0.8的血流储备分数阈值。这些病变中的两个病变在血管舒张时将远端灌注压降低至约为主动脉输入压的一半，尽管55% DS（绿色）的流速比74% DS 高很多。如前所述，舒张的微血管床的膨胀压力下降到低值将总是导致舒张微血管被动的直径减小，与舒张压力正常的微血管相比必然（泊肃叶损失）导致微血管阻力增加[30]。最后，将充血速度表示为基础速度的倍数（图1.14c）显示只有最严重狭窄的冠状动脉血流储备低于既定截断值2.0。显然，除了狭窄直径百分比以外的其他因素在决定狭窄的生理学影响中是起作用的。

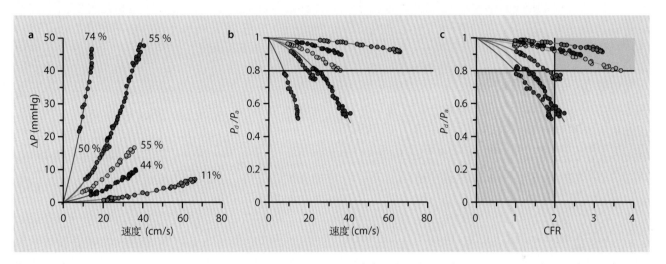

图1.14 冠状动脉内注射腺苷充血反应时压力与流速的联合测定。a. 由多名患者冠状动脉中不同严重程度狭窄获得的压降（ΔP）－流速关系的例子。显然直径减少百分比这个单一因素不是衡量病变血流动力学严重程度的决定因素。b. 远端压力（P_d）与近端压力（P_a）的比值用 y 轴表示，三处病变在充血最大血流时的血流储备分数均低于0.8阈值。c. 用 x 轴表示冠状动脉血流储备（CFR），显示只有最严重的病变的冠状动脉血流储备低于阈值2.0。所有其他病变的血管舒张能力足以维持充足的血流储备。

值得注意的是，绿色55% DS 有最低的微血管充血阻力（1.39 mmHg·cm^{-1}·s），这表明微血管床的血管舒张能力足以维持充足的血流储备。相反，50% DS（橙色）远端的充血微血管阻力（2.19 mmHg·cm^{-1}·s）更高，这可以通过较低的最大流速来证实。目前尚不清楚HMR可能反映微血管功能障碍到什么程度，但去除狭窄可能仍有助于这些患者。因此Hoffman提出，P_d/P_a 的阈值不应该固定，而应该随着外周冠状动脉阻力的个体水平而变化[32]。血流储备的应用可能也是如此，这种观点为了建议能采用更综合的生理学检测方法[96, 110]。

源于解剖学的冠状动脉狭窄生理学 · 尽管已经建立了动脉狭窄的流体动力学方程，但单独从解剖学角度预测生理学会产生很多分歧，限制了其与在个体患者中观察到的功能指标的一致性[17, 94]。狭窄

严重程度的解剖和功能学检测的分歧不仅源于弥漫性动脉粥样硬化，还源于最终决定最大血流量，并因此决定压力梯度的微血管功能。此外，即使是定量的血管造影或计算机断层扫描也不能准确评估狭窄维度使其足以将四次方关系输入流体动力学方程中[94]。利用3D计算流体动力学（CFD）的研究假设由耦合降维模型所得的基于人口的值描述心外膜冠状动脉入口和出口边界情况。正常冠状动脉模型的参数应用于患病模型。下游血管系统的阻力值被认为是由其自身的解剖结构决定的，而不是上游狭窄（也调节远端压力，从而调节下游阻力）[111]。因此，经典的流体动力学原理和3D CFD作为一种工具用于在特定患者中通过图像获取的狭窄几何学特征预测狭窄的生理学严重程度，仍然面临着许多挑战和局限性[94, 112]。

冠状动脉血流作为生理参数的选择 ·"血流量临界减少"的概念被引入以协助临床解释生理学严重程度 [113]。这个概念的前提是，在心外膜血管中测量的实际压力和血流量水平代表了一个由许多局灶性狭窄以外的外部因素调节的连续体，这些因素包括血管舒张能力（微血管功能障碍）、应激水平、灌注量（不考虑侵入性测量）、血管大小（弥漫性病变）和膨胀压力（输入和远端压力）以及主动和被动妨碍机制。Johnson、Gould 及同事 [17, 114] 提出了一种被称为"冠状动脉血流量"的综合方法，该方法可以通过正电子断层扫描技术产生 2D 彩色的"生理"散点图，该散点图同时考虑了局部血流储备和最大压力血流 [ml/(min·g)] 作为反映狭窄生理学严重程度、弥漫性病变和微血管功能的方法。这些数据可以叠加在左心室形态图上以产生彩色标识的冠状动脉血流量的空间分布。基于流速的侵入性检测方法，这个概念已经被"翻译"成"整体"血流量图，这也使在为缺血性心脏病做基于生理学的决策时将注意力更集中在冠状动脉血流受损的重要性上 [115]。

总之，冠状动脉狭窄的血流动力学特征受流体动力学规律的支配，该流体动力学定律基于（可能变化的）狭窄几何形状和血液的流变特性描述了压力梯度和流量之间的二次方关系。冠状动脉狭窄位于心外膜弯曲的、有顺应性的、运动的血管上，其下游血管网由弹性的分支血管组成，这些分支的血流阻力受到主动（张力）和被动（血管舒张）的形态变化的影响。这个血管网嵌入在持续跳动的肌肉中，根据静息状态和负荷时的需氧量而内在调节局部心肌灌注。所有相关的结构均可以单独或同时发生不同程度的疾病和功能障碍。因此，心外膜狭窄对灌注受损的生理学影响来源于复杂的物理学、生物学和病理生理学相互作用。在药理学刺激应激状态下获得的基于人群的心外膜生理学检测的截断值的二元阈值，应该将可获得的信息整合于涉及冠状动脉疾病等多重因素的诊断信息，并形成量化标准以优化介入决策 [116]。

（化　冰　姚道阔　译）

参考文献

1. Fulton WF. The dynamic factor in enlargement of coronary arterial anastomoses, and paradoxical changes in the subendocardial plexus. Br Heart J. 1964; 26: 39–50.

2. Wusten B, Buss DD, Deist H, Schaper W. Dilatory capacity of the coronary circulation and its correlation to the arterial vasculature in the canine left ventricle. Basic Res Cardiol. 1977; 72(6): 636–50.

3. Spaan JAE, Ter Wee R, Van Teeffelen JWGE, Streekstra G, Siebes M, Kolyva C, et al. Visualisation of intramural coronary vasculature by an imaging cryomicrotome suggests compartmentalisation of myocardial perfusion areas. Med Biol Eng Comput. 2005; 43(4): 431–5.

4. van Horssen P, van den Wijngaard JP, Brandt M, Hoefer IE, Spaan JA, Siebes M. Perfusion territories subtended by penetrating coronary arteries increase in size and decrease in number towards the subendocardium. Am J Physiol Heart Circ Physiol. 2014; 306(4): H496–504.

5. Hanley FL, Messina LM, Grattan MT, Hoffman JIE. The effect of coronary inflow pressure on coronary vascular resistance in the isolated dog heart. Circ Res. 1984; 54(6): 760–72.

6. Kanatsuka H, Ashikawa K, Komaru T, Suzuki T, Takishima T. Diameter change and pressure-red blood cell velocity relations in coronary microvessels during long diastoles in the canine left ventricle. Circ Res. 1990; 66: 503–10.

7. Marcus M, Chilian W, Kanatsuka H, Dellsperger K, Eastham C, Lamping K. Understanding the coronary circulation through studies at the microvascular level. Circulation. 1990; 82(1): 1–7.

8. Mosher P, Ross Jr J, McFate PA, Shaw RF. Control of coronary blood flow by an autoregulatory mechanism. Circ Res. 1964; 14: 250–9.

9. Canty Jr JM. Coronary pressure-function and steady-state pressure-flow relations during autoregulation in the unanesthetized dog. Circ Res. 1988; 63(4): 821–36.

10. Duncker DJ, Koller A, Merkus D, Canty Jr JM. Regulation of coronary blood flow in health and ischemic heart disease. Prog Cardiovasc Dis. 2015; 57(5): 409–22.

11. Chilian WM, Layne SM, Klausner EC, Eastham CL, Marcus ML. Redistribution of coronary microvascular resistance produced by dipyridamole. Am J Physiol Heart Circ Physiol. 1989; 256(2 Pt 2): H383–90.

12. Uren NG, Melin JA, De Bruyne B, Wijns W, Baudhuin T, Camici PG. Relation between myocardial blood flow and the severity of coronary-artery stenosis. N Engl J Med. 1994; 330(25): 1782–8.

13. Marcus ML, Doty DB, Hiratzka LF, Wright CB, Eastham CL. Decreased coronary reserve: a mechanism for angina pectoris in patients with aortic stenosis and normal coronary arteries. N Engl J Med. 1982; 307(22): 1362–6.

14. Wilson RF, Wyche K, Christensen BV, Zimmer S, Laxson DD. Effects of adenosine on human coronary arterial circulation. Circulation. 1990; 82(5):

1595–606.

15. Windecker S, Allemann Y, Billinger M, Pohl T, Hutter D, Orsucci T, et al. Effect of endurance training on coronary artery size and function in healthy men: an invasive followup study. Am J Physiol Heart Circ Physiol. 2002; 282(6): H2216–23.

16. Sdringola S, Johnson NP, Kirkeeide RL, Cid E, Gould KL. Impact of unexpected factors on quantitative myocardial perfusion and coronary flow reserve in young, asymptomatic volunteers. JACC Cardiovasc Imaging. 2011; 4(4): 402–12.

17. Gould KL, Johnson NP, Bateman TM, Beanlands RS, Bengel FM, Bober R, et al. Anatomic versus physiologic assessment of coronary artery disease. Role of coronary flow reserve, fractional flow reserve, and positron emission tomography imaging in revascularization decision-making. J Am Coll Cardiol. 2013; 62(18): 1639–53.

18. Chilian WM, Eastham CL, Marcus ML. Microvascular distribution of coronary vascular resistance in beating left ventricle. Am J Physiol Heart Circ Physiol. 1986; 251(4): H779–88.

19. Hoffman JI, Spaan JA. Pressure-flow relations in coronary circulation. Physiol Rev. 1990; 70(2): 331–90.

20. Aldea GS, Mori H, Husseini WK, Austin RE, Hoffman JIE. Effects of increased pressure inside or outside ventricles on total and regional myocardial blood flow. Am J Physiol Heart Circ Physiol. 2000; 279(6): H2927–38.

21. Komaru T, Kanatsuka H, Shirato K. Coronary microcirculation: physiology and pharmacology. Pharmacol Ther. 2000; 86(3): 217–61.

22. Spaan JAE. Coronary diastolic pressure-flow relation and zero flow pressure explained on the basis of intramyocardial compliance. Circ Res. 1985; 56: 293–309.

23. Spaan JAE. Mechanical determinants of myocardial perfusion. Basic Res Cardiol. 1995; 90(2): 89–102.

24. Cornelissen AJM, Dankelman J, VanBavel E, Stassen HG, Spaan JAE. Myogenic reactivity and resistance distribution in the coronary arterial tree: a model study. Am J Physiol Heart Circ Physiol. 2000; 278(5): H1490–9.

25. Spaan J, Siebes M, Piek J. Coronary circulation and hemodynamics. In: Sperelakis N, Kurachi Y, Terzic A, Cohen M, editors. Heart physiology and pathophysiology. 4th ed. San Diego: Academic Press; 2001. p. 19–44.

26. Spaan JAE, Piek JJ, Hoffman JIE, Siebes M. Physiological basis of clinically used coronary hemodynamic indices. Circulation. 2006; 113(3): 446–55.

27. Heusch G. Adenosine and maximum coronary vasodilation in humans: myth and misconceptions in the assessment of coronary reserve. Basic Res Cardiol. 2010; 105(1): 1–5.

28. Downey JM, Kirk ES. Inhibition of coronary blood flow by a vascular waterfall. Circ Res. 1975; 36: 753–60.

29. Verhoeff B, Siebes M, Meuwissen M, Koch KT, De Winter RJ, Kearney D, et al. Changes of coronary microvascular resistance before and after percutaneous coronary intervention. Eur Heart J. 2003; 24: 328.

30. Indermuehle A, Vogel R, Meier P, Zbinden R, Seiler C. Myocardial blood volume and coronary resistance during and after coronary angioplasty. Am J Physiol Heart Circ Physiol. 2011; 300(3): H1119–H24.

31. Duncker DJ, Zhang J, Bache RJ. Coronary pressure-flow relation in left ventricular hypertrophy. Importance of changes in back pressure versus changes in minimum resistance. Circ Res. 1993; 72(3): 579–87.

32. Hoffman JIE. Problems of coronary flow reserve. Ann Biomed Eng. 2000; 28: 884–96.

33. Uhlig PN, Baer RW, Vlahakes GJ, Hanley FL, Messina LM, Hoffman JI. Arterial and venous coronary pressure-flow relations in anesthetized dogs. Evidence for a vascular waterfall in epicardial coronary veins. Circ Res. 1984; 55(2): 238–48.

34. Watanabe J, Maruyama Y, Satoh S, Keitoku M, Takishima T. Effects of the pericardium on the diastolic left coronary pressure-flow relationship in the isolated dog heart. Circulation. 1987; 75(3): 670–5.

35. Messina LM, Hanley FL, Uhlig PN, Baer RW, Grattan MT, Hoffman JIE. Effects of pressure gradients between branches of the left coronary artery on the pressure axis intercept and the shape of steady state circumflex pressure-flow relations in dogs. Circ Res. 1985; 56: 11–9.

36. Scheel KW, Mass H, Williams SE. Collateral influence on pressure-flow characteristics of coronary circulation. Am J Physiol Heart Circ Physiol. 1989; 257(3 Pt 2): H717–H25.

37. Spaan JAE. Coronary blood flow. mechanics, distribution, and control. Dordrecht: Kluwer; 1991. p. 14–6. 166–168.

38. Tune JD. Coronary circulation. San Rafael: Biota Publishing; 2015.

39. Spaan JAE, Breuls NPW, Laird JD. Diastolic-systolic flow differences are caused by intramyocardial pump action in the anesthetized dog. Circ Res. 1981; 49: 584–93.

40. Krams R, Sipkema P, Westerhof N. Varying elastance concept may explain coronary systolic flow impediment. Am J Physiol Heart Circ Physiol. 1989; 257(5 Pt 2): H1471–9.

41. Westerhof N, Boer C, Lamberts RR, Sipkema P. Cross-talk between cardiac muscle and coronary vasculature. Physiol Rev. 2006; 86(4): 1263–308.

42. Bruinsma P, Arts T, Dankelman J, Spaan JAE. Model of the coronary circulation based on pressure dependence of coronary resistance and compliance. Basic Res Cardiol. 1988; 83(5): 510–24.

43. Spaan JAE, Cornelissen AJM, Chan C, Dankelman J, Yin FC. Dynamics of flow, resistance, and intramural vascular volume in canine coronary circulation. Am J Physiol Heart Circ Physiol. 2000; 278: H383–403.

44. Austin Jr RE, Aldea GS, Coggins DL, Flynn AE, Hoffman JI. Profound spatial heterogeneity of coronary reserve. Discordance between patterns of resting and maximal myocardial blood flow. Circ Res. 1990; 67(2): 319–31.

45. Hoffman JI. Heterogeneity of myocardial blood flow. Basic Res Cardiol. 1995; 90(2): 103–11.

46. Chareonthaitawee P, Kaufmann PA, Rimoldi O, Camici PG. Heterogeneity of resting and hyperemic myocardial blood flow in healthy humans. Cardiovasc Res. 2001; 50: 151–61.

47. van de Hoef TP, Nolte F, Rolandi MC, Piek JJ, van den Wijngaard JPHM, Spaan JAE, et al. Coronary pressure-flow relations as basis for the understanding of coronary physiology. J Mol Cell Cardiol. 2012; 52(4): 786–93.

48. Chilian WM. Microvascular pressures and resistances in the left ventricular subepicardium and subendocardium. Circ Res. 1991; 69(3): 561–70.

49. Bache R, Cobb F. Effect of maximal coronary vasodilation on transmural myocardial perfusion during tachycardia in the awake dog. Circ Res. 1977; 41(5): 648–53.

50. Flynn AE, Coggins DL, Goto M, Aldea GS, Austin RE, Doucette JW, et al. Does systolic subepicardial perfusion come from retrograde subendocardial flow? Am J Physiol Heart Circ Physiol. 1992; 262(6): H1759–69.

51. Boudoulas H. Diastolic time: the forgotten dynamic factor. Implications for myocardial perfusion. Acta Cardiol. 1991; 46(1): 61–71.

52. Bache RJ, Schwartz JS. Effect of perfusion pressure distal to coronary stenosis on transmural myocardial blood flow. Circulation. 1982; 65: 928–32.

53. Merkus D, Vergroesen I, Hiramatsu O, Tachibana H, Nakamoto H, Toyota E, et al. Stenosis differentially affects subendocardial and subepicardial arterioles in vivo. Am J Physiol Heart Circ Physiol. 2001; 280(4): H1674–82.

54. Ferro G, Duilio C, Spinelli L, Liucci GA, Mazza F, Indolfi C. Relation between diastolic perfusion time and coronary artery stenosis during stress-induced myocardial ischemia. Circulation. 1995; 92(3): 342–7.

55. Ferro G, Spinelli L, Duilio C, Spadafora M, Guarnaccia F, Condorelli M. Diastolic perfusion time at ischemic threshold in patients with stress-induced ischemia. Circulation. 1991; 84(1): 49–56.

56. Fokkema DS, VanTeeffelen JWGE, Dekker S, Vergroesen I, Reitsma JB, Spaan JAE. Diastolic time fraction as a determinant of subendocardial perfusion. Am J Physiol Heart Circ Physiol. 2005; 288(5): H2450–6.

57. Merkus D, Kajiya F, Vink H, Vergroesen I, Dankelman J, Goto M, et al. Prolonged diastolic time fraction protects myocardial perfusion when coronary blood flow is reduced. Circulation. 1999; 100(1): 75–81.

58. Roschke EJ, Back LH. The influence of upstream conditions on flow reattachment lengths downstream of an abrupt circular channel expansion. J Biomech. 1976; 9(7): 481–3.

59. Kirkeeide RL, Young DF, Cholvin NR. Wall vibrations induced by flow through simulated stenoses in models and arteries. J Biomech. 1977; 10(7): 431–7.

60. Seeley BD, Young DF. Effect of geometry on pressure losses across models of arterial stenoses. J Biomech. 1976; 9: 439–48.

61. Young DF. Fluid mechanics of arterial stenoses. J Biomech Eng. 1979; 101(3): 157–75.

62. Young DF, Cholvin NR, Kirkeeide RL, Roth AC. Hemodynamics of arterial stenoses at elevated flow rates. Circ Res. 1977; 41(1): 99–107.

63. Siebes M, Tjajahdi I, Gottwik M, Schlepper M. Influence of elliptical and eccentric area reduction on the pressure drop across stenoses. Z Kardiol. 1984; 73: 59.

64. Kirkeeide RL. Coronary obstructions, morphology and physiologic significance. In: Reiber JHC, Serruys PW, editors. Quantitative coronary arteriography. Dordrecht: Kluwer Academic Publishers; 1991. p. 229–44.

65. Huo Y, Svendsen M, Choy JS, Zhang Z-D, Kassab GS. A validated predictive model of coronary fractional flow reserve. J R Soc Interface. 2012; 9(71): 1325–38.

66. Gould KL. Pressure-flow characteristics of coronary stenoses in unsedated dogs at rest and during coronary vasodilation. Circ Res. 1978; 43(2): 242–53.

67. Siebes M, Verhoeff BJ, Meuwissen M, de Winter RJ, Spaan JAE, Piek JJ. Single-wire pressure and flow velocity measurement to quantify coronary stenosis hemodynamics and effects of percutaneous interventions. Circulation. 2004; 109(6): 756–62.

68. Nolte F, van de Hoef TP, de Klerk W, Baan Jr J, Lockie TP, Spaan JA, et al. Functional coronary stenosis severity assessed from the mean pressure gradient-velocity relationship obtained by contrast medium-induced submaximal hyperaemia. EuroIntervention. 2014; 10(3): 320–8.

69. Marques KMJ, Spruijt HJ, Boer C, Westerhof N, Visser CA, Visser FC. The diastolic flow-pressure gradient relation in coronary stenoses in humans. J Am Coll Cardiol. 2002; 39(10): 1630–6.

70. Vlodaver Z, Edwards JW. Pathology of coronary atherosclerosis. Prog Cardiovasc Dis. 1971; 14: 256–74.

71. Freudenberg H, Lichtlen PR. The normal wall segment in coronary stenoses — a postmortem study. Z Kardiol. 1981; 70: 863–9.

72. Waller BF. The eccentric coronary atherosclerotic plaque: morphologic observations and clinical relevance. Clin Cardiol. 1989; 12(1): 14–20.

73. Jeremias A, Huegel H, Lee DP, Hassan A, Wolf A, Yeung AC, et al. Spatial orientation of atherosclerotic plaque in non-branching coronary artery segments. Atherosclerosis. 2000; 152(1): 209–15.

74. Tang D, Yang C, Zheng J, Woodard PK, Saffitz JE, Petruccelli JD, et al. Local maximal stress hypothesis and computational plaque vulnerability index for atherosclerotic plaque assessment. Ann Biomed Eng. 2005; 33(12): 1789–801.

75. Sadat U, Teng Z, Gillard JH. Biomechanical structural stresses of atherosclerotic plaques. Expert Rev Cardiovasc Ther. 2010; 8(10): 1469–81.

76. Akyildiz AC, Speelman L, Gijsen FJ. Mechanical properties of human atherosclerotic intima tissue. J Biomech. 2014; 47(4): 773–83.

77. Ohayon J, Finet G, Le Floc'h S, Cloutier G, Gharib AM, Heroux J, et al. Biomechanics of atherosclerotic coronary plaque: site, stability and in vivo elasticity modeling. Ann Biomed Eng. 2014; 42(2): 269–79.

78. Logan SE. On the fluid mechanics of human coronary artery stenosis. IEEE Trans Biomed Eng. 1975; 22(4): 327–34.

79. Walinsky P, Santamore WP, Wiener L, Brest A. Dynamic changes in the haemodynamic severity of coronary artery stenosis in a canine model. Cardiovasc Res. 1979; 13: 113–8.

80. Schwartz JS, Carlyle PF, Cohn JN. Effect of coronary arterial pressure on coronary stenosis resistance. Circulation. 1980; 61: 70–6.

81. Gould KL. Dynamic coronary stenosis. Am J Cardiol. 1980; 45(2): 286–92.

82. Santamore WP, Kent RL, Carey RA, Bove AA. Synergistic effects of pressure, distal resistance, and vasoconstriction on stenosis. Am J Physiol Heart Circ Physiol. 1982; 243(2): H236–42.

83. Brown BG, Lee AB, Bolson EL, Dodge HT. Reflex constriction of significant coronary stenosis as a mechanism contributing to ischemic left ventricular dysfunction during isometric exercise. Circulation. 1984; 70(1): 18–24.

84. Schwartz JS, Bache RJ. Effect of arteriolar dilation on coronary artery diameter distal to coronary stenoses. Am J Physiol Heart Circ Physiol. 1985; 249(5 Pt 2): H981−8.

85. Siebes M, Campbell CS, D'Argenio DZ. Fluid dynamics of a partially collapsible stenosis in a flow model of the coronary circulation. J Biomech Eng. 1996; 118(4): 489−97.

86. Siebes M, Gottwik MG, Schlepper M. Experimental studies of the pressure drop across serial stenoses. Proceeding World Congress on Medical Physics and Biomedical Engineering. Hamburg: IFMBE; 1982. p. 2. 47.

87. Siebes M, Gottwik MG, Schlepper M. Hemodynamic effect of sequence and severity of serial stenoses. J Am Coll Cardiol. 1983; 1(2): 684.

88. Schwartz JS. Interaction of compliant coronary stenoses in series in a canine model. Am J Med Sci. 1985; 289(5): 192−9.

89. John B, Siebes M. Effects of stenosis compliance on flow through sequential stenoses. Adv Bioeng Am Soc Mech Eng. 1992; BED-22: 383−6.

90. Pijls NHJ, De Bruyne B, Bech GJW, Liistro F, Heyndrickx GR, Bonnier HJRM, et al. Coronary pressure measurement to assess the hemodynamic significance of serial stenoses within one coronary artery: validation in humans. Circulation. 2000; 102(19): 2371−7.

91. Fearon WF, Yong AS, Lenders G, Toth GG, Dao C, Daniels DV, et al. The impact of downstream coronary stenosis on fractional flow reserve assessment of intermediate left main coronary artery diseasehuman validation. J Am Coll Cardiol Intv. 2015; 8(3): 398−403.

92. Kim H-L, Koo B-K, Nam C-W, Doh J-H, Kim J-H, Yang H-M, et al. Clinical and physiological outcomes of fractional flow reserve-guided percutaneous coronary intervention in patients with serial stenoses within one coronary artery. JACC Cardiovasc Interv. 2012; 5(10): 1013−8.

93. Marcus ML, Harrison DG, White CW, McPherson DD, Wilson RF, Kerber RE. Assessing the physiologic significance of coronary obstructions in patients: importance of diffuse undetected atherosclerosis. Prog Cardiovasc Dis. 1988; 31(1): 39−56.

94. Johnson NP, Kirkeeide RL, Gould KL. Coronary anatomy to predict physiology: fundamental limits. Circ Cardiovasc Imaging. 2013; 6(5): 817−32.

95. Gould KL, Johnson NP. Physiologic severity of diffuse coronary artery disease: hidden high risk. Circulation. 2015; 131(1): 4−6.

96. Gould KL, Johnson NP, Kaul S, Kirkeeide RL, Mintz GS, Rentrop KP, et al. Patient selection for elective revascularization to reduce myocardial infarction and mortality: new lessons from randomized trials, coronary physiology, and statistics. Circ Cardiovasc Imaging. 2015; 8(5): e003099.

97. Nakazato R, Shalev A, Doh JH, Koo BK, Gransar H, Gomez MJ, et al. Aggregate plaque volume by coronary computed tomography angiography is superior and incremental to luminal narrowing for diagnosis of ischemic lesions of intermediate stenosis severity. J Am Coll Cardiol. 2013; 62(5): 460−7.

98. Abd TT, George RT. Association of coronary plaque burden with fractional flow reserve: should we keep attempting to derive physiology from anatomy? Cardiovasc Diagn Ther. 2015; 5(1): 67−70.

99. Narula J, Nakano M, Virmani R, Kolodgie FD, Petersen R, Newcomb R, et al. Histopathologic characteristics of atherosclerotic coronary disease and implications of the findings for the invasive and noninvasive detection of vulnerable plaques. J Am Coll Cardiol. 2013; 61(10): 1041−51.

100. De Bruyne B, Hersbach F, Pijls NHJ, Bartunek J, Bech J-W, Heyndrickx GR, et al. Abnormal epicardial coronary resistance in patients with diffuse atherosclerosis but "normal" coronary angiography. Circulation. 2001; 104(20): 2401−6.

101. Back LH, Cho YI, Crawford DW, Cuffel RF. Effect of mild atherosclerosis on flow resistance in a coronary artery casting of man. J Biomech Eng. 1984; 106: 48−53.

102. Johnson NP, Kirkeeide RL, Gould KL. Is discordance of coronary flow reserve and fractional flow reserve due to methodology or clinically relevant coronary pathophysiology? JACC Cardiovasc Imaging. 2012; 5(2): 193−202.

103. Dodge Jr J, Brown B, Bolson E, Dodge H. Lumen diameter of normal human coronary arteries. Influence of age, sex, anatomic variation, and left ventricular hypertrophy or dilation. Circulation. 1992; 86(1): 232−46.

104. Santamore WP, Bove AA. Why are arteries the size they are? J Appl Physiol. 2008; 104(5): 1259.

105. Seiler C, Kirkeeide RL, Gould KL. Basic structure-function relations of the epicardial coronary vascular tree. Basis of quantitative coronary arteriography for diffuse coronary artery disease. Circulation. 1992; 85(6): 1987−2003.

106. Gould KL, Nakagawa Y, Nakagawa K, Sdringola S, Hess MJ, Haynie M, et al. Frequency and clinical implications of fluid dynamically significant diffuse coronary artery disease manifest as graded, longitudinal, base-to-apex myocardial perfusion abnormalities by noninvasive positron emission tomography. Circulation. 2000; 101(16): 1931−54.

107. Choy JS, Kassab GS. Scaling of myocardial mass to flow and morphometry of coronary arteries. J Appl Physiol. 2008; 104(5): 1281−6.

108. Huo Y, Wischgoll T, Choy JS, Sola S, Navia JL, Teague SD, et al. CT-based diagnosis of diffuse coronary artery disease on the basis of scaling power laws. Radiology. 2013; 268(3): 694−701.

109. Kassab GS, Finet G. Anatomy and function relation in the coronary tree: from bifurcations to myocardial flow and mass. EuroIntervention. 2015; 11(V): V13−V7.

110. Johnson NP, Toth GG, Lai D, Zhu H, Acar G, Agostoni P, et al. Prognostic value of fractional flow reserve: linking physiologic severity to clinical outcomes. J Am Coll Cardiol. 2014; 64(16): 1641−54.

111. Zhang JM, Zhong L, Su B, Wan M, Yap JS, Tham JP, et al. Perspective on CFD studies of coronary artery disease lesions and hemodynamics: a review. Int J Numer Method Biomed Eng. 2014; 30(6): 659−80.

112. Morris PD, van de Vosse FN, Lawford PV, Hose DR, Gunn JP. "Virtual" (Computed) fractional flow reserve current challenges and limitations. JACC Cardiovasc Interv. 2015; 8: 1009−17.

113. Gould KL. Does coronary flow trump coronary anatomy? JACC Cardiovasc Imaging. 2009; 2(8): 1009−23.

114. Johnson NP, Gould KL. Integrating noninvasive absolute flow, coronary flow reserve, and ischemic thresholds into a comprehensive map of physiological severity. JACC Cardiovasc Imaging. 2012; 5(4): 430−40.

115. van de Hoef TP, Siebes M, Spaan JA, Piek JJ. Fundamentals in clinical coronary physiology: why coronary flow is more important than coronary pressure. Eur Heart J. 2015; 36(47): 3312-9.

116. Gould KL, Johnson NP. Physiologic stenosis severity, binary thinking, revascularization, and "hidden reality". Circ Cardiovasc Imaging.2015; 8(1): e002970.

第 2 章
冠状动脉循环病理学改变

2 动脉粥样硬化的形成：稳定与不稳定斑块的进展

Hiroyoshi Mori, Aloke V. Finn, Frank D. Kolodgie, Harry R. Davis, Michael Joner, and Renu Virmani

2.1 引言

根据世界卫生组织（WHO）报告，心血管疾病（CVDs）是全世界人口最主要的死因[1]。预计到2012年将有1 750万人死于CVDs，占全世界总死亡人数的31%。其中，大约740万人死于冠状动脉疾病（CAD），670万人死于卒中，然而在2000年仅有600万人死于CAD，570万人死于卒中，因此在过去的十几年，CVDs死亡人数大幅增加。随着社会老龄化，预计到2030年CVD相关死亡人数将会增加至2 360万人[2]。

急性冠脉综合征（ACS）包括不稳定型心绞痛、急性心肌梗死（AMI）（ST段抬高心肌梗死与非ST段抬高心肌梗死）与猝死（SCD）。大多数ACS源于急性管腔内血栓形成，包含三种不同的形态：斑块破裂、侵蚀与钙化结节[3]。另外，没有急性血栓事件也可引起SCD，潜在的严重狭窄很可能造成缺血并发症和致死性心律失常[4]。1844年丹麦著名的新古典主义艺术家Bertel Thorvaldsen猝死于哥本哈根的皇家歌剧院，其尸检结果引出一个重要观点，此观点首次指出急性斑块破裂是SCD的主要死因[5]。然而自那以后数十年，直到20世纪早期到中期，Clark、Koch、Friedman和Constandinides等研究者才开始描述导致心脏性猝死的斑块的特点，并且提出了术语"侵蚀"和"裂隙"以描述发生在这些病灶中部分独特的过程[6-9]。在同一时间，Wartman、Patterson和Winternitz提出壁内出血对于冠状动脉病变进展的重要性[9-11]。Meyer Friedman首次对冠状动脉病变应用连续组织病理切片的方法证实斑块破裂是管腔内血栓形成的潜在病理生理学基础。Leary描述的"坏死核心"与"壁内粥样脓肿"有利于更好地理解"动脉粥样硬化"这一来自希腊语的术语，它是由Virchow在1858年最早提出的，本意是指"稀粥样的物质"[12]。Friedman为理解"坏死核心脱出"在引起凝血瀑布激活并阻断管腔血流造成冠状动脉完全或不完全的血栓性阻塞中的角色奠定了基础[13]。

在20世纪80年代初，Velicans对既有的知识进行了补充，认为冠状动脉粥样硬化的过程是从冠状动脉粥样硬化的早期进展到晚期。他们专注于形态学描述，从"脂质条纹"到"脂质斑块"以及晚期存在出血、钙化、溃疡及血栓形成的复合斑块[14]。Michael Davies为斑块破裂、血栓形成和裂隙在冠状动脉猝死中扮演的扳机角色奠定了基础。20世纪90年代中期由Stary率领美国心脏协会（AHA）的专家对这些开创性的研究进行总结并得出共识，用数字分型命名动脉粥样硬化斑块（Ⅰ～Ⅵ型）[15, 16]。其中最严重的是Ⅵ型，病灶是由内皮破损、出血和管腔血栓构成的复合斑块。

Davis等介绍了斑块内裂隙的概念，作为冠状动脉内血栓形成的其他来源，尽管事实上发生在斑块内部，但是仍称其为"内膜下"血栓[17]。随后Virmani等修改了由Stary等提出的分型，并提出了一个对由不同病因引起的冠状动脉血栓形成和SCD更加全面的描述性分型，即斑块破裂、斑块侵蚀和钙化结节[3]。在这个背景下，由适应性内膜增厚（AIT）、内膜黄斑（脂质条纹）、病理性内膜增厚（PIT）、脂质斑块分别代替了稳定型冠状动脉病灶（AHA Ⅰ～Ⅴ型），并依据坏死核心的细胞外基质（早期较多/晚期较少）和游离胆固醇（早期较少/晚期较多）进一步分为坏死的"早期"和"晚期"阶段。其他术语被用来描述无血栓形成的病灶，包括愈合的破裂斑块、斑块内出血和斑块裂隙。AHA分型方案的另一个重要缺点是缺乏实体词，如愈合的血栓称为"愈合的斑块（HP）破裂"或"HP侵蚀"。此外，代指斑块"稳定性"的词语也被引入，即纤维斑块与纤维钙化斑块。

2.2 依据病灶形态学的动脉粥样硬化分型

2.2.1 内膜增厚与脂质条纹

内膜增厚（AHA Ⅰ型）是最早的血管改变，是指由平滑肌细胞聚集于细胞外基质形成的局部病灶。目前认为这是内膜的一种适应性改变，因为平滑肌细胞的增值率低且细胞保持着抗凋亡表型[18, 19]。另外，常常在易发生动脉粥样硬化的动脉（冠状动脉、颈动脉、腹主动脉、降主动脉和髂动脉）发现内膜增厚[20]。

脂质条纹或内膜黄斑（AHA Ⅱ型）是由增厚的内膜中泡沫巨噬细胞和富含脂质的平滑肌细胞（SMC）组成的。在AHA分型中，这种病变被认为是最早的动脉粥样硬化病变，然而这些病变不一定发展为更高级的斑块。在人类中，已经观察到在15～30岁的年轻个体的胸主动脉和右冠状动脉的脂质条纹可以逆转[21]。与此一致，在兔子中进行的研究也支持逆转的观点，低脂饮食可引起脂质条纹的动态改变，进而形成更多的纤维性斑块[22]。

2.2.2 病理性内膜增厚

在我们看来，病理性内膜增厚（PIT，AHA Ⅲ型病变）代表着最早的动脉粥样硬化病理改变，其特点是由平滑肌细胞、非细胞蛋白聚糖、富含Ⅲ型胶原的细胞外基质以及邻近血管中层的脂质池组成[3]。脂质池内平滑肌细胞（SMCs）相对缺乏，细胞外基质主要由透明质酸与多功能蛋白聚糖组成[23, 24]。另一方面，适应性内膜增厚的最早病理改变主要是由富含二聚糖与核心蛋白聚糖基质的SMCs组成。通过PAS（过碘酸希夫反应）染色检测到死亡及失活细胞聚集于持续增厚的基底膜，因此认为PIT是正常的内膜伴随着SMCs凋亡而增厚形成的[25]。

当出现PIT时，巨噬细胞出现并同时向管腔逐渐积累[24]，它们的存在被认为是动脉粥样硬化更晚期的表现。然而巨噬细胞浸润的明确机制仍然是未知的，有人认为可能是由于氧化的LDL沉积于脂质池同时内皮选择性黏附分子和单核细胞趋化因子（MCP-1）上调产生的[26]。在脂质池内发现游离的胆固醇结晶，这可能是巨噬细胞浸润的另一个原因。PIT病变中的游离胆固醇很可能来源于失活的富含

胆固醇的平滑肌细胞的细胞膜或者血浆脂蛋白的蓄积[27-29]。脂质池微钙化是PIT的另一个重要特征。在透射电子显微镜下，可以观察到脂质池内有凋亡的平滑肌细胞残体和钙磷结晶。尽管这些早期钙化的来源还存在争议，但是随着时间推移，微钙化很可能结合并逐渐形成钙化碎片[30]。

2.2.3 脂质斑块

脂质斑块是动脉粥样硬化的晚期阶段，其特征是存在无细胞的坏死核心。这与PIT的脂质池明显不同，脂质池内含有较多的细胞外基质蛋白，如透明质酸和多功能蛋白聚糖（AHA Ⅳ型病变）[24]。最近我们根据脂质斑块含有"早期"和"晚期"坏死核心将其进一步分类。早期坏死核心的特征是巨噬细胞浸润脂质池同时游离胆固醇增加、细胞外基质降解[24]。早期坏死核心显示病灶局部区域内缺乏透明质酸、多功能蛋白聚糖和二聚糖基质，最终形成"晚期坏死核心"，这也是晚期阶段的特点，通常完全缺乏蛋白聚糖和胶原。巨噬细胞产生的基质降解酶可以增加蛋白聚糖的降解。

随着坏死核心的扩大，大多数巨噬细胞具有凋亡的特征。坏死核心是死亡巨噬细胞的"坟墓"[31]。脂质斑块上覆盖着一层纤维组织（纤维帽），主要是由Ⅰ型和Ⅲ型胶原、蛋白聚糖以及散在的平滑肌细胞组成的。纤维帽对坏死核心的内容物的包纳起着关键作用。随着巨噬细胞的浸润纤维帽变薄，导致斑块不稳定或者形成薄纤维帽粥样斑块（TCFA），这也是斑块破裂和血栓形成的前期病理改变。在脂质斑块早期到晚期的进展过程中，在坏死核心中观察到游离胆固醇的聚集增加，组织病理学的主要表现为空泡形成。巨噬细胞内出现游离胆固醇部分是由于乙酰辅酶A参与的再酯化反应调节的，动物模型试验表明胆固醇酰基转移酶或ACAT1可促进坏死核心的扩大[32]。

2.2.4 脂质构成与粥样斑块进展

20世纪70年代关于动脉粥样硬化脂质构成的经典研究证实，随着病变进展，总胆固醇水平与胆固醇酯化反应增加[29, 33]。在脂质条纹病变中，脂质主要是在泡沫细胞内，大部分胆固醇是酯化了的[33]。与晚期病变相比，脂质条纹含有较多的胆固醇油酸酯以及较少的胆固醇亚油酸酯和花生四烯酸[33]。随着病变进展至伴有大的坏死核心的中期

（PIT）和脂质斑块期，相对于胆固醇酯（CE），游离胆固醇的数量增加并形成胆固醇一水化合物结晶[33]。随着病变进展，总磷脂水平增加，同时鞘磷脂（SM）/磷脂酰胆碱（PC）比值增加，然而动脉粥样硬化患者的三酰甘油（TG）水平却是低的，且并不随着病变进展而改变[33]。最近的关于动脉组织的鸟枪法脂质组学研究，应用质谱分析检测来自于9个不同脂质阶段的150个脂质分子样本，其中24个脂质分子具有斑块特异性[34, 35]。这些发现证实了斑块内胆固醇酯和游离胆固醇增加引起SM＞PC＞陶粒和TGs，进一步印证了早期研究。胆固醇酯的脂肪酸主要包括含有长链脂肪酸胆固醇酯的亚油酸和油酸[34]。通过脂质组学鉴定发现病变中存在氧化的CEs和磷脂，它们可能来源于氧化的LDL[34, 35]。Felton等[36]报道游离胆固醇负荷与病变不稳定性有关，伴有破裂斑块的患者总胆固醇与游离型/酯化型胆固醇比均增加，然而三酰甘油含量却无变化。我

们实验室通过尸检冠状动脉病变发现，与侵蚀的或稳定的斑块相比，破裂斑块的坏死核心中的胆固醇裂隙更大[3]。

2.2.5 巨噬细胞凋亡导致坏死核心扩大

对于动脉粥样硬化病变进展的翻译后研究仍然不能完全揭示脂质池内巨噬细胞募集的机制。对转基因小鼠的研究显示巨噬细胞凋亡的关键途径是内质网（ER）应激引起凋亡小体聚集于病灶，进而引起吞噬细胞清除增加[37-39]。小鼠动脉粥样硬化模型的研究显示，巨噬细胞凋亡也可能是由内质网应激与清道夫受体A介导共同引起的，人动脉粥样斑块的研究也证实了这一点[40]。信号转导蛋白除了可以降低吞噬细胞的清除作用（胞葬作用），还可以转化成清除坏死核心内死亡细胞的关键因子[31, 41]。内质网应激可引起平滑肌细胞和巨噬细胞的凋亡[39]，同时使晚期动脉粥样硬化斑块内吞噬细胞的吞噬作用

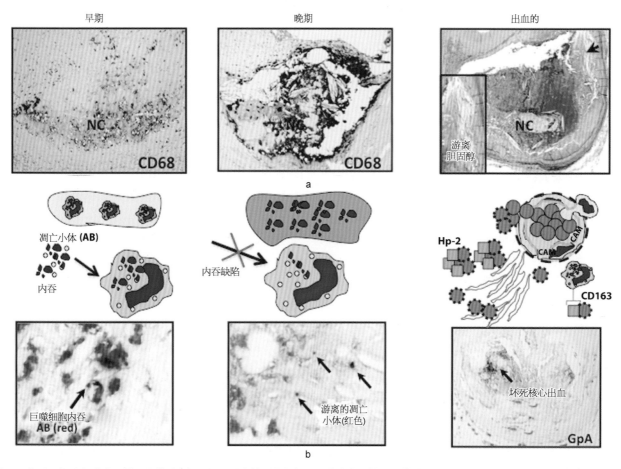

图2.1 人以及部分鼠动脉粥样硬化模型中坏死核心形成的可能机制。a. 代表典型的人冠状动脉斑块早期、晚期以及出血的坏死核心。早期坏死核心的特征是脂质池内CD68阳性巨噬细胞浸润，而晚期坏死核心则表现为巨噬细胞死亡、溶解以及细胞外基质丢失增加。出血的坏死核心伴有游离胆固醇聚集（Free-Chol，箭头处），可能来源于红细胞膜并可导致坏死核心快速扩张。b. 图示胞葬作用缺陷（吞噬作用）促进坏死核心的形成与扩张。左：巨噬细胞（蓝色）内凋亡小体的正常内吞（红色），中：游离的凋亡小体内吞缺陷，右：HP-2触珠蛋白2型等位基因的表达促进出血的坏死核心内亚铁血红素的暴露增加（经许可转载自Finn[126]和Kolodgie[127]）。

严重受损[41]（图2.1）。

导致对凋亡细胞清除不完全的因素有很多，包括氧化应激以及氧化的RBCs和LDL的竞争性抑制作用[41]。有效的巨噬细胞胞葬作用需要凋亡细胞配体、吞噬细胞受体以及连接吞噬细胞与凋亡细胞的细胞外连接分子之间高度协调的相互作用[42]。过去曾研究过的一些重要靶点有重要意义，如缺乏乳脂肪球-EGF因子8（Mfge8，又称为乳凝集素）可引起凋亡细胞聚集并加速小鼠动脉粥样硬化进程[43]。进一步研究表明这种蛋白是凋亡、吞噬与继发坏死的一种重要的细胞外调节因子[44]。在一项研究中，将合成乳凝集素障碍的骨髓源性细胞移植到LDL受体缺陷的小鼠，可引起进展的斑块内凋亡细胞死亡大幅增加[43]。

巨噬细胞谷氨酰胺转移酶2是一个在创口愈合和组织纤维化过程中广泛表达的蛋白交联调节因子，体外实验发现它可以促进凋亡细胞清除和ABCA1（ATP-结合亚族A1）表达，在体实验证实其可以限制动脉粥样硬化病变范围，是参与胞葬作用缺陷产生的另一个潜在的调节介质[45]。原癌基因酪氨酸激酶是一种酪氨酸激酶受体，研究显示其参与αho5整合素调节的吞噬细胞骨架的聚合，从而促进凋亡碎片的内化[46]。原癌基因酪氨酸激酶缺陷的小鼠表现为胞葬作用缺陷，且易患类似狼疮的自身免疫综合征[46]。

巨噬细胞是参与胞葬作用的主要细胞，此外，树突状细胞（DC）可以表达高水平的CD11c和MHC Ⅱ，也可参与调节动脉粥样硬化相关的免疫应答[47]。最新的人动脉粥样硬化斑块研究证据显示随着病变进展，成熟的DCs在易损斑块中积累增加[48]。众所周知，随着树突状细胞的成熟，其吞噬能力逐渐丧失[49]，这也可以解释为什么树突状细胞沉积于晚期粥样硬化病变中，不仅胞葬作用不充分且可促进继发坏死[50]。DCs还参与T细胞调节的免疫应答，因此更突出了胞葬作用在动脉粥样硬化病变中的复杂性。似乎通过药物途径刺激胞葬作用也许可以成为抑制动脉粥样硬化进展的一个重要靶点。然而，还需要进一步研究来阐明在体胞葬作用的精确机制，在选择性干预之前还需要进一步的研究以确定分子靶点。

Tabas等带领的团队近期报道称，当巨噬细胞自噬被抑制的时候，细胞凋亡增加，且这种抑制作用导致凋亡的细胞不易被吞噬细胞识别。这些发现将巨噬细胞自噬与动脉粥样硬化进展及坏死核心扩大过程中两种不同的细胞途径联系了起来，即巨噬细胞凋亡和胞葬作用缺陷[51]。

尽管有许多小鼠动脉粥样硬化模型的研究阐述了胞葬作用缺陷与坏死核心范围扩大之间的关系，但是其直接因果关系还不清楚。而且，胞葬作用在人类动脉粥样硬化坏死核心扩大过程中的作用还有待研究。可以相信的是，凋亡小体的有效清除可应用于临床治疗以减少继发炎症和动脉粥样硬化。

2.2.6　斑块内出血

斑块内出血（IPH）作为病变进展的主要因素的观点是20世纪上半期提出的[9]。Constantinides等认为管腔表面的裂纹或裂隙是斑块内出血的起源，后来Davis等扩展了这个观点，认为坏死核心内凝血和纤溶途径的激活引起斑块裂隙和壁内血栓形成[52, 53]。Barger等在一个精心设计的人类晚期动脉粥样硬化斑块的多态性研究中，通过注射血管的微标记物microfil证实新生血管形成一个复杂的网络[54]。我们团队的研究通过一种特异性的红细胞抗体（血型糖蛋白A）显示这些新生的血管很可能有"漏洞"导致出血进入坏死核心，这种现象在晚期易损斑块中很普遍[55]。尽管已经发现管腔内的滋养血管（图2.2），但通常供给斑块的滋养血管是从动脉外膜蔓延至动脉内膜的[56]。

凋亡的巨噬细胞并不是斑块内游离胆固醇的唯一来源，因为泡沫细胞主要包含酯化了的胆固醇，而坏死核心的主要成分是游离胆固醇[57]。因此，坏死核心内的游离胆固醇的晚期冠状动脉粥样硬化病变中观察到斑块内出血。人体内红细胞膜含游离胆固醇最多，脂质占红细胞膜重量的40%。因此，通过对血红蛋白进行血型糖蛋白A和铁染色显示游离胆固醇的积累很可能是由于红细胞沉积造成的[55]。坏死核心体积和血型糖蛋白A染色之间存在线性关系[38, 55, 58]，而且我们的研究显示营养血管是漏出的红细胞的主要来源[55]。

斑块内出血会反复发生，因此源于红细胞膜的胆固醇数量会越来越多。在一个临床急性心肌梗死研究中，ST段抬高型心肌梗死的患者血液循环中红细胞的总胆固醇含量最高，其次是非ST段抬高ACS和稳定性心绞痛，对照组最低[59]。另外，研究显示瑞舒伐他汀可以降低红细胞膜胆固醇含量[59]。小角度X线衍射分析高胆固醇饲喂的家兔和对照组的动

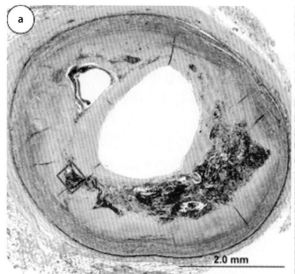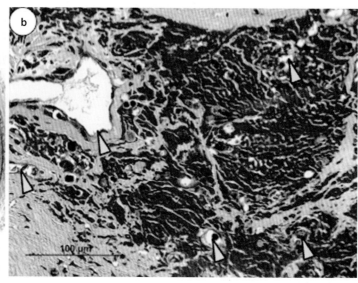

图 2.2 冠状动脉斑块内出血。a. 人冠状动脉的横断面影像：大范围斑块内出血进入坏死核心以及严重管腔内狭窄。b. 红色小方块 "a" 区域的高倍视野。出血区域内发现大量不同大小的新生血管（箭头）（经许可转载自 Falk et al [106]）。

脉平滑肌细胞质膜，发现过多的膜胆固醇会形成液晶态的由纯胆固醇构成的磷脂双分子层 [27]。游离胆固醇可以激活脱天蛋白酶 1 激活的 NLRP3 炎症小体，进而激活巨噬细胞引起级联炎症反应，导致促炎症因子的分解和释放，如白介素-1（IL-1）[60]。

2.2.7　血红素毒性与继发炎症

血红蛋白是由一个珠蛋白核心和一个含铁血红素组成的。已经得到公认的是血红素/铁可以引起氧化应激并直接干扰其他蛋白质和脂质的生物活性，从而放大坏死核心周围的促炎症因子的作用 [61, 62]。斑块内出血可以募集单核、巨噬细胞进入斑块内，从而激活炎症反应 [63]。另外，变性的蛋白质可能放大炎症反应，如凝固的血液 [64]。有报道表明，人动脉粥样硬化斑块内的氢过氧化物、氧化的 LDLs 和脂质可引起红细胞溶解 [65]。这些脂质也具备将 Fe^{2+} 血红素氧化成更具反应性的 Fe^{3+} 血红素的能力，其可以很容易与珠蛋白解离转化成 Fe^{2+}，进而释放高反应性的血红素/铁，对内皮细胞产生毒性 [65]。血红蛋白与触珠蛋白结合成血红蛋白/触珠蛋白复合体（H：H），通过巨噬细胞表达的 CD163 受体而清除血红蛋白。如前所述，血红蛋白/触珠蛋白复合体的血红蛋白单元被血红素氧合酶（HO-1）分解并转化成自由铁，其可以被细胞再利用或经转铁蛋白转运出细胞并转化成毒性更低的形式（Fe^{2+}）。

Boyle [66] 和 Finn [67] 等研究表明暴露于 H：H 复合体后产生的选择性的巨噬细胞表型 Mhem 或

M（Hb）具有抗炎特性，因为它可以通过激活 Th2 产生白介素-10（IL-10）、IL-4 以及 IL-13。经典的 MI 巨噬细胞可以被 TH1 细胞因子，如 TNF-α 和 LPS 激活促进炎症反应，与此不同的是，M（Hb）巨噬细胞可以抑制泡沫细胞形成。可以明确的是，斑块内出血、氧化应激和铁/脂质稳态存在联系，并且与巨噬细胞表型直接相关，对这种联系的进一步理解为我们提供了一个热门的研究领域。

触珠蛋白（Hp）的基因型/表现型也是识别糖尿病患者遗传风险的一个重要的标志；触珠蛋白存在两个等位基因。在西方人中，16% 是 Hp 1-1（Hp 1 等位基因纯合子），36% 是 Hp 2-2（Hp 2 等位基因纯合子），48% 是 Hp 2-1（杂合子）[68]。Levy 等报道指出糖尿病患者中 Hp 2-2 表现型患 CVD 的风险是 Hp 1-1 表现型的 5 倍（P=0.002）[68]。嵌入 Hp 2-2 基因的 ApoE 缺陷鼠模型与 ApoE / Hp 1-1 小鼠相比结果显示出铁增加、脂质过氧化以及巨噬细胞积累 [58]。Hp2-2 基因型的糖尿病患者动脉粥样斑块存在血红蛋白清除障碍，为了验证这个假设，对 40 例糖尿病患者进行基因型检测，对外周动脉行经皮腔内斑块旋切术并检测其斑块，结果发现 Hp 2-2 基因型患者的病灶中出血、铁含量以及血红素氧合酶-1 均增加，同时抗炎因子 IL-10 和 CD163 表达均降低，然而与对照组相比新生血管密度增加 [69]。血红素结合蛋白是另外一个对抗血红素毒性的内在防御机制，它也可以与游离血红蛋白和铁结合，一旦结合就会启动对结合血红蛋白的内吞清除过程 [70]。

2.2.8 新生血管形成

正常冠状动脉的小血管网（营养血管）存在于动脉外膜且并不延伸至中膜或内膜[71]。大部分营养血管起源于动脉，但也有报道其起源于静脉连接[72, 73]。冠状动脉比肾动脉和股动脉的营养血管密度更高（分别为 $2.12 \text{ n/mm}^2 \pm 0.26 \text{ n/mm}^2$、$0.61 \text{ n/mm}^2 \pm 0.06 \text{ n/mm}^2$ 和 $0.66 \text{ n/mm}^2 \pm 0.11 \text{n/mm}^2$，两者均 $P < 0.05$）[74]。关于他们的结构，营养血管通常是由通过紧密连接相连的单层内皮细胞和结构稳定的基膜组成的[75]。

支持性的周细胞可以是单层或多层，但是在动脉外膜甚至是进展中的斑块中周细胞/平滑肌细胞比通常是低的[76]。一般来说，大部分斑块内营养血管在疾病状态下是内皮化的，但是并未显示出足够的包裹的周细胞/平滑肌细胞。壁细胞的相对缺乏与内皮连接的不完整可造成斑块内营养血管的渗漏[77-79]。

最近 Mulligan-Kehoe 和 Simons[80] 提出斑块内营养血管有两种类型，"内生营养血管"起源于动脉管腔内表面并产生分支进入邻近动脉壁，"外生营养血管"则大多来源于邻近血管的动脉外膜，如升主动脉、肋间动脉等。动脉的营养血管较少且直径较小（$11.6 \sim 36.6 \text{ μm}$），而静脉营养血管的数量较多且直径较大（从 $11.1 \sim 200.3 \text{ μm}$）。在疾病状态下，动脉的营养血管会发生无序的扩张[80]。

从动脉外膜向斑块内发出的营养血管呈树枝状，从动脉外膜到内膜的入口出现在动脉中层靠近脂质池和早期坏死核心形成的连接处。尤其是 T 淋巴细胞与巨噬细胞引起的炎症反应与斑块内营养血管数量较多有关。据报道"外生营养血管"比"内生营养血管"动脉管壁的白细胞黏附分子[血管细胞黏附分子-1（VCAM-1）、细胞间黏附分子-1（ICAM-1）以及 E-选择素]含量高[81]。动脉外膜的营养血管与新生内膜形成[82]和病变进展[76]之间存在很强的相关性。对人颈动脉斑块的研究显示在巨噬细胞浸润、新生血管形成和血栓形成的区域内发现哌莫硝唑标记的氧，因此支持低氧是促进新生血管形成的主要刺激因素[76]。已经证实 T 淋巴细胞和巨噬细胞能够产生血管内皮生长因子（VEGF），VEGF 可以刺激新生血管形成[83]。其他的重要介质包括 CD40 及其配体也可促进 VEGF 释放[84-87]。同样地，研究也证实 Toll-样受体可通过激活促炎因子转录因子-κB（NF-κB）和丝裂原激活蛋白激酶（MAPK）途径促进新生血管形成和促炎性细胞因子产生。最近，通过对由破裂、出血和血栓形成组成的复杂病变和脂质斑块组成的简单病变的研究显示，HIF-1α 可以刺激 VEGF 产生，作为全长组织因子的一种新型异构体，选择性接合组织因子（asTF）可以促进新生血管形成[88]。

报道称新生血管形成不仅是冠状动脉粥样硬化斑块进展和心血管事件发生的重要危险因素，还是伴有症状的颈动脉狭窄患者未来发生卒中风险的重要危险因素[89]。Howard 通过整合两个最大的颈动脉粥样斑块生物样本库，分析指出斑块内血栓、纤维含量低、巨噬细胞浸润以及微血管密度高是卒中风险的强预测因子[89]。然而，新生血管形成与纤维帽厚度、钙化、斑块内出血或淋巴细胞浸润并没有关系。因此，营养血管在动脉粥样硬化斑块进展过程中扮演重要角色，很可能成为一个有前景的靶点，从而为患者卒中风险分层建立更具靶向性的成像方案。最近研究显示，肥大细胞可诱导营养血管形成，所以与斑块的不稳定有关[90]。尽管肥大细胞在慢性炎症反应与创伤修复中的作用已经有了很好的阐述，然而肥大细胞是否主动参与斑块进展过程，尤其是不稳定的冠状动脉斑块形成，还需要进一步研究来确定。

2.2.9 钙化进展与血管重塑

病变钙化通常开始于中年，在老年人中更常见。然而钙化程度存在很大的变异性，与病变严重程度有关，而与斑块易损性无关[91]。年龄、性别、肾功能、糖尿病、维生素 D 水平和骨代谢以及遗传标记都与血管钙化有关[92-95]。

在斑块进展过程中可以观察到冠状动脉钙化起源于病理性内膜增厚，而不是早期脂质条纹。凋亡的平滑肌细胞被认为是钙化的主要早期来源，硝酸银染色可以很好地证明这一点。与早期钙化有关的其他因素包括平滑肌细胞和巨噬细胞释放的基质囊泡，骨基质囊泡含有碱性磷酸酶和膜联蛋白，两者均为含钙核酸盐[30, 96]。我们已经在凋亡的巨噬细胞内观察到微钙化点，呈大的点状或块状微粒，而平滑肌细胞凋亡则产生小的微钙化点（直径 < 5 μm）。凋亡小体是磷酸钙晶体的成核位点。可以观察到微小的钙沉积逐渐形成大颗粒、钙盐碎片，最终形成钙化层，可以通过标准的组织病理学染色来识别。小的片状钙化与纤维蛋白交织形成结节状的钙化，代表着冠状动脉钙化的末期。常常可以在老年人迁

曲的动脉中发现结节状钙化，有时伴有骨化包括骨髓形成。

年龄是冠状动脉钙化最重要的决定因素[97]，每增加10岁，白种人男性比女性和非裔美国人的钙化增加更多[98]。尽管以截面为基础的分析发现破裂的斑块中超过80%存在广泛钙化，然而伴有大于75%管腔狭窄的稳定的纤维钙化斑块或愈合的破裂斑块中钙化更为严重。此外，通过对急性冠脉综合征患者的临床影像学分析和心源性猝死患者尸检显示，破裂的斑块和易损斑块比稳定斑块的钙化更轻[91,99]。因此，钙化程度对于斑块的易损性来说是一个较差的预测因子，是斑块负荷的一个较强指标。

在2003年，Shaw和他的同事报道了冠状动脉钙化与全因死亡率之间的关系，这是一个大型队列研究，随访了平均5年±3.5年，CT检测到的冠状动脉钙化（CAC）是死亡的独立预测因子，随着基线钙化积分的增加，死亡风险成比例地增加（CAC积分分别为11～100、101～400、401～1 000和＞1 000，经危险系数校正的相对危险度分别为1.6、1.7、2.5和4）[100,101]。就斑块易损性而言，斑点状钙化、正性重塑和低密度斑块（亨氏单位＜30 HU）与急性冠脉综合征有关[91]。

Sangiorgi等[102]分析发现伴有管腔狭窄的钙化程度与斑块负荷有较强的相关性，总的来说，钙化程度与管腔狭窄相关性较弱。代偿性血管扩张和其他因素也许可以解释这些表面上看起来矛盾的发现。Glagov等[103]研究显示直到病变占据管腔内弹力膜的面积≥40%时才出现管腔面积减少。

高度钙化的斑块常常伴有纤维化和负性重塑，也许部分解释了钙化和管腔直径之间相关性较差的原因[103]。

另一方面，我们已经报道伴有任意程度管腔狭窄的钙化增加与钙化的平均面积相关[98]，很可能是因为我们的冠状动脉病变存在大量的晚期动脉粥样硬化斑块（愈合的破裂斑块），在这个研究中，患者平均年龄51岁，均有不同程度的钙化，通过尸检可以清楚地评估钙化对管腔狭窄的直接影响[98]。

2.3　易损斑块与动脉血栓形成

2.3.1　薄纤维帽粥样斑块与斑块破裂

在形态学上薄纤维帽粥样斑块（TCFA）是破裂斑块的前身，尽管确实没有管腔内血栓形成[3]（图2.3）。TCFAs是由坏死核心和覆盖在其上面的薄且完整的纤维帽构成的，主要成分是Ⅰ型胶原和不同程度浸润的巨噬细胞和淋巴细胞。

薄纤维帽内通常罕见或没有平滑肌细胞。破裂斑块剩余的纤维帽最薄的部分厚度为23 μm±19 μm，95%的破裂的纤维帽厚度＜65 μm。因此，易损斑块纤维帽的厚度定义为＜65 μm[104]（表2.1）。与破裂的斑块相比，TCFAs常常有较小的坏死核心伴有较少的钙化和较少的巨噬细胞浸润（表2.1）。TCFAs与破裂斑块相比，管腔的横截面狭窄程度较轻，大约70%的破裂斑块有超过＞75%的狭窄，而只有约40%的TCFAs有相似的狭窄程度。辨别潜在的破裂斑块的最佳指标是纤维帽的厚度（＜55 μm），其次是狭窄百分比和巨噬细胞浸润（曲线下面积：TCFA 0.58和PR 0.72）[105]。

总的来说，与没有血栓形成的破裂斑块相比，大部分伴有血栓形成的破裂斑块潜在的狭窄更重。与破裂斑块相比，TCFAs坏死核心更小，巨噬细胞和胆固醇裂隙更少，内膜营养血管和含铁血红素的积累也更少（表2.2）。同样，破裂斑块的坏死核心长度最长：平均9 mm（2.5～22 mm），TCFAs的坏死核心长度：平均8 mm（2～17 mm），而脂质斑块的坏死核心长度则最短：平均6 mm（1～18 mm）（表2.3、图2.4）。

冠状动脉内血栓形成的最主要原因是斑块破裂，而在欧洲和美国斑块破裂的发生率不同。Falk等编译的欧洲尸检系列报道指出斑块破裂有较高的发生率（73%），包括院内尸检确定的AMI和SCD，比我们的数据（59%）[106]要更高一些。不同的是，我们的系列是目前为止最大的，包含360例尸检诊断的SCDs，主要是相对年轻且既往无冠心病的患者（平均年龄为48岁）。Davies在1984年进行的早期的尸检系列，共100例伴或不伴既往心肌梗死或心绞痛病史的SCDs患者，年龄大多大于65岁（1例除外），分析结果显示管腔内血栓形成占74%，伴或不伴裂隙的内膜下血栓占21%，5%没有血栓。根据对尸体冠状动脉造影的分析，进一步支持将斑块裂隙定义为"内膜下血栓与管腔连通"。由于钡/凝胶具有黏滞性且可产生压力，故应用其进行尸体动脉造影会人为地破坏斑块，所以在我们的案例中是以形态学特征为依据来识别破裂的斑块。

Davies and Thomas[107]报告显示60%的病例中

纤维帽脂质斑块(晚期坏死)

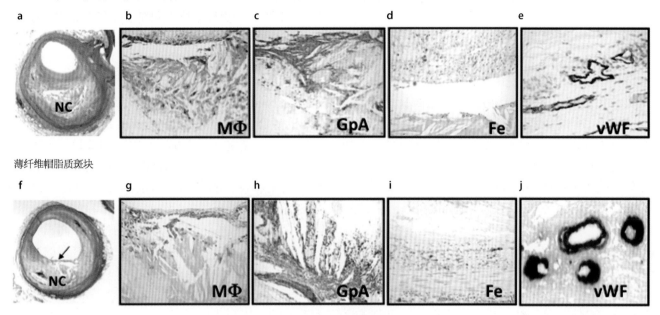

图2.3 伴有晚期坏死核心的脂质斑块内出血（切片 a、b、c、d、e）和薄纤维帽粥样斑块（图片 f、g、h、i、j）。脂质斑块：切片 a，显示了一个伴有晚期坏死核心（NC）的脂质斑块的低倍视野（Movat五色染色，×20）。切片 b，显示坏死核心内CD68阳性巨噬细胞深染色（×200）。切片 c，显示过染色的血型糖蛋白A，一种红细胞膜的敏感标记物，与坏死核心内大量胆固醇裂隙结合（×200）。切片 d，显示泡沫细胞内铁沉积（蓝染）（Mallory染色，×200）。切片 e，显示血友病因子（vWF）沉积在坏死核心边缘的血管周围（×400）。薄膜脂质斑块：切片 f，薄纤维帽脂质斑块（箭头）的低倍视野，纤维帽覆盖着一个相对较大的坏死核心（Movat五色染色，×20）。纤维帽缺乏平滑肌细胞（未显示）且有大量的CD68阳性的巨噬细胞浸润（切片 g，×200）。切片 h，坏死核心内红细胞膜血型糖蛋白A的深染色，以及中间的胆固醇裂隙（×100）。切片 i，冠状动脉斑块深部邻近富含巨噬细胞区域的铁沉积（蓝染）（Mallory染色，×200）。切片 j，血友病因子弥漫的沉积在微血管周围，显示靠近坏死核心的"渗漏的微血管"（×400）（经许可转载自 Kolodgie [55]）。

表2.1　破裂斑块和 TCFA 的形态学特征

斑块类型	坏死核心（%）	纤维帽厚度（μm）	巨噬细胞（%）	平滑肌细胞（%）	T 淋巴细胞	钙化积分
破裂（n=25）	34±17	23±19	26±20	0.002±0.004	4.9±4.3	1.53±1.03
TCFA（n=15）	23±17	＜65	14±10	6.6±10.4	6.6±10.4	0.97±1.1
P值	0.05	—	0.005	ns	ns	0.014

经许可转载自 Kolodgie 等 [123]

表2.2　心源性猝死病例的罪犯斑块与易破裂斑块的形态学特征

斑块类型	坏死核心（%）	胆固醇裂隙（%）	巨噬细胞（%）	伴有斑块内出血的截面平均数
破裂斑块	34±17*	12±12†	26±20‡	2.5±1.3§
薄纤维帽粥样斑块	23±17	8±9	14±10	…
斑块侵蚀	14±14	2±5	10±12	0
纤维钙化斑块	15±20	4±6	6±8	0.05±0.6
P	*0.003 vs. 斑块侵蚀，0.01 vs. 纤维钙化斑块	† 0.002 vs. 斑块侵蚀，0.04 vs.纤维钙化斑块	‡＜0.001 vs. 斑块侵蚀和稳定斑块，0.03 vs.薄纤维帽粥样斑块	§＜0.01 vs. 斑块侵蚀和纤维钙化斑块

经许可转载自 Virmani 等 [124]

表 2.3　脂质斑块、薄纤维帽粥样斑块和急性破裂斑块的坏死核心尺寸

尺　寸	斑　块　类　型		
	脂质斑块（n=17）	薄纤维帽粥样斑块（n=10）	急性破裂斑块（n=15）
平均长度 [mm，() 示范围]	6（1～18）	8（2～17）	9（2.5～22）
坏死核心面积（mm²）	1.2±2.2	1.7±1.1	3.8±5.5
坏死核心（%）	15±20	23±17	34±17

经许可转载自 Virmani 等 [125]

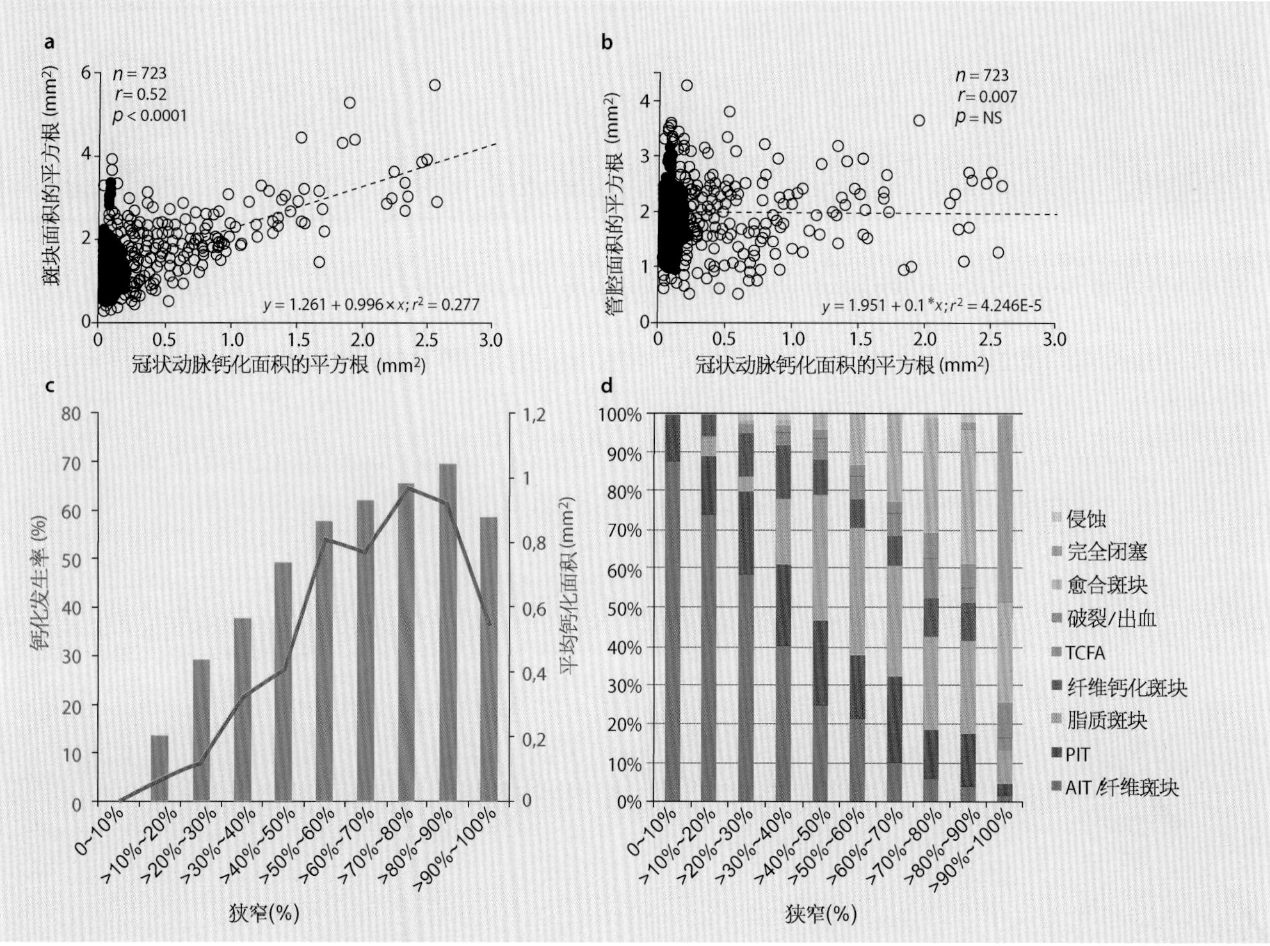

图 2.4 斑块钙化与斑块面积、狭窄程度的分析。a. 冠状动脉钙化面积（mm²）的平方根与斑块面积（mm²）的平方根之间的关系，通过组织病理学和显微放射成相检测分析了来自 SCD 患者的 723 个冠状动脉节段。b. 冠状动脉钙化面积（mm²）的平方根与管腔面积（mm²）的平方根之间的关系，通过组织病理学和显微放射成相检测分析了来自 SCD 患者的 723 个冠状动脉节段，未发现相关性。c. 狭窄（%）与钙化程度的关系。蓝色条柱代表钙化发生率（%），而红色粗线代表平均钙化面积（mm²）。d. 冠状动脉横截面狭窄程度每增加 10% 各种斑块形态所占的比例。AIT：适应性内膜增厚；TCFA：薄纤维帽粥样斑块（a、b 经许可转载自 Sangiorgi 等 [102]。c、d 数据引自 [128]）。

有较大的血栓形成，即管腔阻塞大于 50%，而其余的只有小的血栓形成，即管腔阻塞小于 50%，冠状动脉横截面狭窄＞75% 的占 64%。在我们的 SCD 系列研究中，破裂斑块比侵蚀斑块的管腔狭窄程度更重（分别为 78%±12% 和 70%±11%），18% 的破裂斑块和 37% 的侵蚀斑块伴有＜70% 的狭窄 [108]。

　　破裂和侵蚀部位的血栓外观上并不明显，主要由血小板组成的血栓被称为"白色血栓"，而延续性血栓靠近破裂部位的近端和远端是富含红细胞和纤维蛋白的血栓，即所谓的红色血栓。纤维帽的破裂

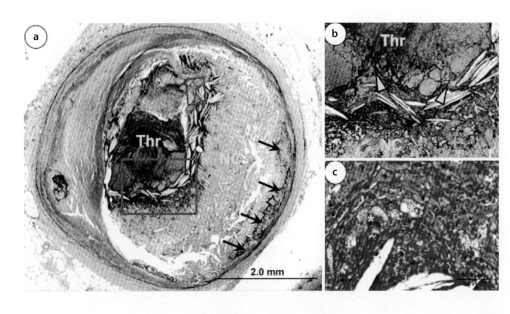

图2.5 斑块破裂的组织结构。a. 破裂斑块的横截面组织结构。坏死核心（NC）的萎缩可能与斑块正性重塑有关。富含血小板的血栓引起管腔急性闭塞（Thr）。b. "a" 图内红色方框区域的高倍视野，即斑块的薄纤维帽破裂（箭头）。c. "a" 图内蓝色方块区域的高倍视野，即纤维帽的边缘部位，伴有巨噬细胞浸润（*）（经许可转载自Falk等[106]）。

发生在承受最大应力的肩部，然而也有些破裂发生在纤维帽中间部分。

Burke等报道指出在静息状态下斑块破裂的部位65%发生在肩部，运动中斑块破裂75%发生在纤维帽的中间最薄的部分[109]。运动相关的斑块破裂并未引起急性心肌梗死，而休息时死亡患者中13%发生了急性心肌梗死。因此，最终斑块破裂事件发生可能存在不同的决定因素，这样的推测是合理的。由于间质性胶原酶-1（MMP-1=基质金属蛋白酶-1），明胶酶（MMP-2和MMP-9），以及溶基质素（MMP-3）可增加胶原溶解，故可能与不稳定的斑块和破裂斑块有关[110]。剪切应力[111]、微钙化[112]和凋亡的巨噬细胞[113]在斑块破裂的启动过程中都起到了重要作用（图2.5）。

2.3.2 斑块侵蚀

人们一直认为斑块破裂是冠状动脉内血栓形成的唯一机制，直到20世纪90年代中期van der Wal和Farb分别报道了斑块侵蚀[108, 114]。根据尸检动脉造影，病变处钡凝胶染色证实了破裂的存在，使得这一词语广泛应用[107]。在van der Wal报道的20个原始病例中，40%表现为"侵蚀"，而60%表现为斑块破裂。斑块侵蚀的定义是在没有纤维帽破裂的情况下发生冠状动脉内血栓形成。内膜参与的血栓形成特点是内皮缺损伴有表面侵蚀，同时损伤的表面覆有血小板/纤维蛋白血栓和炎症细胞[114]。30%～35%的冠状动脉内血栓来源于斑块侵蚀（图2.6）。

Farb报道了50例包括男女患者的SCD病例中，

22例存在斑块侵蚀，表现为表面侵蚀/血栓形成，且经连续组织切片确定表面与坏死核心不存在任何连通[108]。超过70%的斑块侵蚀发生在 < 50岁的女性。同样，在另一个包含189例男性患者的研究中，冠状动脉血栓形成的原因是斑块破裂或侵蚀，48例（25.4%）存在斑块侵蚀，其中小于50岁的占70%[115]。病理性内膜增厚或厚纤维帽粥样斑块同样可以作为斑块侵蚀的潜在底物。尽管斑块侵蚀启动的精确机制还不清楚，由于富含平滑肌细胞的中膜通常是完整的，所以冠状动脉痉挛可能在此病理生理过程中起着重要作用。侵蚀病变的特点是富含细胞外基质，包括多功能蛋白聚糖、透明质酸和Ⅲ型胶原，而破裂斑块和稳定斑块则富含Ⅰ型胶原、二聚糖和核心蛋白聚糖[3, 116]。研究表明透明质酸通过与CD44受体结合参与侵蚀斑块的血栓形成与进展，阻断透明质酸可以通过特殊的细胞信号途径激活平滑肌细胞从而引起血小板黏附、炎症和血管细胞活化，在此过程中透明质酸起辅助性作用[116]。尽管van der Wal报道称侵蚀部位存在巨噬细胞和T淋巴细胞共同参与的炎症反应，而我们的研究发现侵蚀部位的炎症通常较轻，炎症细胞激活物的表达也较少，如人白细胞Ⅱ抗原（HLA-DR）[108, 114]。

冠状动脉的斑块侵蚀与破裂的危险因素似乎是不同的[117]，通常在血胆固醇、BMI或糖化血红蛋白水平均正常的年轻吸烟女性中发生较多。对于那些容易发生斑块侵蚀的患者来说，戒烟是矫正危险因素的最佳方法。

总的来说，与破裂斑块相比，侵蚀斑块通常狭窄及钙化更轻[3]。通过年龄可以很好地预测女性患

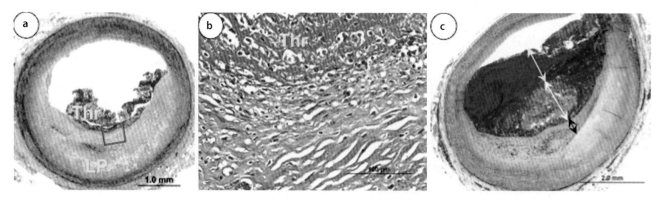

图2.6 冠状动脉斑块侵蚀的组织结构。a. 斑块侵蚀的横截面组织结构（Movat五色染色），斑块表面非阻塞性血栓（Thr）。注：血栓形成与脂质池（LP）和中膜完整没有联系。b."a"图中红色方框区域的HE染色高倍视野，血栓（Thr）/斑块交界处显示内皮缺损和轻微炎症。c. 斑块侵蚀再发血栓形成。最下层（黑色双箭头）是机化的血栓被蛋白聚糖取代（经许可转载自Falk等 [106]）。

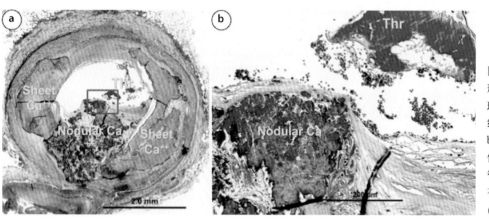

图2.7 钙化结节脱出伴血栓形成的组织结构。a. 冠状动脉斑块严重钙化表现为邻近钙化结节（Ca⁺⁺）的钙化层形成。b."a"图中红色方框区域的高倍视野，钙化结节几乎突入管腔其上覆盖血栓（Thr）。所有的切片均为Movat五色染色（经许可转载自Falk等 [106]）。

者中斑块侵蚀和破裂的发生率，50岁以下的患者血栓形成70%是由侵蚀导致的，而50岁以上的女性常常是由斑块破裂引起的。

微栓子形成引起下游心肌微血管阻塞的情况中，侵蚀占71%，破裂占42% [118]。而且，引起冠状动脉血栓形成后，88%的侵蚀斑块表现为延迟愈合（＞1日）而破裂斑块仅54%存在延迟愈合 [119]，从而指向一个事实，即血栓形成可能存在开关现象，结果引起血栓逐渐扩大。而且，侵蚀比破裂所致的冠状动脉血栓内髓过氧化物酶阳性细胞的密度更高 [120]。侵蚀斑块较破裂斑块表面巨噬细胞（破裂100%、侵蚀50%，P＜0.000 1）和T淋巴细胞（破裂75%、侵蚀32%，P＜0.000 1）含量更少 [108]。目前，并不像详细描述的TCFA那样作为易破裂斑块的形态学特征，易侵蚀斑块并不存在明确的形态学特征。

2.3.3 钙化结节

钙化结节是冠状动脉血栓形成最不常见的原因 [3]。一般来说，严重钙化的动脉，小的钙化结节突入管腔内，富含血小板的血栓覆盖在内皮破损处，并与纤维组织结合，从而形成血栓。可以观察到斑块内结节周围包绕着纤维蛋白，其间散在分布着巨噬细胞/破骨细胞以及相对罕见的骨和骨髓样物质 [3]。钙化结节形成的机制还不清楚，然而我们相信，这与钙化层的断裂有关，断裂的钙化层产生很多小的碎片既可以突入管腔内，又可以破坏动脉中膜从而引起动脉外膜钙化。钙化结节伴血栓形成常见于老年人，男性较女性常见，常常发生于冠状动脉高度钙化迂曲的病变处，比如承受扭转应力最大的右冠状动脉中段。这些病变也常常见于颈动脉或下肢动脉，促进其形成的最重要因素也许是机械因素（图2.7）。

2.3.4 愈合的破裂斑块

无论是否应用免疫组化检测平滑肌肌动蛋白，通过结缔组织Movat五色染色或天狼猩红胶原染色均可以很好地识别愈合的破裂斑块（HPRs）。通常，在纤维帽下斑块深部是由富含胶原的物质和平滑肌细胞、Ⅲ型胶原组成的一层结构，在偏振光下可以通过天狼猩红染色来识别，其表面为很薄的一层蛋白聚糖（Movat染为蓝绿色）[121]。Mann and Davies在1999年进行的大规模研究中观察到动脉内愈合的破裂斑块，73%表现为管腔横截面狭窄超过50%，19%表现为狭窄21%～50%，16%表现为狭窄<20%[121]。在我们的SCD病例中，愈合的破裂斑块发生率为61%[122]。破裂斑块的愈合在稳定性病变中最为常见（80%），其次是急性破裂的斑块（75%），侵蚀斑块则最少见（9%）。

许多分层愈合的破裂斑块更常见于冠状动脉的起始部，管腔狭窄的平均百分比增加与急性期和愈合期的破裂斑块数量相关[122]。从这些研究中可以清楚地发现，虽然轻度狭窄可能常常不引起临床症状，然而斑块破裂复发很可能引起管腔狭窄的加重，最终产生临床症状。随着这些病变的进展，Ⅲ型胶原被Ⅰ型胶原代替，坏死核心逐渐钙化形成更稳定的斑块，这些斑块也许不会造成严重的狭窄，但是富含胶原和钙质。这些病变甚至不能通过更加精细的血管内形态学检查来识别，如光学相干断层成像（OCT），因此临床上无症状的破裂斑块的发生率还不清楚（图2.8）。

2.4　稳定与不稳定斑块

不稳定斑块是指那些由于破裂、侵蚀和钙化引起管腔内血栓形成的斑块，除此之外，还有那些伴有严重出血、裂隙的斑块或TCFAs。甚至早期的愈

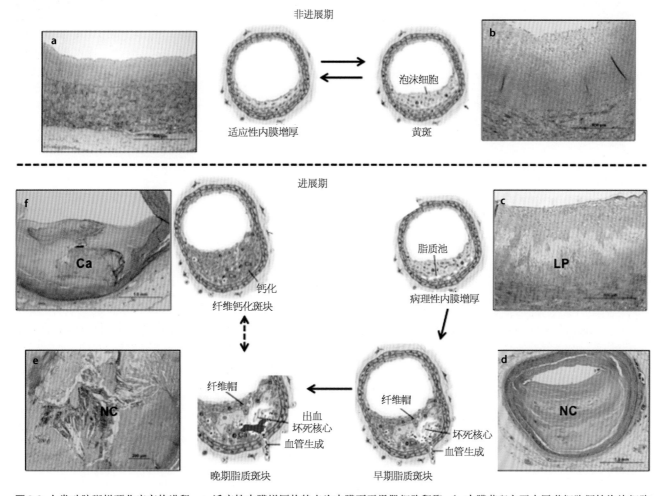

图2.8 人类动脉粥样硬化病变的进程。a. 适应性内膜增厚的特点为内膜下平滑肌细胞积聚。b. 内膜黄斑主要由巨噬细胞源性泡沫细胞组成。c. 显示病理性内膜增厚，特点为细胞外脂质积聚（LP脂质池），无明显坏死核心形成。d. 早期脂质斑块的特点：巨噬细胞和细胞外基质构成的坏死核心，伴有胆固醇裂隙形成和厚纤维帽覆盖。e. 进展病变内的新生血管形成可导致斑块内出血从而引起坏死核心相对较快的扩张。f. 晚期脂质斑块，出血的坏死核心伴有少量细胞外基质和大量胆固醇裂隙。坏死核心及其周围组织最终钙化并形成更稳定纤维钙化斑块。因为晚期病变类型（脂质斑块和纤维钙化斑块）在演变过程中可能会同时出现，因此尸检研究很难确定他们之间的相互关系。所有的组织切片均为Movat五色染色（经许可转载自Bezton等[129]）。

合斑块仍有可能再次破裂，也被认为是不稳定的，因为它们有可能演变成薄纤维帽粥样斑块并最终破裂。相反，相对常见的病变，如脂质斑块和病理性内膜增厚虽然可演变成侵蚀斑块，但仍然被认为是稳定的，因为时至今日，我们仍然不能预测哪些病变将会演变成侵蚀斑块。高度钙化斑块即纤维钙化斑块是稳定斑块，如果狭窄>75%也许会引起稳定性心绞痛，但是很少会形成血栓，除非它们演变成钙化结节。

2.5　总结

大量关于人的尸检研究、回顾性和前瞻性临床研究以及鼠模型研究，把我们目前对动脉粥样硬化病理生理学进程的理解推向顶点，即提出了稳定

与不稳定斑块的概念。最关键的发现包括巨噬细胞源性的泡沫细胞、斑块内出血和纤维帽增厚，这些被广泛采纳的形态学特征，常常作为临床试验的终点，尤其是腔内影像学研究。阐明了脂质代谢和炎症的角色使我们更加清晰地认识了冠状动脉疾病，为我们提供了更好的临床靶点，从而改善这种常见病的临床结局。进一步的探究冠状动脉粥样硬化的自然史，有助于更好地理解病变进程中瞬时的改变，也许这代表着另外一个关键的组分，正是我们今天所缺乏认识的，但是随着时间的进展和腔内影像学的进一步改进，它很可能对临床研究极具价值，从而为我们提供新的治疗方法以预防疾病的进展。

（刘青波　陈　晖　译）

参考文献

1. WHO. The top 10 causes of death: Fact sheet N°310 [Internet]. World Heal Organ. 2013. Available from: http://www.who.int/mediacentre/factsheets/fs310/en/.

2. Laslett LJ, Alagona P, Clark BA, Drozda JP, Saldivar F, Wilson SR, et al. The worldwide environment of cardiovascular disease: prevalence, diagnosis, therapy, and policy issues: a report from the American College of Cardiology. J Am Coll Cardiol. 2012; 60: S1–49.

3. Virmani R, Kolodgie FD, Burke AP, Farb A, Schwartz SM. Lessons from sudden coronary death: a comprehensive morphological classification scheme for atherosclerotic lesions. Arterioscler Thromb Vasc Biol. 2000; 20: 1262–75.

4. Virmani R, Burke AP, Farb A. Sudden cardiac death. Cardiovasc Pathol. 2001; 10: 275–82.

5. Herrick JB. Clinical features of sudden obstruction of the coronary arteries. JAMA. 1912; LIX: 2015.

6. Clark E, Graef I, Chasis H. Thrombosis of the aorta and coronary arteries with specific reference to the "fibrinoid" lesions. Arch Pathol. 1936; 22: 183–212.

7. Constantinides P. Plaque fissures in human coronary thrombosis (abstract). Fed Prox. 1964; 23: 443.

8. Koch W, Kong L. Uber die formen des coronarverschlusses, die anderungen im coronarkreislauf und die beziehungen zur angina pectoris. Beitr Path Anat. 1932; 33: 21–84.

9. Wartman WB. Occlusion of the coronary arteries by hemorrhage into their walls. Am Heart J. 1938; 15: 459–70.

10. Patterson J. The reaction of the arterial wall to intramural hemorrhage. Washington, DC: National Academy of Sciences 1954.

11. Winternitz M, Thomas R, LeCompte P. The relation of vascularity to disease of the vessel wall. In: Charles CT, editor. The biology of atherosclerosis. Springfield, III; 1938.

12. Lcary T. Pathology of coronary sclerosis. Am Hear J. 1934; 35: 338–44.

13. Friedman M, Van den Bovernkamp G. The pathogenesis of a coronary thrombus. Am J Pathol. 1966; 48: 19–44.

14. Velican C, Velican D. Discrepancies between data on atherosclerotic involvement of human coronary arteries furnished by gross inspection and by light microscopy. Atherosclerosis. 1982; 43: 39–49.

15. Stary HC, Blankenhorn DH, Chandler AB, Glagov S, Insull W, Richardson M, et al. A definition of the intima of human arteries and of its atherosclerosis-prone regions. A report from the Committee on Vascular Lesions of the Council on Arteriosclerosis. Am Heart Assoc/Arterioscler Thromb Vasc Biol. 1992; 12: 120–34.

16. Stary HC, Chandler AB, Dinsmore RE, Fuster V, Glagov S, Insull W, et al. A definition of advanced types of atherosclerotic lesions and a histological classification of atherosclerosis. A report from the Committee on Vascular Lesions of the Council on Arteriosclerosis. Am Heart Assoc/Arterioscler Thromb Vasc Biol. 1995; 15: 1512–31.

17. Lendon C, Born GV, Davies MJ, Richardson PD. Plaque fissure: the link between atherosclerosis and thrombosis. Nouv Rev Fr Hematol. 1992; 34: 27–9.

18. Orekhov AN, Andreeva ER, Mikhailova IA, Gordon D. Cell proliferation in normal and atherosclerotic human aorta: proliferative splash in lipidrich lesions. Atherosclerosis. 1998; 139: 41–8.

19. Imanishi T, McBride J, Ho Q, O'Brien KD, Schwartz SM, Han DK. Expression of cellular FLICE-inhibitory protein in human coronary arteries and in a rat vascular injury model. Am J Pathol. 2000; 156: 125–37.

20. Nakashima Y, Chen Y-X, Kinukawa N, Sueishi K. Distributions of diffuse intimal thickening in human arteries: preferential expression in atherosclerosis-prone arteries from an early age. Virchows Arch. 2002; 441: 279–88.

21. McGill HC, McMahan CA, Herderick EE, Tracy RE, Malcom GT, Zieske AW, et al. Effects of coronary heart disease risk factors on atherosclerosis of selected regions of the aorta and right coronary artery. PDAY Research Group. Pathobiological determinants of atherosclerosis in youth. Arterioscler Thromb Vasc Biol. 2000; 20: 836–45.

22. Aikawa M, Rabkin E, Okada Y, Voglic SJ, Clinton SK, Brinckerhoff CE, et al. Lipid lowering by diet reduces matrix metalloproteinase activity and increases collagen content of rabbit atheroma: a potential mechanism of lesion stabilization. Circulation. 1998; 97: 2433–44.

23. Kolodgie FD, Burke AP, Nakazawa G, Virmani R. Is pathologic intimal thickening the key to understanding early plaque progression in human atherosclerotic disease? Arterioscler Thromb Vasc Biol. 2007; 27: 986–9.

24. Otsuka F, Kramer MCA, Woudstra P, Yahagi K, Ladich E, Finn AV, et al. Natural progression of atherosclerosis from pathologic intimal thickening to late fibroatheroma in human coronary arteries: a pathology study. Atherosclerosis. 2015; 241: 772–82.

25. Schrijvers D, De Meyer G, Herman A, Martinet W. Phagocytosis in atherosclerosis: molecular mechanisms and implications for plaque progression and stability. Cardiovasc Res. 2007; 73: 470–80.

26. Newby AC, Zaltsman AB. Fibrous cap formation or destruction – the critical importance of vascular smooth muscle cell proliferation, migration and matrix formation. Cardiovasc Res. 1999; 41: 345–60.

27. Tulenko TN, Chen M, Mason PE, Mason RP. Physical effects of cholesterol on arterial smooth muscle membranes: evidence of immiscible cholesterol domains and alterations in bilayer width during atherogenesis. J Lipid Res. 1998; 39: 947–56.

28. Hoff HF, Bradley WA, Heideman CL, Gaubatz JW, Karagas MD, Gotto AM. Characterization of low density lipoprotein-like particle in the human aorta from grossly normal and atherosclerotic regions. Biochim Biophys Acta. 1979; 573: 361–74.

29. Smith EB, Slater RS. The microdissection of large atherosclerotic plaques to give morphologically and topographically defined fractions for analysis. 1. The lipids in the isolated fractions. Atherosclerosis. 1972; 15: 37–56.

30. New SEP, Goettsch C, Aikawa M, Marchini JF, Shibasaki M, Yabusaki K, et al. Macrophage-derived matrix vesicles: an alternative novel mechanism for microcalcification in atherosclerotic plaques. Circ Res. 2013; 113: 72–7.

31. Tabas I. Consequences and therapeutic implications of macrophage apoptosis in atherosclerosis: the importance of lesion stage and phagocytic efficiency. Arterioscler Thromb Vasc Biol. 2005; 25: 2255–64.

32. Dove DE, Su YR, Zhang W, Jerome WG, Swift LL, Linton MF, et al. ACAT1 deficiency disrupts cholesterol efflux and alters cellular morphology in macrophages. Arterioscler Thromb Vasc Biol. 2005; 25: 128–34.

33. Katz SS, Shipley GG, Small DM. Physical chemistry of the lipids of human atherosclerotic lesions. Demonstration of a lesion intermediate between fatty streaks and advanced plaques. J Clin Invest. 1976; 58: 200–11.

34. Stegemann C, Drozdov I, Shalhoub J, Humphries J, Ladroue C, Didangelos A, et al. Comparative lipidomics profiling of human atherosclerotic plaques. Circ Cardiovasc Genet. 2011; 4: 232–42.

35. Vorkas PA, Shalhoub J, Isaac G, Want EJ, Nicholson JK, Holmes E, et al. Metabolic phenotyping of atherosclerotic plaques reveals latent associations between free cholesterol and ceramide metabolism in atherogenesis. J Proteome Res. 2015; 14: 1389–99. 150223090903003.

36. Felton CV, Crook D, Davies MJ, Oliver MF. Relation of plaque lipid composition and morphology to the stability of human aortic plaques. Arterioscler Thromb Vasc Biol. 1997; 17: 1337–45.

37. Feng B, Yao PM, Li Y, Devlin CM, Zhang D, Harding HP, et al. The endoplasmic reticulum is the site of cholesterol-induced cytotoxicity in macrophages. Nat Cell Biol. 2003; 5: 781–92.

38. Hossain GS, Van Thienen JV, Werstuck GH, Zhou J, Sood SK, Dickhout JG, et al. TDAG51 is induced by homocysteine, promotes detachment-mediated programmed cell death, and contributes to the development of atherosclerosis in hyperhomocysteinemia. J Biol Chem. 2003; 278: 30317–27.

39. Myoishi M, Hao H, Minamino T, Watanabe K, Nishihira K, Hatakeyama K, et al. Increased endoplasmic reticulum stress in atherosclerotic plaques associated with acute coronary syndrome. Circulation. 2007; 116: 1226–33.

40. Lim W-S, Timmins JM, Seimon TA, Sadler A, Kolodgie FD, Virmani R, et al. Signal transducer and activator of transcription-1 is critical for apoptosis in macrophages subjected to endoplasmic reticulum stress in vitro and in advanced atherosclerotic lesions in vivo. Circulation. 2008; 117: 940–51.

41. Schrijvers DM, De Meyer GRY, Kockx MM, Herman AG, Martinet W. Phagocytosis of apoptotic cells by macrophages is impaired in atherosclerosis. Arterioscler Thromb Vasc Biol. 2005; 25: 1256–61.

42. Elliott MR, Ravichandran KS. Clearance of apoptotic cells: implications in health and disease. J Cell Biol. 2010; 189: 1059–70.

43. Ait-Oufella H, Kinugawa K, Zoll J, Simon T, Boddaert J, Heeneman S, et al. Lactadherin deficiency leads to apoptotic cell accumulation and accelerated atherosclerosis in mice. Circulation. 2007; 115: 2168–77.

44. Odegaard JI, Chawla A. Alternative macrophage activation and metabolism. Annu Rev Pathol. 2011; 6: 275–97.

45. Boisvert WA, Rose DM, Boullier A, Quehenberger O, Sydlaske A, Johnson KA, et al. Leukocyte transglutaminase 2 expression limits atherosclerotic lesion size. Arterioscler Thromb Vasc Biol. 2006; 26: 563–9.

46. Scott RS, McMahon EJ, Pop SM, Reap EA, Caricchio R, Cohen PL, et al. Phagocytosis and clearance of apoptotic cells is mediated by MER. Nature. 2001; 411: 207–11.

47. Alberts-Grill N, Denning TL, Rezvan A, Jo H. The role of the vascular dendritic cell network in atherosclerosis. Am J Physiol Cell Physiol. 2013; 305: C1–21.

48. Yilmaz A, Reiss C, Tantawi O, Weng A, Stumpf C, Raaz D, et al. HMG-CoA reductase inhibitors suppress maturation of human dendritic cells: new implications for atherosclerosis. Atherosclerosis. 2004; 172: 85–93.

49. Shi Y, Evans JE, Rock KL. Molecular identification of a danger signal that alerts the immune system to dying cells. Nature. 2003; 425: 516–21.

50. Albert ML, Pearce SF, Francisco LM, Sauter B, Roy P, Silverstein RL, et al. Immature dendritic cells phagocytose apoptotic cells via alphavbeta5 and CD36, and cross-present antigens to cytotoxic T lymphocytes. J Exp Med. 1998; 188: 1359–68.

51. Liao X, Sluimer JC, Wang Y, Subramanian M, Brown K, Pattison JS, Robbins J, Martinez J, Tabas I. Macrophage autophagy plays a protective role in advanced atherosclerosis. Cell Metab. 2012; 15(4): 545–53. doi: 10.1016/j.cmet.2012.01.022.

52. Kim-Shapiro DB, Schechter AN, Gladwin MT. Unraveling the reactions of nitric oxide, nitrite, and hemoglobin in physiology and therapeutics. Arterioscler Thromb Vasc Biol. 2006; 26: 697–705.

53. Graversen JH, Madsen M, Moestrup SK. CD163: a signal receptor scavenging haptoglobin-hemoglobin complexes from plasma. Int J Biochem Cell Biol. 2002; 34: 309–14.

54. Barger AC, Beeuwkes R, Lainey LL, Silverman KJ. Hypothesis: vasa vasorum and neovascularization of human coronary arteries. A possible role in the pathophysiology of atherosclerosis. N Engl J Med. 1984; 310: 175–7.

55. Kolodgie FD, Gold HK, Burke AP, Fowler DR, Kruth HS, Weber DK, et al. Intraplaque hemorrhage and progression of coronary atheroma. N Engl J Med. 2003; 349: 2316–25.

56. Van den Heuvel MM, Tensen CP, van As JH, Van den Berg TK, Fluitsma DM, Dijkstra CD, et al. Regulation of CD 163 on human macrophages: cross-linking of CD163 induces signaling and activation. J Leukoc Biol. 1999; 66: 858–66.

57. Tabas I. Consequences of cellular cholesterol accumulation: basic concepts and physiological implications. J Clin Invest. 2002; 110: 905–11.

58. Levy AP, Levy JE, Kalet-Litman S, Miller-Lotan R, Levy NS, Asaf R, et al. Haptoglobin genotype is a determinant of iron, lipid peroxidation, and macrophage accumulation in the atherosclerotic plaque. Arterioscler Thromb Vasc Biol. 2007; 27: 134–40.

59. Zhong Y, Tang H, Zeng Q, Wang X, Yi G, Meng K, et al. Total cholesterol content of erythrocyte membranes is associated with the severity of coronary artery disease and the therapeutic effect of rosuvastatin. Ups J Med Sci. 2012; 117: 390–8.

60. Duewell P, Kono H, Rayner KJ, Sirois CM, Vladimer G, Bauernfeind FG, et al. NLRP3 inflammasomes are required for atherogenesis and activated by cholesterol crystals. Nature. 2010; 464: 1357–61.

61. Balla G, Jacob HS, Eaton JW, Belcher JD, Vercellotti GM. Hemin: a possible physiological mediator of low density lipoprotein oxidation and endothelial injury. Arterioscler Thromb. 1991; 11: 1700–11.

62. Abraham NG, Lavrovsky Y, Schwartzman ML, Stoltz RA, Levere RD, Gerritsen ME, et al. Transfection of the human heme oxygenase gene into rabbit coronary microvessel endothelial cells: protective effect against heme and hemoglobin toxicity. Proc Natl Acad Sci U S A. 1995; 92: 6798–802.

63. Habib A, Finn AV. The role of iron metabolism as a mediator of macrophage inflammation and lipid handling in atherosclerosis. Front Pharmacol. 2014; 5: 195.

64. Davis GE. The Mac-1 and p150, 95 beta 2 integrins bind denatured proteins to mediate leukocyte cell-substrate adhesion. Exp Cell Res. 1992; 200: 242–52.

65. Michel JB, Virmani R, Arbustini E, Pasterkamp G. Intraplaque haemorrhages as the trigger of plaque vulnerability. Eur Heart J. 2011; 32: 1977–85.

66. Boyle JJ, Harrington HA, Piper E, Elderfield K, Stark J, Landis RC, et al. Coronary intraplaque hemorrhage evokes a novel atheroprotective macrophage phenotype. Am J Pathol. 2009; 174: 1097–108.

67. Finn AV, Nakano M, Polavarapu R, Karmali V, Saeed O, Zhao X, et al. Hemoglobin directs macrophage differentiation and prevents foam cell formation in human atherosclerotic plaques. J Am Coll Cardiol. 2012; 59: 166–77.

68. Levy AP, Hochberg I, Jablonski K, Resnick HE, Lee ET, Best L, et al. Haptoglobin phenotype is an independent risk factor for cardiovascular disease in individuals with diabetes: the Strong Heart Study. J Am Coll Cardiol. 2002; 40: 1984–90.

69. Purushothaman M, Krishnan P, Purushothaman KR, Baber U, Tarricone A, Perez JS, et al. Genotype-dependent impairment of hemoglobin clearance increases oxidative and inflammatory response in human diabetic atherosclerosis. Arterioscler Thromb Vasc Biol. 2012; 32: 2769–75.

70. Miller YI, Smith A, Morgan WT, Shaklai N. Role of hemopexin in protection of low-density lipoprotein against hemoglobin-induced oxidation. Biochemistry. 1996; 35: 13112–7.

71. Vancov V. Structural basis of the microcirculation in the wall of arterial vessels. Bibl Anat. 1973; 11: 383–8.

72. Clarke JA. An x-ray microscopic study of the postnatal development of the vasa vasorum of normal human coronary arteries. Acta Anat (Basel). 1966; 64: 506–16.

73. Heistad DD, Marcus ML, Larsen GE, Armstrong ML. Role of vasa vasorum in nourishment of the aortic wall. Am J Physiol. 1981; 240: H781–7.

74. Hildebrandt HA, Gossl M, Mannheim D, Versari D, Herrmann J, Spendlove D, et al. Differential distribution of vasa vasorum in different vascular beds in humans. Atherosclerosis. 2008; 199: 47–54.

75. Carmeliet P. Angiogenesis in life, disease and medicine. Nature. 2005; 438: 932–6.

76. Sluimer JC, Kolodgie FD, Bijnens APJJ, Maxfield K, Pacheco E, Kutys B, et al. Thin-walled microvessels in human coronary atherosclerotic plaques show incomplete endothelial junctions. Relevance of compromised structural integrity for intraplaque microvascular leakage. J Am Coll Cardiol. 2009; 53: 1517–27.

77. Jeziorska M, Woolley DE. Local neovascularization and cellular composition within vulnerable regions of atherosclerotic plaques of human carotid arteries. J Pathol. 1999; 188: 189–96.

78. Kockx MM, Cromheeke KM, Knaapen MWM, Bosmans JM, De Meyer GRY, Herman AG, et al. Phagocytosis and macrophage activation associated with hemorrhagic microvessels in human atherosclerosis. Arterioscler Thromb Vasc Biol. 2003; 23: 440–6.

79. Virmani R, Narula J, Farb A. When neoangiogenesis ricochets. Am Heart J. 1998; 136: 937–9.

80. Mulligan-Kehoe MJ, Simons M. Vasa vasorum in normal and diseased arteries. Circulation. 2014; 129: 2557–66.

81. O'Brien KD, McDonald TO, Chait A, Allen MD, Alpers CE. Neovascular expression of E-selectin, intercellular adhesion molecule-1, and vascular cell adhesion molecule-1 in human atherosclerosis and their relation to intimal leukocyte content. Circulation. 1996; 93: 672–82.

82. Cheema AN, Hong T, Nili N, Segev A, Moffat JG, Lipson KE, et al. Adventitial microvessel formation after coronary stenting and the effects of SU11218, a tyrosine kinase inhibitor. J Am Coll Cardiol. 2006; 47: 1067–75.

83. Hansson GK. Immune mechanisms in atherosclerosis. Arterioscler Thromb Vasc Biol. 2001; 21: 1876–90.

84. Russo S, Bussolati B, Deambrosis I, Mariano F, Camussi G. Platelet-activating factor mediates CD40-dependent angiogenesis and endothelial-smooth muscle cell interaction. J Immunol. 2003; 171: 5489–97.

85. Deregibus MC, Buttiglieri S, Russo S, Bussolati B, Camussi G. CD40-dependent activation of phosphatidylinositol 3-kinase/Akt pathway mediates endothelial cell survival and in vitro angiogenesis. J Biol Chem. 2003; 278: 18008–14.

86. Flaxenburg JA, Melter M, Lapchak PH, Briscoe DM, Pal S. The CD40-induced signaling pathway in endothelial cells resulting in the over-expression of vascular endothelial growth factor involves Ras and phosphatidylinositol 3-kinase. J Immunol. 2004; 172: 7503–9.

87. Monaco C, Andreakos E, Kiriakidis S, Feldmann M, Paleolog E. T-cell-mediated signalling in immune, inflammatory and angiogenic processes: the cascade of events leading to inflammatory diseases. Curr Drug Targets Inflamm Allergy. 2004; 3: 35–42.

88. Giannarelli C, Alique M, Rodriguez DT, Yang DK, Jeong D, Calcagno C, et al. Alternatively spliced tissue factor promotes plaque angiogenesis through the activation of hypoxia-inducible factor-1α and vascular endothelial growth factor signaling. Circulation. 2014; 130: 1274–86.

89. Howard DPJ, van Lammeren GW, Rothwell PM, Redgrave JN, Moll FL, de Vries J-PPM, et al. Symptomatic carotid atherosclerotic disease: correlations between plaque composition and ipsilateral stroke risk. Stroke. 2015; 46: 182–9.

90. Willems S, Vink A, Bot I, Quax PHA, de Borst GJ, de Vries J-PPM, et al. Mast cells in human carotid atherosclerotic plaques are associated with intraplaque microvessel density and the occurrence of future cardiovascular events. Eur Heart J. 2013; 34: 3699–706.

91. Motoyama S, Kondo T, Sarai M, Sugiura A, Harigaya H, Sato T, et al. Multislice computed tomographic characteristics of coronary lesions in acute coronary syndromes. J Am Coll Cardiol. 2007; 50: 319–26.

92. Burke AP, Farb A, Malcom G, Virmani R. Effect of menopause on plaque morphologic characteristics in coronary atherosclerosis. Am Heart J. 2001; 141: S58–62.

93. Burke AP, Taylor A, Farb A, Malcom GT, Virmani R. Coronary calcification: insights from sudden coronary death victims. Z Kardiol. 2000; 89 Suppl 2: 49–53.

94. Watson KE, Abrolat ML, Malone LL, Hoeg JM, Doherty T, Detrano R, et al. Active serum vitamin D levels are inversely correlated with coronary calcification. Circulation. 1997; 96: 1755–60.

95. Keso T, Perola M, Laippala P, Ilveskoski E, Kunnas TA, Mikkelsson J, et al. Polymorphisms within the tumor necrosis factor locus and prevalence of coronary artery disease in middle-aged men. Atherosclerosis. 2001; 154: 691–7.

96. Demer LL, Tintut Y. Inflammatory, metabolic, and genetic mechanisms of vascular calcification. Arterioscler Thromb Vasc Biol. 2014; 34: 715–23.

97. Fernández-Friera L, Peñalvo JL, Fernández-Ortiz A, Ibañez B, López-Melgar B, Laclaustra M, et al. Prevalence, vascular distribution, and multiterritorial extent of subclinical atherosclerosis in a middle-aged cohort: the PESA (Progression of Early Subclinical Atherosclerosis) study. Circulation. 2015; 131: 2104–13.

98. Otsuka F, Sakakura K, Yahagi K, Joner M, Virmani R. Has our understanding of calcification in human coronary atherosclerosis progressed? Arterioscler Thromb Vasc Biol. 2014; 34: 724–36.

99. Huang H, Virmani R, Younis H, Burke AP, Kamm RD, Lee RT. The impact of calcification on the biomechanical stability of atherosclerotic plaques. Circulation. 2001; 103: 1051–6.

100. Shaw LJ, Raggi P, Schisterman E, Berman DS, Callister TQ. Prognostic value of cardiac risk factors and coronary artery calcium screening for all-cause mortality. Radiology. 2003; 228: 826–33.

101. Budoff MJ, Gul KM. Expert review on coronary calcium. Vasc Health Risk Manag. 2008; 4: 315–24.

102. Sangiorgi G, Rumberger JA, Severson A, Edwards WD, Gregoire J, Fitzpatrick LA, et al. Arterial calcification and not lumen stenosis is highly correlated with atherosclerotic plaque burden in humans: a histologic study of 723 coronary artery segments using nondecalcifying methodology. J Am Coll Cardiol. 1998; 31: 126–33.

103. Glagov S, Weisenberg E, Zarins CK, Stankunavicius R, Kolettis GJ. Compensatory enlargement of human atherosclerotic coronary arteries. N Engl J Med. 1987; 316: 1371–5.

104. Burke AP, Farb A, Malcom GT, Liang YH, Smialek J, Virmani R. Coronary risk factors and plaque morphology in men with coronary disease who died suddenly. N Engl J Med. 1997; 336: 1276–82.

105. Narula J, Nakano M, Virmani R, Kolodgie FD, Petersen R, Newcomb R, et al. Histopathologic characteristics of atherosclerotic coronary disease and implications of the findings for the invasive and noninvasive detection of vulnerable plaques. J Am Coll Cardiol. 2013; 61: 1041–51.

106. Falk E, Nakano M, Bentzon JF, Finn AV, Virmani R. Update on acute coronary syndromes: the pathologists' view. Eur Heart J. 2013; 34: 719–28.

107. Davies MJ, Thomas A. Thrombosis and acute coronary-artery lesions in sudden cardiac ischemic death. N Engl J Med. 1984; 310: 1137–40.

108. Farb A, Burke AP, Tang AL, Liang TY, Mannan P, Smialek J, et al. Coronary plaque erosion without rupture into a lipid core. A frequent cause of coronary thrombosis in sudden coronary death. Circulation. 1996; 93: 1354–63.

109. Burke AP, Farb A, Malcom GT, Liang Y, Smialek JE, Virmani R. Plaque rupture and sudden death related to exertion in men with coronary artery disease. JAMA. 1999; 281: 921–6.

110. Galis ZS, Sukhova GK, Lark MW, Libby P. Increased expression of matrix metalloproteinases and matrix degrading activity in vulnerable regions of human atherosclerotic plaques. J Clin Invest. 1994; 94: 2493–503.

111. Gijsen FJH, Wentzel JJ, Thury A, Mastik F, Schaar JA, Schuurbiers JCH, et al. Strain distribution over plaques in human coronary arteries relates to shear stress. Am J Physiol Heart Circ Physiol. 2008; 295: H1608–14.

112. Vengrenyuk Y, Carlier S, Xanthos S, Cardoso L, Ganatos P, Virmani R, et al. A hypothesis for vulnerable plaque rupture due to stress-induced debonding around cellular microcalcifications in thin fibrous caps. Proc Natl Acad Sci U S A. 2006; 103: 14678–83.

113. Kolodgie FD, Narula J, Burke AP, Haider N, Farb A, Hui-Liang Y, et al. Localization of apoptotic macrophages at the site of plaque rupture in sudden coronary death. Am J Pathol. 2000; 157: 1259–68.

114. van der Wal AC, Becker AE, van der Loos CM, Das PK. Site of intimal rupture or erosion of thrombosed coronary atherosclerotic plaques is characterized by an inflammatory process irrespective of the dominant plaque morphology. Circulation. 1994; 89: 36–44.

115. Arbustini E, Dal Bello B, Morbini P, Burke AP, Bocciarelli M, Specchia G, et al. Plaque erosion is a major substrate for coronary thrombosis in acute myocardial infarction. Heart. 1999; 82: 269–72.

116. Kolodgie FD, Burke AP, Farb A, Weber DK, Kutys R, Wight TN, et al. Differential accumulation of proteoglycans and hyaluronan in culprit lesions: Insights into plaque erosion. Arterioscler Thromb Vasc Biol. 2002; 22: 1642–8.

117. Burke AP, Farb A, Malcom GT, Liang Y, Smialek J, Virmani R. Effect of risk factors on the mechanism of acute thrombosis and sudden coronary death in women. Circulation. 1998; 97: 2110–6.

118. Schwartz RS, Burke A, Farb A, Kaye D, Lesser JR, Henry TD, et al. Microemboli and microvascular obstruction in acute coronary thrombosis and sudden coronary death. Relation to epicardial plaque histopathology. J Am Coll Cardiol. 2009; 54: 2167–73. Elsevier Inc.

119. Kramer MCA, Rittersma SZH, de Winter RJ, Ladich ER, Fowler DR, Liang YH, et al. Relationship of thrombus healing to underlying plaque morphology in sudden coronary death. J Am Coll Cardiol. 2010; 55: 122–32. Elsevier Inc.

120. Ferrante G, Nakano M, Prati F, Niccoli G, Mallus MT, Ramazzotti V, et al. High levels of systemic myeloperoxidase are associated with coronary plaque erosion in patients with acute coronary syndromes: a clinicopathological study. Circulation. 2010; 122: 2505–13.

121. Mann J, Davies MJ. Mechanisms of progression in native coronary artery disease: role of healed plaque disruption. Heart. 1999; 82: 265–8.

122. Burke AP, Kolodgie FD, Farb A, Weber DK, Malcom GT, Smialek J, et al. Healed plaque ruptures and sudden coronary death: evidence that subclinical rupture has a role in plaque progression. Circulation. 2001; 103: 934–40.

123. Kolodgie FD, Burke AP, Farb A, Gold HK, Yuan J, Narula J, et al. The thin-cap fibroatheroma: a type of vulnerable plaque: the major precursor lesion to acute coronary syndromes. Curr Opin Cardiol. 2001; 16: 285–92.

124. Virmani R, Burke AP, Kolodgie FD, Farb A. Pathology of the thin-cap fibroatheroma: a type of vulnerable plaque. J Interv Cardiol. 2003; 16: 267–72.

125. Virmani R, Burke AP, Kolodgie FD, Farb A. Vulnerable plaque: the pathology of unstable coronary lesions. J Interv Cardiol. 2002; 15: 439–46.

126. Finn AV, Nakano M, Narula J, Kolodgie FD, Virmani R. Concept of vulnerable/unstable plaque. Arterioscler Thromb Vasc Biol. 2010; 30: 1282–92.

127. Kolodgie FD. Pathogenesis of atherosclerosis and the unstable plaque. In: Peter O, Kwiterovich J, (editors). Johns Hopkins Textbook of Dyslipidemia. Philadelphia: Lippincott Williams and Wilkins; 2009.

128. Burke AP, Weber DK, Kolodgie FD, Farb A, Taylor AJ, Virmani R. Pathophysiology of calcium deposition in coronary arteries. Herz. 2001; 26: 239–44.

129. Bentzon JF, Otsuka F, Virmani R, Falk E. Mechanisms of plaque formation and rupture. Circ Res. 2014; 114: 1852–66.

3 冠状动脉微循环功能障碍

Nina W. van der Hoeven, Hernán Mejía-Rentería, Maurits R. Hollander, Niels van Royen, and Javier Escaned

3.1 引言

微循环障碍与多种心脏及非心脏疾病状态相关，但是目前临床实践中仍缺乏明确诊断微循环障碍的方法。如下文所述，对微循环的评估有助于明确微血管疾病在慢性疾病状态的临床表现，以及明确微循环病变在急性心脏事件中发挥的直接作用[1]，甚至能够在早期心外膜血管尚未发生病理改变时发现冠脉循环异常[2]。

同心外膜血管一样，微循环也会受不同的心脏疾病影响。但是，通过侵入性及非侵入性的血管造影技术能够直接发现心外膜血管疾病，然而目前的影像技术却不能充分地使微血管可视化，而且人们对评估微血管功能的技术仍是知之甚少，也很少在临床中得到应用。此外，微循环异常的机制表现出多因素性，包括调节异常、微血管结构重塑、微血管阻塞和血管外压迫等。因此，单一的诊断技术不能够完全发现相关的导致冠状动脉微血管异常（CMVD）的机制。

在本节中，我们将阐述生理环境下冠状动脉微循环的自我调节机制，并总结冠状动脉微循环的不同病理机制。此外，我们将阐述CMVD的临床和预后的影响因素。

3.2 冠状动脉微循环的功能解剖学

冠状动脉微循环的解剖学和生理学与心肌的特定功能特征及其对血液供应的需求密切相关。由于心肌对氧气的高摄取率（心肌约75%，而骨骼肌仅20%～30%），持续搏动的心脏需要大量的氧气和营养物质[3]，因此，与骨骼肌中的循环相比，冠状动脉循环"静息"血流量和毛细血管密度明显更高[4]。矛盾的是，心肌收缩尤其是左心室收缩时，会引起

微循环可缩窄的血管成分受到血管外压迫，导致在部分心动周期收缩期血液供应周期性的减少。此外，在心动周期内存在由于透壁压力梯度改变介导的心肌内血流再分布[5]。通常，冠状动脉微循环可以定义为直径 < 300 μm[6] 的、供应心肌灌注[7] 的所有血管和起源于较大的心外膜传导血管，包括前微动脉（< 300 μm）、微动脉（< 200 μm）、毛细血管和微静脉[8]。这些血管成分在其生理学和药理学的反应方面表现出显著的差异[9]。微循环网络在动脉壁内呈纵向和横向延伸。心外膜和透壁血管网之间的连接是通过垂直穿透心肌的小分支进行的，这些小分支形成具有树状结构的短血管（Ⅰ型血管）或直接延伸到心内膜下的长血管（Ⅱ型血管）（图3.1）。目前尚不清楚这些源于透壁动脉的血管网是连续的，还是相互连接的，相同的血管网通常由一条以上的动脉供应[10]，或者是否存在毛细血管末端环来区分心肌灌注区域[11]。通过对犬的心脏透壁血管的三维重建证实存在一个复杂的血管网络[12]，心内膜下血管容积密度大于心外膜血管[12]。由于透壁压力梯度的变化，心内膜下血管更易受到血管外压迫。然而，较低的心内膜下血管阻力代偿引起血管密度增加，从而增加其血液供应[13]。此外，随着不同透壁血管之间的阻力变化，肌源性反应和自主调节也随之发生变化，将在下一节中讨论。

3.2.1 微动脉

微动脉含有几层血管平滑肌细胞（VSMC），负责调控血管收缩和舒张。微动脉是小的心肌外血管（偶尔称为前微动脉）的延续，前微动脉占充盈状态下冠脉血管阻力的25%[14]。微动脉占总冠状动脉阻力的55%。根据微动脉的大小和机制分为不同的类型（图3.2）。大的微动脉（100～200 μm）对流量相关的刺激（内皮细胞介导的血管舒张）最为敏感[15]。

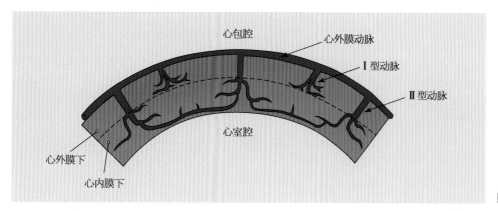

图3.1 心肌透壁血管形成。

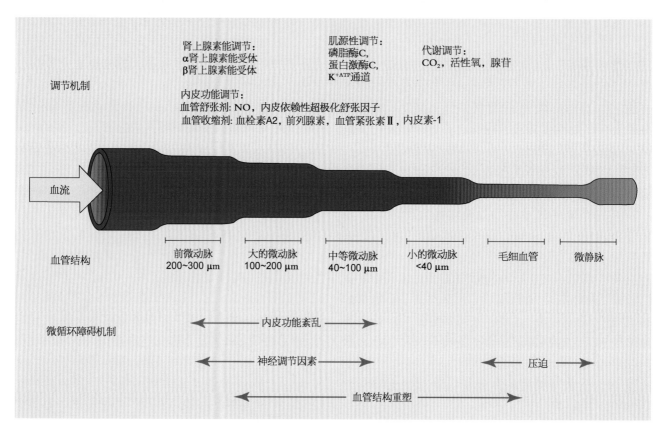

图3.2 微循环自主调节不同的生理机制。

中等微动脉（40 ～ 100 μm）对VSMC张力感受器检测到的血管内压力变化最为敏感。所谓的肌源性反应是由于血管内压力的改变引起微动脉张力的快速变化[16]，是冠状动脉自主调节的关键因素。中等微动脉也存在内皮依赖性机制[17]。小的微动脉（＜40 μm）对代谢活性最为敏感[18]。代谢活动的增加会引起血管舒张，随后的血流量增加会通过内皮依赖性机制导致上游的更大的微动脉舒张[19]。这些过程证明了微循环的不同血管成分之间存在密切的相互作用。

3.2.2 毛细血管

毛细血管是心脏内最丰富的血管，血管密度在心肌中最高（为2 000 ～ 4 000/mm²），占心肌内血容量的90%[20, 21]。毛细血管承担氧气、营养物质和代谢产物交换的作用，因此与微动脉的结构明显不同，仅由基底膜的一层内皮细胞组成。毛细血管与心肌纤维方向平行，形成Y形、T形、H形（由于毛细血管内吻合）和发夹形的动脉间连接的血管网[22]。毛细血管是可缩窄的微血管，因此易受到心肌内或心室内压力导致的血管外压迫。

3.2.3 微静脉

像毛细血管一样，毛细血管后微静脉是小血管结构（8～30 μm），由VSMC及内皮细胞和周细胞组成，并具有可缩窄的特性[8]。微静脉汇入集合微静脉（30～50 μm），最终汇合形成更大的心脏静脉。

3.3 冠状动脉微循环的协调机制

冠脉循环通常看似是一个固定而静止的血管网，但实际上它是一个涉及许多生理机制（图3.2）的动态变化的系统。这些生理机制不同程度发生在冠状动脉微循环的不同血管区域（大的、小的微动脉，毛细血管）[23, 24]，并由特定的刺激（压力，代谢产物，血流量等）触发，以实现冠脉血管的自主调节功能。此外，还有个别血管的协调反应以确保血流量供应足以维持心肌在任何时间的氧耗需求。后文将提及个别血管协调反应的破坏引起的微循环功能障碍的方式。

3.3.1 微循环阻力

微循环是冠状动脉血管阻力的主要来源。Chilian等人的主要工作表明，在静息状态下75%的冠状动脉血管阻力来自于直径<200 μm的血管，25%的冠脉血管阻力来自于直径<100 μm的血管[25]。剩余的冠脉血管阻力来自于直径>200 μm的血管中，微循环几乎全部承担冠脉血管阻力。由于这些微血管的高阻力状态，压力随着血管直径逐渐下降，甚至可以低达20～30 mmHg[6]。改变微血管阻力的机制如下所述。

3.3.2 肌源性调节

在微循环水平上调节血管内压力对于预防心肌缺血和水肿引起的组织损伤是至关重要的[14]。肌源性调节是调节血管内压力平衡的关键生理机制，与位于VSMC上的张力感受器的反应相关。其中包括电压依赖性的钙离子通道[26, 27]，其密度与微动脉直径呈负相关[28]，G蛋白黏附于张力敏感性的磷脂酶C（PCL）[29]，通过蛋白激酶C（PKC）激活阳离子通道。K^{+ATP}通道的激活导致VSMC在最小的血管中显著舒张[30]。酸中毒、局部缺血、缺氧以及腺苷和

前列环素可激活K^{+ATP}通道[8]。重要的是，与对心肌缺血较敏感的心内膜下血管相比，心外膜下血管发生肌源性调节更频繁[16]，这可能是确保血流动力学变化时透壁血管血流分布的一种机制。

3.3.3 代谢调节

冠状动脉氧气量减少通过不同通路，包括代谢产物如二氧化碳（CO_2）、活性氧（ROS）[31]和腺嘌呤核苷酸降解产生的腺苷（腺嘌呤核苷酸被一些研究者设想为当其他血管扩张机制失效时的"备用机制"），直接导致冠状动脉血管舒张。一氧化氮（NO）在代谢反应中的作用尚不明确。虽然NO水平随代谢活性升高而增加[32]，但抑制NO对微循环中的血管舒张无明显影响[33]。

3.3.4 内皮调节机制

在一些生理病理条件下内皮细胞能够产生血管舒张和收缩物质。在健康的血管中，冠状动脉血流量的增加会引发内皮依赖性的血管舒张[34]，这与内皮细胞释放血管活性物质相关，血管活性物质包括NO、内皮依赖性超极化舒张因子（EDHF）、前列腺素、抗凝血酶Ⅲ和组织纤溶酶原激活剂[35]。内皮细胞表面受体检测到相应的剪切应力而释放上述血管活性物质。血管壁上的剪切应力导致依赖于初始剪切应力的各种内皮途径的激活。层流剪切应力倾向于诱导抗炎症反应，湍流剪切应力倾向于诱导炎症反应[36, 37]。有趣的是，一些动物研究发现，年龄、性别、基础疾病和基础用药的不同会导致不同的物质（如前列腺素）释放，继而引起剪切应力介导的血管扩张效应[38, 39]。

NO由内皮NO合成酶（eNOS）生成[40]。NO的生成和功能受多种因素影响，包括血流脉冲、剪切应力、凝血酶、二磷酸腺苷、组胺或缓激肽等[41]。NO的主要作用是作为VSMC舒张剂，一种由胞内钙离子减少介导的舒张作用[42]。同时NO还有血管舒张作用，其对血管壁在生物学方面有一些相关的生理作用，包括抗炎作用，可以保护内皮细胞防止白细胞的黏附和浸润[43]，同时抑制单核-巨噬细胞分化，这是一种抗动脉粥样硬化的过程[44]。NO可以抵消内皮素-1（ET-1）和血管紧张素Ⅱ的作用[45]。

内皮依赖性超极化舒张因子（EDHF）是一种作用独立于NO的血管扩张剂。EDHF引起VSMC超极化反应开放钙离子激活的K$^+$通道[46]，导致血管

舒张。在发生动脉粥样硬化时，当其他血管扩张剂不能发挥调节血管张力的作用时（如NO生物活性受损时），EDHF可代偿其他血管扩张剂[47-49]的作用。内皮细胞超极化可以受到多种其他物质的影响，如花生四烯酸乙醇胺、C型-利尿钠肽、钾离子、环氧二十碳三烯酸（EET）、NO和H_2O_2。此外，H_2O_2刺激平滑肌增殖、内皮细胞黏附、分子表达和血栓形成，而NO、EDHF和EET发挥抗血栓形成、抑制血管平滑肌细胞增殖和血管内皮细胞活化的作用[2]。

血管内皮细胞还能够调节许多血管收缩因子（包括血栓素A_2，前列腺素，血管紧张素Ⅱ和ET-1）。最强的血管收缩剂是内皮细胞产生的ET-1。ET-1能够增强其他血管活性的物质如血管紧张素Ⅱ、去甲肾上腺素和5-羟色胺的作用，同时具有其他相关的生物效应，如刺激白细胞黏附和募集、促血栓形成和引起VSMC迁移[45, 50]。

3.3.5　肾上腺素能调节

微循环不同血管成分的肾上腺素能神经支配是非常不均匀的。冠状动脉血管含有α肾上腺素能受体，在运动过程中激活引起的血管收缩被代谢产生的血管舒张抵消。去甲肾上腺素引起直径 > 100 μm的微动脉血管收缩和直径 < 100 μm的微动脉血管扩张[51, 52]。通常认为当大的微动脉直径缩小时，压力减小，引起小的微动脉血管舒张。低灌注引起α肾上腺素能的血管收缩和腺苷受体阻滞，并调节肾上腺素能的血管收缩。激活β肾上腺素能受体导致冠脉循环的较大血管中的血管扩张，是因为与$β_1$肾上腺素能受体相比，$β_2$肾上腺素能受体存在少量过剩。这种过剩更常见于微循环[53]。在正常情况下，肾上腺素能激活对冠状动脉血流的效应受到伴随的非神经源性的血管扩张机制的调节。这解释了自主神经系统在正常的冠状动脉循环中发挥微弱的调节作用的原因[51, 52]，对于高胆固醇血症而言，内皮细胞功能障碍或上游血管严重狭窄对冠状动脉血流的影响更大[54]。

3.4　冠状动脉微血管功能障碍的机制

先前讨论的每一个微循环机制，可能都会影响冠状动脉血流供应和调节，导致一种微循环功能障碍的特殊模式（表3.1）。Camici and Crea[55]发明了一种根据病理机制区分CMVD的分类方法（表3.2）。

表 3.1　导致不同类型 CMVD 的病理机制

CMVD	主要病理机制
1 型	内皮细胞功能障碍，平滑肌细胞功能障碍，血管重塑
2 型	血管重塑，平滑肌细胞功能障碍，管腔外压迫，管腔阻塞
3 型	内皮细胞功能障碍，平滑肌细胞功能障碍，管腔阻塞
4 型	管腔阻塞，自主神经功能障碍
5 型[a]	管腔阻塞，自主神经功能障碍

CMVD冠状动脉微循环功能障碍；SMC平滑肌细胞
a 新增的类型由Herrmann等[18]建议。

表 3.2　修正后的 CMVD 临床分型

CMVD	定　义
1 型	原发的，未见心脏结构改变
2 型	合并心肌病（包括LVH、HOCM、DCM、淀粉样变）
3 型	合并阻塞性冠状动脉疾病（包括ACS）
4 型	冠脉介入干预后
5 型[a]	心脏移植后
修正 1 型[a]	
持续时间	急性或慢性
症状	无症状或有症状
治疗	无/低水平/中等水平/高水平治疗

ACS急性冠脉综合征；CAD冠状动脉疾病；CMVD冠状动脉微循环功能障碍；DCM扩张型心肌病；HOCM肥厚型心病
a 新增的类型由Herrmann等[18]建议。

3.4.1　内皮细胞依赖性的功能障碍

内皮细胞功能障碍对微循环功能的主要影响与大的微动脉为满足心肌血液需求的增加而介导的扩张相关。内皮细胞功能障碍导致微循环的收缩物质（如血栓素A_2、内皮素、前列腺素H_2和超氧化物）释放[56]。代谢反应介导小的微动脉血管舒张继而血流量增加，在内皮细胞功能障碍的情况下，大的微动脉收缩、炎症反应增强和抗血管生成反应，导致毛细血管稀疏[56]。当冠状动脉内乙酰胆碱实验导致疼痛和心电图异常而没有发生大的心外膜血管痉挛时，可以推测为微血管痉挛所致[57]。对其他血管扩张剂如腺苷、双嘧达莫和罂粟碱有充分的反应意味着存在VSMC受损[58]。

3.4.2 平滑肌细胞功能障碍

一些研究调查了与CMVD相关的心血管危险因素，如年龄[59]、高血压[60, 61]、糖尿病[62, 63]、血脂异常[64, 65]和胰岛素抵抗[66]。大多数研究使用腺苷作为血管扩张剂，腺苷通过血管平滑肌细胞上的受体发挥作用。具有危险因素的患者存在血管舒张功能异常和冠状动脉血流储备（CFR）受损。Rho激酶可能通过促进血管平滑肌细胞增殖或影响不同血管活性因子的作用，导致SMC功能障碍。选择性Rho激酶抑制剂用于治疗微血管性心绞痛患者[67]。

3.4.3 微血管结构重塑

微循环发生结构异常可能对冠状动脉疾病、糖尿病、高血压、肥厚型心肌病和心脏移植后血管病变等临床情况的预后有影响[55, 68-73]。在冠状动脉疾病状态下，已有证据显示心外膜血管狭窄对微循环功能有影响。在实验动物模型中，心外膜血管狭窄伴随着微动脉重塑、血管壁增厚、管腔直径减小、间质及血管周围纤维化和VSMC增殖[74]。另外两个影响血管结构改变的因素是剪切应力[75]和NO。NO抑制SMC生长和内膜增生，在血流受限（严重血管狭窄）的情况下低表达[76, 77]，导致微循环结构重塑[78]。这些结构变化具有明显的临床意义，我们将在后文讨论。

糖尿病与冠脉微循环结构异常相关，糖尿病可引起毛细血管密度降低，心肌灌注减少，导致心肌细胞凋亡和坏死，进而导致纤维化和心脏的舒张及收缩功能不全，最终可能导致心力衰竭[79]。高血压可能也导致类似的冠状动脉微血管改变。高血压患者表现为微动脉中膜增厚，内膜层正常。高血压患者血管壁增厚与舒张压有关，但与收缩压无关，因为收缩期心肌处于收缩状态[80]。特发性扩张型心肌病（IDCM）血管造影可显示正常的动脉，但存在冠状动脉血流受损。IDCM导致冠状动脉微循环的结构和功能改变，包括间质及血管周围纤维化[81]、毛细血管密度降低、管腔狭窄[82]。毛细血管密度降低与冠状动脉血流储备（CFR）减低和微血管阻力增高相关。因此，微动脉和毛细血管失去了自主调节特性，这表现为CFR降低[83-87]。在肥厚型心肌病（HOCM）中，我们能发现相同的结构改变和VSMC功能障碍，冠状动脉内皮细胞不规则、血管壁的内膜和中膜增厚，与血管扩张能力异常相关的血管腔

横截面积减小[88, 89]，造成慢性心肌缺血状态，导致心肌细胞死亡和纤维化。

最后，心脏移植患者也发生冠状动脉微循环的结构重塑，毛细血管密度减少（毛细血管稀疏）和微动脉闭塞是同种异体移植后心脏血管病变的一部分[73]。其他研究显示，心脏移植后微动脉中膜增厚和部分内皮细胞疾病导致阻塞性微血管病变的微血管重塑。随着时间的推移，这些结构改变会发展并增加微血管阻力和心血管事件的发生。

3.4.4 血管外压迫和管腔内阻塞

在急性冠脉综合征（ACS）患者中，尽管前向血流成功恢复，再灌注却导致心肌损伤和心肌细胞死亡[90]。再灌注损伤导致PCI术后梗死面积增加[91]。在急性冠状动脉综合征经初次PCI处理后，虽然成功改善心外膜阻塞情况，仍会出现血流不能灌注先前的缺血区域，被称为无复流现象[92]。

中性粒细胞迁移、炎症反应和微血栓的形成导致的毛细血管堵塞和内皮细胞功能障碍，是斑块破裂造成无复流现象的因素[93-95]。斑块溃疡形成或破裂后，微栓塞和动脉粥样硬化微粒可能阻塞下游的微动脉[96]。PCI术后斑块机械性破裂可能也导致动脉粥样血栓栓塞，不同程度地减少血流量，在无复流现象中血流量减少达到最大值。急性缺血性事件发生前对缺血区域进行预处理是否可以防止无复流现象的发生仍不明确[97]。管腔内阻塞不仅仅是由动脉血栓栓塞引起的，还可能与斑块释放胆固醇结晶、巨噬细胞激活时引起的微血管痉挛密切相关。虽然血管痉挛通常是暂时的，但因血管痉挛和微栓子引起的血流减少足以导致永久性心肌损伤[98]。

传统MRI检测提示无复流现象可能与心肌内出血[99]、左室射血分数减少和心室的不良重塑有关。急性和亚急性期心肌梗死时心肌水肿和心肌内出血使微血管受到压迫，增加微血管床阻力[100]。

对于主动脉瓣狭窄和心肌病来说，左心室舒张充盈压和心肌内压力的增加，可能导致心内膜下血流减少[101]、毛细血管稀疏[102]和冠状动脉自主调节功能的障碍[103]。

3.4.5 神经调节障碍

冠状动脉周围有交感神经、副交感神经和非肾上腺素能/非胆碱能神经，这些神经显著影响冠状动脉微循环的血管张力。具有血管活性的神经体液因

子有一部分是神经递质、激素、血栓相关因子以及从血管壁释放的组分[8]。例如，肾上腺素可以导致冠状动脉血流供应受损，在病理条件下自身血管代偿性舒张不足以抵消肾上腺素的血管收缩效应。这就解释了为什么高血糖、胰岛素抵抗、炎症反应和自主神经功能障碍是冠状动脉血管功能受损的病因机制。PCI术后α肾上腺素受体激活引起微血管收缩。因此，应用α肾上腺素受体拮抗剂可增加腺苷的血管舒张作用和增加血流速度[104]。心外膜动脉狭窄下游的微动脉重塑与血管对神经刺激的高反应性有关[105]。因此，神经调节是影响冠状动脉微循环舒张能力的重要因素。微循环障碍在Takotsubo心肌病（情绪应激引起肾上腺素能过度激活的综合征）发生、发展过程中发挥重要作用[106-111]。

3.5 冠状动脉微血管功能障碍的临床表现及预后

目前认为心外膜冠状动脉狭窄是心肌缺血的主要病因，因而缺血性心脏病的治疗主要针对心外膜冠状动脉狭窄。然而，只关注心外膜冠状动脉狭窄是对缺血性心脏病的一种简单认识[112]。无论是否存在梗阻性心外膜血管病变，微循环功能障碍已经被证明是心肌缺血的一个重要原因，甚至是主要原因，同时也是患者预后的主要决定因素[18]。下文我们将详细描述不同的临床情况下，CMVD在其发病的病理生理机制中起关键作用，并且可能是患者预后的决定性因素。

3.5.1 微血管性心绞痛

微血管性心绞痛是一种存在典型的心绞痛症状及心肌缺血证据，但冠状动脉造影正常的临床综合征。从40多年前认识它以来，该综合征一直备受争议。然而，越来越多的人认识到心外膜动脉之外存在一些心脏血管区域可以引起不同表现形式的缺血性心脏病。微血管性心绞痛的病因学目前尚不明确。自主神经功能障碍被认为是可能的机制之一，副交感神经损伤影响内皮细胞功能[113]。Takotsubo综合征患者存在儿茶酚胺调节异常[114]引起的CMVD，间接证明了自主神经系统可能参与微血管性心绞痛的发病过程。然而，疑似微血管性心绞痛患者儿茶酚胺血浆浓度正常[115]，其他研究也未能证实CMVD与自主神经功能障碍的相关性[116]。

另一种可能的致病机制是心绞痛样胸痛的异常感知。这一假说在情感障碍患者中得到广泛支持，应用丙咪嗪和神经系统电刺激能有效缓解症状[117]。然而，这个假设是有争议的，没有很好的实验记录结果，并可能存在偏倚。根据对其他器官血管情况的观察，系统性内皮细胞功能障碍可能是微血管性心绞痛的潜在机制。慢性偏头痛患者的左前降支（经胸多普勒评估）CFR降低，提示微血管功能障碍与中枢神经系统之间存在共同的病理生理途径[118]。另一方面，肾功能不全已被证实与非梗阻性CAD病人的冠状动脉血流减少有关[119]。此外，糖尿病患者的视网膜微血管异常与CFR降低相关[120]。因此，微血管功能障碍不仅可能影响心脏，也可能影响无梗阻性CAD患者的其他靶器官，说明系统性内皮细胞功能障碍可能是参与微血管性心绞痛的机制。事实上，在微血管性心绞痛患者存在内皮细胞介导的指尖血管床动脉张力改变（在肱动脉阻塞前后评估5 min）[121]，这可能是系统性内皮细胞功能障碍的表现。高危冠状动脉粥样硬化患者的微血管功能障碍也可能与全身性炎症有关[122]。与健康受试者相比，C-反应蛋白水平和CFR呈负相关，有研究者提出炎症反应可能对微血管性心绞痛患者的微循环功能有调节作用[123]。

虽然最初认为微血管性心绞痛长期预后较好，特别是对于心外膜冠状动脉正常并且心室功能正常的患者。然而目前的证据表明，有伴随疾病的患者（无创性检查发现的心肌缺血、持续性胸痛、糖尿病、冠状动脉粥样硬化或CFR异常的患者）的预后较差[124, 125]。一些无创技术（PET、CMR、SPECT、超声心动图）和有创的冠状动脉内测定技术（热稀释法和多普勒超声）的研究一致显示CFR与微血管性心绞痛患者的预后密切相关。CFR异常是预后不良的独立预测因素[126, 127, 128-131]。长期随访发现：冠状动脉造影正常但存在长期持续性心绞痛的女性冠状动脉粥样硬化的风险增加，并且预后不良。CFR是用于评估无梗阻性CAD时的微循环功能状态的重要指标，CFR < 2.32与怀疑有缺血且存在心血管危险因素的女性的主要不良事件（死亡、心肌梗死、中风和心力衰竭）的风险增加有关（见图3.3）[132]。除了对预后的影响之外，微血管性心绞痛明显影响生活质量。患有这种疾病的患者经历反复的胸痛，失去生活能力，需要频繁的医疗帮助，经历多次和重复性的诊断性试验[133, 134]。而且，传统的抗缺血

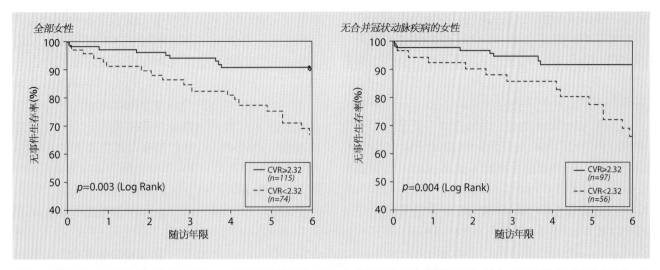

图3.3　冠状动脉血流储备和无事件生存率。冠状动脉血流储备（CFR）和无事件生存的所有妇女（左）和无合并CAD患者（右）。数据代表随访期间无死亡、非致死性心肌梗死、非致死性卒中或因CHF住院治疗，未经调整的卡普兰-迈耶曲线。经许可引自：Pepine et al. J Am Coll Cardiol.2010 Jun 22; 55(25): 2825-32。

药物治疗效果差[135]，导致患者情绪不稳定，大大增加了医疗费用[136]。

3.5.2　糖尿病对冠状动脉微血管功能障碍的影响

慢性高血糖症在心血管疾病的发展中起一定作用。CMVD在糖尿病患者中更为普遍，糖尿病患者内皮细胞依赖性血管扩张功能显著降低[62, 127, 137]。异常CFR可能是由于多支冠状动脉功能异常，包括多支血管病变、弥漫性冠状动脉粥样硬化和CMVD。高血糖、胰岛素抵抗、反应性内皮细胞功能障碍以及自主神经功能障碍等多种作用机制导致糖尿病患者出现CMVD。此外，CFR是糖尿病患者心血管病预后的重要的独立预测因子[138]。即便是无梗阻性CAD的CFR异常，也会增加心脏病的死亡率，这与糖尿病合并梗阻性CAD患者的死亡率相似。然而，CFR正常时，糖尿病本身与心脏病的死亡率无相关性[139]（图3.3）。这一观察结果可能具有重要的预后意义，因为早期识别CMVD可早期发现进展为阻塞性CAD的无症状高危患者。早期的生活方式改变和优化医疗治疗可能会避免CAD和心脏事件的进展[60, 64, 65, 139, 140]。

3.5.3　急性冠脉综合征中的冠状动脉微血管功能障碍

冠状动脉微血管状态对于ACS患者存在病理生理学机制及预后价值。在STEMI亚分类中，急性阻塞的冠状动脉再开放后很难实现相应区域的完全再灌注[71, 141]。冠脉血流缓慢或没有血流、心电图表现为ST段抬高的可能机制之一是小血管高阻力状态引起CMVD。继发于冠状动脉粥样硬化斑块侵蚀的血小板微小栓子阻塞微血管似乎是导致CMVD的重要因素[142]。冠状动脉微血管的舒张可由心外膜狭窄引起远端的压力下降代偿，一些研究发现在ACS患者存在微循环血管收缩，表明CMVD参与急性心肌缺血的进展[143-147]。开放闭塞动脉后心肌灌注不能恢复，则预后不佳。有创性检测技术，比如CFR、HMR（充血的微血管阻力）和IMR（微循环阻力指数）已用于判断冠状动脉微血管情况对ACS患者预后的影响。异常的微血管阻力作为CMVD的表现之一，与左心室功能恢复不良、室壁运动明显异常和STEMI患者心肌梗死面积增大密切相关[148, 149]。使用非侵入性方法的研究表明，急性心梗后微血管阻塞的加剧是心血管不良结局的一个强有力的预后标志[150-152]。利用心脏磁共振（CMR）评估发现，STEMI患者尽管成功再灌注，但仍有54%微血管阻塞，伴有微血管阻塞患者心肌梗死面积较大、收缩功能受损程度最重[153]。CMR的结果发现与组织学研究密切相关[99]。

3.5.4　稳定型冠状动脉疾病中的冠状动脉微血管功能障碍

CMVD在稳定型CAD患者的症状和预后中发挥着重要的作用。在某些情况下，CMVD可能是心肌缺血的主要原因[18]，CMVD可以解释PCI术后心绞痛。在接受PCI治疗的病人中进行的一项研究表明，与无症状的对照组相比，那些有较高微循环阻力和较低CFR的患者6～12个月的持续性心绞痛发生率高[154]。此外，CMVD可能是FFR（血流储备分数）＞0.80但存在血管性缺血的原因，部分解释了为什么FFR指导下PCI患者心绞痛复发[155]。最近的研究表明针对稳定型CAD患者冠状动脉内压力和流量的综合评估对患者的预后有指导意义。基于FFR和多普勒测定的关于CFR的CAD患者的一项大样本回顾性分析结果表明，与FFR和CFR都正常的受试者相比，CFR异常而FFR正常发展为MACE（主要不良心脏事件）的风险高，FFR异常而CFR正常在结局方面则无显著差异[156]，FFR和CFR的不一致性可能取决于冠状动脉粥样硬化弥漫程度以及不同程度的CMVD[157]。此外，最近的一项研究表明，在低CFR（＜2）但是高IMR（≥23 U）的亚组中，择期PCI组患者（FFR＞0.80）长期结果更差（包括死亡、心肌梗死和血管重建）[158]。

3.5.5 肥厚型心肌病（HCM）中的冠状动脉微血管功能障碍

CMVD是HCM患者心肌缺血的基础。微循环的结构和形态学改变被认为是HCM患者心肌缺血的潜在机制[159]。解剖异常包括由于平滑肌肥大、胶原沉积以及毛细血管密度的降低导致的冠状微动脉内壁厚度异常和不同程度的内膜增厚异常[160]。这种结构异常导致冠状动脉微循环的功能异常。许多无创检查结果（PET和CMR）表明HCM住院患者与健康人相比心肌血流量峰值下降（hMBF），但两者静息MBF没有差别，提示HCM患者血管扩张反应能力减弱[161-163]。hMBF＜1.1 ml/（min·g）是HCM患者预后不良的最重要的独立预测因子，校正年龄后约使死亡相对风险增加9.6倍[68]。血管外压迫是导致患者微血管功能障碍的另一种机制。根据HCM患者PET与健康受试者PET比较的结果发现了一些血管外压迫的标记物，如左心室质量指数及NT-proBNP与hMBF呈负相关，左心室质量指数及NT-proBNP与心内膜下心肌层的hMBF相关性更大[164]。因为心外膜不存在血流动力学异常的情况，CMVD以及微血管重塑可以是冠脉舒张剂不能发挥增加心肌血流量作用的原因。hMBF和HCM的相关性可能与左心室壁的厚度相关，舒张末期室壁厚度增加尤其是心内膜厚度增加时hMBF下降[68, 163, 165]。然而，需要特

别指出的是，HCM患者存在不同程度的收缩期心室压和左心室舒张末期压力增加，这可能导致心肌灌注缺损。CMVD、慢性缺血和随后的发生的心肌纤维化可能是HCM发展的重要因素。利用CMR技术发现MBF和心肌纤维化程度之间不相匹配，心肌纤维化对舒张末期室壁厚度增加更重要[163, 166]。这些在心脏的不同层次（冠状动脉微循环，心肌和心内膜）的结构和功能异常会导致预后不良及导致HCM患者发生致死性不良事件，如室性心律失常，心力衰竭和猝死[167]。CMVD已被发现是HCM患者长期收缩功能障碍的一个独立预测因子[168]。综上所述，CMVD是高危HCM早期发现和治疗的一个潜在靶点。

3.5.6 特发性扩张型心肌病中的冠状动脉微血管功能障碍

如定义所述，IDCM是一种以左室射血分数减低与左心室扩张为特征，无特殊病因，非阻塞性CAD的心肌病[169]。基于这个原因，以前认为心肌缺血在该综合征的进展中没有发挥作用。尽管如此，一些研究证实IDCM患者有慢性心肌缺血，甚至在疾病的早期阶段，CMVD在DCM发病机制中发挥关键作用。IDCM患者尽管心外膜冠状动脉正常，但存在心肌血流灌注异常，这就意味着增加冠状动脉血流量的能力降低，进而导致氧的需求-供应不匹配，导致慢性心肌缺血及疾病进展[84-86, 170-172]。应用冠状动脉内多普勒技术研究发现与对照组相比，IDCM患者在所有三个主要冠脉区域的CFR值均降低[106]。在同一项研究中，CFR降低与多巴酚丁胺负荷超声心动图评价左前降支的收缩储备能力有关。值得注意的是，血管外机制如充血性心力衰竭、增加心肌压力以及左心室舒张末期压可能部分解释了IDCM患者CFR降低[63, 84]。然而，间质和血管周围纤维化[173-175]以及毛细血管密度减少[82]的微循环区域结构和功能改变，可能解释微循环参与其中以及充血状态冠状动脉血流减少。CFR异常与慢性心肌缺血之间的相互作用会形成一个恶性循环，损害冠状动脉微循环功能和左心室射血分数。此外，微血管功能障碍的严重程度决定了DCM患者的心脏预后不良程度。更重要的是，CFR降低与预后差（独立于左室收缩功能障碍程度）密切相关，CFR可作为猝死和心力衰竭进展的预测因子[176-178]。虽然CMVD参与IDCM发展的主要病理生理机制尚不清楚，但

是一些强有力的证据提示CMVD对于IDCM病人的疾病进展和心血管预后中起着举足轻重的作用。

3.5.7 应激性心肌病的冠状动脉微血管功能障碍

应激性心肌病（TTC）是一种临床表现与急性心肌梗死类似的综合征，伴有严重的左心室室壁运动异常、心电图复极化改变、心脏生物标志物轻微升高以及非梗阻性CAD[179]。已经报道了几种类型的TTC，TTC患者室壁运动异常的范围和位置存在不同。典型的TTC形态改变表现为左心室基底段运动过度，也被称为"心尖球囊综合征"，类似于日本的章鱼套。TTC病理生理机制尚不明确，可能机制是情绪或物理刺激触发大量儿茶酚胺释放，导致短暂的心肌顿抑。CMVD可能在TTC发病机制中起着决定性的作用。TTC患者经冠脉内超声多普勒测定表现为冠状动脉血流速度储备下降，舒张期减速时间缩短[107]。这些发现得到非侵入性研究的支持，通过经胸多普勒评估CFR，发现TTC急性期的CFR降低[180]。冠状动脉造影中TIMI帧数异常和TIMI心肌灌注异常也是CMVD的间接征象[108, 181]。此外，这种异常不仅在LAD可见，而且在其他主要的心外膜血管中也被发现，这表明CMVD可发生于多支血管。因此，冠状动脉微血管整体受损，但目前尚不清楚心肌顿抑是代谢紊乱还是CMVD的结果。

3.6 总结

现有证据表明，微循环功能障碍是心脏疾病病因之一及预后不良的重要原因。因此，用有效的方法来评估冠状动脉微循环的状态，并明确微循环功能障碍的相关机制很重要。持续性心绞痛、异常CFR和糖尿病等一直被认为是CMVD患者预后较差的指标。冠状动脉微循环在CAD的发展中起着关键作用，是改善症状和预防心血管不良事件的潜在治疗靶点之一。

（唐莉莉　王　萍　译）

参考文献

1. Teunissen PFA, de Waard GA, Hollander MR, Robbers LFHJ, Danad I, Biesbroek PS, et al. Doppler-derived intracoronary physiology indices predict the occurrence of microvascular injury and microvascular perfusion deficits after angiographically successful primary percutaneous coronary intervention. Circ Cardiovasc Interv. 2015; 8(3), e001786.

2. Beyer AM, Gutterman DD. Regulation of the human coronary microcirculation. J Mol Cell Cardiol. 2012; 52(4): 814–21.

3. Feigl EO. Coronary physiology. Physiol Rev. 1983; 63(1): 1–205.

4. von Restorff W, Holtz J, Bassenge E. Exercise induced augmentation of myocardial oxygen extraction in spite of normal coronary dilatory capacity in dogs. Pflugers Arch. 1977; 372(2): 181–5.

5. Duncker DJ, Koller A, Merkus D, Canty Jr JM. Regulation of coronary blood flow in health and ischemic heart disease. Prog Cardiovasc Dis. 2015; 57(5): 409–22.

6. Schelbert HR. Anatomy and physiology of coronary blood flow. J Nucl Cardiol. 2010; 17(4): 545–54.

7. Eriksson S, Nilsson J, Sturesson C. Non-invasive imaging of microcirculation: a technology review. Med Devices Auckl NZ. 2014; 7: 445–52.

8. Komaru T, Kanatsuka H, Shirato K. Coronary microcirculation: physiology and pharmacology. Pharmacol Ther. 2000; 86(3): 217–61.

9. Beltrame JF, Crea F, Camici P. Advances in coronary microvascular dysfunction. Heart Lung Circ. 2009; 18(1): 19–27.

10. Bassingthwaighte JB, Yipintsoi T, Harvey RB. Microvasculature of the dog left ventricular myocardium. Microvasc Res. 1974; 7(2): 229–49.

11. Okun EM, Factor SM, Kirk ES. End-capillary loops in the heart: an explanation for discrete myocardial infarctions without border zones. Science. 1979; 206(4418): 565–7.

12. van Horssen P, van den Wijngaard JPHM, Brandt MJ, Hoefer IE, Spaan JAE, Siebes M. Perfusion territories subtended by penetrating coronary arteries increase in size and decrease in number toward the subendocardium. Am J Physiol Heart Circ Physiol. 2014; 306(4): H496–504.

13. Hoffman JI. Autoregulation and heart rate. Circulation. 1990; 82(5): 1880–1.

14. Patel B, Fisher M. Therapeutic advances in myocardial microvascular resistance: unravelling the enigma. Pharmacol Ther. 2010; 127(2): 131–47.

15. Kuo L, Davis MJ, Chilian WM. Longitudinal gradients for endothelium-dependent and -independent vascular responses in the coronary microcirculation. Circulation. 1995; 92(3): 518–25.

16. Kuo L, Davis MJ, Chilian WM. Myogenic activity in isolated subepicardial and subendocardial coronary arterioles. Am J Physiol. 1988; 255(6 Pt 2): H1558–62.

17. Kuo L, Davis MJ, Chilian WM. Endothelium-dependent, flow-induced dilation of isolated coronary arterioles. Am J Physiol. 1990; 259(4 Pt 2): H1063–70.

18. Herrmann J, Kaski JC, Lerman A. Coronary microvascular dysfunction in the clinical setting: from mystery to reality. Eur Heart J. 2012; 33(22): 2771−83.

19. Jones CJ, Kuo L, Davis MJ, Chilian WM. Regulation of coronary blood flow: coordination of heterogeneous control mechanisms in vascular microdomains. Cardiovasc Res. 1995; 29(5): 585−96.

20. Kassab GS, Lin DH, Fung YC. Morphometry of pig coronary venous system. Am J Physiol. 1994; 267(6 Pt 2): H2100−13.

21. Bosman J, Tangelder GJ, Oude Egbrink MG, Reneman RS, Slaaf DW. Capillary diameter changes during low perfusion pressure and reactive hyperemia in rabbit skeletal muscle. Am J Physiol. 1995; 269(3 Pt 2): H1048−55.

22. Matsumoto T, Kajiya F. Coronary microcirculation: physiology and mechanics. Fluid Dyn Res. 2005; 37(1−2): 60.

23. Crea F, Camici PG, Bairey Merz CN. Coronary microvascular dysfunction: an update. Eur Heart J. 2014; 35(17): 1101−11.

24. Levy BI, Ambrosio G, Pries AR, Struijker-Boudier HA. Microcirculation in hypertension: a new target for treatment? Circulation. 2001; 104(6): 735−40.

25. Chilian WM, Eastham CL, Marcus ML. Microvascular distribution of coronary vascular resistance in beating left ventricle. Am J Physiol. 1986; 251(4 Pt 2): H779−88.

26. Nelson MT, Patlak JB, Worley JF, Standen NB. Calcium channels, potassium channels, and voltage dependence of arterial smooth muscle tone. Am J Physiol. 1990; 259(1 Pt 1): C3−18.

27. Davis MJ, Donovitz JA, Hood JD. Stretch-activated single-channel and whole cell currents in vascular smooth muscle cells. Am J Physiol. 1992; 262(4 Pt 1): C1083−8.

28. Bowles DK, Hu Q, Laughlin MH, Sturek M. Heterogeneity of L-type calcium current density in coronary smooth muscle. Am J Physiol. 1997; 273(4 Pt 2): H2083−9.

29. Park KS, Kim Y, Lee Y-H, Earm YE, Ho W-K. Mechanosensitive cation channels in arterial smooth muscle cells are activated by diacylglycerol and inhibited by phospholipase C inhibitor. Circ Res. 2003; 93(6): 557−64.

30. Sato K, Kanatsuka H, Sekiguchi N, Akai K, Wang Y, Sugimura A, et al. Effect of an ATP sensitive potassium channel opener, levcromakalim, on coronary arterial microvessels in the beating canine heart. Cardiovasc Res. 1994; 28(12): 1780−6.

31. Deussen A, Ohanyan V, Jannasch A, Yin L, Chilian W. Mechanisms of metabolic coronary flow regulation. J Mol Cell Cardiol. 2012; 52(4): 794−801.

32. Bernstein RD, Ochoa FY, Xu X, Forfia P, Shen W, Thompson CI, et al. Function and production of nitric oxide in the coronary circulation of the conscious dog during exercise. Circ Res. 1996; 79(4): 840−8.

33. Egashira K, Katsuda Y, Mohri M, Kuga T, Tagawa T, Kubota T, et al. Role of endothelium-derived nitric oxide in coronary vasodilatation induced by pacing tachycardia in humans. Circ Res. 1996; 79(2): 331−5.

34. Schindler TH, Nitzsche EU, Olschewski M, Brink I, Mix M, Prior J, et al. PET-measured responses of MBF to cold pressor testing correlate with indices of coronary vasomotion on quantitative coronary angiography. J Nucl Med Off Publ Soc Nucl Med. 2004; 45(3): 419−28.

35. Hearse DJ, Maxwell L, Saldanha C, Gavin JB. The myocardial vasculature during ischemia and reperfusion: a target for injury and protection. J Mol Cell Cardiol. 1993; 25(7): 759−800.

36. Traub O, Berk BC. Laminar shear stress: mechanisms by which endothelial cells transduce an atheroprotective force. Arterioscler Thromb Vasc Biol. 1998; 18(5): 677−85.

37. Canty JMJ, Schwartz JS. Nitric oxide mediates flow-dependent epicardial coronary vasodilation to changes in pulse frequency but not mean flow in conscious dogs. Circulation. 1994; 89(1): 375−84.

38. Koller A, Kaley G. Prostaglandins mediate arteriolar dilation to increased blood flow velocity in skeletal muscle microcirculation. Circ Res. 1990; 67(2): 529−34.

39. Huang A, Sun D, Carroll MA, Jiang H, Smith CJ, Connetta JA, et al. EDHF mediates flow-induced dilation in skeletal muscle arterioles of female eNOS-KO mice. Am J Physiol Heart Circ Physiol. 2001; 280(6): H2462−9.

40. Palmer RM, Ashton DS, Moncada S. Vascular endothelial cells synthesize nitric oxide from L-arginine. Nature. 1988; 333(6174): 664−6.

41. Moncada S, Palmer RM, Higgs EA. Nitric oxide: physiology, pathophysiology, and pharmacology. Pharmacol Rev. 1991; 43(2): 109−42.

42. Ignarro LJ, Cirino G, Casini A, Napoli C. Nitric oxide as a signaling molecule in the vascular system: an overview. J Cardiovasc Pharmacol. 1999; 34(6): 879−86.

43. Armstrong R. The physiological role and pharmacological potential of nitric oxide in neutrophil activation. Int Immunopharmacol. 2001; 1(8): 1501−12.

44. Lee RT, Libby P. The unstable atheroma. Arterioscler Thromb Vasc Biol. 1997; 17(10): 1859−67.

45. Verma S, Anderson TJ. Fundamentals of endothelial function for the clinical cardiologist. Circulation. 2002; 105(5): 546−9.

46. Miura H, Wachtel RE, Liu Y, Loberiza FRJ, Saito T, Miura M, et al. Flow-induced dilation of human coronary arterioles: important role of Ca(2+)-activated K(+) channels. Circulation. 2001; 103(15): 1992−8.

47. Ohashi J, Sawada A, Nakajima S, Noda K, Takaki A, Shimokawa H. Mechanisms for enhanced endothelium-derived hyperpolarizing factor-mediated responses in microvessels in mice. Circ J Off J Jpn Circ Soc. 2012; 76(7): 1768−79.

48. Takaki A, Morikawa K, Tsutsui M, Murayama Y, Tekes E, Yamagishi H, et al. Crucial role of nitric oxide synthases system in endothelium-dependent hyperpolarization in mice. J Exp Med. 2008; 205(9): 2053−63.

49. Hellsten Y, Nyberg M, Jensen LG, Mortensen SP. Vasodilator interactions in skeletal muscle blood flow regulation. J Physiol. 2012; 590(24): 6297−305.

50. Yanagisawa M, Kurihara H, Kimura S, Tomobe Y, Kobayashi M, Mitsui Y, et al. A novel potent vasoconstrictor peptide produced by vascular endothelial cells. Nature. 1988; 332(6163): 411−5.

51. Griggs DMJ, Chilian WM, Boatwright RB, Shoji T, Williams DO. Evidence against significant resting alpha-adrenergic coronary vasoconstrictor tone. Fed Proc. 1984; 43(14): 2873–7.

52. Chilian WM, Boatwright RB, Shoji T, Griggs DMJ. Evidence against significant resting sympathetic coronary vasoconstrictor tone in the conscious dog. Circ Res. 1981; 49(4): 866–76.

53. Muller JM, Davis MJ, Chilian WM. Integrated regulation of pressure and flow in the coronary microcirculation. Cardiovasc Res. 1996; 32(4): 668–78.

54. DeFily DV, Patterson JL, Chilian WM. Endogenous adenosine modulates alpha 2-but not alpha 1-adrenergic constriction of coronary arterioles. Am J Physiol. 1995; 268(6 Pt 2): H2487–94.

55. Camici PG, Crea F. Coronary microvascular dysfunction. N Engl J Med. 2007; 356(8): 830–40.

56. Pries AR, Reglin B. Coronary microcirculatory pathophysiology: can we afford it to remain a black box? Eur Heart J. 2016; 38(7): 478-488.

57. Ong P, Athanasiadis A, Borgulya G, Mahrholdt H, Kaski JC, Sechtem U. High prevalence of a pathological response to acetylcholine testing in patients with stable angina pectoris and unobstructed coronary arteries. The ACOVA Study (Abnormal COronary VAsomotion in patients with stable angina and unobstructed coronary arteries). J Am Coll Cardiol. 2012; 59(7): 655–62.

58. Lanza GA, Crea F. Primary coronary microvascular dysfunction: clinical presentation, pathophysiology, and management. Circulation. 2010; 121(21): 2317–25.

59. Moreau P, d'Uscio LV, Luscher TF. Structure and reactivity of small arteries in aging. Cardiovasc Res. 1998; 37(1): 247–53.

60. Antony I, Nitenberg A, Foult J-M, Aptecar E. Coronary vasodilator reserve in untreated and treated hypertensive patients with and without left ventricular hypertrophy. J Am Coll Cardiol. 1993; 22(2): 514–20.

61. Rizzoni D, Palombo C, Porteri E, Muiesan ML, Kozàkovà M, La Canna G, et al. Relationships between coronary flow vasodilator capacity and small artery remodelling in hypertensive patients. J Hypertens. 2003; 21(3): 625–31.

62. Nahser PJJ, Brown RE, Oskarsson H, Winniford MD, Rossen JD. Maximal coronary flow reserve and metabolic coronary vasodilation in patients with diabetes mellitus. Circulation. 1995; 91(3): 635–40.

63. Nitenberg. Am J Cardiol. 1985; 55(6): 748–54.

64. Dayanikli F, Grambow D, Muzik O, Mosca L, Rubenfire M, Schwaiger M. Early detection of abnormal coronary flow reserve in asymptomatic men at high risk for coronary artery disease using positron emission tomography. Circulation. 1994; 90(2): 808–17.

65. Kaufmann PA, Gnecchi-Ruscone T, Schafers KP, Luscher TF, Camici PG. Low density lipoprotein cholesterol and coronary microvascular dysfunction in hypercholesterolemia. J Am Coll Cardiol. 2000; 36(1): 103–9.

66. Dagres N, Saller B, Haude M, Husing J, von Birgelen C, Schmermund A, et al. Insulin sensitivity and coronary vasoreactivity: insulin sensitivity relates to adenosine-stimulated coronary flow response in human subjects. Clin Endocrinol (Oxf). 2004; 61(6): 724–31.

67. Satoh K, Fukumoto Y, Shimokawa H. Rho-kinase: important new therapeutic target in cardiovascular diseases. Am J Physiol Heart Circ Physiol. 2011; 301(2): H287–96.

68. Cecchi F, Olivotto I, Gistri R, Lorenzoni R, Chiriatti G, Camici PG. Coronary microvascular dysfunction and prognosis in hypertrophic cardiomyopathy. N Engl J Med. 2003; 349(11): 1027–35.

69. Hiemann NE, Wellnhofer E, Knosalla C, Lehmkuhl HB, Stein J, Hetzer R, et al. Prognostic impact of microvasculopathy on survival after heart transplantation: evidence from 9713 endomyocardial biopsies. Circulation. 2007; 116(11): 1274–82.

70. Chilian WM, et al. Coronary microcirculation in health and disease summary of an NHLBI workshop. Circulation. 1997; 95(2): 522–8.

71. Lerman A, Holmes DR, Herrmann J, Gersh BJ. Microcirculatory dysfunction in ST-elevation myocardial infarction: cause, consequence, or both? Eur Heart J. 2007; 28(7): 788–97.

72. Nemes A, Forster T, Geleijnse ML, Kutyifa V, Neu K, Soliman OII, et al. The additional prognostic power of diabetes mellitus on coronary flow reserve in patients with suspected coronary artery disease. Diabetes Res Clin Pract. 2007; 78(1): 126–31.

73. Escaned J, Flores A, Garcia-Pavia P, Segovia J, Jimenez J, Aragoncillo P, et al. Assessment of microcirculatory remodeling with intracoronary flow velocity and pressure measurements: validation with endomyocardial sampling in cardiac allografts. Circulation. 2009; 120(16): 1561–8.

74. Hong H. Remodeling of small intramyocardial coronary arteries distal to a severe epicardial coronary artery stenosis. Arterioscler Thromb Vasc Biol. 2002; 22(12): 2059–65.

75. Langille BL, Bendeck MP, Keeley FW. Adaptations of carotid arteries of young and mature rabbits to reduced carotid blood flow. Am J Physiol. 1989; 256(4 Pt 2): H931–9.

76. Miller VM, Vanhoutte PM. Enhanced release of endothelium-derived factor(s) by chronic increases in blood flow. Am J Physiol. 1988; 255(3 Pt 2): H446–51.

77. Loscalzo J. Nitric oxide and vascular disease. N Engl J Med. 1995; 333(4): 251–3.

78. Ito A, Egashira K, Kadokami T, Fukumoto Y, Takayanagi T, Nakaike R, et al. Chronic inhibition of endothelium-derived nitric oxide synthesis causes coronary microvascular structural changes and hyperreactivity to serotonin in pigs. Circulation. 1995; 92(9): 2636–44.

79. Yoon Y, Uchida S, Masuo O, Cejna M, Park J-S, Gwon H, et al. Progressive attenuation of myocardial vascular endothelial growth factor expression is a seminal event in diabetic cardiomyopathy: restoration of microvascular homeostasis and recovery of cardiac function in diabetic cardiomyopathy after replenishment of local vascular endothelial growth factor. Circulation. 2005; 111(16): 2073–85.

80. Jenkins JT, Boyle JJ, McKay IC, Richens D, McPhaden AR, Lindop GB. Vascular remodelling in intramyocardial resistance vessels in hypertensive human cardiac transplant recipients. Heart Br Card Soc. 1997; 77(4): 353–6.

81. O'Gara PT, Bonow RO, Maron BJ, Damske BA, Van Lingen A, Bacharach SL, et al. Myocardial perfusion abnormalities in patients with hypertrophic cardiomyopathy: assessment with thallium-201 emission computed tomography. Circulation. 1987; 76(6): 1214–23.

82. Tsagalou EP, Anastasiou-Nana M, Agapitos E, Gika A, Drakos SG, Terrovitis JV, et al. Depressed coronary flow reserve is associated with decreased

myocardial capillary density in patients with heart failure due to idiopathic dilated cardiomyopathy. J Am Coll Cardiol. 2008; 52(17): 1391–8.

83. Neglia D, Parodi O, Gallopin M, Sambuceti G, Giorgetti A, Pratali L, et al. Myocardial blood flow response to pacing tachycardia and to dipyridamole infusion in patients with dilated cardiomyopathy without overt heart failure. A quantitative assessment by positron emission tomography. Circulation. 1995; 92(4): 796–804.

84. Canetti M, Akhter MW, Lerman A, Karaalp IS, Zell JA, Singh H, et al. Evaluation of myocardial blood flow reserve in patients with chronic congestive heart failure due to idiopathic dilated cardiomyopathy. Am J Cardiol. 2003; 92(10): 1246–9.

85. van den Heuvel AF, van Veldhuisen DJ, van der Wall EE, Blanksma PK, Siebelink H-MJ, Vaalburg WM, et al. Regional myocardial blood flow reserve impairment and metabolic changes suggesting myocardial ischemia in patients with idiopathic dilated cardiomyopathy. J Am Coll Cardiol. 2000; 35(1): 19–28.

86. Prasad A, Higano ST, Al Suwaidi J, Holmes DRJ, Mathew V, Pumper G, et al. Abnormal coronary microvascular endothelial function in humans with asymptomatic left ventricular dysfunction. Am Heart J. 2003; 146(3): 549–54.

87. Skalidis EI, Parthenakis FI, Patrianakos AP, Hamilos MI, Vardas PE. Regional coronary flow and contractile reserve in patients with idiopathic dilated cardiomyopathy. J Am Coll Cardiol. 2004; 44(10): 2027–32.

88. Krams R, Kofflard MJ, Duncker DJ, von Birgelen C, Carlier S, Kliffen M, et al. Decreased coronary flow reserve in hypertrophic cardiomyopathy is related to remodeling of the coronary microcirculation. Circulation. 1998; 97: 230–3.

89. Takemura G, Takatsu Y, Fujiwara H. Luminal narrowing of coronary capillaries in human hypertrophic hearts: an ultrastructural morphometrical study using endomyocardial biopsy specimens. Heart Br Card Soc. 1998; 79(1): 78–85.

90. Piper HM, Garcia-Dorado D, Ovize M. A fresh look at reperfusion injury. Cardiovasc Res. 1998; 38(2): 291–300.

91. Hearse DJ, Humphrey SM, Chain EB. Abrupt reoxygenation of the anoxic potassium-arrested perfused rat heart: a study of myocardial enzyme release. J Mol Cell Cardiol. 1973; 5(4): 395–407.

92. Kloner RA, Ganote CE, Jennings RB. The "no-reflow" phenomenon after temporary coronary occlusion in the dog. J Clin Invest. 1974; 54(6): 1496–508.

93. Falk E. Unstable angina with fatal outcome: dynamic coronary thrombosis leading to infarction and/or sudden death. Autopsy evidence of recurrent mural thrombosis with peripheral embolization culminating in total vascular occlusion. Circulation. 1985; 71(4): 699–708.

94. Saber RS, Edwards WD, Bailey KR, McGovern TW, Schwartz RS, Holmes DRJ. Coronary embolization after balloon angioplasty or thrombolytic therapy: an autopsy study of 32 cases. J Am Coll Cardiol. 1993; 22(5): 1283–8.

95. Sato H, Iida H, Tanaka A, Tanaka H, Shimodouzono S, Uchida E, et al. The decrease of plaque volume during percutaneous coronary intervention has a negative impact on coronary flow in acute myocardial infarction: A major role of percutaneous coronary intervention-induced embolization. J Am Coll Cardiol. 2004; 44(2): 300–4.

96. Kotani J, Nanto S, Mintz GS, Kitakaze M, Ohara T, Morozumi T, et al. Plaque gruel of atheromatous coronary lesion may contribute to the no-reflow phenomenon in patients with acute coronary syndrome. Circulation. 2002; 106(13): 1672–7.

97. Iwakura K, Ito H, Kawano S, Shintani Y, Yamamoto K, Kato A, et al. Predictive factors for development of the no-reflow phenomenon in patients with reperfused anterior wall acute myocardial infarction. J Am Coll Cardiol. 2001; 38(2): 472–7.

98. Tanaka A, Kawarabayashi T, Nishibori Y, Sano T, Nishida Y, Fukuda D, et al. No-reflow phenomenon and lesion morphology in patients with acute myocardial infarction. Circulation. 2002; 105(18): 2148–52.

99. Robbers LFHJ, Eerenberg ES, Teunissen PFA, Jansen MF, Hollander MR, Horrevoets AJG, et al. Magnetic resonance imaging-defined areas of microvascular obstruction after acute myocardial infarction represent microvascular destruction and haemorrhage. Eur Heart J. 2013; 34(30): 2346–53.

100. Manciet LH, Poole DC, McDonagh PF, Copeland JG, Mathieu-Costello O. Microvascular compression during myocardial ischemia: mechanistic basis for no-reflow phenomenon. Am J Physiol. 1994; 266(4 Pt 2): H1541–50.

101. Dunn RB, Griggs DMJ. Ventricular filling pressure as a determinant of coronary blood flow during ischemia. Am J Physiol. 1983; 244(3): H429–36.

102. Breisch EA, Houser SR, Carey RA, Spann JF, Bove AA. Myocardial blood flow and capillary density in chronic pressure overload of the feline left ventricle. Cardiovasc Res. 1980; 14(8): 469–75.

103. Rajappan K, Rimoldi OE, Dutka DP, Ariff B, Pennell DJ, Sheridan DJ, et al. Mechanisms of coronary microcirculatory dysfunction in patients with aortic stenosis and angiographically normal coronary arteries. Circulation. 2002; 105(4): 470–6.

104. Gregorini L, Marco J, Farah B, Bernies M, Palombo C, Kozakova M, et al. Effects of selective alpha1 -and alpha2-adrenergic blockade on coronary flow reserve after coronary stenting. Circulation. 2002; 106(23): 2901–7.

105. Sorop O, Merkus D, de Beer VJ, Houweling B, Pistea A, McFalls EO, et al. Functional and structural adaptations of coronary microvessels distal to a chronic coronary artery stenosis. Circ Res. 2008; 102(7): 795–803.

106. Ako J, Takenaka K, Uno K, Nakamura F, Shoji T, Iijima K, et al. Reversible left ventricular systolic dysfunction--reversibility of coronary microvascular abnormality. Jpn Heart J. 2001; 42(3): 355–63.

107. Kume T, Akasaka T, Kawamoto T, Yoshitani H, Watanabe N, Neishi Y, et al. Assessment of coronary microcirculation in patients with takotsubo-like left ventricular dysfunction. Circ J Off J Jpn Circ Soc. 2005; 69(8): 934–9.

108. Elesber A, Lerman A, Bybee KA, Murphy JG, Barsness G, Singh M, et al. Myocardial perfusion in apical ballooning syndrome correlate of myocardial injury. Am Heart J. 2006; 152(3): 469.e9–13.

109. Rigo F, Sicari R, Citro R, Ossena G, Buja P, Picano E. Diffuse, marked, reversible impairment in coronary microcirculation in stress cardiomyopathy: a Doppler transthoracic echo study. Ann Med. 2009; 41(6): 462–70.

110. Galiuto L, Garramone B, Scarà A, Rebuzzi AG, Crea F, La Torre G, et al. The extent of microvascular damage during myocardial contrast echocardiography is superior to other known indexes of postinfarct reperfusion in predicting left ventricular remodeling. J Am Coll Cardiol. 2008; 51(5): 552–9.

111. Martin EA, Prasad A, Rihal CS, Lerman LO, Lerman A. Endothelial function and vascular response to mental stress are impaired in patients with apical ballooning syndrome. J Am Coll Cardiol. 2010; 56(22): 1840–6.

112. Marzilli M, Merz CNB, Boden WE, Bonow RO, Capozza PG, Chilian WM, et al. Obstructive coronary atherosclerosis and ischemic heart disease: an elusive link! J Am Coll Cardiol. 2012; 60(11): 951–6.

113. Cemin R, Erlicher A, Fattor B, Pitscheider W, Cevese A. Reduced coronary flow reserve and parasympathetic dysfunction in patients with cardiovascular syndrome X. Coron Artery Dis. 2008; 19(1): 1–7.

114. Wittstein IS, Thiemann DR, Lima JAC, Baughman KL, Schulman SP, Gerstenblith G, et al. Neurohumoral features of myocardial stunning due to sudden emotional stress. N Engl J Med. 2005; 352(6): 539–48.

115. Rosen SD, Boyd H, Rhodes CG, Kaski JC, Camici PG. Myocardial beta-adrenoceptor density and plasma catecholamines in syndrome X. Am J Cardiol. 1996; 78(1): 37–42.

116. Frobert O, Molgaard H, Botker HE, Bagger JP. Autonomic balance in patients with angina and a normal coronary angiogram. Eur Heart J. 1995; 16(10): 1356–60.

117. Di Franco A, Lanza GA, Di Monaco A, Sestito A, Lamendola P, Nerla R, et al. Coronary microvascular function and cortical pain processing in patients with silent positive exercise testing and normal coronary arteries. Am J Cardiol. 2012; 109(12): 1705–10.

118. Aslan G, Sade LE, Yetis B, Bozbas H, Eroglu S, Pirat B, et al. Flow in the left anterior descending coronary artery in patients with migraine headache. Am J Cardiol. 2013; 112(10): 1540–4.

119. Chade AR, Brosh D, Higano ST, Lennon RJ, Lerman LO, Lerman A. Mild renal insufficiency is associated with reduced coronary flow in patients with non-obstructive coronary artery disease. Kidney Int. 2006; 69(2): 266–71.

120. Sundell J. et al. Diabetologia. 2004; 47(4): 725–31.

121. Tondi P, Santoliquido A, Di Giorgio A, Sestito A, Sgueglia GA, Flore R, et al. Endothelial dysfunction as assessed by flow-mediated dilation in patients with cardiac syndrome X: role of inflammation. Eur Rev Med Pharmacol Sci. 2011; 15(9): 1074–7.

122. Libby P, Nathan DM, Abraham K, Brunzell JD, Fradkin JE, Haffner SM, et al. Report of the National Heart, Lung, and Blood Institute-National Institute of Diabetes and Digestive and Kidney Diseases Working Group on Cardiovascular Complications of Type 1 Diabetes Mellitus. Circulation. 2005; 111(25): 3489–93.

123. Recio-Mayoral A, Rimoldi OE, Camici PG, Kaski JC. Inflammation and microvascular dysfunction in cardiac syndrome X patients without conventional risk factors for coronary artery disease. JACC Cardiovasc Imaging. 2013; 6(6): 660–7.

124. Johnson BD, Shaw LJ, Pepine CJ, Reis SE, Kelsey SF, Sopko G, et al. Persistent chest pain predicts cardiovascular events in women without obstructive coronary artery disease: results from the NIH-NHLBI-sponsored Women's Ischaemia Syndrome Evaluation (WISE) study. Eur Heart J. 2006; 27(12): 1408–15.

125. Sicari R, Palinkas A, Pasanisi EG, Venneri L, Picano E. Long-term survival of patients with chest pain syndrome and angiographically normal or near-normal coronary arteries: the additional prognostic value of dipyridamole echocardiography test (DET). Eur Heart J. 2005; 26(20): 2136–41.

126. Russo G, Di Franco A, Lamendola P, Tarzia P, Nerla R, Stazi A, et al. Lack of effect of nitrates on exercise stress test results in patients with microvascular angina. Cardiovasc Drugs Ther Spons Int Soc Cardiovasc Pharmacother. 2013; 27(3): 229–34.

127. Di Carli MF, Janisse J, Grunberger G, Ager J. Role of chronic hypergly-cemia in the pathogenesis of coronary microvascular dysfunction in diabetes. J Am Coll Cardiol. 2003; 41(8): 1387–93.

128. Britten MB. Coron Artery Dis. 2004; 15(5): 259–64.

129. Marks DS. J Clin Hypertens (Greenwich). 2004; 6(6): 304–9.

130. Sicari R. Am J Cardiol. 2009; 103(5): 626–31.

131. Herzog BA. Am Coll Cardiol. 2009; 54(2): 150–6.

132. Pepine CJ, Anderson RD, Sharaf BL, Reis SE, Smith KM, Handberg EM, et al. Coronary microvascular reactivity to adenosine predicts adverse outcome in women evaluated for suspected ischemia. J Am Coll Cardiol. 2010; 55(25): 2825–32.

133. Vermeltfoort IA. Neth Heart J. 2012; 20(9): 365–71.

134. Romeo F. Am J Cardiol. 1993; 71(8): 669–73.

135. Russo G. Cardiovasc Drugs Ther. 2013; 27(3): 229–34.

136. Shaw LJ. Circulation. 2006; 114(9): 894–904.

137. Prior JO, Quinones MJ, Hernandez-Pampaloni M, Facta AD, Schindler TH, Sayre JW, et al. Coronary circulatory dysfunction in insulin resistance, impaired glucose tolerance, and type 2 diabetes mellitus. Circulation. 2005; 111(18): 2291–8.

138. Echavarria-Pinto M, van de Hoef TP, Serruys PW, Piek JJ, Escaned J. Facing the complexity of ischaemic heart disease with intracoronary pressure and flow measurements: beyond fractional flow reserve interrogation of the coronary circulation. Curr Opin Cardiol. 2014; 29(6): 564–70.

139. Murthy VL, Naya M, Foster CR, Gaber M, Hainer J, Klein J, et al. Association between coronary vascular dysfunction and cardiac mortality in patients with and without diabetes mellitus. Circulation. 2012; 126(15): 1858–68.

140. Camici PG, Rimoldi OE. The clinical value of myocardial blood flow measurement. J Nucl Med Off Publ Soc Nucl Med. 2009; 50(7): 1076–87.

141. Sorajja P, Gersh BJ, Costantini C, McLaughlin MG, Zimetbaum P, Cox DA, et al. Combined prognostic utility of ST-segment recovery and myocardial blush after primary percutaneous coronary intervention in acute myocardial infarction. Eur Heart J. 2005; 26(7): 667–74.

142. Perazzolo Marra M, Lima JAC, Iliceto S. MRI in acute myocardial infarction. Eur Heart J. 2011; 32(3): 284–93.

143. Marzilli M, Sambuceti G, Fedele S, L'Abbate A. Coronary microcirculatory vasoconstriction during ischemia in patients with unstable anging. J Am Coll Cardiol. 2000; 35(2): 327–34.

144. Gould KL, Lipscomb K, Calvert C. Compensatory changes of the distal coronary vascular bed during progressive coronary constriction. Circulation. 1975; 51(6): 1085–94.

145. Guyton RA, McClenathan JH, Michaelis LL. Evolution of regional ischemia distal to a proximal coronary stenosis: self-propagation of ischemia. Am J Cardiol. 1977; 40(3): 381–92.

146. Gorman MW, Sparks HVJ. Progressive coronary vasoconstriction during relative ischemia in canine myocardium. Circ Res. 1982; 51(4): 411–20.

147. Sambuceti G, Marzilli M, Marraccini P, Schneider-Eicke J, Gliozheni E, Parodi O, et al. Coronary vasoconstriction during myocardial ischemia induced by rises in metabolic demand in patients with coronary artery disease. Circulation. 1997; 95(12): 2652–9.

148. Fearon WF, Shah M, Ng M, Brinton T, Wilson A, Tremmel JA, et al. Predictive value of the index of microcirculatory resistance in patients with ST-segment elevation myocardial infarction. J Am Coll Cardiol. 2008; 51(5): 560–5.

149. Lim H-S, Yoon M-H, Tahk S-J, Yang H-M, Choi B-J, Choi S-Y, et al. Usefulness of the index of microcirculatory resistance for invasively assessing myocardial viability immediately after primary angioplasty for anterior myocardial infarction. Eur Heart J. 2009; 30(23): 2854–60.

150. Bolognese L, Carrabba N, Parodi G, Santoro GM, Buonamici P, Cerisano G, et al. Impact of microvascular dysfunction on left ventricular remodeling and long-term clinical outcome after primary coronary angioplasty for acute myocardial infarction. Circulation. 2004; 109(9): 1121–6.

151. de Waha S, Desch S, Eitel I, Fuernau G, Lurz P, Leuschner A, et al. Relationship and prognostic value of microvascular obstruction and infarct size in ST-elevation myocardial infarction as visualized by magnetic resonance imaging. Clin Res Cardiol. 2012; 101(6): 487–95.

152. Wu KC, Zerhouni EA, Judd RM, Lugo-Olivieri CH, Barouch LA, Schulman SP, et al. Prognostic significance of microvascular obstruction by magnetic resonance imaging in patients with acute myocardial infarction. Circulation. 1998; 97(8): 765–72.

153. Bekkers SCAM, Smulders MW, Passos VL, Leiner T, Waltenberger J, Gorgels APM, et al. Clinical implications of microvascular obstruction and intramyocardial haemorrhage in acute myocardial infarction using cardiovascular magnetic resonance imaging. Eur Radiol. 2010; 20(11): 2572–8.

154. Li Y, Yang D, Lu L, Wu D, Yao J, Hu X, et al. Thermodilutional confirmation of coronary microvascular dysfunction in patients with recurrent angina after successful percutaneous coronary intervention. Can J Cardiol. 2015; 31(8): 989–97.

155. Tonino PAL, De Bruyne B, Pijls NHJ, Siebert U, Ikeno F, van't Veer M. Fractional flow reserve versus angiography for guiding percutaneous coronary intervention. N Engl J Med. 2009; 360(3): 213–24.

156. van de Hoef TP, van Lavieren MA, Damman P, Delewi R, Piek MA, Chamuleau SAJ, et al. Physiological basis and long-term clinical outcome of discordance between fractional flow reserve and coronary flow velocity reserve in coronary stenoses of intermediate severity. Circ Cardiovasc Interv. 2014; 7(3): 301–11.

157. Echavarria-Pinto M, Escaned J, Macias E, Medina M, Gonzalo N, Petraco R, et al. Disturbed coronary hemodynamics in vessels with intermediate stenoses evaluated with fractional flow reserve: a combined analysis of epicardial and microcirculatory involvement in ischemic heart disease. Circulation. 2013; 128(24): 2557–66.

158. Lee JM, Jung J-H, Hwang D, Park J, Fan Y, Na S-H, et al. Coronary flow reserve and microcirculatory resistance in patients with intermediate coronary stenosis. J Am Coll Cardiol. 2016; 67(10): 1158–69.

159. Camici PG, Olivotto I, Rimoldi OE. The coronary circulation and blood flow in left ventricular hypertrophy. J Mol Cell Cardiol. 2012; 52(4): 857–64.

160. Camici PG, d'Amati G, Rimoldi O. Coronary microvascular dysfunction: mechanisms and functional assessment. Nat Rev Cardiol. 2014; 12(1): 48–62.

161. Camici P, Chiriatti G, Lorenzoni R, Bellina RC, Gistri R, Italiani G, et al. Coronary vasodilation is impaired in both hypertrophied and nonhypertrophied myocardium of patients with hypertrophic cardiomyopathy: a study with nitrogen-13 ammonia and positron emission tomography. J Am Coll Cardiol. 1991; 17(4): 879–86.

162. Choudhury L, Elliott P, Rimoldi O, Ryan M, Lammertsma AA, Boyd H, et al. Transmural myocardial blood flow distribution in hypertrophic cardiomyopathy and effect of treatment. Basic Res Cardiol. 1999; 94(1): 49–59.

163. Petersen SE, Jerosch-Herold M, Hudsmith LE, Robson MD, Francis JM, Doll HA, et al. Evidence for microvascular dysfunction in hypertrophic cardiomyopathy: new insights from multiparametric magnetic resonance imaging. Circulation. 2007; 115(18): 2418–25.

164. Knaapen P, Germans T, Camici PG, Rimoldi OE, ten Cate FJ, ten Berg JM, et al. Determinants of coronary microvascular dysfunction in symptomatic hypertrophic cardiomyopathy. Am J Physiol Heart Circ Physiol. 2008; 294(2): H986–93.

165. Ismail TF, Hsu L-Y, Greve AM, Goncalves C, Jabbour A, Gulati A, et al. Coronary microvascular ischemia in hypertrophic cardiomyopathy-a pixel-wise quantitative cardiovascular magnetic resonance perfusion study. J Cardiovasc Magn Reson Off J Soc Cardiovasc Magn Reson. 2014; 16: 49.

166. Moon JC, Mogensen J, Elliott PM, Smith GC, Elkington AG, Prasad SK, et al. Myocardial late gadolinium enhancement cardiovascular magnetic resonance in hypertrophic cardiomyopathy caused by mutations in troponin I. Heart Br Card Soc. 2005; 91(8): 1036–40.

167. Basso C, Thiene G, Corrado D, Buja G, Melacini P, Nava A. Hypertrophic cardiomyopathy and sudden death in the young: pathologic evidence of myocardial ischemia. Hum Pathol. 2000; 31(8): 988–98.

168. Olivotto I, Cecchi F, Gistri R, Lorenzoni R, Chiriatti G, Girolami F, et al. Relevance of coronary microvascular flow impairment to long-term remodeling and systolic dysfunction in hypertrophic cardiomyopathy. J Am Coll Cardiol. 2006; 47(5): 1043–8.

169. Maron BJ, Towbin JA, Thiene G, Antzelevitch C, Corrado D, Arnett D, et al. Contemporary definitions and classification of the cardiomyopathies: an American Heart Association Scientific Statement from the Council on Clinical Cardiology, Heart Failure and Transplantation Committee; Quality of Care and Outcomes Research and Functional Genomics and Translational Biology Interdisciplinary Working Groups; and Council on Epidemiology and Prevention. Circulation. 2006; 113(14): 1807–16.

170. Treasure CB, Vita JA, Cox DA, Fish RD, Gordon JB, Mudge GH, et al. Endothelium-dependent dilation of the coronary microvasculature is impaired in dilated cardiomyopathy. Circulation. 1990; 81(3): 772–9.

171. Weismuller S, Czernin J, Sun KT, Fung C, Phelps ME, Schelbert HR. Coronary vasodilatory capacity is impaired in patients with dilated cardiomyopathy. Am J Card Imaging. 1996; 10(3): 154–62.

172. Inoue T, Sakai Y, Morooka S, Hayashi T, Takayanagi K, Yamanaka T, et al. Coronary flow reserve in patients with dilated cardiomyopathy. Am Heart J. 1993; 125(1): 93–8.

173. Dec GW, Fuster V. Idiopathic dilated cardiomyopathy. N Engl J Med. 1994; 331(23): 1564–75.

174. Parodi O, De Maria R, Oltrona L, Testa R, Sambuceti G, Roghi A, et al. Myocardial blood flow distribution in patients with ischemic heart disease or dilated cardiomyopathy undergoing heart transplantation. Circulation. 1993; 88(2): 509–22.

175. Lehrke S, Lossnitzer D, Schob M, Steen H, Merten C, Kemmling H, et al. Use of cardiovascular magnetic resonance for risk stratification in chronic heart failure: prognostic value of late gadolinium enhancement in patients with non-ischaemic dilated cardiomyopathy. Heart Br Card Soc. 2011; 97(9): 727–32.

176. Neglia D, Michelassi C, Trivieri MG, Sambuceti G, Giorgetti A, Pratali L, et al. Prognostic role of myocardial blood flow impairment in idiopathic left ventricular dysfunction. Circulation. 2002; 105(2): 186–93.

177. Koutalas E, Kanoupakis E, Vardas P. Sudden cardiac death in non-ischemic dilated cardiomyopathy: a critical appraisal of existing and potential risk stratification tools. Int J Cardiol. 2013; 167(2): 335–41.

178. Rigo F. The prognostic impact of coronary flow-reserve assessed by Doppler echocardiography in non-ischaemic dilated cardiomyopathy. Eur Heart J. 2006; 27(11): 1319–23.

179. Sharkey SW, Windenburg DC, Lesser JR, Maron MS, Hauser RG, Lesser JN, et al. Natural history and expansive clinical profile of stress (tako-tsubo) cardiomyopathy. J Am Coll Cardiol. 2010; 55(4): 333–41.

180. Meimoun P, Malaquin D, Benali T, Boulanger J, Zemir H, Tribouilloy C. Transient impairment of coronary flow reserve in tako-tsubo cardiomyopathy is related to left ventricular systolic parameters. Eur J Echocardiogr J Work Group Echocardiogr Eur Soc Cardiol. 2009; 10(2): 265–70.

181. Bybee KA, Prasad A, Barsness GW, Lerman A, Jaffe AS, Murphy JG, et al. Clinical characteristics and thrombolysis in myocardial infarction frame counts in women with transient left ventricular apical ballooning syndrome. Am J Cardiol. 2004; 94(3): 343–6.

4 心外膜冠状动脉血管重塑

Nieves Gonzalo, Vera Rodriguez, Christopher J. Broyd, Pilar Jimenez-Quevedo, and Javier Escaned

4.1 引言

冠状动脉造影是目前用来评价冠状动脉粥样硬化所致狭窄的主要手段。冠状动脉造影影像可显示病变的管腔形状，但是无法提供管壁的相关信息。早前的研究就发现造影显示"正常"的血管（如没有狭窄）通过病理学方法检测可存在动脉粥样硬化病变。

上述造影影像与病理学检测的不一致首先由Glagov于1987年通过重塑现象解释。他评估了左冠状动脉的组织切片，从而得出结论：斑块形成伴随着冠状动脉血管的增粗，只有在管腔横截面积发生 ≥ 40% 的减小时才可观察到斑块负荷使管腔狭窄 [1, 2]（图4.1）。因此，直到病变进展到一定时期，血管影像技术（如造影）才能检测到冠状动脉粥样硬化的发生。

4.2 评价冠状动脉重塑的技术手段

上述代偿性的血管增粗已经被冠状动脉内成像技术如血管内超声（IVUS）于体内证实。IVUS可测量管腔的横截面积（即外膜所占面积，EEM–CSA）。重塑指数，即病变部位的EEM–CSA与参考处的EEM–CSA的比值（参考处的定义是于明显的分支前，病变10 mm以内最正常的横截面）是反映血管重塑的重要指标。Inaba等最近的一项IVUS研究证实左主干血管面积与斑块增大成正比，当斑块大于40%时，血管管腔面积减小，从而印证了Glagov的发现。

因此IVUS可对患者的血管重塑进行评估，从而为理解血管重塑的临床并发症提供独特的视角。光学相干断层成像（OCT），另外一种可应用于导管室的冠状动脉内影像技术，在此领域应用受限，主要是其穿透能力低，使其很难清楚地观察带有斑块的EEM，特别是脂质斑块。最近这些年，多层螺旋CT已逐渐成为一种评价冠状动脉重塑的无创的替代方法 [7–9]。

4.3 定义

正性的，向外的或者代偿性的重塑，即随着斑块增长血管直径增大。负性的，向内的或者收缩性重塑的定义是随着斑块增长血管直径减小，血管无

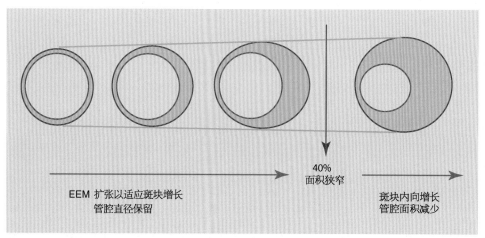

EEM 扩张以适应斑块增长
管腔直径保留

40%
面积狭窄

斑块内向增长
管腔面积减少

图4.1 血管重塑示意图。冠状动脉外膜可增厚以适应增大的斑块，从而保持管腔大小基本不变。只有在管腔横截面积发生大于等于40%的减小后才能观察到斑块负荷使管腔变小。

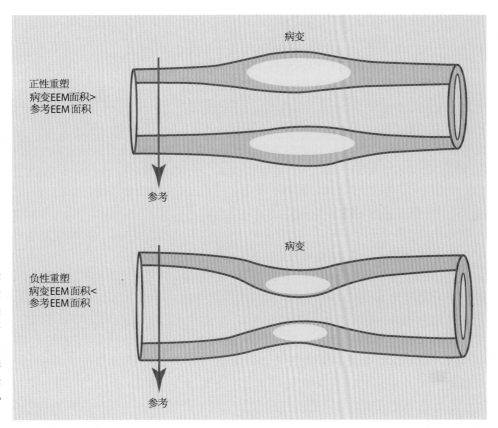

图4.2 正性重塑与负性重塑示意图。正性的、外生的、或者代偿性的重塑即随着斑块增长血管直径增大（病变EEM大于参考EEM）。负性的、内向的、收缩性的重塑定义为随着斑块增长血管直径减小，血管无法适应斑块的增长（病变EEM小于参考EEM）。

法适应斑块的增长。这两种现象与不同的临床情况和危险因素有关，我们将在本节后续详细讨论。对于IVUS，美国心脏协会专家共识指出，当病变EEM面积大于参考EEM面积时，此时为正性重塑，重塑指数＞1。如果病变EEM面积小于参考EEM面积时，此时为负性重塑，重塑指数＜1[10]（图4.2）。但是，不同的IVUS研究应用不同的切点定义重塑，从而导致了一些有争议的研究结果。更多的差异还可因为指数计算的参考处的不同（远、近、平均）或者是很多情况下缺乏可靠的健康的参考切点导致。只有对同一受试者不同时间点的连续IVUS检查可以提供血管重塑的直接的证据，从而避免在弥漫性冠状动脉疾病情况下参考血管面积不准确[12, 13]。

4.4 血管重塑的病理生理学

对于正常的动脉，重塑是流体剪切力条件下的生理反应。引发血管重塑最重要的刺激是伴随炎症（由流体力学指标或者影响因素诱导，比如高脂血症）的流体力学参数或者影响因素的变化。这些刺激可诱导体液因子（包括细胞因子和血管活性物质，如NO）的产生，并通过不同的生化途径诱导来促进血管结构的改变，从而适应新状况。从这方面

讲，金属蛋白酶（MMP）所致的细胞外基质的改变在其中发挥着重要的作用。基础及临床实验数据均表明MMP参与细胞外基质成分的降解，进而导致正性重塑[14-16]。在高血流条件下，NO上调进而诱导MMP的激活[17]。此外，NO可抑制平滑肌细胞的增殖和凋亡，而细胞的凋亡和增殖可导致外向型重塑。MMP可由炎症细胞产生（单核细胞和巨噬细胞），并可由对剪切力刺激应答的细胞黏附分子（如ICAM-1和VCAM）在斑块内募集[18]。其他一些影响因素，比如高胆固醇血症等可增加粥样斑块内炎症细胞的渗透，从而导致MMP上调和外向型重塑[19, 20]。

在这些参与重塑的血流动力学刺激中，剪切力（SS），即血液对血管壁的牵引摩擦力，与重塑最为相关。在一系列体内冠状动脉的研究中，Stone等指出正性重塑在低剪切力和中到高剪切力的血管节段中均可发生。但是，在低剪切力的血管节段中，可发生相关的斑块进展。在低剪切力血管节段中，正性重塑是一种代偿性的现象，以适应粥样斑块。在中至高剪切力的血管重塑中，正性重塑是一种为了接近正常的剪切力的生理现象。他们还发现，44%的低剪切力血管节段发生负性重塑，这种重塑并未发生在中至高剪切力的血管节段中[21]。

最近，一种来源于冠状动脉CTA计算血流动力

学的无创方法表明低剪切力与过度扩张的重塑密切相关。关于收缩型重塑，已有观点认为，由于内皮细胞功能减退以及调控相关细胞因子（如IL-18和巨噬细胞迁移抑制因子）生成的信号通路的诱导改变，导致NO生成减少[17]。此外，低血流状态可诱导并促进平滑肌细胞增殖和胶原降解的相关因子产生，比如血小板源性生长因子、转化生长因子-β，进一步地促进负性重塑[23, 24]。

4.5　危险因素与重塑的关系

如前所强调的，高脂血症被证实通过促进斑块内炎症和生成MMP而与正性重塑相关。这也是冠状动脉瘤形成的一个病理学特点，是扩张型血管重塑的一种极端形式[24-26]。但是，研究表明，有关高脂血症和血管重塑的关系的相关研究有争议。von Birgelen的一系列研究没有证实LDL-C水平与血管大小有关，而其中两项研究证实LDL水平，尤其在糖尿病患者中，是负性的重塑的预测因子[28, 29]。相反的，在一项尸检研究中，高水平的HDL与正性重塑相关[30]。关于高脂血症治疗与重塑过程之间的研究也有争议。Hamasaki等报道证实降脂治疗与扩张型血管重塑所致冠状动脉管腔面积增加有关[31]。而来自强化降脂逆转动脉粥样硬化的实验（REVERSAL）的一系列IVUS数据表明，在他汀治疗中可发生收缩型血管重塑[32]。

收缩型重塑在糖尿病患者中更常见，尤其是对胰岛素依赖的患者[33-36]。Jiménez-Quevedo等对80名糖尿病患者的131处病变进行了IVUS检查后发现负性重塑高发（72%），这种血管反应是该人群新狭窄和弥漫性病变形成的主要原因。甚至与非糖尿病患者相比，尽管斑块负荷较小，糖尿病患者的血管横截面积在造影显示正常的血管节段中却相对较小[38]。负性重塑与吸烟、高血压以及长期应用培垛普利有关[39]。在众多代谢因素中，高同型半胱氨酸水平与正性重塑相关，而脂联素水平在负性重塑中显著升高[41]。

4.6　重塑的类型和斑块的组成

应用冠状动脉内成像技术的组织病理学及体内研究表明斑块成分的不同取决于目前重塑的类型。扩张型重塑的斑块特征通常是高脂和炎症[42, 43]（图4.3）。Fujii等应用IVUS射频分析发现，扩张型重塑和纤维脂质斑块面积存在线性关系。应用相同的技术，Rodriguez-Granillo等发现，脂核和重塑指数之间存在正相关。此外，在这项研究中，所有的正性重塑病变均是富脂斑块，纤维斑块或者薄帽纤维斑块（TCFA），此斑块类型被认为是非常容易破裂。

Kume等应用OCT评价冠状动脉内外重塑和斑块组成的关系。他们发现扩张型重塑患者富脂斑块的比例（94%）较收缩型重塑患者（88%）高。一项体内实验报道了相似的结果，作者应用IVUS和OCT对冠状动脉进行成像发现扩张型重塑与较高比例的富脂斑块、高密度巨噬细胞的薄纤维帽和TCFA形态密切相关[44, 45]。

与之相比，负性重塑与常位于冠状动脉近端和开口的稳定纤维性斑块相关[3, 46-49]（图4.4）。在一项应用RF-IVUS的研究中，Rodriguez-Granillo等发现发生负性重塑的病变表现为一种稳定的基因型，其中64%有病理性的内膜增厚，29%纤维钙化病变，只有7%为纤维动脉粥样硬化病变。在病理学研究中，侵蚀和慢性阻塞经常与负性重塑相关，而斑块内出血与正性重塑相关。负性重塑经常发生在分叉病变的分支与主支的开口，甚至是发生在斑块负荷小的病变中，从而导致这些血管节段的血管狭窄[50]。特别有意思的是，负性重塑似乎在变异型心绞痛患者血管痉挛处经常出现[51]。

4.7　血管重塑、斑块易损性与急性冠脉综合征

病理组织学和冠状动脉内成像研究显示，扩张型重塑与斑块易损性相关的许多特征相关，如高脂、巨噬细胞浸润、薄纤维帽和胶原及肌肉细胞成分[42]。还有，生物力学研究提示发生扩张型重塑的病变更不稳定[52, 53]。这些发现显示出临床表现与重塑类型的关系。一些应用IVUS或MSCT的研究已经发现扩张型重塑是急性冠脉综合征中最为常见的形式，而收缩型重塑更常见于稳定型心绞痛[8, 38, 54-60]。但是，Hassani等发现，钙化的、负性重塑斑块经常出现于年长者的心肌梗死患者中，这表明老年急性冠脉综合征患者在病理学及病理生理学方面的潜在差异。

4.8　经皮冠状动脉介入术后的血管重塑

血管重塑在再狭窄中发挥重要作用。在球囊血

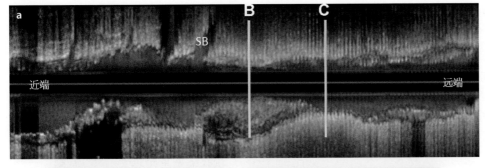

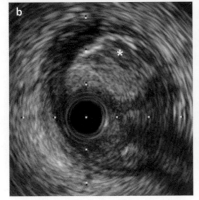

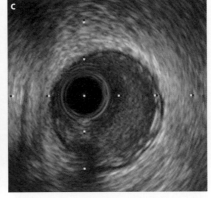

图4.3 正性重塑。IVUS评价的正性重塑。a. 水平IVUS图像显示位于动脉中段，远离小侧支的反常斑块。b. IVUS所示的病变横截面显示异质性成分组成的高斑块负荷（*表示低回声区脂质成分）。c. 远端参照点的IVUS横截面。病变部位的外膜面积大于参照点的EEM。

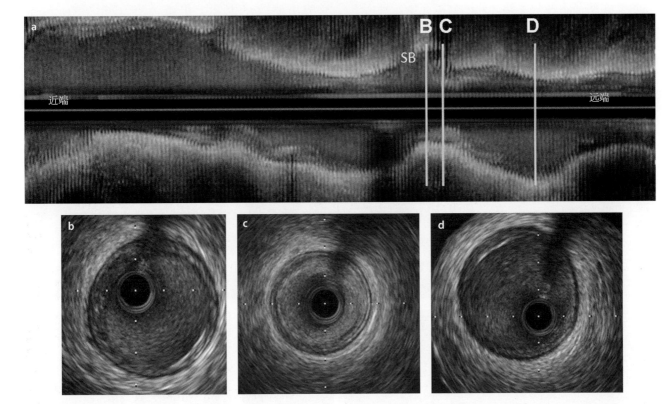

图4.4 负性重塑。血管内超声评价发生负性重塑的病变示例。a. 水平IVUS影像显示远离侧支的一个斑块（SB）。b. 近端参考处IVUS的横截面。c. 病变处横截面显示中心为纤维斑块。d. 远端参考处IVUS的横截面。病变处外膜面积（EEM）比参考处EEM面积小。

管成形术中，晚期的负性重塑是导致再狭窄的主要机制[62]。Mintz等在一项IVUS研究中发现，在介入手术后和随访中的管腔闭塞中，73%是由于EEM面积的下降，而23%是由于新生内膜的增生[63]。球囊血管成形术后的冠状动脉内的放射治疗主要通过抑制负性重塑减轻再狭窄。

介入手术前的重塑可以影响介入手术治疗的效果。Dangas 等评估了 777 个经球囊血管成形术治疗的病变发现，与发生负性重塑的病变相比，发生正性重塑病变的靶向病变再血管发生率更高（31% vs 20%，P=0.007）[5]。相似的结果已经出现在裸金属支架治疗的患者中。Okura 等发现在术前发生正性重塑，经 BMS 治疗的患者 9 个月时发生 TVR 的概率较高（22.0% vs 4.1%，P=0.01）。而且，介入手术前的扩张型重塑被认为是弥漫性支架内再狭窄的预测因子[64]。介入手术后的即刻结果显示，在明显的正性重塑病变中，在病变处直接置入支架管腔再通的概率更高[65]。Mehran 等发现，发生显著的扩张型重塑的患者术后的 CK-MB 相对较高，这表明正性重塑和远端栓塞有关[66]。数项研究均表明易损斑块（它们中的正性重塑）更常见于无复流现象[67]。

在药物洗脱支架时代，血管重塑在长期预后中发挥着重要的作用。与上述金属裸支架的结果类似，介入手术前正性重塑与较高的内膜增生相关[68]。晚期的支架贴壁不良是支架血栓的预测因子，可由于支架部位扩张型血管重塑引起[69]（图 4.5）。这种局部的扩张可由长期的炎症及血管壁对洗脱聚合物的高敏感引发[70, 71]。在第一代 DES 置入之后的 OCT 检查常会发现管腔内各支架梁之间管壁的内陷，这种特点常与正性重塑相关。这些现象在新一代的药物洗脱支架中很少见到[72]。

4.9 移植器官血管病变中的血管重塑

血管重塑在移植器官血管病变的进展中扮演着重要角色。在心脏同种异体移植物中，作为斑块增生的代偿机制，血管的增粗受损[73]。因此，较低的内膜增生（只占血管横截面积的 20%）使血管管腔变小[74]。一些 IVUS 研究显示移植患者的冠状动脉变细主要是由负性重塑引起[75-77]。但是，一项随访 5 年的 IVUS 研究显示了一种双相反应：早期的管腔消失主要由于内膜的增厚，晚期的管腔消失主要是由 EEM 面积收缩导致[78]。斑块的形状可影响移植物的血管重塑，有研究显示，偏心斑块有较高的重塑指数，可能主要是由于冠状动脉顺应性的升高[79]。

4.10 结论

冠状动脉重塑是冠状动脉粥样硬化临床表现的主要决定因素。但是，应对斑块增生所发生的血管增粗可代偿性的维持管腔的大小，这种扩张型重塑与斑块易损的一些特点相关，最终可能是急性冠脉综合征罪犯病变形成的一个重要的过程。为了理解这一复杂的现象和其与冠状动脉粥样硬化临床表现的关系，需要下一步更深入的研究。

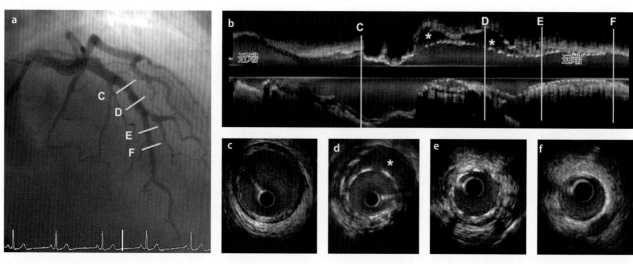

图 4.5 植入支架后的正性重塑。本图为植入药物洗脱支架后正性的重塑导致的晚期获得性异位。a. 造影显示左前降支支架植入区域。b. 水平 IVUS 影像。可看到支架异位（＊标示）。c. 近端参考处。d. IVUS 横截面显示由于正性的血管重塑，引发外膜扩大导致的严重的支架异位（＊标示）。e. 支架的远端显示对位良好。f. 远端参考处。支架异位处的 EEM 面积大于参考处的 EEM 面积。

（左 波　姚道阔　译）

参考文献

1. Glagov S, Weisenberg E, Zarins CK, Stankunavicius R, Kolettis GJ. Compensatory enlargement of human atherosclerotic coronary arteries. N Engl J Med. 1987; 316: 1371–5.

2. Sipahi I, Tuzcu EM, Schoenhagen P, Nicholls SJ, Chen MS, Crowe T, Loyd AB, Kapadia S, Nissen SE. Paradoxical increase in lumen size during progression of coronary atherosclerosis: observations from the REVERSAL trial. Atherosclerosis. 2006; 189: 229–35.

3. Hermiller JB, Tenaglia AN, Kisslo KB, Phillips HR, Bashore TM, Stack RS, Davidson CJ. In vivo validation of compensatory enlargement of atherosclerotic coronary arteries. Am J Cardiol. 1993; 71: 665–8.

4. Mintz GS, Kent KM, Pichard AD, Satler LF, Popma JJ, Leon MB. Contribution of inadequate arterial remodeling to the development of focal coronary artery stenoses. An intravascular ultrasound study. Circulation. 1997; 95: 1791–8.

5. Dangas G, Mintz GS, Mehran R, Lansky AJ, Kornowski R, Pichard AD, Satler LF, Kent KM, Stone GW, Leon MB. Preintervention arterial remodeling as an independent predictor of target-lesion revascularization after nonstent coronary intervention: an analysis of 777 lesions with intravascular ultrasound imaging. Circulation. 1999; 99: 3149–54.

6. Inaba S, Mintz GS, Shimizu T, Weisz G, Mehran R, Marso SP, Xu K, de Bruyne B, Serruys PW, Stone GW, Maehara A. Compensatory enlargement of the left main coronary artery: insights from the PROSPECT study. Coron Artery Dis. 2014; 25: 98–103.

7. Hernando L, Corros C, Gonzalo N, Hernandez-Antolin R, Banuelos C, Jimenez-Quevedo P, Bernardo E, Fernandez-Ortiz A, Escaned J, Macaya C, Alfonso F. Morphological characteristics of culprit coronary lesions according to clinical presentation: insights from a multimodality imaging approach. Int J Cardiovasc Imaging. 2013; 29: 13–21.

8. Tanaka M, Tomiyasu K, Fukui M, Akabame S, Kobayashi-Takenaka Y, Nakano K, Kadono M, Hasegawa G, Oda Y, Nakamura N. Evaluation of characteristics and degree of remodeling in coronary atherosclerotic lesions by 64-detector multislice computed tomography (MSCT). Atherosclerosis. 2009; 203: 436–41.

9. Kashiwagi M, Tanaka A, Kitabata H, Tsujioka H, Kataiwa H, Komukai K, Tanimoto T, Takemoto K, Takarada S, Kubo T, Hirata K, Nakamura N, Mizukoshi M, Imanishi T, Akasaka T. Feasibility of noninvasive assessment of thin-cap fibroatheroma by multidetector computed tomography. JACC Cardiovasc Imaging. 2009; 2: 1412–9.

10. Mintz GS, Nissen SE, Anderson WD, Bailey SR, Erbel R, Fitzgerald PJ, Pinto FJ, Rosenfield K, Siegel RJ, Tuzcu EM, Yock PG. American College of Cardiology Clinical Expert Consensus Document on Standards for Acquisition, Measurement and Reporting of Intravascular Ultrasound Studies (IVUS). A report of the American College of Cardiology Task Force on Clinical Expert Consensus Documents. J Am Coll Cardiol. 2001;37:1478–92.

11. Hibi K, Ward MR, Honda Y, Suzuki T, Jeremias A, Okura H, Hassan AH, Maehara A, Yeung AC, Pasterkamp G, Fitzgerald PJ, Yock PG. Impact of different definitions on the interpretation of coronary remodeling determined by intravascular ultrasound. Catheter Cardiovasc Interv. 2005;65:233–9.

12. Sipahi I, Tuzcu EM, Schoenhagen P, Nicholls SJ, Crowe T, Kapadia S, Nissen SE. Static and serial assessments of coronary arterial remodeling are discordant: an intravascular ultrasound analysis from the Reversal of Atherosclerosis with Aggressive Lipid Lowering (REVERSAL) trial. Am Heart J. 2006; 152: 544–50.

13. Jensen LO, Thayssen P, Mintz GS, Maeng M, Junker A, Galloe A, Christiansen EH, Hoffmann SK, Pedersen KE, Hansen HS, Hansen KN. Intravascular ultrasound assessment of remodelling and reference segment plaque burden in type-2 diabetic patients. Eur Heart J. 2007; 28: 1759–64.

14. Ye S, Humphries S, Henney A. Matrix metalloproteinases: implication in vascular matrix remodelling during atherogenesis. Clin Sci (Lond). 1998; 94: 103–10.

15. Schoenhagen P, Vince DG, Ziada KM, Kapadia SR, Lauer MA, Crowe TD, Nissen SE, Tuzcu EM. Relation of matrix-metalloproteinase 3 found in coronary lesion samples retrieved by directional coronary atherectomy to intravascular ultrasound observations on coronary remodeling. Am J Cardiol. 2002; 89: 1354–9.

16. Bassiouny HS, Song RH, Hong XF, Singh A, Kocharyan H, Glagov S. Flow regulation of 72-kD collagenase IV (MMP-2) after experimental arterial injury. Circulation. 1998; 98: 157–63.

17. Tronc F, Mallat Z, Lehoux S, Wassef M, Esposito B, Tedgui A. Role of matrix metalloproteinases in blood flow-induced arterial enlargement: interaction with NO. Arterioscler Thromb Vasc Biol. 2000; 20: E120–6.

18. Walpola PL, Gotlieb AI, Cybulsky MI, Langille BL. Expression of ICAM-1 and VCAM-1 and monocyte adherence in arteries exposed to altered shear stress. Arterioscler Thromb Vasc Biol. 1995; 15: 2–10.

19. Aikawa M, Rabkin E, Okada Y, Voglic SJ, Clinton SK, Brinckerhoff CE, Sukhova GK, Libby P. Lipid lowering by diet reduces matrix metalloproteinase activity and increases collagen content of rabbit atheroma: a potential mechanism of lesion stabilization. Circulation. 1998; 97: 2433–44.

20. Tauth J, Pinnow E, Sullebarger JT, Basta L, Gursoy S, Lindsay Jr J, Matar F. Predictors of coronary arterial remodeling patterns in patients with myocardial ischemia. Am J Cardiol. 1997; 80: 1352–5.

21. Stone PH, Coskun AU, Kinlay S, Popma JJ, Sonka M, Wahle A, Yeghiazarians Y, Maynard C, Kuntz RE, Feldman CL. Regions of low endothelial shear stress are the sites where coronary plaque progresses and vascular remodelling occurs in humans: an in vivo serial study. Eur Heart J. 2007; 28: 705–10.

22. Katranas SA, Kelekis AL, Antoniadis AP, Chatzizisis YS, Giannoglou GD. Association of remodeling with endothelial shear stress, plaque elasticity, and volume in coronary arteries: a pilot coronary computed tomography angiography study. Angiology. 2014; 65: 413–9.

23. Mondy JS, Lindner V, Miyashiro JK, Berk BC, Dean RH, Geary RL. Platelet-derived growth factor ligand and receptor expression in response to altered blood flow in vivo. Circ Res. 1997; 81: 320–7.

24. Ward MR, Pasterkamp G, Yeung AC, Borst C. Arterial remodeling. Mechanisms and clinical implications. Circulation. 2000; 102: 1186–91.

25. Sudhir K, Ports TA, Amidon TM, Goldberger JJ, Bhushan V, Kane JP, Yock P, Malloy MJ. Increased prevalence of coronary ectasia in heterozygous familial hypercholesterolemia. Circulation.1995; 91: 1375–80.

26. Antoniadis AP, Chatzizisis YS, Giannoglou GD. Pathogenetic mechanisms of coronary ectasia. Int J Cardiol. 2008; 130: 335–43.

27. von Birgelen C, Hartmann M, Mintz GS, Baumgart D, Schmermund A, Erbel R. Relation between progression and regression of atherosclerotic left main coronary artery disease and serum cholesterol levels as assessed with serial long-term (> or=12 months) follow-up intravascular ultrasound. Circulation. 2003; 108: 2757–62.

28. Jimenez-Quevedo P, Sabate M, Angiolillo D, Alfonso F, Hernandez-Antolin R, Banuelos C, Bernardo E, Ramirez C, Moreno R, Fernandez C, Escaned J, Macaya C. LDL-cholesterol predicts negative coronary artery remodelling in diabetic patients: an intravascular ultrasound study. Eur Heart J. 2005; 26: 2307–12.

29. Yoneyama S, Arakawa K, Yonemura A, Isoda K, Nakamura H, Ohsuzu F. Oxidized low-density lipoprotein and high-density lipoprotein cholesterol modulate coronary arterial remodeling: an intravascular ultrasound study. Clin Cardiol. 2003; 26: 31–5.

30. Taylor AJ, Burke AP, Farb A, Yousefi P, Malcom GT, Smialek J, Virmani R. Arterial remodeling in the left coronary system: the role of high-density lipoprotein cholesterol. J Am Coll Cardiol. 1999; 34: 760–7.

31. Hamasaki S, Higano ST, Suwaidi JA, Nishimura RA, Miyauchi K, Holmes Jr DR, Lerman A. Cholesterol-lowering treatment is associated with improvement in coronary vascular remodeling and endothelial function in patients with normal or mildly diseased coronary arteries. Arterioscler Thromb Vasc Biol. 2000; 20: 737–43.

32. Schoenhagen P, Tuzcu EM, Apperson-Hansen C, Wang C, Wolski K, Lin S, Sipahi I, Nicholls SJ, Magyar WA, Loyd A, Churchill T, Crowe T, Nissen SE. Determinants of arterial wall remodeling during lipidlowering therapy: serial intravascular ultrasound observations from the Reversal of Atherosclerosis with Aggressive Lipid Lowering Therapy (REVERSAL) trial. Circulation. 2006; 113: 2826–34.

33. Nicholls SJ, Tuzcu EM, Kalidindi S, Wolski K, Moon KW, Sipahi I, Schoenhagen P, Nissen SE. Effect of diabetes on progression of coronary atherosclerosis and arterial remodeling: a pooled analysis of 5 intravascular ultrasound trials. J Am Coll Cardiol. 2008; 52: 255–62.

34. Schukro C, Syeda B, Yahya N, Gessl A, Holy EW, Pichler P, Derntl M, Glogar D. Volumetric intravascular ultrasound imaging to illustrate the extent of coronary plaque burden in type 2 diabetic patients. J Diabetes Complications. 2007; 21: 381–6.

35. Kornowski R, Mintz GS, Lansky AJ, Hong MK, Kent KM, Pichard AD, Satler LF, Popma JJ, Bucher TA, Leon MB. Paradoxic decreases in atherosclerotic plaque mass in insulin-treated diabetic patients. Am J Cardiol. 1998; 81: 1298–304.

36. Vavuranakis M, Stefanadis C, Toutouzas K, Pitsavos C, Spanos V, Toutouzas P. Impaired compensatory coronary artery enlargement in atherosclerosis contributes to the development of coronary artery stenosis in diabetic patients. An in vivo intravascular ultrasound study. Eur Heart J. 1997; 18: 1090–4.

37. Jimenez-Quevedo P, Suzuki N, Corros C, Ferrer C, Angiolillo DJ, Alfonso F, Hernandez-Antolin R, Banuelos C, Escaned J, Fernandez C, Costa M, Macaya C, Bass T, Sabate M. Vessel shrinkage as a sign of atherosclerosis progression in type 2 diabetes: a serial intravascular ultrasound analysis. Diabetes. 2009; 58: 209–14.

38. Nakamura M, Nishikawa H, Mukai S, Setsuda M, Nakajima K, Tamada H, Suzuki H, Ohnishi T, Kakuta Y, Nakano T, Yeung AC. Impact of coronary artery remodeling on clinical presentation of coronary artery disease: an intravascular ultrasound study. J Am Coll Cardiol. 2001; 37: 63–9.

39. Rodriguez-Granillo GA, Serruys PW, Garcia-Garcia HM, Aoki J, Valgimigli M, van Mieghem CA, McFadden E, de Jaegere PP, de Feyter P. Coronary artery remodelling is related to plaque composition. Heart. 2006; 92: 388–91.

40. Hong MK, Park SW, Lee CW, Choi SW, Song JM, Kang DH, Song JK, Kim JJ, Park SJ. Elevated homocysteine levels might be associated with coronary artery remodeling in patients with stable angina: an intravascular ultrasound study. Clin Cardiol. 2002; 25: 225–9.

41. Iwata A, Miura S, Mori K, Kawamura A, Nishikawa H, Saku K. Associations between metabolic factors and coronary plaque growth or arterial remodeling as assessed by intravascular ultrasound in patients with stable angina. Hypertens Res. 2008; 31: 1879–86.

42. Burke AP, Kolodgie FD, Farb A, Weber D, Virmani R. Morphological predictors of arterial remodeling in coronary atherosclerosis. Circulation. 2002; 105: 297–303.

43. Fujii K, Carlier SG, Mintz GS, Wijns W, Colombo A, Bose D, Erbel R, de Ribamar Costa Jr J, Kimura M, Sano K, Costa RA, Lui J, Stone GW, Moses JW, Leon MB. Association of plaque characterization by intravascular ultrasound virtual histology and arterial remodeling. Am J Cardiol. 2005; 96: 1476–83.

44. Kume T, Okura H, Kawamoto T, Akasaka T, Toyota E, Watanabe N, Neishi Y, Sukmawan R, Sadahira Y, Yoshida K. Relationship between coronary remodeling and plaque characterization in patients without clinical evidence of coronary artery disease. Atherosclerosis. 2008; 197: 799–805.

45. Garcia-Garcia HM, Goedhart D, Schuurbiers JC, Kukreja N, Tanimoto S, Daemen J, Morel MA, Bressers M, van Es GA, Wentzel JJ, Gijsen F, van der Steen AF, Serruys PW. Virtual histology and remodelling index allow in vivo identification of allegedly high-risk coronary plaques in patients with acute coronary syndromes: a three vessel intravascular ultrasound radiofrequency data analysis. EuroIntervention. 2006; 2: 338–44.

46. Kim SW, Mintz GS, Ohlmann P, Hassani SE, Michalek A, Escolar E, Bui AB, Pichard AD, Satler LF, Kent KM, Suddath WO, Waksman R, Weissman NJ. Comparative intravascular ultrasound analysis of ostial disease in the left main versus the right coronary artery. J Invasive Cardiol. 2007; 19: 377–80.

47. Takeuchi H, Morino Y, Matsukage T, Masuda N, Kawamura Y, Kasai S, Hashida T, Fujibayashi D, Tanabe T, Ikari Y. Impact of vascular remodeling on the coronary plaque compositions: an investigation with in vivo tissue characterization using integrated backscatter-intravascular ultrasound. Atherosclerosis. 2009; 202: 476–82.

48. Sabate M, Kay IP, de Feyter PJ, van Domburg RT, Deshpande NV, Ligthart JM, Gijzel AL, Wardeh AJ, Boersma E, Serruys PW. Remodeling of atherosclerotic coronary arteries varies in relation to location and composition of plaque. Am J Cardiol. 1999; 84: 135–40.

49. Higashikuni Y, Tanabe K, Yamamoto H, Aoki J, Nakazawa G, Onuma Y, Otsuki S, Yagishita A, Yachi S, Nakajima H, Hara K. Relationship between coronary artery remodeling and plaque composition in culprit lesions: an intravascular ultrasound radiofrequency analysis. Circ J. 2007; 71: 654–60.

50. Costa RA, Feres F, Staico R, Abizaid A, Costa Jr JR, Siqueira D, Tanajura LF, Damiani LP, Sousa A, Sousa JE, Colombo A. Vessel remodeling and plaque distribution in side branch of complex coronary bifurcation lesions: a grayscale intravascular ultrasound study. Int J Cardiovasc Imaging.

2013; 29: 1657–66.

51. Hong MK, Park SW, Lee CW, Ko JY, Kang DH, Song JK, Kim JJ, Mintz GS, Park SJ. Intravascular ultrasound findings of negative arterial remodeling at sites of focal coronary spasm in patients with vasospastic angina. Am Heart J. 2000; 140: 395–401.

52. Ohayon J, Finet G, Gharib AM, Herzka DA, Tracqui P, Heroux J, Rioufol G, Kotys MS, Elagha A, Pettigrew RI. Necrotic core thickness and positive arterial remodeling index: emergent biomechanical factors for evaluating the risk of plaque rupture. Am J Physiol Heart Circ Physiol. 2008; 295: H717–27.

53. Richardson PD, Davies MJ, Born GV. Influence of plaque configuration and stress distribution on fissuring of coronary atherosclerotic plaques. Lancet. 1989; 2: 941–4.

54. Schoenhagen P, Ziada KM, Kapadia SR, Crowe TD, Nissen SE, Tuzcu EM. Extent and direction of arterial remodeling in stable versus unstable coronary syndromes : an intravascular ultrasound study. Circulation. 2000; 101: 598–603.

55. Kaji S, Akasaka T, Hozumi T, Takagi T, Kawamoto T, Ueda Y, Yoshida K. Compensatory enlargement of the coronary artery in acute myocardial infarction. Am J Cardiol. 2000; 85: 1139–41. A1139.

56. Kotani J, Mintz GS, Castagna MT, Pinnow E, Berzingi CO, Bui AB, Pichard AD, Satler LF, Suddath WO, Waksman R, Laird Jr JR, Kent KM, Weissman NJ. Intravascular ultrasound analysis of infarct-related and non-infarct-related arteries in patients who presented with an acute myocardial infarction. Circulation. 2003; 107: 2889–93.

57. Hong YJ, Jeong MH, Choi YH, Ko JS, Lee MG, Kang WY, Lee SE, Kim SH, Park KH, Sim DS, Yoon NS, Youn HJ, Kim KH, Park HW, Kim JH, Ahn Y, Cho JG, Park JC, Kang JC. Positive remodeling is associated with more plaque vulnerability and higher frequency of plaque prolapse accompanied with post-procedural cardiac enzyme elevation compared with intermediate/negative remodeling in patients with acute myocardial infarction. J Cardiol. 2009; 53: 278–87.

58. Imazeki T, Sato Y, Inoue F, Anazawa T, Tani S, Matsumoto N, Takayama T, Uchiyama T, Saito S. Evaluation of coronary artery remodeling in patients with acute coronary syndrome and stable angina by multislice computed tomography. Circ J. 2004; 68: 1045–50.

59. Motoyama S, Kondo T, Sarai M, Sugiura A, Harigaya H, Sato T, Inoue K, Okumura M, Ishii J, Anno H, Virmani R, Ozaki Y, Hishida H, Narula J. Multislice computed tomographic characteristics of coronary lesions in acute coronary syndromes. J Am Coll Cardiol. 2007; 50: 319–26.

60. Smits PC, Pasterkamp G, van Ufford MA Q, Eefting FD, Stella PR, de Jaegere PP, Borst C. Coronary artery disease: arterial remodelling and clinical presentation. Heart. 1999; 82: 461–4.

61. Hassani SE, Mintz GS, Fong HS, Kim SW, Xue Z, Pichard AD, Satler LF, Kent KM, Suddath WO, Waksman R, Weissman NJ. Negative remodeling and calcified plaque in octogenarians with acute myocardial infarction: an intravascular ultrasound analysis. J Am Coll Cardiol. 2006; 47: 2413–9.

62. Lafont A, Guzman LA, Whitlow PL, Goormastic M, Cornhill JF, Chisolm GM. Restenosis after experimental angioplasty. Intimal, medial, and adventitial changes associated with constrictive remodeling. Circ Res. 1995; 76: 996–1002.

63. Mintz GS, Popma JJ, Pichard AD, Kent KM, Satler LF, Wong C, Hong MK, Kovach JA, Leon MB. Arterial remodeling after coronary angioplasty: a serial intravascular ultrasound study. Circulation. 1996; 94: 35–43.

64. Sahara M, Kirigaya H, Oikawa Y, Yajima J, Ogasawara K, Satoh H, Nagashima K, Hara H, Nakatsu Y, Aizawa T. Arterial remodeling patterns before intervention predict diffuse in-stent restenosis: an intravascular ultrasound study. J Am Coll Cardiol. 2003; 42: 1731–8.

65. Finet G, Weissman NJ, Mintz GS, Satler LF, Kent KM, Laird JR, Adelmann GA, Ajani AE, Castagna MT, Rioufol G, Pichard AD. Mechanism of lumen enlargement with direct stenting versus predilatation stenting: influence of remodelling and plaque characteristics assessed by volumetric intracoronary ultrasound. Heart. 2003; 89: 84–90.

66. Mehran R, Dangas G, Mintz GS, Lansky AJ, Pichard AD, Satler LF, Kent KM, Stone GW, Leon MB. Atherosclerotic plaque burden and CK-MB enzyme elevation after coronary interventions : intravascular ultrasound study of 2256 patients. Circulation. 2000; 101: 604–10.

67. Jang JS, Jin HY, Seo JS, Yang TH, Kim DK, Park YA, Cho KI, Park YH, Kim DS. Meta-analysis of plaque composition by intravascular ultrasound and its relation to distal embolization after percutaneous coronary intervention. Am J Cardiol. 2013; 111: 968–72.

68. Kang WC, Oh KJ, Han SH, Ahn TH, Chung WJ, Shin MS, Koh KK, Choi IS, Shin EK. Effect of preinterventional arterial remodeling on intimal hyperplasia after implantation of a polymer-based paclitaxel-eluting stent: angiographic and IVUS study. Int J Cardiol. 2007; 123: 50–4.

69. Hassan AK, Bergheanu SC, Stijnen T, van der Hoeven BL, Snoep JD, Plevier JW, Schalij MJ, Wouter Jukema J. Late stent malapposition risk is higher after drug-eluting stent compared with bare-metal stent implantation and associates with late stent thrombosis. Eur Heart J. 2010; 31: 1172–80.

70. Virmani R, Guagliumi G, Farb A, Musumeci G, Grieco N, Motta T, Mihalcsik L, Tespili M, Valsecchi O, Kolodgie FD. Localized hypersensitivity and late coronary thrombosis secondary to a sirolimus-eluting stent: should we be cautious? Circulation. 2004; 109: 701–5.

71. Jimenez-Quevedo P, Sabate M, Angiolillo DJ, Costa MA, Alfonso F, Gomez-Hospital JA, Hernandez-Antolin R, Banuelos C, Goicolea J, Fernandez-Aviles F, Bass T, Escaned J, Moreno R, Fernandez C, Macaya C. Vascular effects of sirolimus-eluting versus bare-metal stents in diabetic patients: three-dimensional ultrasound results of the Diabetes and Sirolimus-Eluting Stent (DIABETES) Trial. J Am Coll Cardiol. 2006; 47: 2172–9.

72. Radu MD, Raber L, Kalesan B, Muramatsu T, Kelbaek H, Heo J, Jorgensen E, Helqvist S, Farooq V, Brugaletta S, Garcia-Garcia HM, Juni P, Saunamaki K, Windecker S, Serruys PW. Coronary evaginations are associated with positive vessel remodelling and are nearly absent following implantation of newer-generation drug-eluting stents: an optical coherence tomography and intravascular ultrasound study. Eur Heart J. 2014; 35: 795–807.

73. Lim TT, Liang DH, Botas J, Schroeder JS, Oesterle SN, Yeung AC. Role of compensatory enlargement and shrinkage in transplant coronary artery disease. Serial intravascular ultrasound study. Circulation. 1997; 95: 855–9.

74. Li HY, Tanaka K, Oeser B, Wertman B, Kobashigawa JA, Tobis JM. Compensatory enlargement in transplant coronary artery disease: an intravascular ultrasound study. Chin Med J (Engl). 2006; 119: 564–9.

75. Li H, Tanaka K, Oeser B, Kobashigawa JA, Tobis JM. Vascular remodelling after cardiac transplantation: a 3-year serial intravascular ultrasound study. Eur Heart J. 2006; 27: 1671–7.

76. Li H, Tanaka K, Chhabra A, Oeser B, Kobashigawa JA, Tobis JM. Vascular remodeling 1 year after cardiac transplantation. J Heart Lung Transplant. 2007; 26: 56–62.

77. Fearon WF, Potena L, Hirohata A, Sakurai R, Yamasaki M, Luikart H, Lee J, Vana ML, Cooke JP, Mocarski ES, Yeung AC, Valantine HA. Changes in coronary arterial dimensions early after cardiac transplantation. Transplantation. 2007; 83: 700–5.

78. Tsutsui H, Ziada KM, Schoenhagen P, Iyisoy A, Magyar WA, Crowe TD, Klingensmith JD, Vince DG, Rincon G, Hobbs RE, Yamagishi M, Nissen SE, Tuzcu EM. Lumen loss in transplant coronary artery disease is a biphasic process involving early intimal thickening and late constrictive remodeling: results from a 5-year serial intravascular ultrasound study. Circulation. 2001; 104: 653–7.

79. Schwarzacher SP, Uren NG, Ward MR, Schwarzkopf A, Giannetti N, Hunt S, Fitzgerald PJ, Oesterle SN, Yeung AC. Determinants of coronary remodeling in transplant coronary disease: a simultaneous intravascular ultrasound and Doppler flow study. Circulation. 2000; 101: 1384–9.

5 冠状动脉侧支循环

冠状动脉循环的重塑：动脉生成、血管新生和血管生成

Christian Seiler

5.1 引言

心血管疾病是发达国家人们死亡的主要原因，并可能成为全世界人类死亡的最重要原因[1]。其中绝大多数死亡是脑梗死或心肌梗死的结果。这两种疾病均以动脉粥样硬化基础上发生急性血管闭塞为特点[2]。在上述情况下，临床结果主要取决于组织梗死的程度[3]。心肌梗死的面积可通过急性期心电图ST段抬高的程度来反映[4]。冠状动脉阻塞的时间、有发生梗死危险的缺血心肌的面积、受累区域缺乏侧支循环供应、缺乏缺血预适应以及在急性冠状动脉事件中心肌氧耗的水平决定了心肌梗死的面积[5]。

冠状动脉循环的重塑被认为是冠状动脉包括自身血管分支及吻合血管的冠状动脉树发生的结构改变，是对持续的血流变化的反应。这一发生在身体状况改变后10～14天内的过程一般称为动脉生成[6, 7]。它表现为冠状动脉循环任何部分的结构性的血管增大或缩小。更为特异的，"动脉生成"特指物理状态改变诱发的冠状动脉及微动脉吻合血管即侧支通道的结构生长（图5.1）[8-10]。比较而言，当用于侧支循环发生这一情况下时，血管新生和血管生成是与物理无关，而与生物化学的/分子的、（病理）生理的、胚胎学影响相关。血管生成发生于循环系统的胚胎学生成期间。定义为在局部信号的作用下内皮前体细胞发生迁移与分化，形成最初的血管[11, 12]。新血管可以通过出芽和套入的方式从已经存在的血管丛进一步生成。这一新血管的形成过程称为血管新生（图5.1）[10, 13]。同血管生成相反，血管新生并不局限于有机体的生成，也可发生于组织的修复或女性生殖周期等生理过程，及对缺血反应这一病理性过程。

在上述背景下，本章节复习了冠状动脉微动脉生成的生理/病理原理，冠状动脉侧支循环的临床相关情况，评估其对侵入性血流动力学上冠状动脉狭窄测量的影响。

5.2 与冠状动脉动脉生成相关的生理原理

通常冠状动脉循环的基本生理和物理原理同样适用于它的吻合血管即侧支动脉与微动脉[14]。氧是心肌的主要营养物质。心肌对氧的需求取决于心室壁张力、心率、心肌收缩力[4]。在正常代谢情况下，心肌组织从血红蛋白中摄取的氧已经接近最大程度，因此，机体通过改变冠状动脉血流量（Q，ml/min）来适应氧需求的改变。根据欧姆定律，沿逐渐缩小的管道的灌注压的差值（ΔP，mmHg）等于血流的血管阻力（R，dyns/cm^{-5}）乘以血流量Q，即 $\Delta P = R \cdot Q$。在冠状动脉循环中，ΔP 是平均主动脉灌注压（P_{ao}，mmHg）和平均中心静脉压（CVP，mmHg）的差值。在正常冠状动脉循环中，R 主要取决于血流与小血管壁内皮细胞间的黏性摩擦力；正常心外膜冠状动脉树的压力阶差约5 mmHg。依据欧姆定律，沿血管途径的压力阶差可进一步用哈根—泊肃叶定律表示，这一定律具体阐明了血管形态对血流的阻力的影响（$R=8\eta l/\pi r^4$；l是血管长度，r是血管内腔半径，η 是血液黏度）。与血液传输相关的两种能量消耗平衡，即通过循环的泵血能耗，和对应的建立和维持循环的能耗，界定为"最小能量消耗"概念，其原理是和整个冠状动脉树包括它的吻合血管的结构设计相一致的[15]。根据最小黏性能量丢失的原理，在动脉树任一点的冠状动脉横截面积是和这一点的血流量$Q^{2/3}$成比例的[15]。因此，冠状动脉血流量的持续增加，例如，左前降支和右心室的动静脉分流（图5.2），会刺激原位左前降支（LAD）冠状动脉口径增大或重塑（动脉生成），同时，侧支

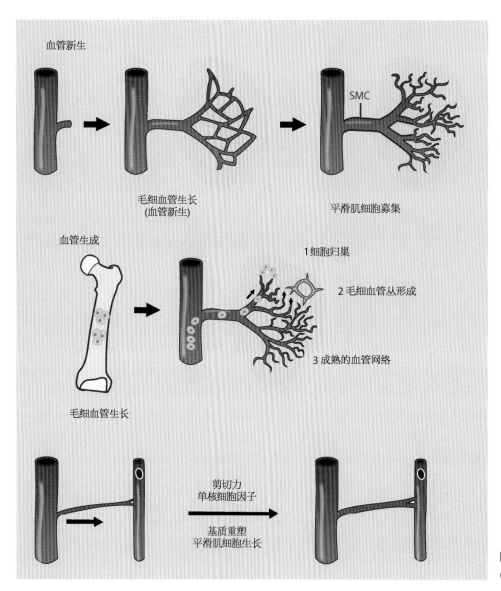

图5.1 血管系统的形成示意图
（详细内容见原文）[40]。

动脉供应了瘘处功能性堵塞的LAD（图5.2）。应用不同的测量技术发现，静息状态下正常心肌组织的灌注接近1 ml/（min·g）[16]。因此，在数值上（流速与区域质量的统一），在欧姆定律或哈根-泊肃叶定律中的Q可被区域心肌质量（M，由冠状动脉树任一点的血液所供应）代替，后者又等同于有心肌梗死危险的缺血心肌面积（AR）。AR或M也可以从血管造影上定义为相对于整个冠状动脉树长度而言冠状动脉树上任一点以远的冠状动脉分支长度的总和[17]。这一AR的定义确立了侧支血管和AR的关系。

当存在有血流动力学意义的冠状动脉狭窄时，由于湍流能量丧失引起狭窄节段以远的灌注压下降。在出现血管腔面积严重减少之前，自主调节通过微血管扩张来维持狭窄以远的基本血流。而当冠状动脉严重狭窄时，静息下冠状动脉血流也是减少的[18]。同时，跨越狭窄的压力下降导致沿着早已存在的连接正常血管的侧支血管存在压力阶差。转而，供血冠状动脉经侧支网络至狭窄的受血冠状动脉的血流增大。增大的血流速度导致相应的流体剪切力的增加，增加的血管内压力导致相应的环向的血管壁压力的增加[19]。随着刺激的延长，侧支血管（动脉和微动脉）通过增加管腔直径（也增加长度；动脉生成）来使流体剪切力正常，通过增加管壁厚度来使管周管壁正常[20]。

5.3　冠状动脉侧支循环的临床相关性

有梗死危险的血管区域能够得到的净增加的冠状动脉侧支血流量可有很大的变化，这取决于事先

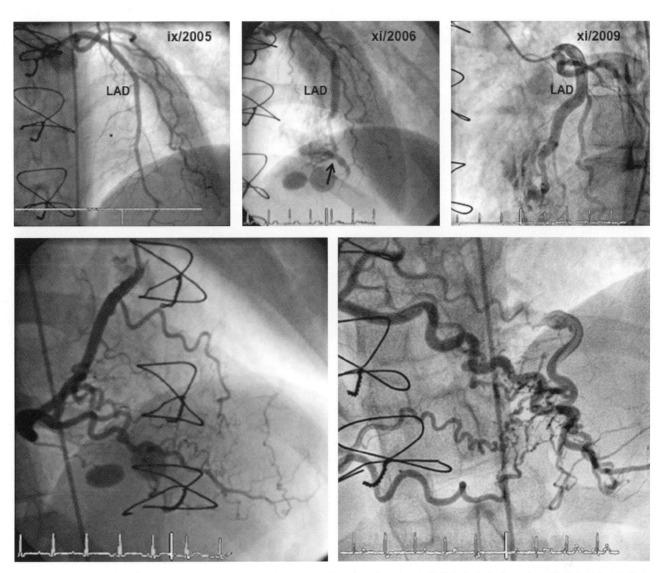

图5.2 上层：心脏移植女性患者的左冠状动脉造影。在心肌活检的方向上有一个医源性的左前降支（LAD）冠状动脉到右心室的瘘（2005：正常左冠状动脉造影；后前位+头位；2006：瘘→）。2006年，LAD 在瘘以远的前向血流闭塞了。2009年，LAD 明显增粗（右上）。下层：同一个患者的右冠状动脉造影。2006年（左下）和2009年（右下）之间，右冠状动脉和左前降支之间的侧支血管明显增大；完全充盈了 LAD 至闭塞/瘘的部位[27]。

存在的吻合血管的有无及程度，上游动脉粥样硬化阻塞的严重程度以及其他环境和基因因素（图5.3）。通过动脉生成，血流最大可增加10～20倍。而血管生成，即出芽式新的微小的高阻力低流量的毛细血管（图5.1）的过程，仅使血流增加1.5～1.7倍。通过血管生成产生相同的动脉管腔面积基本上意味着用毛细血管来替换器官[20]。所以，动脉生成有代偿堵塞动脉的能力，而血管生成不能[25]。虽然成熟的侧支血管能够输送大量血流至受损的组织，但侧支重塑无法使闭塞血管完全血运重建功能[24, 26]。这种情况的基本原因是引起持续外向重塑的主要驱动力-流体剪切力的过早正常化。即使管腔直径小的增加也会导致流体剪切力很大的下降。流体剪切应力的

结果与血管半径的立方成反比。因此即使在正常有侧支血管的组织也难以获得正常最大的血流量[7]。相反，当流体剪切应力被人为地增加时，完全功能重建就可以获得（图5.2）[24, 26, 27]。尽管有这些因素的限制，冠状动脉动脉生成可挽救濒死心肌，对其存活产生有益效应（图5.3）[28, 29]。

　　冠状动脉侧支循环的临床意义在于完好形成的侧支血管对保持急慢性冠心病心肌存活与功能的有益效应。冠状动脉侧支血管的保护效应的部分矛盾结果主要由于侧支血管同时是冠心病严重程度的标志和未来心脏事件的预测因素[29]。换言之，在缺血性心脏病患者中，造影显示的冠状动脉侧支循环与不利预后的正相关受冠心病的严重程度（同时解

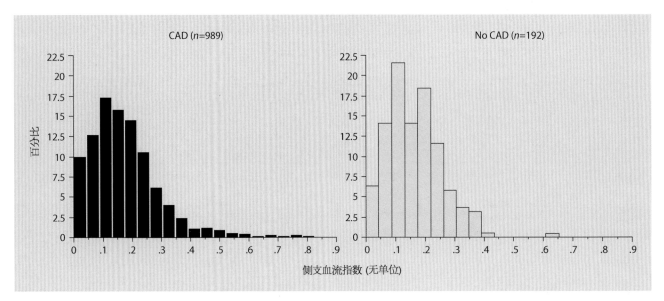

图 5.3 在有和没有冠状动脉疾病（CAD）的患者中定量测量冠状动脉循环功能的侧支血流指数（CFI，横轴，即冠状动脉嵌顿压与主动脉压同时减去中心静脉压后的比值）的频率分布（百分比；纵轴）。

释了两者）所混淆 [30]。因此，针对侧支血管对预后影响的研究必须对基础冠心病的严重程度进行校正。冠心病患者长期生存率的一个主要决定因素是左心室射血分数。左心室射血分数的保持与急性和慢性冠心病的侧支循环是相关的 [31]。在急性心肌缺血时，临床结果非常依赖于心肌梗死的程度，后者随冠状动脉堵塞的时间和濒死心肌的面积增加而增加，随侧支血液供应的增加而减少 [3, 5]。因此，在急性冠脉综合征中更好、更及时地形成的侧支血管，其有益效应是很明显的。另外，心肌梗死再灌注后左心室功能的恢复由侧支血管供血的程度决定，在有足够侧支血管的患者的左心室功能更少地依赖于再灌注的时间 [32]。进一步来讲，在急性心肌梗死患者中，较差的侧支血管与早期发生心源性休克相关，而后者有非常高的死亡率 [33]。关于心肌缺血的潜在致心律失常作用，实验研究主要显示急性冠状动脉闭塞易于发生心室颤动 [34]，临床研究显示侧支循环对缺血诱发的 QT 间期延长有保护效应。

在慢性缺血过程中，心肌冬眠和顿抑引起进一步的左心室功能的下降 [35]。这里，我们经常遇到伴有完全正常的左心室功能的慢性完全性闭塞病变患者，为冠状动脉侧支网络的保护效应提供了很好的例证 [36, 37]。另外，局部心室功能直接与急性和慢性冠状动脉闭塞过程中侧支血流量的大小相关 [31]。侧支血管的保护作用导致心肌梗死后更少的心室扩张和室壁瘤形成 [3]。

对于冠状动脉侧支循环对死亡率的影响，大多数研究都依赖于血管造影评估。近期的荟萃分析纳入 12 个血管造影研究的和一个大型的定量评价侧支的研究 [28]。上述荟萃分析研究包括了超过 6 500 例稳定冠心病或亚急性和急性心肌梗死患者。与较差的冠状动脉侧支循环相比，好的侧支循环显著降低死亡率达 36%（图 5.4）[28]。同样的，最近一个大的前瞻性队列研究纳入稳定性冠心病患者，并定量测量侧支功能，经过随访（平均 7.3 年 ±4.3 年），也显示一个功能好的冠状动脉侧支循环可减少全因死亡率，尤其可明显减少心脏死亡率和主要不良心脏事件 [29]。

5.4 冠状动脉侧支结构和功能的评估

· 冠状动脉闭塞模型 ·

不管采用什么方法，准确地评估冠状动脉侧支循环需要（短暂的）冠状动脉闭塞 [38]。当存在冠状动脉狭窄时，正常前向血流所起的作用不能通过吻合血管通道的募集来的血流识别出来。当没有冠状动脉狭窄时，可能测不到流经非募集侧支血管的净血流。因此，非侵入性技术，如正电子发射断层成像，仅限于应用于供应慢性完全闭塞病变的重塑的侧支循环 [39]。对于侵入性技术，定性与定量方法是不同的。冠状动脉闭塞时评价心电图特点可揭示冠状动脉侧支循环的功能特点 [14]。血流动力学冠状动脉狭窄严重程度的定量功能测量，尤其是血流储备分数（FFR），只要狭窄程度未被干预，冠状动脉微循

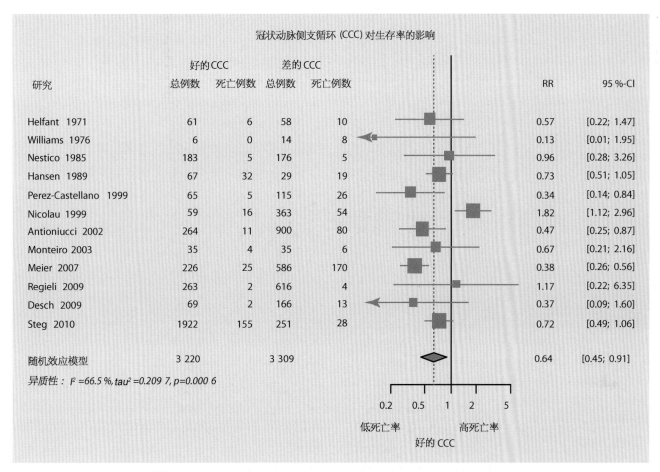

图 5.4 12个不同研究[28]中发育良好的冠状动脉侧支循环（"好的CCC"）在冠心病患者中对总的生存率影响的森林图。

环对血流的阻力小而稳定，可个体化评估相对的侧支功能的改变。这是在上述慢性完全闭塞病变识别侧支循环的结果。来自原有的通畅的冠状动脉和来自邻近动脉通过吻合血管（侧支血流）而来的冠状动脉血流共同决定了心肌的灌注与电导（图5.5）[40]。

· **血管造影侧支评价** ·

为了正确地进行血管造影评价，自发地或通过球囊扩张闭塞侧支受血动脉是必需的（图5.6），即使侧支有一些血管造影剂自发充盈[14]。另外，合适的血管造影评估方法常需要双侧置入导管技术，在推测的（同侧和/或对侧）供血动脉注射造影剂，同时，在受血动脉置入一个堵塞球囊（图5.6）。但是，在临床实践甚至临床研究中，当堵塞不是自发存在时，球囊堵塞很少应用，这就降低了此方法的敏感性。根据Rentrop等人最初描述的血管造影评分[41, 42]，侧支连接处或受血动脉的分支缺乏造影剂充盈，说明是不充分的侧支（评分分别是0和1）；当造影剂充盈受血动脉的心外膜主支，不论是部分充盈（评分为2分）或完全充盈（评分为3分），都

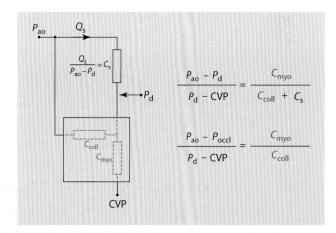

图5.5 冠状动脉循环的一个电路模拟模型图解，包括了灌注压来源（平均主动脉压，P_{ao}），一个分叉，其中一个分叉被狭窄病变堵塞（狭窄分支的血流传导，C_s），另一个分支通过吻合血管（侧支的血流传导，C_{coll}）连接狭窄的分支，C_s是根据欧姆定律，通过血流量（Q_s）和跨越狭窄血管的压力下降来计算。侧支和下游心肌血流传导合并显示为一个正方形。可以直接测得的压力数值除了P_{ao}外，还有远端冠状动脉压（P_d）和中心静脉压（CVP）[40]。

提示为充分的侧支。虽然Rentrop评分与功能性侧支检测是相关的（尽管是中度相关），它也有相应的缺

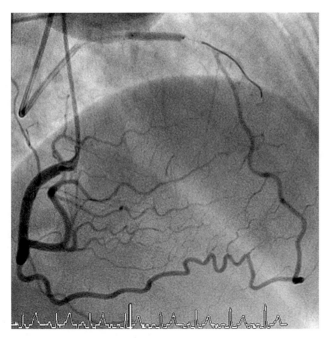

图 5.6 在一个再次开通的左前降支（LAD）近段慢性完全闭塞病变的病人采取双侧插入导管技术进行右冠状动脉（RCA）造影。当 RCA 注射造影剂时，已经再开通的闭塞 LAD 由一个血管成形术球囊（不透光的标记物）再次堵塞。LAD 完全由大的侧支动脉来充盈。

点[40]。一个主要的缺点是 Rentrop 评分不能充分评估侧支的功能意义，即保护效应，尤其当存在供血侧支但没有肉眼可见的侧支血管时[43]。除了造影分级以外，半定量的造影剂清除侧支测量法通过测定球囊堵塞引发造影剂滞留的清除时间来判断侧支[44]。

这种方法与侵入性测定的侧支功能相关性很好，能够准确地区分充分的和不充分的侧支循环[44]。

· 定量侧支功能评价 ·

侵入性定量测量侧支功能依赖于获得冠状动脉远端压力或血流速度信号[45]。为了这一目的，一个冠状动脉指引导丝，在接近头端部位装有压力和/或多普勒感受器，被置入冠状动脉远端。通过治疗性的冠状动脉血管成形术或诊断性的低压力扩张球囊堵塞血管，短暂阻塞正常前向血流。这种方法的近远期安全性已被证实[46]。通过测量得到评价冠状动脉远端嵌顿压（P_{occl}），通过指引导管测得暂时的平均主动脉压（P_{ao}），两者均减去背景压，即中心静脉压（CVP）后的比值可计算出压力来源的侧支血流指数（CFI，图 5.7）[45]。相似的，冠状动脉阻塞后的远端血流速度除以正常前向血流恢复后的静息血流速度，得到速度来源的 CFI[45]。压力信号可较为可靠地获得，受血管结构的影响小，而多普勒信号容易出现血管壁运动伪影而经常不能获得理想的信号[14, 45]。压力来源的 CFI 与灌注影像学及定量心肌声学造影（MCE）测得的球囊堵塞时的心肌灌注密切相关[47, 48]。这一方法的缺点是当左心室充盈压 > 27 mmHg 时，P_{occl} 仅由跨壁压决定，而不再由侧支驱动的压力决定（瀑布机制），这常见于急性心肌梗死时[49]。目前，压力来源的 CFI 测量是侧支评价的金标准。严格意义上讲，充分的侧支循环表现为在

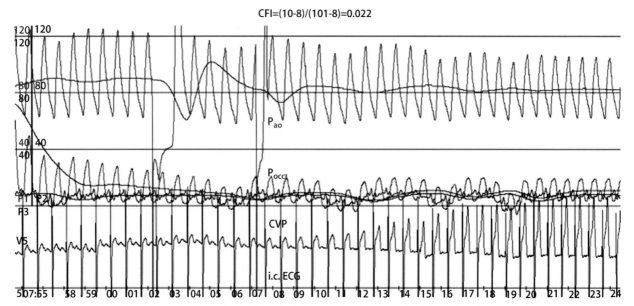

图 5.7 定量测量冠状动脉侧支功能。同时记录位相和平均的主动脉压（平均压 P_{ao}，用红色显示）、远端冠状动脉嵌顿压（P_{occl}，用黑色显示）、中心静脉压（CVP，用蓝色显示）和冠状动脉内心电图。侧支血流指数（CFI；mmHg/mmHg）的计算公式为（P_{occl}–CVP）/（P_{ao}–CVP）。在 1 min 冠状动脉内球囊堵塞的开始就以秒为计时单位记录压力，显示图左侧的 P_{occl} 的减少，心电图从 8 s 开始 ST 段抬高逐渐增加。P_{occl} 仅轻微高于 CVP，因此，CFI 接近于 0，心电图 ST 段显著抬高。

冠状动脉（球囊）闭塞时非常敏感的冠状动脉内心电图也探测不到心肌缺血的表现[50, 51]。在这种情况下，压力来源的CFI ≥ 0.217最能说明存在充分的侧支血供[52]。换句话说，当侧支血供相当于通畅的心外膜冠状动脉正常前向血流的22%以上时，可足够防止静息状态下的心肌缺血。一个在急性心肌梗死血管重建前行单光子发射断层扫描检查的研究也支持这一结果[53]。

5.5　冠状动脉侧支功能对应用血流储备分数测量血流动力学狭窄的影响

上述提到的冠状动脉血流自主调节的原理与微血管阻力密切相关。自主调节指在灌注压为50 ~ 150 mmHg这一大的范围内维持静息下心肌灌注（$1 \, ml \cdot min^{-1} \cdot kg^{-1}$）的能力（图5.8）[18, 54]。当诱发最大心肌充血引起恒定的最小的微循环阻力时，冠状动脉血流的自主调节可完全被抑制。心肌的最大充血可发生于对短暂而全面的最大心肌缺血发作的反应、体力运动、冷压力试验和应用不同的药物，如乙酰胆碱、腺苷、双嘧达莫、多巴酚丁胺、罂粟碱时。当冠状动脉微循环血管动力功能失去时，冠状动脉血流或灌注改变可直接由冠状动脉灌注压的改变来反映（图5.8）[18]。相应的，欧姆的物理定律

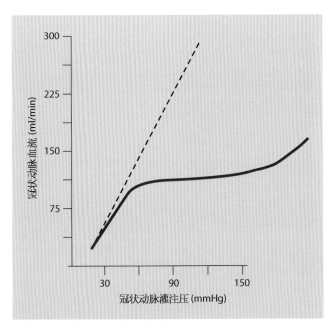

图5.8　图示为冠状动脉血流量的自主调节。通过自主调节，在一个相当大的灌注压（红线）范围内血流量维持在1 ml/min左右。在最大的微循环血管扩张（蓝色虚线），即最小的阻力期间，冠状动脉血流量直接随灌注压的改变而改变。

（$\Delta P = R \cdot Q$；见上文）在实践中适用于冠状动脉循环。实际上，它是所有评价狭窄病变的血流动力学严重程度的冠状动脉侵入方法的基础。尽管当液体由血液代替了水后，欧姆定律有几个理论上的缺点，即，水的黏滞度是稳定不变的，即使与血管内表面的剪切速度增加，而血液的黏滞度是相应增加的。血液这种非牛顿力学的特性表现为对内皮细胞激活和微血管阻力有超比例的血流增加的影响。

目前，通过腺苷输注（$140 \, \mu g \cdot kg^{-1} \cdot min^{-1}$）引起充血状态下用狭窄远端的平均冠状动脉压（$P_d$）除以平均主动脉压（$P_{ao}$）测定的比率（血流储备分数，FFR）被认为是侵入性测量冠状动脉狭窄严重性的标准方法（图5.9）[55, 56]。它是基于上述的理论框架，包括欧姆定律和需要最大充血来抑制冠状动脉自主调节。当存在中度冠状动脉狭窄，非侵入方法未证实心肌缺血时，指南推荐FFR检查[57]。但是，通过血管造影判断血管直径减少的百分比仍是决定做不做血管重建治疗的主要方法[58]。在冠状动脉压力记录稳定的背景下，从技术上来说，P_d和同步的P_{ao}易于获得，静脉应用腺苷诱发心肌充血也是安全的。在临床常规中，对FFR检查较低的使用率可能并非与前面已经简要提到的理论缺陷有关，而是与在冠状动脉造影的基础上增加了小小的工作量相关。

在两个前面提到的指南推荐的重要研究中[57]，FFR定义为"狭窄动脉的最大血流量与正常最大血流量的比值"[59]。相应的FFR ≤ 0.80被描述为"由于狭窄使得最大血流量下降20%或更多"[60]。两个FFR的定义是相一致的，它们均提到了相关的变量：血流量、最大血流量和狭窄。根据欧姆定律，即$\Delta P = R \cdot Q$，只有存在恒定而最小的微循环阻力的情况下，冠状动脉灌注压P_d才能用来代替血流Q。应用标准的静脉腺苷来诱发充血时，R是否是恒定的、最小的是有争议的。因此，名词"血流量"和形容词"最大的"的倾向是错误的。

图5.10显示的球囊堵塞右冠状动脉远端狭窄同时获得FFR=0.83的例子显示名词"狭窄"在上述FFR的描述中也是用词不当（图5.10）。FFR在冠状动脉完全闭塞的情况下应该低于"缺血"检测阈值0.80，只有在血管造影显示的来自回旋支的侧支的血液供应能够解释对闭塞引起的低FFR的代偿。实际上，导管室用于狭窄测量所记录的FFR不是狭窄特异性的，而是一个心肌血流动力学参数。

$FFR = FFR_s + CFI$[55]，这里FFR_s是狭窄特异性的

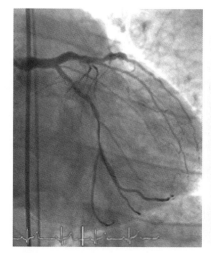
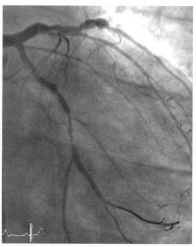

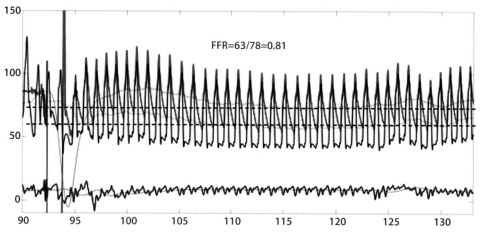

图5.9 对有一系列狭窄的左回旋支的左冠状动脉造影（上图）。压力感受导丝（感受器位于导丝透光与不透光部分的交界处）一开始置于最严重狭窄的近端（左上图），然后放置于远端（右上图）。当压力感受器位于狭窄远端（导丝头部在钝缘支）时，记录压力曲线。下述位相压和平均压力均同步记录：主动脉压，P_{ao}（平均）用红色显示，狭窄远端的冠状动脉压（P_d）用黑色显示，中心静脉压（CVP）用蓝色显示。稳定状态下几个心动周期内最小的P_d/P_{ao}比值（虚线表示）为血流储备分数（FFR）。

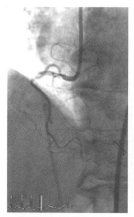
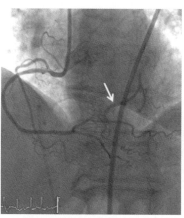
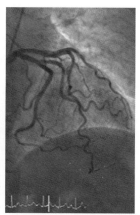

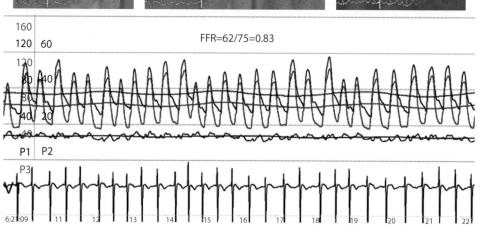

图5.10 对一个开口部有狭窄的通畅RCA（中上图）进行球囊堵塞后的冠状动脉造影（RCA，左上图），和对左回旋支远端部分的显示（箭头所指）；右上图的左冠状动脉造影显示了中上图所示的左回旋支远端的相同部分。在RCA开口球囊堵塞时记录压力和心电图曲线。平均主动脉压（P_{ao}）和位相性主动脉压用黑色显示，平均和位相性冠状动脉嵌顿压（P_{occl}）用红色显示，中心静脉压（CVP）用蓝色显示，冠状动脉内心电图用黑色显示。FFR：血流储备分数，即P_{occl}/P_{ao}。

FFR，而CFI（侧支血流指数）是冠状动脉球囊堵塞时测定的侧支功能参数[45]。以前提到的FFR的描述[59]意味着不同冠状动脉供血区域间的吻合血管功能（侧支循环）的作用是可以忽略不计的。图5.10显示的病例否认了非功能性吻合血管的假设。另外，血管闭塞后即刻的充血与腺苷诱发的充血是不同的，这依赖于流向堵塞血管的侧支的功能的不同。图5.11没有功能性侧支的病例显示同腺苷诱发的充血性FFR相比，有更低的缺血后的FFR（图5.11）。两种形式的充血诱发的FFR的不同直接与近端冠状动脉球囊堵塞测得的CFI相关（图5.12）。CFI对FFR有直接的影响，并且减轻了狭窄病变的影响，鉴于此，对于FFR＞0.8的患者推迟PCI带来的生存获益（FAME1研究[59]）是由于未干预的狭窄病变无影响还是侧支循环的保护作用仍不确定[28]。这一不确定性与在缺乏非侵入性检查时FFR作为心肌缺血侵入性检查的推荐并不矛盾。它的目的是找出不需要做PCI的狭窄病变。相反，在慢性冠心病患者，在有血流动力学相关的狭窄（FFR≤0.80），PCI应被证明优于药物治疗。这就是被引用的FAME2研究[60]的目的。它的唯一的阳性发现是2年内紧急血管重建率在PCI组是4.0%，而药物组是16.3%（$P<0.0001$），这一结论不能解释为PCI的有效性。这一研究是开放性试验，带有自我暗示倾向，FFR≤0.80作为心肌缺血的阈值事先已经广为接受。在这种背景下，药物组出现胸部不适患者的内科医生过度的倾向于转诊病人做PCI。换言之，在研究入选时忽略PCI使得此研究设计存在偏倚，使得药物组患者更多的行紧急血管重建术。

5.6　结论

冠状动脉循环的重塑或动脉生成反映了包含自身的血管分支和吻合血管的冠状动脉树对持续血流改变的情况发生的结构改变。血管生成发生于循环系统的胚胎学形成阶段，是内皮前体细胞在局部信号的刺激下发生迁移与分化，原位形成血管的过程。新的血管可继而由之前存在的血管丛通过出芽式和套入式方式形成。这种新血管的形成称为血管新生。冠状动脉循环基本的生理和物理原理也适用于它的吻合血管，即侧支动脉和微动脉。一个发育非常好的侧支循环可有效减少全因死亡。冠状动脉侧支循环的功能可通过侧支血流指数（CFI）测量来评价，即同时获得的冠状动脉平均嵌顿压与平均主动脉压同时减去中心静脉压后的比值。CFI通过减轻狭窄病变的意义来直接影响冠状动脉狭窄病变的血流动力学意义。

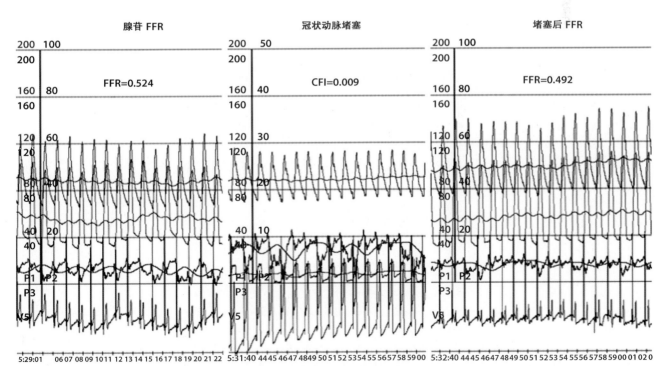

图5.11　不同心肌充血状态下（左和右侧图）以及冠状动脉球囊堵塞引起心肌缺血时，同步记录位相性和平均主动脉压（平均主动脉压P_{ao}用红色显示）、远端冠状动脉压（平均压力P_d用黑色显示）、中心静脉压（CVP，蓝色）和冠状动脉内心电图。

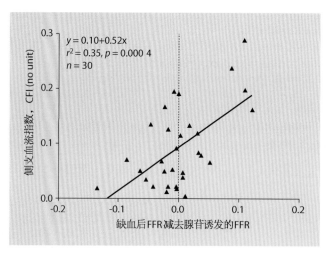

图5.12 血流储备分数（FFR）差值（缺血后FFR减去腺苷诱发的FFR，*x*轴）与同一血管测得的侧支血流指数的关系（*y*轴）。

（王国忠　李东宝　译）

参考文献

1. WHO. Global status report on noncommunicable diseases 2010. Geneva: World Health Organization; 2011.

2. WHO. Global atlas on cardiovascular disease prevention and control. Geneva: World Health Organization; 2011.

3. Habib GB, Heibig J, Forman SA, Brown BG, Roberts R, Terrin ML, Bolli R. Influence of coronary collateral vessels on myocardial infarct size in humans. Results of phase i thrombolysis in myocardial infarction (timi) trial. The timi investigators. Circulation. 1991; 83: 739–46.

4. Maroko PR, Kjekshus JK, Sobel BE, Watanabe T, Covell JW, Ross JJ, Braunwald E. Factors influencing infarct size following experimental coronary artery occlusions. Circulation. 1971; 43: 67–82.

5. Reimer KA, Ideker RE, Jennings RB. Effect of coronary occlusion site on ischaemic bed size and collateral blood flow in dogs. Cardiovasc Res. 1981; 15: 668–74.

6. Brownlee RD, Langille BL. Arterial adaptions to altered blood flow. Can J Physiol Pharmacol. 1991; 69: 978–83.

7. Hoefer IE, van Royen N, Buschmann IR, Piek JJ, Schaper W. Time course of arteriogenesis following femoral artery occlusion in the rabbit. Cardiovasc Res. 2001; 49: 609–17.

8. Ito WD, Arras M, Winkler B, Scholz D, Htun P, Schaper W. Angiogenesis but not collateral growth is associated with ischemia after femoral artery occlusion. Am J Physiol. 1997; 273: H1255–65.

9. Arras M, Wulf DI, Scholz D, Winkler B, Schaper J, Schaper W. Monocyte activation in angiogenesis and collateral growth in the rabbit hindlimb. J Clin Invest. 1998; 101: 40–50.

10. Faber JE, Chilian WM, Deindl E, van Royen N, Simons M. A brief etymology of the collateral circulation. Arterioscler Thromb Vasc Biol. 2014; 34: 1854–9.

11. Reiner L, Molnar J, Jimenez F, Freudenthal R. Interarterial coronary anastomoses in neonates. Arch Pathol. 1961; 71: 103–12.

12. Fischer C, Schneider M, Carmeliet P. Principles and therapeutic implications of angiogenesis, vasculogenesis and arteriogenesis. Handb Exp Pharmacol. 2006; 176: 157–212.

13. Risau W. Mechanisms of angiogenesis. Nature. 1997; 386: 671–4.

14. Seiler C. Assessment and impact of the human coronary collateral circulation on myocardial ischemia and outcome. Circ Cardiovasc Interv. 2013; 6: 719–28.

15. Seiler C, Kirkeeide RL, Gould KL. Basic structure-function relations of the epicardial coronary vascular tree. Basis of quantitative coronary arteriography for diffuse coronary artery disease. Circulation. 1992; 85: 1987–2003.

16. Bergmann SR, Herrero P, Markham J, Weinheimer CJ, Walsh MN. Noninvasive quantitation of myocardial blood flow in human subjects with oxygen-15-labeled water and positron emission tomography. J Am Coll Cardiol. 1989; 14: 639–52.

17. Seiler C, Kirkeeide RL, Gould KL. Measurement from arteriograms of regional myocardial bed size distal to any point in the coronary vascular tree for assessing anatomic area at risk. J Am Coll Cardiol. 1993; 21: 783–97.

18. Westerhof N, Boer C, Lamberts RR, Sipkema P. Cross-talk between cardiac muscle and coronary vasculature. Physiol Rev. 2006; 86: 1263–308.

19. Schaper W, Ito WD. Molecular mechanisms of coronary collateral vessel growth. Circ Res. 1996; 79: 911–9.

20. Schaper W, Scholz D. Factors regulating arteriogenesis. Arterioscler Thromb Vasc Biol. 2003; 23: 1143–51.

21. Pohl T, Seiler C, Billinger M, Herren E, Wustmann K, Mehta H, Windecker S, Eberli FR, Meier B. Frequency distribution of collateral flow and factors influencing collateral channel development. Functional collateral channel measurement in 450 patients with coronary artery disease. J Am Coll Cardiol. 2001; 38: 1872–8.

22. Kinnaird T, Stabile E, Zbinden S, Burnett MS, Epstein SE. Cardiovascular risk factors impair native collateral development and may impair efficacy of therapeutic interventions. Cardiovasc Res. 2008; 78: 257–64.

23. Chalothorn D, Faber JE. Formation and maturation of the native cerebral collateral circulation. J Mol Cell Cardiol. 2010; 49: 251–9.

24. Eitenmuller I, Volger O, Kluge A, Troidl K, Barancik M, Cai WJ, Heil M, Pipp F, Fischer S, Horrevoets AJ, Schmitz-Rixen T, Schaper W. The range of adaptation by collateral vessels after femoral artery occlusion. Circ Res. 2006; 99: 656–62.

25. Scholz D, Ziegelhoeffer T, Helisch A, Wagner S, Friedrich C, Podzuweit T, Schaper W. Contribution of arteriogenesis and angiogenesis to postocclusive hindlimb perfusion in mice. J Mol Cell Cardiol. 2002; 34: 775–87.

26. Heil M, Schaper W. Influence of mechanical, cellular, and molecular factors on collateral artery growth (arteriogenesis). Circ Res. 2004; 95: 449–58.

27. Vogel R, Traupe T, Steiger VS, Seiler C. Physical coronary arteriogenesis: a human "model" of collateral growth promotion. Trends Cardiovasc Med. 2010; 20: 129–33.

28. Meier P, Hemingway H, Lansky AJ, Knapp G, Pitt B, Seiler C. The impact of the coronary collateral circulation on mortality: a meta-analysis. Eur Heart J. 2012; 33: 614–21.

29. Seiler C, Engler R, Berner L, Stoller M, Meier P, Steck H, Traupe T. Prognostic relevance of coronary collateral function: confounded or causal relationship? Heart. 2013; 99: 1408–14.

30. Koerselman J, de Jaegere PP, Verhaar MC, Grobbee DE, van der Graaf Y. Prognostic significance of coronary collaterals in patients with coronary heart disease having percutaneous transluminal coronary angioplasty. Am J Cardiol. 2005; 96: 390–4.

31. Seiler C, Pohl T, Lipp E, Hutter D, Meier B. Regional left ventricular function during transient coronary occlusion: relation with coronary collateral flow. Heart. 2002; 88: 35–42.

32. Lee CW, Park SW, Cho GY, Hong MK, Kim JJ, Kang DH, Song JK, Lee HJ, Park SJ. Pressure-derived fractional collateral blood flow: a primary determinant of left ventricular recovery after reperfused acute myocardial infarction. J Am Coll Cardiol. 2000; 35: 949–55.

33. Waldecker B, Waas W, Haberbosch W, Voss R, Wiecha J, Tillmanns H. Prevalence and significance of coronary collateral circulation in patients with acute myocardial infarct. Z Kardiol. 2002; 91: 243–8.

34. Meier P, Gloekler S, de Marchi SF, Zbinden R, Delacretaz E, Seiler C. An indicator of sudden cardiac death during brief coronary occlusion: Electrocardiogram qt time and the role of collaterals. Eur Heart J. 2010; 31: 1197–204.

35. Chareonthaitawee P, Gersh BJ, Araoz PA, Gibbons RJ. Revascularization in severe left ventricular dysfunction: the role of viability testing. J Am Coll Cardiol. 2005; 46: 567–74.

36. Choi JH, Chang SA, Choi JO, Song YB, Hahn JY, Choi SH, Lee SC, Lee SH, Oh JK, Choe Y, Gwon HC. Frequency of myocardial infarction and its relationship to angiographic collateral flow in territories supplied by chronically occluded coronary arteries. Circulation. 2013; 127: 703–9.

37. Werner GS, Ferrari M, Betge S, Gastmann O, Richartz BM, Figulla HR. Collateral function in chronic total coronary occlusions is related to regional myocardial function and duration of occlusion. Circulation. 2001; 104: 2784–90.

38. Traupe T, Gloekler S, de Marchi SF, Werner GS, Seiler C. Assessment of the human coronary collateral circulation. Circulation. 2010; 122: 1210–20.

39. Demer LL, Gould KL, Goldstein RA, Kirkeeide RL. Noninvasive assessment of coronary collaterals in man by pet perfusion imaging. J Nucl Med. 1990; 31: 259–70.

40. Seiler C. Collateral circulation of the heart. London: Springer; 2009.

41. Rentrop K, Cohen M, Blanke H, Phillips R. Changes in collateral channel filling immediately after controlled coronary artery occlusion by an angioplasty balloon in human subjects. J Am Coll Cardiol. 1985; 5: 587–92.

42. Rentrop K, Thornton J, Feit F, Van Buskirk M. Determinants and protective potential of coronary arterial collaterals as assessed by an angioplasty model. Am J Cardiol. 1988; 61: 677–84.

43. Piek JJ, van Liebergen RA, Koch KT, Peters RJ, David GK. Clinical, angiographic and hemodynamic predictors of recruitable collateral flow assessed during balloon angioplasty coronary occlusion. J Am Coll Cardiol. 1997; 29: 275–82.

44. Seiler C, Billinger M, Fleisch M, Meier B. Washout collaterometry: a new method of assessing collaterals using angiographic contrast clearance during coronary occlusion. Heart. 2001; 86: 540–6.

45. Seiler C, Fleisch M, Garachemani A, Meier B. Coronary collateral quantitation in patients with coronary artery disease using intravascular flow velocity or pressure measurements. J Am Coll Cardiol. 1998; 32: 1272–9.

46. Gloekler S, Traupe T, Meier P, Steck H, de Marchi SF, Seiler C. Safety of diagnostic balloon occlusion in normal coronary arteries. Am J Cardiol. 2010; 105: 1716–22.

47. Matsuo H, Watanabe S, Kadosaki T, Yamaki T, Tanaka S, Miyata S, Segawa T, Matsuno Y, Tomita M, Fujiwara H. Validation of collateral fractional flow reserve by myocardial perfusion imaging. Circulation. 2002; 105: 1060–5.

48. Vogel R, Zbinden R, Indermuhle A, Windecker S, Meier B, Seiler C. Collateral-flow measurements in humans by myocardial contrast echocardiography: validation of coronary pressure-derived collateral-flow assessment. Eur Heart J. 2006; 27: 157–65.

49. de Marchi S, Oswald P, Windecker S, Meier B, Seiler C. Reciprocal relationship between left ventricular filling pressure and the recruitable human coronary collateral circulation. Eur Heart J. 2005; 26: 558–66.

50. Friedman P, Shook T, Kirshenbaum J, Selwyn A, Ganz P. Value of the intracoronary electrocardiogram to monitor myocardial ischemia during percutaneous transluminal coronary angioplasty. Circulation. 1986; 74: 330–9.

51. de Marchi S, Meier P, Oswald P, Seiler C. Variable ECG signs of ischemia during controlled occlusion of the left and right coronary artery in humans. Am J Physiol. 2006; 291: H351–6.

52. de Marchi SF, Streuli S, Haefeli P, Gloekler S, Traupe T, Warncke C, Rimoldi SF, Stortecky S, Steck H, Seiler C. Determinants of prognostically relevant intracoronary electrocardiogram ST-segment shift during coronary balloon occlusion. Am J Cardiol. 2012; 110: 1234–9.

53. Christian T, Berger PB OCM, Hodge DO, Gibbons RJ. Threshold values for preserved viability with a noninvasive measurement of collateral blood flow during acute myocardial infarction treated by direct coronary angioplasty. 1999; 100(24): 2392–5.

54. de Marchi SF, Gloekler S, Rimoldi SF, Rölli P, Steck H, Seiler C. Microvascular response to metabolic and pressure challenge in the human coronary circulation. Am J Physiol Heart Circ Physiol. 2011; 301: H434–41.

55. Pijls NHJ, van Son JAM, Kirkeeide RL, de Bruyne B, Gould KL. Experimental basis of determining maximum coronary, myocardial, and collateral blood flow by pressure measurements for assessing functional stenosis severity before and after percutaneous coronary angioplasty. Circulation. 1993; 86: 1354–67.

56. Kern MJ, Lerman A, Bech JW, De Bruyne B, Eeckhout E, Fearon WF, Higano ST, Lim MJ, Meuwissen M, Piek JJ, Pijls NH, Siebes M, Spaan JA; CoCC AHACoDaICC. Physiological assessment of coronary artery disease in the cardiac catheterization laboratory: a scientific statement from the american heart association committee on diagnostic and interventional cardiac catheterization, council on clinical cardiology. Circulation. 2006; 114: 1321–41.

57. Windecker S, Kolh P, Alfonso F, Collet JP, Cremer J, Falk V, Filippatos G, Hamm C, Head SJ, Jüni P, Kappetein AP, Kastrati A, Knuuti J, Landmesser U, Laufer G, Neumann FJ, Richter DJ, Schauerte P, Sousa UM, Stefanini GG, Taggart DP, Torracca L, Valgimigli M, Wijns W, Witkowski A. 2014 ESC/EACTS guidelines on myocardial revascularization: the task force on myocardial revascularization of the European Society of Cardiology (ESC) and the European Association for Cardio-Thoracic Surgery (EACTS) developed with the special contribution of the European Association of Percutaneous Cardiovascular Interventions (EAPCI). Eur Heart J. 2014; 35: 2541–619.

58. Toth GG, Toth B, Johnson NP, De Vroey F, Di Serafino L, Pyxaras S, Rusinaru D, Di Gioia G, Pellicano M, Barbato E, Van Mieghem C, Heyndrickx GR, De Bruyne B, Wijns W. Revascularization decisions in patients with stable angina and intermediate lesions: results of the international survey on interventional strategy. Circ Cardiovasc Interv. 2014; 7: 751–9.

59. Tonino PA, De Bruyne B, Pijls NH, Siebert U, Ikeno F, van't Veer M, Klauss V, Manoharan G, Engstrøm T, Oldroyd KG, Ver Lee PN, MacCarthy PA, Fearon WF; Investigators FS. Fractional flow reserve versus angiography for guiding percutaneous coronary intervention. N Engl J Med. 2009; 360: 213–24.

60. De Bruyne B, Fearon WF, Pijls NH, Barbato E, Tonino P, Piroth Z, Jagic N, Mobius-Winckler S, Rioufol G, Witt N, Kala P, MacCarthy P, Engström T, Oldroyd K, Mavromatis K, Manoharan G, Verlee P, Frobert O, Curzen N, Johnson JB, Limacher A, Nüesch E, Jüni P; Investigators FT. Fractional flow reserve-guided PCI for stable coronary artery disease. N Engl J Med. 2014; 371: 1208–17.

第3章
不同病理状态下心外膜血管和冠状动脉微循环

6 心血管危险因素对冠状动脉微循环的影响

心血管危险因素对冠状动脉微循环的影响：高血压、糖尿病、血脂代谢异常

Luis Felipe Valenzuela-García, Yasushi Matsuzawa, and Amir Lerman

6.1 缩略词表

ADMA	非对称二甲基精氨酸
ACh	乙酰胆碱
CAD	冠状动脉疾病
CBF	冠状动脉血流量
CFR	冠状动脉血流储备
CHD	冠状动脉性心脏病
CMD	冠状动脉微血管功能障碍
CV	心血管
CVRF	心血管危险因素
ED	内皮细胞功能障碍
EDCF	血管内皮收缩因子
EDRF	内皮源性舒张因子
EF	内皮细胞功能
eNOS	内皮型一氧化氮合酶
FMD	血流介导的血管舒张
LVH	左心室肥大
MBF	心肌血流量
NO	一氧化氮
RH-PAT	反应性充血外周动脉张力测量
ROS	活性氧

6.2 从传统危险因素到个体化用药

动脉粥样硬化斑块及其对正常冠状动脉血流量（coronary blood flow，CBF）的限制作用，使得传统心血管危险因素（cardiovascular risk factors，CRVF）对心外膜冠状动脉内皮细胞的效应更加明显。然而在早期阶段，心血管危险因素在通过内皮依赖性和非内皮依赖性机制导致斑块进展之前，可能会先引起冠状动脉微循环功能障碍（coronary microvascular dysfunction，CMD）。临床研究表明，

对没有已知冠状动脉疾病（coronary artery disease，CAD）危险因素的患者，注射乙酰胆碱（ACh，acetylcholine，一种血管内皮依赖性的血管舒张剂），可以舒张正常的心外膜冠状动脉与微血管，但是对于有传统的和非传统的因素的患者，即使是血管造影检测没有发现动脉粥样硬化病变，乙酰胆碱不能扩张甚至会介导血管收缩（反映出毒蕈碱样血管平滑肌收缩的效应）[1]。这种矛盾的效应是内皮细胞功能障碍（endothelial dysfunction，ED）的结果。由于内皮血流介导的调节存在于不超过 $100 \sim 200~\mu m$ 的小阻抗动脉[2,3]，冠状动脉微循环内皮功能障碍可以通过冠状动脉输注乙酰胆碱评估，通过多普勒超声导丝装置测量心外膜血管直径和血流速度并计算冠状动脉血流量（coronary blood flow，CBF）[4]。此外，研究表明，在冠状动脉微循环障碍患者中，存在内皮依赖和非内皮依赖的血管反应的纵向梯度证据（译者注：纵向梯度可能指血管直径的大小）[2,3]。在小于 $100~\mu m$ 的血管中，腺苷主要通过非内皮依赖机制增加冠状动脉微循环的血流量[3,5]，它能和血管平滑肌细胞表面的受体结合，调节细胞内钙离子浓度[6]。因此，当通过冠状动脉内给予冠状动脉舒张剂如腺苷（弹丸注射或者静脉输注），内皮依赖的冠状动脉血流储备（coronary flow reserve，CFR）可以通过多普勒导丝测量血流速度得以量化[4]。值得注意的是，作为评估冠状动脉血流储备的一种低侵入性方法，静脉注射腺苷不能明确内皮功能障碍和微循环障碍此两者的相对贡献大小，因为腺苷介导了心肌氧耗量增加（明显降低主动脉压和增加心率）[7]，并通过内皮依赖性和非内皮依赖性机制增加冠状动脉血流量。在过去的数十年中，关于心血管危险因素对冠状动脉微循环的影响的证据，大对数来自冠状动脉内给予腺苷的低侵入性方法。为了解决这个困

感，我们将会纳入这些研究，冠以"非内皮依赖的冠状动脉微循环功能障碍"。然而目前，能够明确评估冠状动脉微循环功能障碍的方法，从根本上说仍然是侵入性的方法[3]，因为它能精确地区别内皮依赖性内皮依赖性机制对冠状动脉微循环功能障碍的作用。与先前的报告一致，冠状动脉血流储备是一个重要的概念，目前对其预测心血管事件的价值还存在着争议。然而，心外膜和微血管内皮细胞功能障碍预测主要的心血管事件的价值已经得到确立[8-10]。

内皮细胞功能障碍是动脉粥样硬化主要的功能性表现，但是它同时对动脉硬化的病理性过程也很重要，因为它能促进动脉血栓、炎症和增殖状态的触发和进展。内皮细胞功能障碍伴随着不利的生理性血管改变，如血管舒缩改变、血栓功能障碍、平滑肌细胞增殖迁移以及白细胞黏附[11]。它的发生先于血管形态改变和动脉粥样硬化并发症的发生[12]。大多数传统心血管危险因素，它们有潜在引发内皮细胞损伤和异常修复风险，并导致内皮细胞功能障碍[13]。然而，冠心病患者不只有一个危险因素[14]，50%的冠心病患者存在任何一个或者数个传统的心血管病危险因素，提示还存在导致动脉粥样硬化的非传统危险因素。此外，对心血管病微循环的反应还存在显著的个体异质性差异，同样对药物的这些异质性差异也会影响药物的疗效。例如，即使用最大剂量的他汀类药物，仍然存在相当大的剩余风险。约22%的急性冠脉综合征和9%的稳定型冠心病患者在2年或5年内会出现第二次血管事件[15, 16]。因此，当前非个体化非特定化的治疗方法可能有局限性，这些局限在于不能准确地去识别心血管病的个体化危险因素和导致动脉粥样硬化的病因。

通过导管开展的评估冠状动脉内皮细胞功能障碍的侵入性检查方法，被认为是评估冠状动脉微循环功能障碍的参照标准[4]，但是它的侵入性本质妨碍了其在人群中的广泛使用。基于微循环功能障碍的系统性本质[17]，基本上有两套非侵入性技术来评估它：肱动脉血流介导的血管舒张（FMD）和反应性外周血管充血动脉张力测定（RH-PAT）。这两种方法目前均已得到发展，并且都是基于反应性充血这一相同的原理。冠状动脉内皮细胞功能障碍和肱动脉内皮细胞功能障碍之间的关系存在着争议[18, 19]。鉴于不同部位容量和阻力动脉的

不同生理作用，他们的重要的差异应充分考虑。在容量血管中，相应刺激后NO活性的减少，在内皮细胞功能障碍中发挥着重要作用。在微循环中，NO可能主要调节组织代谢。由于代谢和其他因素在调节微血管功能方面作用很重要，药理学方法诱导NO释放，并不能反映出运动或缺血后微循环对内皮细胞功能障碍的生理性适应。此外，肱动脉血流介导的血管舒张对传统风险因素（如年龄、高血压）导致的损伤特别敏感，而指尖反应性外周血管充血动脉张力指数（RHI）则在评估小血管时，它对代谢因素特别是身高体重指数（BMI）和糖尿病比较敏感。微血管和大血管功能障碍也可能反映血管疾病的不同阶段，容量血管的内皮细胞功能障碍，对于存在动脉粥样硬化的患者显得尤为重要。微循环功能障碍的可以作为心血管病危险因素的早期指标。事实上，微血管和大血管内皮细胞功能障碍之间仅仅有中度的相关性，这一现象提示我们，要谨慎地把一个级别水平的发现外推到另一个级别，以及谨慎地寻求整合两个水平评估和研究的方法。

总之，与直接评估心血管危险因素相比，在更为个体化的水平上对特定危险因素的患者中，通过测量内皮细胞功能障碍直接评估血管损伤，是确定心血管病危险因素的功能意义的更可靠的方法。此外，内皮细胞功能障碍可以被认为是一个综合指标，它能反映个体患者促动脉粥样硬化因素和动脉粥样硬化保护因素的综合效应，包括未知因素和遗传易感性[21]。因此，评估内皮细胞功能障碍可能是一种潜在有实用价值的临床策略。内皮细胞功能障碍检测，可用于动脉粥样硬化的评估和患者的易损性评估，它不仅可以用于预防动脉粥样硬化的并发症，也可以用于判断当前的治疗效果和以指导后治疗方式的选择。靶向治疗内皮细胞功能障碍即是治疗动脉粥样硬化本身。

6.3 血管疾病中内皮细胞功能障碍的分子基础

内皮细胞功能障碍被认为是NO活性损失的后果，NO活性损失可能继发于内皮细胞不能产生足够的具有生物活性的NO，或者NO的降解速度加快。NO对血管壁的生物学效应总结见表6.1。动脉粥样硬化早期可以检测的临床表现，即在生理学、药理学或者血流动力学刺激时，NO的生物活性下降[22]。

表 6.1　NO 的血管功能

调节血管张力

松弛血管平滑肌细胞

抑制内皮素-1 的生产

抗炎抗动脉粥样硬化

抑制低密度脂蛋白氧化和脂质进入动脉内膜

抑制白细胞黏附

抑制平滑肌细胞增殖

抗血栓

抑制血小板黏附

抑制血小板聚集

调节血流变化导致的慢性适应性重塑

血管生成

修复（内皮祖细胞活化）

其结果是 NO 介导血管舒张效应受损，但同时也存在内皮细胞的抗炎和抗凝血功能受损[23-26]。

NO 生物利用度的下降在很大程度上被认为是内皮细胞功能障碍的主要机制，尽管其他内皮源性舒张因子（EDRF）或收缩因子（EDCF）可能也参与其中。通常 EDRF 主要指 NO。目前已经有数种 EDRF 被认识到，包括 NO、PGI_2 和内皮源性超极化因子（EDHF）。每个内皮源性舒张因子通过其信号通路诱导附近的血管平滑肌细胞松弛[27]（图 6.1）。

NO 是由三种 NO 合酶产生的，其中一种位于内皮细胞中，称之为内皮细胞型一氧化氮合酶（eNOS）。所有的一氧化氮合酶利用 L 精氨酸和分子氧为底物，同时需要相应的辅助因子，包括还原型烟酰胺腺嘌呤二核苷酸磷酸（NADPH）、黄素腺嘌呤二核苷酸（FAD）、黄素单核苷酸（FMN）和（6R-）5，6，7，8-四氢生物蝶呤（BH_4）。所有 NOS 都能结合钙调素[28]。

最为公认的 NO 血管舒张机制是其对平滑肌细胞可溶性鸟苷酸环化酶（sGC）的激活作用。激活的 sGC 催化转换鸟苷三磷酸（GTP）为单体存在的环磷酸鸟苷（cGMP）。cGMP 直接或间接调节大量的靶点，包括蛋白质激酶，如蛋白激酶 G（PKG），后者是 cGMP 的主要下游靶点。PKG 激活肌球蛋白轻链磷酸酶（MLCP），后者使平滑肌肌球蛋白去磷酸化，

并导致血管舒张[29]。

心血管疾病危险因素与活性氧（ROS）的产生增加相伴随的现象称为氧化应激。氧化应激主要通过 NADPH 氧化酶上调和解耦联 eNOS（图 6.2）[28]。然而，还有其他潜在的酶学系统涉及其中，如黄嘌呤氧化酶和线粒体呼吸链中的相关酶类。氧化应激通过激活蛋白激酶 C（PKC）、多元醇、氨基己糖、NF-κB 通路，以及不对称增加二甲基精氨酸和糖基化终产物促进内皮细胞功能障碍[30]。

NADPH 氧化酶在血管壁的三层均有表达：内皮细胞、平滑肌细胞以及血管外膜。存在心血管疾病危险因素的血管疾病和其他许多类型的血管疾病中，血管壁 NADPH 氧化酶上调并产生超氧化物酶（O_2^-）。在实验性糖尿病模型与血管紧张素 II 诱导的高血压模型中，NADPH 氧化酶上调已被证明是 PKC 介导的[31]。在血管性疾病中，内皮型一氧化氮合酶的表达也会增加。O_2^- 等超氧化物（如 H_2O_2）的产生和 PKC 活化均可增加 eNOS 表达[32]。氧化应激会通过与超氧阴离子相互作用加剧 NO 降解，但它可能同时将一氧化氮合酶从产生 NO 的酶转化为没有功能且能产生超氧化物的酶。这一过程被称为 NOS 解偶联（图 6.3）。增强内皮细胞 NOS 表达会加剧这种现象。涉及 eNOS 解偶联的机制包括：NOS 关键辅酶 BH_4 氧化、L 精氨酸的减少、内源性甲基精氨酸的聚集以及出现 S-谷胱甘肽相关的 eNOS。NADPH 氧化酶的产物和 eNOS（O_2^- 和 NO）产物快速重组形成过氧亚硝基阴离子（$NNNO^-$），后者能使 eNOS 的辅酶四氢生物蝶呤（BH_4）氧化成三氢生物蝶呤（BH_3）[33]，后者易于产生不相称的醌（BH_2）。BH_4 氧化后，生成没有生物活性的产物如 BH_3 和 BH_2，BH_4 氧化同时也减少底物 L 精氨酸对 NO 的亲和力，同时 eNOS 催化解偶联减少 O_2^- 的生成，导致 O_2^-，过氧化氢，过氧亚硝基阴离子的产生，造成细胞氧化损伤。

动脉粥样硬化的传统危险因素如高血压、糖尿病和高胆固醇血症都与 ROS 产生过多相关，其后果就是 NO 的生物利用度减少和介导的血管舒张的功能受损。在血管舒张剂诱导的血管舒张现象中，EDHF 可能发挥着重要的作用。血管平滑肌细胞可能通过降低电压依赖性钙离子通道的开放、减少钙离子内流，引起血管舒张[34]。氧化应激水平增高时，NO 的释放水平减低，EDHF 可能部分替代 NO 舒张血管的功能[35, 36]。有证据表明，在同一个血管中，存在着一种以上的 EDHF。潜在的 EDHF 包括：

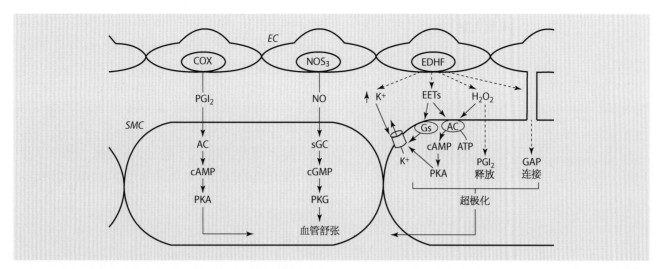

图6.1 小阻力动脉通过多种途径诱导血管舒张。包括NOS、COX和EDHF通路在内的血管舒张通路。内皮细胞中的COX产生PGI_2。PGI_2能够穿过内皮细胞膜，并与平滑肌细胞质膜上的IP受体结合，从而诱导腺苷酸环化酶（AC）/环腺苷酸（cAMP）/蛋白激酶A（PKA）信号转导通路的激活。激活的PKA磷酸化靶蛋白，导致血管舒张。eNOS在几种刺激作用下产生NO，例如剪应力、缺氧和血管活性神经递质。NO在平滑肌细胞中激活可溶性鸟苷酸环化酶（sGC）。活化的sGC催化三磷酸鸟苷（GTP）向环磷酸鸟苷（cGMP）的转化。cGMP直接和间接调节许多靶点，包括蛋白激酶如蛋白激酶G（PKG），导致血管舒张。候选EDHF，包括细胞间K^+、EETs、过氧化氢（H_2O_2）和间隙连接，他们通过复合物诱导各种K^+通道激活机制促进底层平滑肌细胞的超极化，导致血管舒张[27]。

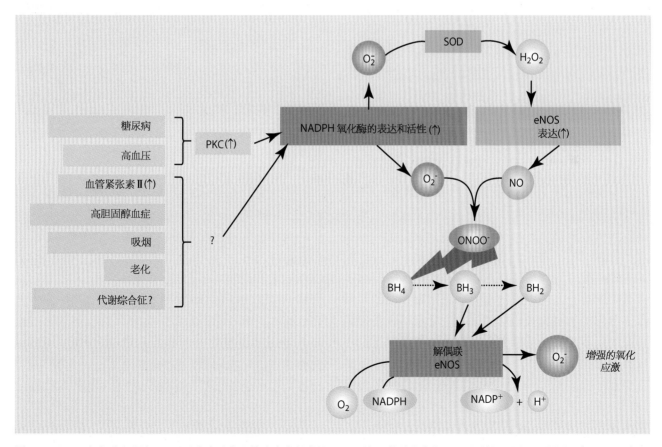

图6.2 NADPH氧化酶上调和eNOS过度表达在血管疾病中很常见。H_2O_2是O_2^-的歧化产物，可通过转录和转录后机制（SOD，超氧化物歧化酶）增加eNOS的表达。另外，蛋白激酶C抑制剂降低血管疾病中的eNOS表达水平。NADPH氧化酶和eNOS，O_2^-和NO的产物迅速复合形成过氧亚硝酸盐（$ONOO^-$）。这可以经eNOS和四氢生物蝶呤（BH_4）的主要辅因子氧化成与醌型6，7-［8H］-H_2-生物蝶呤（BH_2）歧化的三氢生物蝶呤（BH_3）。这个改变将导致"eNOS解偶联"[28]。

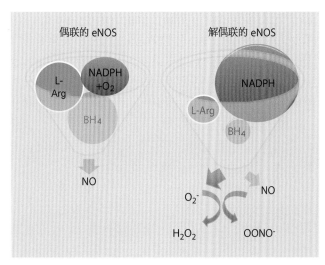

图6.3 在四氢生物蝶呤（BH₄）和烟酰胺腺嘌呤二核苷酸磷酸（NADPH）的"偶联"过程中，通过内皮一氧化氮合酶（eNOS），由L精氨酸（L-Arg）和分子氧（O₂）产生一氧化氮（NO）。NO产生"解偶联"，它是由于受体介导的细胞内可利用的L精氨酸减少（氧化LDL的作用）、氧化还原失衡增加（由于NADH/NADPH增加）和/或BH₄（由于氧化）的可用性降低，结果是电子转移到O₂以形成超氧化物（O₂⁻），超氧化物又反应并消耗NO，形成氧化剂物质过氧亚硝酸盐（OONO⁻）和过氧化氢。

H_2O_2、K^+、细胞缝隙链接、环氧二十碳三烯酸代谢物，后者由环氧化酶通路途径中花生四烯酸代谢产生[37]。

6.4　动脉高血压

6.4.1　非内皮依赖性冠状动脉微循环功能异常

在高血压患者中，冠状动脉血流储备（CFR）降低伴随着左心室肥大[38]。冠状动脉血流储备受损可以累积心肌全层，与收缩压密切相关。在静息状态下，心内膜下心肌血流量（MBF）要多于心外膜下心肌血流量。因为基础水平的心内膜下心肌血流量高，故而心内膜下冠状动脉血流储备要略低。然而，当药理学刺激及运动锻炼时，冠状动脉阻力也会减低。高血压患者整个心肌组织预期可以增加心肌血流量明显减少，因为与年龄性别匹配的正常志愿者相比，该部分患者心肌外血管组织压力增加[39]。值得注意的是，高血压的整个心肌组织血流量减少，不同于主动脉狭窄患者选择性心内膜下心肌血流减少[38, 40]。

长期的高血压合并左心室肥大的患者，不同的机制一起导致内皮依赖的冠状动脉微循环功能障碍，包括：心肌细胞肥大、心肌纤维化（可以导致毛细血管稀疏）[41]、交感神经介导的血管收缩[42]、微动脉重塑导致的管壁/管腔比值增加，以及血管周围纤维化[43, 44]。

在系统高血压患者身上观察到的CFR受损和冠状动脉血流阻力增加，其原因不仅包括冠状动脉阻力血管自身及继发于升高的血压引起的结构改变[45]，也包括相对的功能性毛细血管稀疏[41]。微动脉管腔横截面积的下降，伴随着上升的灌注压导致的慢性收缩，又能导致微循环功能障碍，使血管对舒张性刺激反应减弱。这在某种程度上不同于主动脉狭窄患者，其冠状动脉开口以下左心室流出道梗阻，反而能保护冠状动脉面临过高的灌注压。它能避免主动脉壁过厚，使心内膜下动脉对血压升高更敏感更具形变能力。此外，如果用单位面积的毛细血管数目来估计毛细血管密度，心肌细胞肥大后，毛细血管密度相应下降，因此会出现相对性的毛细血管稀疏。此外，解剖学存在低灌注的血管也能引起功能性的毛细血管稀疏。

6.4.2　内皮依赖性冠状动脉微循环功能障碍

高血压患者在经动脉内注射乙酰胆碱时，前臂循环血流减少[46-48]和CBF降低[49]。此类内皮依赖性的血管舒张反应受损在高血压动物模型中也被多次发现过。目前并不清楚ED是原因[50]还是结果[51, 52]，但是有证据表明，内皮细胞功能障碍在高血压患者的心外膜冠状动脉[53-56]和阻力血管[57]功能异常中发挥着作用。值得注意的是，在不伴随有左心室肥大的高血压患者中，并没有出现乙酰胆碱诱导的CBF增加[56]。在这个阶段，内皮细胞功能障碍局限于心外膜冠状动脉。在血压正常时，小的阻力血管可以通过多种机制诱导血管舒张，包括NOS、COX以及EDHF等介导的信号通路。在eNOS通路缺乏时[36]，EDHF诱导的血管舒张作用，在小阻力血管中的作用要大于大的容量血管[58, 59]。然而，高血压患者的小血管中当其他的EDRF减少时，NOS依赖的成分是EDRF信号通路的主要成分，此NO利用NOS衍生的NO/cGMP和NOS依赖的H_2O_2来促进血管舒张[27]。

6.4.3　对心外膜传导血管的作用

已知高血压可以引起LVH和影响内皮非依赖的CFR和内皮依赖的CBF，高血压患者冠状动脉ED主要局限于心外膜大血管，因为这些血管连续收到血压搏动和剪切力的影响[60-62]。这些患者中，ED可以通过FMD这一技术来监测[46]，即使高血压性血管病很少出现在人类前臂的循环中，相反高血压血管性疾病通常出现在脑血管和下肢血管这些常见靶点。

系统性高血压被认为对血管有管壁剪切力（WSS），并且通过冠状动脉狭窄病变（斑块）时血压降低有可能导致冠状动脉斑块破裂。相应地，收缩压可以预测心血管缺血事件[63]。目前已经明确，管壁剪切力具有促进动脉硬化作用，它能减少抗动脉硬化基因的表达和减弱其相依的抗动脉硬化效应，这些基因包括超氧化物歧化酶和NOS等。然而，证据表明和血压升高本身相比，管壁剪切力的促斑块形成作用可以忽略不计。斑块前后的血压落差变化，对于斑块的稳定性和斑块破裂似乎有更重要的影响。任何影响血压的情况，都可能改变斑块前后的血压落差，并触发斑块破裂[64]。

6.4.4　可逆性药物干预

对高血压患者的合理降压通过左心室肥大的逆转同时改善CFR和CBF。同时且有可能发生更早的是，外周血管和冠状动脉ED改善，可以通过某些特定药物来实现（表6.2）。

· 肾素-血管紧张素-醛固酮系统（RAAS）抑制剂 ·

除了降压作用外，血管紧张素转换酶酶抑制剂（ACEI）和血管紧张素受体阻滞剂（ARBs）具有直接的心血管的保护作用。ACEI可以通过减少血管紧张素Ⅱ的产生，来改善内皮细胞功能[65,66]。相应地，ARBs可以通过抑制血管紧张素Ⅱ改善内皮细胞功能[66]。尽管当前关于ACEI和ARBs对内皮功能障碍的改善作用的研究存在争议，两篇荟萃分析文章分析了相关的随机对照试验，提示ACEI和ARBs均可以改善外周血管的EF，并且其效果要优于其他种类的降压药物，如钙通道阻滞剂和β受体阻滞剂。目前没有明确的证据提示ACEI和ARBs的效果存在差异[67,68]。

阿利吉仑是一种非肽类肾素抑制剂，它能阻断RAAS系统并减少循环中的血管紧张素Ⅱ，且该作用要优于ACEI和ARBs。新近的一项研究指出，阿利吉仑也有改善内皮细胞功能的作用[69]。然而另外一些研究提示，肾素抑制剂阿利吉仑并不能改善内皮细胞功能[70-72]。因此，阿利吉仑改善内皮细胞功能的证据目前尚不充分。同时，阿利吉仑对心血管

的长期改善作用尚不明确。目前进展中的临床试验，有评估阿利吉仑的心血管效应的，这些试验有助于提示我们，直接的肾素抑制剂是否作为一种可以替代的选择，来应用于高血压和其他动脉粥样硬化性疾病的治疗。

· 钙通道阻滞药 ·

某些二氢吡啶类钙通道阻滞剂（CCB）已经被证明可以通过增强eNOS增加NO的产生来改善EF[73]。尽管不是随机对照试验，某项研究显示，对高血压患者手臂动脉内注射ACh或者缓激肽等方法，可以观察到拉西地平对内皮细胞功能的改善作用[74]。评价硝苯地平和西立伐他汀对恢复冠状动脉内皮功能（ENCORE）Ⅰ和Ⅱ临床试验显示，对于稳定性CHD患者，长效作用的硝苯地平可以持续改善内皮功能到两年的时间[75,76]。另外一方面，随机对照双盲试验提示，对于没有明确的心血管疾病危险因素但是具有明显家族倾向的早发CAD患者，尽管氨氯地平能明显改善外周血管的内皮功能，但是这种作用和对照安慰剂并没有明显的差异[77]。目前尚没有关于钙通道阻滞剂对内皮细胞功能改善研究的荟萃分析。将来需要更深入的试验来确认钙通道阻滞剂和内皮细胞功能的关系。

· β受体阻滞剂 ·

第三代β受体阻滞剂奈比洛尔、卡维地洛可能有提高内皮细胞功能的作用。奈必洛尔主要通过释放内皮衍生的NO引起血管扩张[78]。值得注意的是，对健康成人通过前壁动脉注射奈比洛尔后，可以明显观察到前壁血流量增加，而这种效应可以被NO合成酶抑制剂所阻断[79,80]。奈比洛尔的作用被认为，可能与其和雌激素受体相互作用，激活β₃受体有关[81]。卡维地洛，一种非选择性的β受体阻滞剂，同时可以激活α₁肾上腺素受体，同样被观察到可以有抗氧化效应和能改善内皮细胞功能障碍[82]。近期的一项随机试验提示，对合并高血压和糖尿病的患者，与美托洛尔相比，卡维地洛改善内皮细胞功能障碍，这一现象可以通过FMD技术来评估[83]。

6.5　血脂代谢异常

6.5.1　非内皮依赖性冠状动脉微循环功能障碍

高胆固醇血症且无明显临床表现、冠状动脉正常的患者，给予其静脉注射腺苷后，利用正电子发

表 6.2 内皮细胞功能障碍的可逆性药物干预

	QE	RCT	Meta-An	获益证据
高血压				
ACEI/ARB			++	强
阿利吉仑	+			不充足
CCB	+（拉西地平）	+（尼非地平）		有争议
		－（氨氯地平）		
β 受体阻滞剂	+（卡维地洛）	+（卡维地洛）		一致
血脂代谢异常				
他汀		+	+	强
L 精氨酸	+			不充足
CETPI			－	有害
Lp-PLA$_2$				不充足
ω-3 脂肪酸		+	+	强
糖尿病				
胰岛素	+/-			不充足
二甲双胍		+/-		有争议
磺脲类		+（格列齐特）		有争议
		－（格列本脲）		
噻唑烷二酮		+/-		有争议
α 葡萄糖苷酶抑制剂		+/-		有争议
GLP-1 受体激动剂	+	+		一致
DPP4	+	+		一致

QE：准实验研究；RCT：随机临床试验；Meta-An：荟萃分析；+：有益效果；-：无效或有害作用；ACEI：血管紧张素转换酶抑制剂；ARB：血管紧张素受体阻滞剂；CCB：钙通道阻滞剂；CETPI：胆固醇酯转运蛋白抑制剂；Lp-PLA$_2$：脂蛋白相关磷脂酶 A$_2$ 抑制剂；GLP-1：胰高血糖素样肽-1；DPP4：二肽基肽酶 4 抑制剂。

射断层成像（PET）评估心肌血流量，可以发现冠状动脉血流储备减少（推测通过内皮细胞依赖的和内皮细胞非依赖的机制）[84, 85]。

6.5.2 内皮依赖性冠状动脉微循环功能障碍

在冠状动脉粥样硬化但血胆固醇正常的患者中，可以看到心外膜冠状动脉横截面积减小，罂粟碱诱导 CBF 增加的效应减弱。相反，高胆固醇血症患者，其冠状动脉微循的对 ACh 的舒张血管效应受损[1, 56]，这种损伤直接和高胆固醇血症相关，并且对治疗有反应。在人体和动物体内，低密度脂蛋白相关的血管功能障碍的数种机制已经被报道。在动物[87]和人体内[56]，内皮血管 NO 活性减低，氧化型 LDL 比自然状态的 LDL，更易于引起 ED[88, 89]，这种损伤是通过干扰受体介导的细胞内 L 精氨酸生物利用[87]、减少 NO 的产生造成的。氧化 LDL，可以在体外实验中引起 ED[88]，在体内实验中减少内皮依赖的血管舒张效应[89]。有趣的是，在人类动脉粥样硬化的特别早期阶段，内皮依赖的相关反应受损的首要表现，就是受体介导的 EDRF 的产生和/或释放减少。这些因子和血流依赖的血管舒张有关，该种血管舒张是内皮细胞依赖性的，但是同时受体介导的机制也被很好地保留着[1]。此外，LDL胆固醇被发现可以增加血管内的超氧阴离子[90, 91]，后者可以快速灭活NO[92]。

6.5.3 心外膜传导血管的作用

细胞外脂质沉积是动脉硬化形成的第一步，这个过程被认为于慢性炎症过程密切相关[22]，血脂代谢的改变可以促发炎症反应，因为在没有脂质沉积的动脉内膜，很少能看到炎症细胞浸润[93]。内皮细胞的某些部位易于渗漏，导致脂质易于沉积，并易于形成动脉粥样硬化。这些脂质首先沉积在动脉内膜，与糖蛋白结合，凝集并聚集。脂蛋白颗粒与糖蛋白结合后，增加了氧化应激的易感性。随后细胞内脂蛋白的聚集，导致泡沫细胞的形成。此时，动脉粥样硬化物质主要是充盈脂质的巨噬细胞。在这个阶段，纤维化、血栓及钙化等复杂的特征尚没有出现，有证据表明此时的改变某种程度上是可逆的。所谓的易损斑块的微观解剖特征就是存在较大的脂质池。从严格的生物学机制的角度来讲，大的脂质池会在生物学上导致应力集中于斑块的边缘（肩部），而这些部位也是斑块纤维帽破裂的部位[94]。出现少量动脉硬化改变的冠状动脉，其病变部分存在着内皮细胞功能障碍，这些内皮部位可能具有斑块的性质，可能出现脆弱斑块（也就是有较大的脂质池）和巨噬细胞浸润[97]（出现明显的可见病变之前）。

6.5.4 可逆性药物干预

通过饮食调整改变高胆固醇血症[98]、降低血胆固醇的一系列策略包括服用某些药物后，ED是可以改善的。然而，并不是所有的研究都有一致的结论，这些提示ED是一种复杂的临床现象，它需要多种策略去管理并达到最好的临床结局。

· 他汀类药物 ·

大量的随机对照双盲试验表现，他汀类药物对2型糖尿病患者的ED有改善作用[99, 100]。然而，目前的证据存在争议[101, 102]。内皮细胞功能的改善，要早于血脂的改变，且和氧化应激程度降低、炎症反应减弱和内皮细胞激活减少有关。他汀类药物减少心血管事件的机制，除了降低血胆固醇外，它还能对高危个体起到一级预防和二级预防的作用[104, 105]。他汀类药物对冠状动脉和外周血管EF的改善作用，与其抗炎症作用和抗氧化作用有关[105]。近期的一篇纳入46篇随机临床试验的荟萃分析表明，他汀类药物能明显改善冠状动脉和外周血管EF[106]。然而，并不是所有的研究都支持他汀具有改善EF[107]，同时值得注意的是，使用他汀类药物治疗的患者仍然有相当多的残留风险保留。

· L精氨酸 ·

伴随有高胆固醇血症的微血管ED患者，其内皮细胞功能障碍被证明可以被L精氨酸改善[108]。在人体内通过L精氨酸的给药，能使高胆固醇血症患者的CBF对ACh的反应正常化，但是对于动脉粥样硬化患者和血胆固醇正常的患者，L精氨酸的这种效应并不存在。这个方面存在着争议。尽管目前提出的机制是，L精氨酸可以干扰受体介导的细胞内L精氨酸利用，来影响脂蛋白的代谢，我们认为L精氨酸的这种效应并不总是和血胆固醇水平相关[109]。

· 胆固醇酯转移蛋白（CETP）抑制剂 ·

CETP是一种血浆蛋白，主要功能是易化胆固醇酯从高密度脂蛋白（HDL）转移到含Apo B的脂蛋白，通过抑制这种胆固醇的转运，可能会增加HDL的水平。然而令人意外的是，在ILLUMINATE试验中用托彻普治疗后，心血管事件和死亡率均明显增加。持续和显著的内皮细胞功能的损害，可能在某种程度上能部分解释前述结果[111]。在Dal-VESSEL研究中，达塞曲匹也没有能够改善内皮细胞功能[112]。对于随后的dal-OUTCOMES这一Ⅲ期临床试验，我们认为其中止的原因是没有看到其对主要心血管事件的改善作用[113]。另外两种高度有效的CETP抑制剂，anacetrapib和evacetrapib，可能是有希望的新选择[114]，但是这两种药物对内皮细胞功能的影响还没有被评估。

· ω-3脂肪酸 ·

目前已经设计的一系列的随机临床试验，主要用于评估ω-3脂肪酸对心血管事件的影响。虽然在这个问题上存在着争议[115]，但是大规模的前瞻性研究和荟萃分析表明，摄入ω-3脂肪酸对心血管结局具有有益的作用[116-118]。此外最近的一项纳入随机对照的荟萃分析表明，补充ω-3脂肪酸可能会改善内皮细胞功能[119]。虽然这种保护作用的潜在机制尚未明确，推测炎症细胞因子的产生减少可能参与了上述过程[120, 121]。

· 脂蛋白相关的磷脂酶A₂（Lp-PLA₂）抑制剂 ·

Lp-PLA$_2$在动脉粥样硬化病变特别是易损斑块中高度表达[122-124]，并且可以通过从膜甘油磷脂产生花生四烯酸前体而增加炎症，提示该酶可能是潜在的治疗靶点[125]。相应地，尽管目前的证据有矛盾[128]，Lp–PLA$_2$已被显示与冠状动脉内皮细胞功能障碍独立相关[126, 127]。迄今为止，darapladib（Lp–PLA$_2$的一种选择性口服抑制剂）对内皮细胞功能的影响尚缺乏证据。对于 Lp–PLA$_2$抑制剂改善心血管预后作用的研究，迄今为止的临床试验都是阴性结果[129, 130]。

· PCSK9 抑制剂 ·

前蛋白转化酶枯草杆菌蛋白酶 kexin 9（PCSK9）的发现显著改变了脂质管理领域的治疗选择。PCSK 减少 LDL 受体的循环，导致肝细胞表面低密度胆固醇（LDL–C）受体减少，循环 LDL–C 水平升高。抑制 PCSK9 的单克隆抗体已经成为一种能够非常有效地降低 LDL 胆固醇水平的新型药物。ODYSSEY LONG TERM 试验（evolocumab）[131]和 OSLER 试验（alirocumab）[132]均提示，PCSK9 抑制剂可以将复合心血管事件在 12 ～ 18 个月时减少 50%。虽然后续分析是探索性的和基于相对较少的事件，但它们的结果是一致的，都提示 PCSK9 抑制剂可以显著降低低密度脂蛋白胆固醇水平（高达 60%），没有额外的不良影响。PCSK9 抑制剂对高危患者心血管事件（FOURIER）研究（NCT01764633）是一项正在进行的试验，旨在提供 evolocumab 的心血管益处的明确评估。尽管在人内皮细胞中，氧化型的低密度脂蛋白诱导的细胞凋亡与 PCSK9 的表达增加有关，迄今还没有研究报道 PCSK9 对外周和/或冠状动脉内皮细胞功能的影响[133]。迄今为止，一些实验研究报道 PCSK9 与炎症[134]、氧化应激和内皮细胞功能障碍有关[135]。

6.6　糖尿病

6.6.1　非内皮依赖性冠状动脉微血管功能障碍

在患有糖尿病（DM）但血管造影冠状动脉正常的患者中，通过冠状动脉内多普勒超声和冠状动脉内注射腺苷或罂粟碱的方法，已经证实存在对腺苷反应受损的 CFR[136, 137]。此外，在静脉注射双嘧达莫或腺苷后，使用 PET 进行心肌血流量评估，可以发现 CFR 有类似的减少，推测存在着内皮细胞依赖和非内皮依赖性的机制，这些已经在 1 型和 2 型 DM 患者中得到证实。这些结果提示了慢性高血糖在 DM 血管功能障碍病理机制中的关键作用[138, 139]。

6.6.2　内皮依赖性冠状微血管功能障碍

慢性高血糖与 ED 有关[139, 140]。2 型糖尿病（T2DM）的潜在致病机制可能涉及 eNOS 活性的解偶联、线粒体氧化磷酸化的解偶联以及血管 NADPH 氧化酶的活化[141, 142]。导致这些生化紊乱的主要因素是胰岛素抵抗、氧化应激、血脂异常和炎症反应[143]。其他临床因素包括高血压[144]、内脏肥胖[145]、餐后高脂血症[146]、空腹和餐后高血糖[147]，以及不对称二甲基精氨酸 ADMA 水平升高[147]。

根据先前证实胰岛素抵抗与内皮细胞功能相互关系的证据，胰岛素抵抗（IR）被认为是心肌缺血的主要机制之一[148-151]。动物模型研究[152, 153]和间接测量 ED 的人类横断面研究[154-156]强烈支持这种关系，尽管存在相互冲突的证据[157]。此外，旨在改善胰岛素敏感性的干预措施已被证明可改善 EF 并减少无阻塞性动脉粥样硬化患者的心肌缺血[158]。在 2 型糖尿病、葡萄糖耐量降低以及 IR 的患者中，有证据表明，通过 PET 测量的方法提示存在着微循环功能障碍[159]。但是，目前尚无研究报道胰岛素抵抗与冠状动脉心外膜和微血管 ED 的相互影响。IR 对早期冠状动脉粥样硬化和存在缺血症状但没有阻塞 CAD 患者的作用，还需要进一步调查研究，因为在胸痛患者中胰岛素抵抗有着较高的发病率。我们可以推测，随着葡萄糖代谢紊乱的进展，IR 的严重程度逐渐增加，可能与微血管内皮细胞功能障碍的发生率相关，但这是一个需要进一步研究的领域，同样胰岛素抵抗和年龄与冠状动脉微血管内皮细胞功能障碍之间的相互作用也需要进一步的研究。

6.6.3　对心外膜传导血管的作用

传统的心血管疾病危险因素存在于糖尿病中，然而这并不能完全解释在这些患者中观察到的增加的风险。内皮细胞功能障碍和脂质代谢异常是常见的机制，但也有证据表明其他的因素测参与，如蛋白质–纤维蛋白溶解系统和血小板生物学的改变，以及全身炎症增加（伴随着斑块破裂和血栓形成的高风险）[160, 161]。

6.6.4　药物干预的可逆性

加强血糖控制可减少冠状动脉疾病的进展[162, 163]，同时也能改善包括肾病、终末期肾病和视网膜病等临床表现和减缓其进展。然而在 T2DM 患者中，获得最佳HbA1C水平以最大程度减少或逆转CMD的临床表现和进展的益处尚未见报道。以前关于这个问题的证据是稀缺且有限的[164-168]。两项评估不同治疗策略对外周ED影响的小规模随机临床试验并未发现血糖控制与ED有关[164, 165]。但是，CMD在这些研究中没有被评估。且目前HbA1C < 7%的血糖控制目标未必一定能够达到[169]。两项用多普勒超声心动图评估HbA1C水平与CFR之间的相关性的研究发现[166, 167]，T2DM患者血糖控制良好与不好这两组人群，他们的CFR无显著差异，但有一项研究报道[167]，那些HbA1C < 7%的患者6个月后CFR得到改善。在患有DM有胸痛症状，但冠状动脉造影正常的患者中[168]，最佳化血糖控制并没有减少心外膜冠状动脉痉挛的发生率。与这些研究结果相伴随的是，以前基于HbA1C水平的血糖控制的研究，已经强调急性血糖波动的重要性，从血糖高峰到血糖最低点跨度增加，导致过度的蛋白质糖化、氧化应激激活[170, 171]以及DM患者ED的原因[172]。

· **胰岛素治疗** ·

胰岛素治疗对T2DM的ED作用仍然存在争议。原因之一是未能将胰岛素的作用与促胰岛素原及胰岛素原分开。尽管在单用二甲双胍治疗的患者中，加入了低精蛋白锌胰岛素改善了前臂血管反应性[173]，但胰岛素可能会加重磷脂酰肌醇3-激酶依赖性途径的敏感性受损[174, 175]。有关胰岛素致动脉粥样硬化作用的争议可能反映了胰岛素的不同两种途径：磷脂酰肌醇激酶（PI-3K）途径和丝裂原活化蛋白激酶（MAPK），胰岛素可通过正常内皮细胞和胰岛素抵抗的内皮细胞影响MAPK途径[176, 177]。

· **二甲双胍** ·

二甲双胍可改善胰岛素敏感性和葡萄糖稳态，并被证明可激活组织中的5′腺苷一磷酸激活的蛋白激酶（AMPK）[177]。AMPK系统控制全身能量平衡和新陈代谢，并且可能是运动对健康有益的部分原因。几个针对不同患者人群的研究，包括针对1型糖尿病患者，已经证明施用二甲双胍可改善EF[178-182]，尽管少数患者没有显示出明显的有益效果[183, 184]。

· **磺脲类** ·

尽管磺脲类药物可能增加T2DM患者心血管疾病的风险[185]，但目前尚缺乏随机对照试验来证实其对心血管结局的临床疗效[186]。通过刺激胰岛素分泌，磺酰脲被认为有利于诱发低血糖和促进体重增加、加速β细胞凋亡和β细胞耗竭，并损害EF，从

而增加缺血性疾病的并发症风险。一些研究报道了格列本脲对内皮细胞功能的不利影响，尽管少数研究显示EF改善，例如格列齐特具有抗氧化性能，可能预防ED[177, 187, 188]。总而言之，迄今为止还没有可靠的临床证据，同时关于它们对内皮细胞功能的影响，磺脲类药物之间可能存在差异。

· **噻唑烷二酮** ·

与噻唑烷二酮结合的过氧化物酶体增殖物激活受体 γ 在脂肪组织、胰腺 β 细胞、内皮细胞和巨噬细胞中均匀表达[189]。噻唑烷二酮类化合物可激活eNOS[190]，并可能具有抗氧化性能，从而增加NO的生物利用度[191]。已有研究报道噻唑烷二酮类药物对内皮细胞的有益作用[184, 192-195]，但不是所有的临床研究都有类似的结果[196]。据报道，罗格列酮可降低细胞内参与四氢生物蝶呤合成酶的水平，并抑制细胞因子诱导的NO合成[197]。因此，其对NO生物利用度和NO合酶功能的影响仍有待充分探讨，这些药物对EF的独立作用尚未明确。这些药物在改善心血管结局方面的临床作用方面，存在矛盾的证据[198-202]。

· **α葡萄糖苷酶抑制剂** ·

反复的餐后高血糖可能通过抑制血管EF发挥促进动脉粥样硬化的重要作用[203]。α葡萄糖苷酶抑制剂延缓消化上部小肠中的碳水化合物的吸收，并随后通过抑制小肠刷状缘中的α葡糖苷酶来延迟葡萄糖的吸收和延迟和减弱餐后高血糖。与其他一些降血糖药不同，使用α葡糖苷酶抑制剂尚没有出现标志潜在心血管风险的信号。相反，具有里程碑意义的研究——预防非胰岛素依赖性糖尿病（STOP-NIDDM）的临床试验，提示α葡糖苷酶抑制剂对心血管预后有着明显的益处[204]。然而，其他大型随机临床试验未能显示α葡萄糖苷酶抑制剂对心血管结局的有益作用[205, 206]。与这些结果类似的是，关于α葡萄糖苷酶抑制剂对EF的作用的临床试验结果也是存在矛盾的[207-210]。因此，此类药物对内皮细胞功能及CV事件可能有类似的作用，强调内皮细胞功能可以作为治疗靶标。

· **胰高血糖素样肽-1（GLP-1）和二肽基肽酶4抑制剂（DPP4-I）** ·

胰高血糖素样肽-1（GLP-1）除了对血糖具有良好的控制作用，它还作用于内皮细胞、心肌细胞以及血管肌细胞上，这些细胞均能表达功能性的GLP-1受体。GLP-1受体依赖性和GLP-1受体非依

赖途径已经被指出，可能参与GLP-1的心血管保护作用[211]。DPP4-I维持血浆GLP-1的活性和水平，并增加NO产生，同时增加eNOS磷酸化[212]。近年来，因其对心血管预后的潜在的积极作用，肠促胰岛素模拟物GLP-1受体激动剂和DPP4-Is受到了特别的关注。尽管越来越多来自临床前和早期临床研究的文献表明，GLP-1受体激动剂和DPP4-Is可能对心血管结局发挥着葡萄糖非依赖性的有益作用[213]，正在进行的大规模试验的结果，可能会提供宝贵的新见解，来阐释这些基于肠降血糖素的治疗对心血管结果的影响。一些临床研究报道，虽然内皮功能可以被GLP-1和DPP4-I改善[214-218]，它们的效果仍然有争议，因为其中大多数是非随机试验，并纳入的患者例数较少。因而需要大规模的随机研究来进一步阐明GLP-1和DPP4-I对EF的影响。

CVRFs相关的，是在具体特定患者中出现的，是冠状动脉解剖结构变化和功能变化的结果。ED主要是功能性的改变，是动脉粥样硬化的可逆的临床表现，它的出现先于的血管形态学改变和心血管事件发生。因此，除了日前控制传统CVRF的策略之外，我们还需要关注将ED作为治疗目标的作用。应该努力确定适当的控制目标，以减缓和逆转动脉粥样硬化过程的起始环节和并发症的发生。应该努力推动将ED作为临床研究的观察终点之一。在临床实践中，内皮细胞功能评估这一方法在不断应用。在这个领域中，需要前瞻性的随机研究来回答，对于存在心血管危险因素的患者和已经确立CV疾病的患者，内皮细胞功能评估指导下的治疗是否可以改善其临床预后。此类研究的进一步深化，可能会推动我们进入心脏病学个体化医学的新时代。

6.7　结论和展望

（刘锐锋　赵慧强　译）

CMD是与传统的、新发现的，以及未知的

参考文献

1. Zeiher AM, Drexler H, Wollschlager H, Just H. Modulation of coronary vasomotor tone in humans. Progressive endothelial dysfunction with different early stages of coronary atherosclerosis. Circulation. 1991; 83(2): 391–401.

2. Kuo L, Davis MJ, Chilian WM. Longitudinal gradients for endothelium-dependent and -independent vascular responses in the coronary microcirculation. Circulation. 1995; 92(3): 518–25.

3. Herrmann J, Kaski JC, Lerman A. Coronary microvascular dysfunction in the clinical setting: from mystery to reality. Eur Heart J. 2012; 33(22): 2771–82b. doi: 10.1093/eurheartj/ehs246.

4. Hasdai D, Cannan CR, Mathew V, Holmes Jr DR, Lerman A. Evaluation of patients with minimally obstructive coronary artery disease and angina. Int J Cardiol. 1996; 53(3): 203–8.

5. Rembert JC, Boyd LM, Watkinson WP, Greenfield Jr JC. Effect of adenosine on transmural myocardial blood flow distribution in the awake dog. Am J Physiol. 1980; 239(1): H7–13.

6. Tune JD, Gorman MW, Feigl EO. Matching coronary blood flow to myocardial oxygen consumption. J Appl Physiol. 2004; 97(1): 404–15. doi: 10.1152/japplphysiol.01345.2003.

7. Wilson RF, Wyche K, Christensen BV, Zimmer S, Laxson DD. Effects of adenosine on human coronary arterial circulation. Circulation. 1990; 82(5): 1595–606.

8. Schachinger V, Britten MB, Zeiher AM. Prognostic impact of coronary vasodilator dysfunction on adverse long-term outcome of coronary heart disease. Circulation. 2000; 101(16): 1899–906.

9. Halcox JP, Schenke WH, Zalos G, Mincemoyer R, Prasad A, Waclawiw MA, Nour KR, Quyyumi AA. Prognostic value of coronary vascular endothelial dysfunction. Circulation. 2002; 106(6): 653–8.

10. Targonski PV, Bonetti PO, Pumper GM, Higano ST, Holmes Jr DR, Lerman A. Coronary endothelial dysfunction is associated with an increased risk of cerebrovascular events. Circulation. 2003; 107(22): 2805–9. doi: 10.1161/01.CIR.0000072765.93106.EE.

11. Kinlay S, Libby P, Ganz P. Endothelial function and coronary artery disease. Curr Opin Lipidol. 2001; 12(4): 383–9.

12. Gossl M, Yoon MH, Choi BJ, Rihal C, Tilford JM, Reriani M, Gulati R, Sandhu G, Eeckhout E, Lennon R, Lerman LO, Lerman A. Accelerated coronary plaque progression and endothelial dysfunction: serial volumetric evaluation by IVUS. JACC Cardiovasc Imaging. 2014; 7(1): 103–4. doi: 10.1016/j.jcmg.2013.05.020.

13. Hamburg NM, Keyes MJ, Larson MG, Vasan RS, Schnabel R, Pryde MM, Mitchell GF, Sheffy J, Vita JA, Benjamin EJ. Cross-sectional relations of digital vascular function to cardiovascular risk factors in the Framingham Heart Study. Circulation. 2008; 117(19): 2467–74. doi: 10.1161/CIRCULATIONAHA.107.748574.

14. Khot UN, Khot MB, Bajzer CT, Sapp SK, Ohman EM, Brener SJ, Ellis SG, Lincoff AM, Topol EJ. Prevalence of conventional risk factors in patients with coronary heart disease. JAMA. 2003; 290(7): 898–904. doi: 10.1001/jama.290.7.898.

15. Cannon CP, Braunwald E, McCabe CH, Rader DJ, Rouleau JL, Belder R, Joyal SV, Hill KA, Pfeffer MA, Skene AM. Intensive versus moderate lipid lowering with statins after acute coronary syndromes. N Engl J Med. 2004; 350(15): 1495–504. doi: 10.1056/NEJMoa040583.

16. LaRosa JC, Grundy SM, Waters DD, Shear C, Barter P, Fruchart JC, Gotto AM, Greten H, Kastelein JJ, Shepherd J, Wenger NK. Intensive lipid lowering with atorvastatin in patients with stable coronary disease. N Engl J Med. 2005; 352(14): 1425–35. doi: 10.1056/NEJMoa050461.

17. Anderson TJ, Gerhard MD, Meredith IT, Charbonneau F, Delagrange D, Creager MA, Selwyn AP, Ganz P. Systemic nature of endothelial dysfunction in atherosclerosis. Am J Cardiol. 1995; 75(6): 71B–4.

18. Teragawa H, Ueda K, Matsuda K, Kimura M, Higashi Y, Oshima T, Yoshizumi M, Chayama K. Relationship between endothelial function in the coronary and brachial arteries. Clin Cardiol. 2005; 28(10): 460–6.

19. Hamburg NM, Palmisano J, Larson MG, Sullfutuire LM, Lehman BT, Vasan RS, Levy D, Mitchell GF, Vita JA, Benjamin EJ. Relation of brachial and digital measures of vascular function in the community: the Framingham heart study. Hypertension. 2011; 57(3): 390–6. doi: 10.1161/HYPERTENSIONAHA.110.160812.

20. Flammer AJ, Anderson T, Celermajer DS, Creager MA, Deanfield J, Ganz P, Hamburg NM, Luscher TF, Shechter M, Taddei S, Vita JA, Lerman A. The assessment of endothelial function: from research into clinical practice. Circulation. 2012; 126(6): 753–67. doi: 10.1161/CIRCULATIONAHA.112.093245.

21. Bonetti PO, Lerman LO, Lerman A. Endothelial dysfunction: a marker of atherosclerotic risk. Arterioscler Thromb Vasc Biol. 2003; 23(2): 168–75.

22. Ross R. Atherosclerosis – an inflammatory disease. N Engl J Med. 1999; 340(2): 115–26. doi: 10.1056/NEJM199901143400207.

23. Rudic RD, Shesely EG, Maeda N, Smithies O, Segal SS, Sessa WC. Direct evidence for the importance of endothelium-derived nitric oxide in vascular remodeling. J Clin Invest. 1998; 101(4): 731–6. doi: 10.1172/JCI1699.

24. Forstermann U. Oxidative stress in vascular disease: causes, defense mechanisms and potential therapies. Nat Clin Pract Cardiovasc Med. 2008; 5(6): 338–49. doi: 10.1038/ncpcardio1211.

25. Murohara T, Asahara T, Silver M, Bauters C, Masuda H, Kalka C, Kearney M, Chen D, Symes JF, Fishman MC, Huang PL, Isner JM. Nitric oxide synthase modulates angiogenesis in response to tissue ischemia. J Clin Invest. 1998; 101(11): 2567–78. doi: 10.1172/JCI1560.

26. Landmesser U, Engberding N, Bahlmann FH, Schaefer A, Wiencke A, Heineke A, Spiekermann S, Hilfiker-Kleiner D, Templin C, Kotlarz D, Mueller M, Fuchs M, Hornig B, Haller H, Drexler H. Statin-induced improvement of endothelial progenitor cell mobilization, myocardial neovascularization, left ventricular function, and survival after experimental myocardial infarction requires endothelial nitric oxide synthase. Circulation. 2004; 110(14): 1933–9. doi: 10.1161/01. CIR.0000143232.67642.7A.

27. Kang KT. Endothelium-derived relaxing factors of small resistance arteries in hypertension. Toxicol Res. 2014; 30(3): 141–8. doi: 10.5487/TR.2014.30.3.141.

28. Forstermann U, Sessa WC. Nitric oxide synthases: regulation and function. Eur Heart J. 2012; 33(7): 829–37, 837a–7d. doi: 10.1093/eur-heartj/ehr304.

29. Dudzinski DM, Igarashi J, Greif D, Michel T. The regulation and pharmacology of endothelial nitric oxide synthase. Annu Rev Pharmacol Toxicol. 2006; 46: 235–76. doi: 10.1146/annurev.pharmtox.44.101802.121844.

30. Woodman RJ, Chew GT, Watts GF. Mechanisms, significance and treatment of vascular dysfunction in type 2 diabetes mellitus: focus on lipidregulating therapy. Drugs. 2005; 65(1): 31–74.

31. Drummond GR, Cai H, Davis ME, Ramasamy S, Harrison DG. Transcriptional and posttranscriptional regulation of endothelial nitric oxide synthase expression by hydrogen peroxide. Circ Res. 2000; 86(3): 347–54.

32. Li H, Oehrlein SA, Wallerath T, Ihrig-Biedert I, Wohlfart P, Ulshofer T, Jessen T, Herget T, Forstermann U, Kleinert H. Activation of protein kinase C alpha and/or epsilon enhances transcription of the human endothelial nitric oxide synthase gene. Mol Pharmacol. 1998; 53(4): 630–7.

33. Bec N, Gorren AFC, Mayer B, Schmidt PP, Andersson KK, Lange R. The role of tetrahydrobiopterin in the activation of oxygen by nitricoxide synthase. J Inorg Biochem. 2000; 81(3): 207–11.

34. Jackson WF. Ion channels and vascular tone. Hypertension. 2000; 35(1 Pt 2): 173–8.

35. Liu Y, Gutterman DD. Vascular control in humans: focus on the coronary microcirculation. Basic Res Cardiol. 2009; 104(3): 211–27. doi: 10.1007/s00395-009-0775-y.

36. Huang A, Sun D, Smith CJ, Connetta JA, Shesely EG, Koller A, Kaley G. In eNOS knockout mice skeletal muscle arteriolar dilation to acetylcholine is mediated by EDHF. Am J Physiol Heart Circ Physiol. 2000; 278(3): H762–8.

37. Vanhoutte PM. Endothelium-dependent hyperpolarizations: the history. Pharmacol Res. 2004; 49(6): 503–8. doi: 10.1016/j. phrs.2003.11.015.

38. Hamasaki S, Al Suwaidi J, Higano ST, Miyauchi K, Holmes Jr DR, Lerman A. Attenuated coronary flow reserve and vascular remodeling in patients with hypertension and left ventricular hypertrophy. J Am Coll Cardiol. 2000; 35(6): 1654–60.

39. Rimoldi O, Rosen SD, Camici PG. The blunting of coronary flow reserve in hypertension with left ventricular hypertrophy is transmural and correlates with systolic blood pressure. J Hypertens. 2014; 32(12): 2465–71. doi: 10.1097/HJH.0000000000000338; discussion 2471.

40. Rajappan K, Rimoldi OE, Dutka DP, Ariff B, Pennell DJ, Sheridan DJ, Camici PG. Mechanisms of coronary microcirculatory dysfunction in patients with aortic stenosis and angiographically normal coronary arteries. Circulation. 2002; 105(4): 470–6.

41. Feihl F, Liaudet L, Waeber B, Levy BI. Hypertension: a disease of the microcirculation? Hypertension. 2006; 48(6): 1012–7. doi: 10.1161/01. HYP.0000249510.20326.72.

42. Heusch G, Baumgart D, Camici P, Chilian W, Gregorini L, Hess O, Indolfi C, Rimoldi O. alpha-adrenergic coronary vasoconstriction and myocardial ischemia in humans. Circulation. 2000; 101(6): 689–94.

43. Feihl F, Liaudet L, Levy BI, Waeber B. Hypertension and microvascular remodelling. Cardiovasc Res. 2008; 78(2): 274–85. doi: 10.1093/cvr/cvn022.

44. Schwartzkopff B, Frenzel H, Dieckerhoff J, Betz P, Flasshove M, Schulte HD, Mundhenke M, Motz W, Strauer BE. Morphometric investigation of human myocardium in arterial hypertension and valvular aortic stenosis. Eur Heart J. 1992; 13 Suppl D: 17–23.

45. Tice FD, Peterson JW, Orsinelli DA, Binkley PF, Cody RJ, Guthrie R, Pearson AC. Vascular hypertrophy is an early finding in essential hypertension and is related to arterial pressure waveform contour. Am Heart J. 1996; 132(3): 621–7.

46. Linder L, Kiowski W, Buhler FR, Luscher TF. Indirect evidence for release of endothelium-derived relaxing factor in human forearm circulation in vivo. Blunted response in essential hypertension. Circulation. 1990; 81(6): 1762–7.

47. Taddei S, Virdis A, Mattei P, Ghiadoni L, Fasolo CB, Sudano I, Salvetti A. Hypertension causes premature aging of endothelial function in humans. Hypertension. 1997; 29(3): 736–43.

48. Panza JA, Quyyumi AA, Brush Jr JE, Epstein SE. Abnormal endothelium-dependent vascular relaxation in patients with essential hypertension. N Engl J Med. 1990; 323(1): 22–7. doi: 10.1056/NEJM199007053230105.

49. Treasure CB, Klein JL, Vita JA, Manoukian SV, Renwick GH, Selwyn AP, Ganz P, Alexander RW. Hypertension and left ventricular hypertrophy are associated with impaired endothelium-mediated relaxation in human coronary resistance vessels. Circulation. 1993; 87(1): 86–93.

50. Taddei S, Virdis A, Mattei P, Arzilli F, Salvetti A. Endothelium-dependent forearm vasodilation is reduced in normotensive subjects with familial history of hypertension. J Cardiovasc Pharmacol. 1992; 20 Suppl 12: S193–5.

51. Hongo K, Nakagomi T, Kassell NF, Sasaki T, Lehman M, Vollmer DG, Tsukahara T, Ogawa H, Torner J. Effects of aging and hypertension on endothelium-dependent vascular relaxation in rat carotid artery. Stroke. 1988; 19(7): 892–7.

52. Takase H, Moreau P, Kung CF, Nava E, Luscher TF. Antihypertensive therapy prevents endothelial dysfunction in chronic nitric oxide deficiency. Effect of verapamil and trandolapril. Hypertension. 1996; 27(1): 25–31.

53. Bossaller C, Habib GB, Yamamoto H, Williams C, Wells S, Henry PD. Impaired muscarinic endothelium-dependent relaxation and cyclic guanosine 5′-monophosphate formation in atherosclerotic human coronary artery and rabbit aorta. J Clin Invest. 1987; 79(1): 170–4. doi: 10.1172/JCI112779.

54. Forstermann U, Mugge A, Alheid U, Haverich A, Frolich JC. Selective attenuation of endothelium-mediated vasodilation in atherosclerotic human coronary arteries. Circ Res. 1988; 62(2): 185–90.

55. Ludmer PL, Selwyn AP, Shook TL, Wayne RR, Mudge GH, Alexander RW, Ganz P. Paradoxical vasoconstriction induced by acetylcholine in atherosclerotic coronary arteries. N Engl J Med. 1986; 315(17): 1046–51. doi: 10.1056/NEJM198610233151702.

56. Zeiher AM, Drexler H, Saurbier B, Just H. Endothelium-mediated coronary blood flow modulation in humans. Effects of age, atherosclerosis, hypercholesterolemia, and hypertension. J Clin Invest. 1993; 92(2): 652–62. doi: 10.1172/JCI116634.

57. Vallance P, Collier J, Moncada S. Effects of endothelium-derived nitric oxide on peripheral arteriolar tone in man. Lancet. 1989; 2(8670): 997–1000.

58. Feletou M, Vanhoutte PM. Endothelium-derived hyperpolarizing factor: where are we now? Arterioscler Thromb Vasc Biol. 2006; 26(6): 1215–25. doi: 10.1161/01.ATV.0000217611.81085.c5.

59. Tomioka H, Hattori Y, Fukao M, Sato A, Liu M, Sakuma I, Kitabatake A, Kanno M. Relaxation in different-sized rat blood vessels mediated by endothelium-derived hyperpolarizing factor: importance of processes mediating precontractions. J Vasc Res. 1999; 36(4): 311–20. doi: 25659.

60. Treasure CB, Manoukian SV, Klein JL, Vita JA, Nabel EG, Renwick GH, Selwyn AP, Alexander RW, Ganz P. Epicardial coronary artery responses to acetylcholine are impaired in hypertensive patients. Circ Res. 1992; 71(4): 776–81.

61. Dzau VJ, Safar ME. Large conduit arteries in hypertension: role of the vascular renin-angiotensin system. Circulation. 1988; 77(5): 947–54.

62. Zeiher AM, Drexler H. Coronary hemodynamic determinants of epicardial artery vasomotor responses during sympathetic stimulation in humans. Basic Res Cardiol. 1991; 86 Suppl 2: 203–13.

63. Rodriguez CJ, Swett K, Agarwal SK, Folsom AR, Fox ER, Loehr LR, Ni H, Rosamond WD, Chang PP. Systolic blood pressure levels among adults with hypertension and incident cardiovascular events: the atherosclerosis risk in communities study. JAMA Intern Med. 2014; 174(8): 1252–61. doi: 10.1001/jamainternmed.2014.2482.

64. Li ZY, Taviani V, Tang T, Sadat U, Young V, Patterson A, Graves M, Gillard JH. The mechanical triggers of plaque rupture: shear stress vs pressure gradient. Br J Radiol. 2009; 82(Spec No 1): S39–45. doi: 10.1259/bjr/15036781.

65. Alreja G, Joseph J. Renin and cardiovascular disease: worn-out path, or new direction. World J Cardiol. 2011; 3(3): 72–83. doi: 10.4330/wjc.v3.i3.72.

66. Watanabe T, Barker TA, Berk BC. Angiotensin II and the endothelium: diverse signals and effects. Hypertension. 2005; 45(2): 163–9. doi: 10.1161/01.HYP.0000153321.13792.b9.

67. Shahin Y, Khan JA, Samuel N, Chetter I. Angiotensin converting enzyme inhibitors effect on endothelial dysfunction: a meta-analysis of randomised controlled trials. Atherosclerosis. 2011; 216(1): 7–16. doi: 10.1016/j.atherosclerosis.2011.02.044.

68. Li S, Wu Y, Yu G, Xia Q, Xu YW. Angiotensin II receptor blockers improve peripheral endothelial function: a meta-analysis of randomized controlled trials. PLoS One. 2014; 9(3). doi: ARTN e90217. 10.1371/journal.pone.0090217.

69. Bonadei I, Vizzardi E, D'Aloia A, Sciatti E, Raddino R, Metra M. Role of aliskiren on arterial stiffness and endothelial function in patients with primary hypertension. J Clin Hypertens. 2014; 16(3): 202–6. doi: 10.1111/jch.12262.

70. Flammer AJ, Gossl M, Li J, Reriani M, Shonyo S, Loeffler D, Herrmann J, Lerman LO, Lerman A. Renin inhibition with aliskiren lowers circulating endothelial progenitor cells in patients with early atherosclerosis. J Hypertens. 2013; 31(3): 632–5. doi: 10.1097/HJH.0b013e32835c6d2d.

71. Schroten NF, Damman K, Hemmelder MH, Voors AA, Navis G, Gaillard CA, van Veldhuisen DJ, Van Gilst WH, Hillege HL. Effect of additive renin inhibition with aliskiren on renal blood flow in patients with Chronic Heart Failure and Renal Dysfunction (Additive Renin Inhibition with Aliskiren on renal blood flow and Neurohormonal Activation in patients with Chronic Heart Failure and Renal Dysfunction). Am Heart J. 2015; 169(5): 693–701. doi: 10.1016/j.ahj.2014.12.016, e693.

72. Gheorghiade M, Bohm M, Greene SJ, Fonarow GC, Lewis EF, Zannad F, Solomon SD, Baschiera F, Botha J, Hua TA, Gimpelewicz CR, Jaumont X, Lesogor A, Maggioni AP, Investigators A, Coordinators. Effect of aliskiren on postdischarge mortality and heart failure readmissions among patients hospitalized for heart failure: the ASTRONAUT randomized trial. JAMA. 2013; 309(11): 1125–35. doi: 10.1001/jama.2013.1954.

73. Tang EH, Vanhoutte PM. Endothelial dysfunction: a strategic target in the treatment of hypertension? Pflugers Arch. 2010; 459(6): 995–1004. doi: 10.1007/s00424-010-0786-4.

74. Taddei S, Virdis A, Ghiadoni L, Uleri S, Magagna A, Salvetti A. Lacidipine restores endothelium-dependent vasodilation in essential hypertensive patients. Hypertension. 1997; 30(6): 1606–12.

75. Investigators E. Effect of nifedipine and cerivastatin on coronary endothelial function in patients with coronary artery disease: the ENCORE I Study (Evaluation of Nifedipine and Cerivastatin On Recovery of coronary Endothelial function). Circulation. 2003; 107(3): 422–8.

76. Luscher TF, Pieper M, Tendera M, Vrolix M, Rutsch W, van den Branden F, Gil R, Bischoff KO, Haude M, Fischer D, Meinertz T, Munzel T. A randomized placebo-controlled study on the effect of nifedipine on coronary endothelial function and plaque formation in patients with coronary artery disease: the ENCORE II study. Eur Heart J. 2009; 30(13): 1590–7. doi: 10.1093/eurheartj/ehp151.

77. Clarkson P, Mullen MJ, Donald AE, Powe AJ, Thomson H, Thorne SA, Bull T, Deanfield JE. The effect of amlodipine on endothelial function in young adults with a strong family history of premature coronary artery disease: a randomised double blind study. Atherosclerosis. 2001; 154(1): 171–7.

78. Gao YS, Nagao T, Bond RA, Janssens WJ, Vanhoutte PM. Nebivolol induces endothelium-dependent relaxations of canine coronary arteries. J Cardiovasc Pharmacol. 1991; 17(6): 964–9.

79. Cockcroft JR, Chowienczyk PJ, Brett SE, Chen CP, Dupont AG, Van Nueten L, Wooding SJ, Ritter JM. Nebivolol vasodilates human forearm vasculature: evidence for an L-arginine/NO-dependent mechanism. J Pharmacol Exp Ther. 1995; 274(3): 1067–71.

80. Prisant LM. Nebivolol: pharmacologic profile of an ultraselective, vasodilatory beta1-blocker. J Clin Pharmacol. 2008; 48(2): 225–39. doi: 10.1177/0091270007310378.

81. Broeders MA, Doevendans PA, Bekkers BC, Bronsaer R, van Gorsel E, Heemskerk JW, Egbrink MG, van Breda E, Reneman RS, van Der Zee R. Nebivolol: a third-generation beta-blocker that augments vascular nitric oxide release: endothelial beta(2)-adrenergic receptor-mediated nitric oxide production. Circulation. 2000; 102(6): 677–84.

82. Feuerstein GZ, Ruffolo Jr RR. Carvedilol, a novel multiple action antihypertensive agent with antioxidant activity and the potential for myocardial and vascular protection. Eur Heart J. 1995; 16 Suppl F: 38–42.

83. Bank AJ, Kelly AS, Thelen AM, Kaiser DR, Gonzalez-Campoy JM. Effects of carvedilol versus metoprolol on endothelial function and oxidative stress in patients with type 2 diabetes mellitus. Am J Hypertens. 2007; 20(7): 777–83. doi: 10.1016/j.amjhyper.2007.01.019.

84. Kaufmann PA, Gnecchi-Ruscone T, Schafers KP, Luscher TF, Camici PG. Low density lipoprotein cholesterol and coronary microvascular dysfunction in hypercholesterolemia. J Am Coll Cardiol. 2000; 36(1): 103–9.

85. Dayanikli F, Grambow D, Muzik O, Mosca L, Rubenfire M, Schwaiger M. Early detection of abnormal coronary flow reserve in asymptomatic men at high risk for coronary artery disease using positron emission tomography. Circulation. 1994; 90(2): 808–17.

86. Hamasaki S, Higano ST, Suwaidi JA, Nishimura RA, Miyauchi K, Holmes Jr DR, Lerman A. Cholesterol-lowering treatment is associated with improvement in coronary vascular remodeling and endothelial function in patients with normal or mildly diseased coronary arteries. Arterioscler Thromb Vasc Biol. 2000; 20(3): 737–43.

87. Tanner FC, Noll G, Boulanger CM, Luscher TF. Oxidized low density lipoproteins inhibit relaxations of porcine coronary arteries. Role of scavenger receptor and endothelium-derived nitric oxide. Circulation. 1991; 83(6): 2012–20.

88. Simon BC, Cunningham LD, Cohen RA. Oxidized low density lipoproteins cause contraction and inhibit endothelium-dependent relaxation in the pig coronary artery. J Clin Invest. 1990; 86(1): 75–9. doi: 10.1172/JCI114718.

89. Hein TW, Kuo L. LDLs impair vasomotor function of the coronary microcirculation: role of superoxide anions. Circ Res. 1998; 83(4): 404–14.

90. Ohara Y, Peterson TE, Harrison DG. Hypercholesterolemia increases endothelial superoxide anion production. J Clin Invest. 1993; 91(6): 2546–51. doi: 10.1172/JCI116491.

91. Pritchard Jr KA, Groszek L, Smalley DM, Sessa WC, Wu M, Villalon P, Wolin MS, Stemerman MB. Native low-density lipoprotein increases endothelial cell nitric oxide synthase generation of superoxide anion. Circ Res. 1995; 77(3): 510–8.

92. Rubanyi GM, Vanhoutte PM. Superoxide anions and hyperoxia inactivate endothelium-derived relaxing factor. Am J Physiol. 1986; 250(5 Pt 2): H822–7.

93. Nakashima Y, Plump AS, Raines EW, Breslow JL, Ross R. ApoE-deficient mice develop lesions of all phases of atherosclerosis throughout the arterial tree. Arterioscler Thromb. 1994; 14(1): 133–40.

94. Libby P. The vascular biology of atherosclerosis. In: Bonow R, Mann D, Zipes D, Libby P, editors. Braunwald's heart disease: a textbook of cardiovascular medicine. 9th ed. Elsevier Science. Philadelphia. 2007; p. 900–4.

95. Lavi S, Bae JH, Rihal CS, Prasad A, Barsness GW, Lennon RJ, Holmes Jr DR, Lerman A. Segmental coronary endothelial dysfunction in patients with minimal atherosclerosis is associated with necrotic core plaques. Heart. 2009; 95(18): 1525–30. doi: 10.1136/hrt.2009.166017.

96. Choi BJ, Prasad A, Gulati R, Best PJ, Lennon RJ, Barsness GW, Lerman LO, Lerman A. Coronary endothelial dysfunction in patients with early coronary artery disease is associated with the increase in intravascular lipid core plaque. Eur Heart J. 2013; 34(27): 2047–54. doi: 10.1093/eurheartj/eht132.

97. Choi BJ, Matsuo Y, Aoki T, Kwon TG, Prasad A, Gulati R, Lennon RJ, Lerman LO, Lerman A. Coronary endothelial dysfunction is associated with inflammation and vasa vasorum proliferation in patients with early atherosclerosis. Arterioscler Thromb Vasc Biol. 2014; 34(11): 2473–7. doi: 10.1161/ATVBAHA.114.304445.

98. Czernin J, Barnard RJ, Sun KT, Krivokapich J, Nitzsche E, Dorsey D, Phelps ME, Schelbert HR. Effect of short-term cardiovascular conditioning and low-fat diet on myocardial blood flow and flow reserve. Circulation. 1995; 92(2): 197–204.

99. Dalla Nora E, Passaro A, Zamboni PF, Calzoni F, Fellin R, Solini A. Atorvastatin improves metabolic control and endothelial function in type 2 diabetic patients: a placebo-controlled study. J Endocrinol Invest. 2003; 26(1): 73–8.

100. Adel A, Abdel-Salam Z, Nammas W. Low-dose statin therapy improves endothelial function in type 2 diabetic patients with normal serum total cholesterol: a randomized placebo-controlled study. J Clin Hypertens. 2010; 12(10): 820–5. doi: 10.1111/j.1751-7176.2010.00367.x.

101. Balletshofer BM, Goebbel S, Rittig K, Enderle M, Schmolzer I, Wascher TC, Ferenc Pap A, Westermeier T, Petzinna D, Matthaei S, Haring HU. Intense cholesterol lowering therapy with a HMG-CoA reductase inhibitor does not improve nitric oxide dependent endothelial function in type-2-

diabetes—a multicenter, randomised, doubleblind, three-arm placebocontrolled clinical trial. Exp Clin Endocrinol Diabetes. 2005; 113(6): 324–30. doi: 10.1055/s-2005-865642.

102. van Venrooij FV, van de Ree MA, Bots ML, Stolk RP, Huisman MV, Banga JD, Group DS. Aggressive lipid lowering does not improve endothelial function in type 2 diabetes: the Diabetes Atorvastatin Lipid Intervention (DALI) Study: a randomized, double-blind, placebo-controlled trial. Diabetes Care. 2002; 25(7): 1211–6.

103. Ceriello A, Assaloni R, Da Ros R, Maier A, Piconi L, Quagliaro L, Esposito K, Giugliano D. Effect of atorvastatin and irbesartan, alone and in combination, on postprandial endothelial dysfunction, oxidative stress, and inflammation in type 2 diabetic patients. Circulation. 2005; 111(19): 2518–24. doi: 10.1161/01.CIR.0000165070.46111.9F.

104. Smith Jr SC, Benjamin EJ, Bonow RO, Braun LT, Creager MA, Franklin BA, Gibbons RJ, Grundy SM, Hiratzka LF, Jones DW, Lloyd-Jones DM, Minissian M, Mosca L, Peterson ED, Sacco RL, Spertus J, Stein JH, Taubert KA, World Heart F, the Preventive Cardiovascular Nurses A. AHA/ACCF Secondary Prevention and Risk Reduction Therapy for Patients with Coronary and other Atherosclerotic Vascular Disease: 2011 update: a guideline from the American Heart Association and American College of Cardiology Foundation. Circulation. 2011; 124(22): 2458–73. doi: 10.1161/CIR.0b013e318235eb4d.

105. Bonetti PO, Lerman LO, Napoli C, Lerman A. Statin effects beyond lipid lowering — are they clinically relevant? Eur Heart J. 2003; 24(3): 225–48.

106. Reriani MK, Dunlay SM, Gupta B, West CP, Rihal CS, Lerman LO, Lerman A. Effects of statins on coronary and peripheral endothelial function in humans: a systematic review and meta-analysis of randomized controlled trials. Eur J Cardiovasc Prev Rehabil. 2011; 18(5): 704–16. doi: 10.1177/1741826711398430.

107. Vita JA, Yeung AC, Winniford M, Hodgson JM, Treasure CB, Klein JL, Werns S, Kern M, Plotkin D, Shih WJ, Mitchel Y, Ganz P. Effect of cholesterol-lowering therapy on coronary endothelial vasomotor function in patients with coronary artery disease. Circulation. 2000; 102(8): 846–51.

108. Drexler H, Zeiher AM, Meinzer K, Just H. Correction of endothelial dysfunction in coronary microcirculation of hypercholesterolaemic patients by L-arginine. Lancet. 1991; 338(8782–8783): 1546–50.

109. Lerman A, Burnett Jr JC, Higano ST, McKinley LJ, Holmes Jr DR. Long-term L-arginine supplementation improves small-vessel coronary endothelial function in humans. Circulation. 1998; 97(21): 2123–8.

110. Barter PJ, Caulfield M, Eriksson M, Grundy SM, Kastelein JJ, Komajda M, Lopez-Sendon J, Mosca L, Tardif JC, Waters DD, Shear CL, Revkin JH, Buhr KA, Fisher MR, Tall AR, Brewer B, Investigators I. Effects of torcetrapib in patients at high risk for coronary events. N Engl J Med. 2007; 357(21): 2109–22. doi: 10.1056/NEJMoa0706628.

111. Simic B, Hermann M, Shaw SG, Bigler L, Stalder U, Dorries C, Besler C, Luscher TF, Ruschitzka F. Torcetrapib impairs endothelial function in hypertension. Eur Heart J. 2012; 33(13): 1615–24. doi: 10.1093/eurheartj/ehr348.

112. Luscher TF, Taddei S, Kaski JC, Jukema JW, Kallend D, Munzel T, Kastelein JJ, Deanfield JE, Dal VI. Vascular effects and safety of dalcetrapib in patients with or at risk of coronary heart disease: the dal-VESSEL randomized clinical trial. Eur Heart J. 2012; 33(7): 857–65. doi: 10.1093/eurheartj/ehs019.

113. Schwartz GG, Olsson AG, Abt M, Ballantyne CM, Barter PJ, Brumm J, Chaitman BR, Holme IM, Kallend D, Leiter LA, Leitersdorf E, McMurray JJ, Mundl H, Nicholls SJ, Shah PK, Tardif JC, Wright RS, Dal OI. Effects of dalcetrapib in patients with a recent acute coronary syndrome. N Engl J Med. 2012; 367(22): 2089–99. doi: 10.1056/NEJMoa1206797.

114. Cannon CP, Shah S, Dansky HM, Davidson M, Brinton EA, Gotto AM, Stepanavage M, Liu SX, Gibbons P, Ashraf TB, Zafarino J, Mitchel Y, Barter P, Determining the E, Tolerability I. Safety of anacetrapib in patients with or at high risk for coronary heart disease. N Engl J Med. 2010; 363(25): 2406–15. doi: 10.1056/NEJMoa1009744.

115. Hooper L, Thompson RL, Harrison RA, Summerbell CD, Moore H, Worthington HV, Durrington PN, Ness AR, Capps NE, Davey Smith G, Riemersma RA, Ebrahim SB. Omega 3 fatty acids for prevention and treatment of cardiovascular disease. Cochrane Database Syst Rev. 2004; 4, CD003177. doi: 10.1002/14651858.CD003177.pub2.

116. Hu FB, Bronner L, Willett WC, Stampfer MJ, Rexrode KM, Albert CM, Hunter D, Manson JE. Fish and omega-3 fatty acid intake and risk of coronary heart disease in women. JAMA. 2002; 287(14): 1815–21.

117. He K, Song Y, Daviglus ML, Liu K, Van Horn L, Dyer AR, Greenland P. Accumulated evidence on fish consumption and coronary heart disease mortality: a meta-analysis of cohort studies. Circulation. 2004; 109(22): 2705–11. doi: 10.1161/01.CIR.0000132503.19410.6B.

118. Casula M, Soranna D, Catapano AL, Corrao G. Long-term effect of high dose omega-3 fatty acid supplementation for secondary prevention of cardiovascular outcomes: a meta-analysis of randomized, placebo controlled trials [corrected]. Atheroscler Suppl. 2013; 14(2): 243–51. doi: 10.1016/S1567-5688(13)70005-9.

119. Wang Q, Liang X, Wang L, Lu X, Huang J, Cao J, Li H, Gu D. Effect of omega-3 fatty acids supplementation on endothelial function: a meta-analysis of randomized controlled trials. Atherosclerosis. 2012; 221(2): 536–43. doi: 10.1016/j.atherosclerosis.2012.01.006.

120. He K, Liu K, Daviglus ML, Jenny NS, Mayer-Davis E, Jiang R, Steffen L, Siscovick D, Tsai M, Herrington D. Associations of dietary long-chain n-3 polyunsaturated fatty acids and fish with biomarkers of inflammation and endothelial activation (from the Multi-Ethnic Study of Atherosclerosis [MESA]). Am J Cardiol. 2009; 103(9): 1238–43. doi: 10.1016/j.amjcard.2009.01.016.

121. Egert S, Stehle P. Impact of n-3 fatty acids on endothelial function: results from human interventions studies. Curr Opin Clin Nutr Metab Care. 2011; 14(2): 121–31. doi: 10.1097/MCO.0b013e3283439622.

122. Finn AV, Nakano M, Narula J, Kolodgie FD, Virmani R. Concept of vulnerable/unstable plaque. Arterioscler Thromb Vasc Biol. 2010; 30(7): 1282–92. doi: 10.1161/ATVBAHA.108.179739.

123. Hakkinen T, Luoma JS, Hiltunen MO, Macphee CH, Milliner KJ, Patel L, Rice SQ, Tew DG, Karkola K, Yla-Herttuala S. Lipoprotein-associated phospholipase A(2), platelet-activating factor acetylhydrolase, is expressed by macrophages in human and rabbit atherosclerotic lesions. Arterioscler Thromb Vasc Biol. 1999; 19(12): 2909–17.

124. Kolodgie FD, Burke AP, Skorija KS, Ladich E, Kutys R, Makuria AT, Virmani R. Lipoprotein-associated phospholipase A2 protein expression in the natural progression of human coronary atherosclerosis. Arterioscler Thromb Vasc Biol. 2006; 26(11): 2523–9. doi: 10.1161/01.

ATV.0000244681.72738.bc.

125. Schaloske RH, Dennis EA. The phospholipase A2 superfamily and its group numbering system. Biochim Biophys Acta. 2006; 1761(11): 1246–59. doi: 10.1016/j.bbalip.2006.07.011.

126. Lavi S, McConnell JP, Rihal CS, Prasad A, Mathew V, Lerman LO, Lerman A. Local production of lipoprotein-associated phospholipase A2 and lysophosphatidylcholine in the coronary circulation: association with early coronary atherosclerosis and endothelial dysfunction in humans. Circulation. 2007; 115(21): 2715–21. doi: 10.1161/CIRCULATIONAHA.106.671420.

127. Yang EH, McConnell JP, Lennon RJ, Barsness GW, Pumper G, Hartman SJ, Rihal CS, Lerman LO, Lerman A. Lipoprotein-associated phospholipase A2 is an independent marker for coronary endothelial dysfunction in humans. Arterioscler Thromb Vasc Biol. 2006; 26(1): 106–11. doi: 10.1161/01. ATV.0000191655.87296.ab.

128. Garg PK, McClelland RL, Jenny NS, Criqui M, Liu K, Polak JF, Jorgensen NW, Cushman M. Association of lipoprotein-associated phospholipase A(2) and endothelial function in the Multi-Ethnic Study of Atherosclerosis (MESA). Vasc Med. 2011; 16(4): 247–52. doi: 10.1177/1358863X11411360.

129. Investigators S, White HD, Held C, Stewart R, Tarka E, Brown R, Davies RY, Budaj A, Harrington RA, Steg PG, Ardissino D, Armstrong PW, Avezum A, Aylward PE, Bryce A, Chen H, Chen MF, Corbalan R, Dalby AJ, Danchin N, De Winter RJ, Denchev S, Diaz R, Elisaf M, Flather MD, Goudev AR, Granger CB, Grinfeld L, Hochman JS, Husted S, Kim HS, Koenig W, Linhart A, Lonn E, Lopez-Sendon J, Manolis AJ, Mohler 3rd ER, Nicolau JC, Pais P, Parkhomenko A, Pedersen TR, Pella D, Ramos-Corrales MA, Ruda M, Sereg M, Siddique S, Sinnaeve P, Smith P, Sritara P, Swart HP, Sy RG, Teramoto T, Tse HF, Watson D, Weaver WD, Weiss R, Viigimaa M, Vinereanu D, Zhu J, Cannon CP, Wallentin L. Darapladib for preventing ischemic events in stable coronary heart disease. N Engl J Med. 2014; 370(18): 1702–11. doi: 10.1056/NEJMoa1315878.

130. O'Donoghue ML, Braunwald E, White HD, Lukas MA, Tarka E, Steg PG, Hochman JS, Bode C, Maggioni AP, Im K, Shannon JB, Davies RY, Murphy SA, Crugnale SE, Wiviott SD, Bonaca MP, Watson DF, Weaver WD, Serruys PW, Cannon CP, Investigators S-T, Steen DL. Effect of darapladib on major coronary events after an acute coronary syndrome: the SOLID-TIMI 52 randomized clinical trial. Jama. 2014; 312(10): 1006–15. doi: 10.1001/jama.2014.11061.

131. Robinson JG, Farnier M, Krempf M, Bergeron J, Luc G, Averna M, Stroes ES, Langslet G, Raal FJ, El Shahawy M, Koren MJ, Lepor NE, Lorenzato C, Pordy R, Chaudhari U, Kastelein JJ, Investigators OLT. Efficacy and safety of alirocumab in reducing lipids and cardiovascular events. N Engl J Med. 2015; 372(16): 1489–99. doi: 10.1056/NEJMoa1501031.

132. Sabatine MS, Giugliano RP, Wiviott SD, Raal FJ, Blom DJ, Robinson J, Ballantyne CM, Somaratne R, Legg J, Wasserman SM, Scott R, Koren MJ, Stein EA, Open-Label Study of Long-Term Evaluation against LDLCI. Efficacy and safety of evolocumab in reducing lipids and cardiovascular events. N Engl J Med. 2015; 372(16): 1500–9. doi: 10.1056/NEJMoa1500858.

133. Wu CY, Tang ZH, Jiang L, Li XF, Jiang ZS, Liu LS. PCSK9 siRNA inhibits HUVEC apoptosis induced by ox-LDL via Bcl/Bax-caspase9-caspase3 pathway. Mol Cell Biochem. 2012; 359(1–2): 347–58. doi: 10.1007/s11010-011-1028-6.

134. Feingold KR, Moser AH, Shigenaga JK, Patzek SM, Grunfeld C. Inflammation stimulates the expression of PCSK9. Biochem Biophys Res Commun. 2008; 374(2): 341–4. doi: 10.1016/j.bbrc.2008.07.023.

135. Urban D, Poss J, Bohm M, Laufs U. Targeting the proprotein convertase subtilisin/kexin type 9 for the treatment of dyslipidemia and atherosclerosis. J Am Coll Cardiol. 2013; 62(16): 1401–8. doi: 10.1016/j. jacc.2013.07.056.

136. Nitenberg A, Valensi P, Sachs R, Dali M, Aptecar E, Attali JR. Impairment of coronary vascular reserve and ACh-induced coronary vasodilation in diabetic patients with angiographically normal coronary arteries and normal left ventricular systolic function. Diabetes. 1993; 42(7): 1017–25.

137. Nahser Jr PJ, Brown RE, Oskarsson H, Winniford MD, Rossen JD. Maximal coronary flow reserve and metabolic coronary vasodilation in patients with diabetes mellitus. Circulation. 1995; 91(3): 635–40.

138. Pitkanen OP, Nuutila P, Raitakari OT, Ronnemaa T, Koskinen PJ, Iida H, Lehtimaki TJ, Laine HK, Takala T, Viikari JS, Knuuti J. Coronary flow reserve is reduced in young men with IDDM. Diabetes. 1998; 47(2): 248–54.

139. Di Carli MF, Janisse J, Grunberger G, Ager J. Role of chronic hyperglycemia in the pathogenesis of coronary microvascular dysfunction in diabetes. J Am Coll Cardiol. 2003; 41(8): 1387–93.

140. Hamilton SJ, Watts GF. Endothelial dysfunction in diabetes: pathogenesis, significance, and treatment. Rev Diabet Stud. 2013; 10(2–3): 133–56. doi: 10.1900/RDS.2013.10.133.

141. Tabit CE, Chung WB, Hamburg NM, Vita JA. Endothelial dysfunction in diabetes mellitus: molecular mechanisms and clinical implications. Rev Endocr Metab Disord. 2010; 11(1): 61–74. doi: 10.1007/s11154-010-9134-4.

142. Chew GT, Watts GF. Coenzyme Q10 and diabetic endotheliopathy: oxidative stress and the 'recoupling hypothesis'. QJM. 2004; 97(8): 537–48. doi: 10.1093/qjmed/hch089.

143. Dandona P, Aljada A, Chaudhuri A, Mohanty P. Endothelial dysfunction, inflammation and diabetes. Rev Endocr Metab Disord. 2004; 5(3): 189–97. doi: 10.1023/B: REMD.0000032407.88070.0a.

144. Dandona P, Chaudhuri A, Aljada A. Endothelial dysfunction and hypertension in diabetes mellitus. Med Clin North Am. 2004; 88(4): 911–31. doi: 10.1016/j.mcna.2004.04.006, x–xi.

145. Arcaro G, Zamboni M, Rossi L, Turcato E, Covi G, Armellini F, Bosello O, Lechi A. Body fat distribution predicts the degree of endothelial dysfunction in uncomplicated obesity. Int J Obes Relat Metab Disord. 1999; 23(9): 936–42.

146. Nappo F, Esposito K, Cioffi M, Giugliano G, Molinari AM, Paolisso G, Marfella R, Giugliano D. Postprandial endothelial activation in healthy subjects and in type 2 diabetic patients: role of fat and carbohydrate meals. J Am Coll Cardiol. 2002; 39(7): 1145–50.

147. Shige H, Ishikawa T, Suzukawa M, Ito T, Nakajima K, Higashi K, Ayaori M, Tabata S, Ohsuzu F, Nakamura H. Endothelium-dependent flowmediated vasodilation in the postprandial state in type 2 diabetes mellitus. Am J Cardiol. 1999; 84(10): 1272–4, A1279.

148. Steinberg HO, Brechtel G, Johnson A, Fineberg N, Baron AD. Insulinmediated skeletal muscle vasodilation is nitric oxide dependent. A novel action of insulin to increase nitric oxide release. J Clin Invest. 1994; 94(3): 1172–9. doi: 10.1172/JCI117433.

149. Kim JA, Montagnani M, Koh KK, Quon MJ. Reciprocal relationships between insulin resistance and endothelial dysfunction: molecular and

pathophysiological mechanisms. Circulation. 2006; 113(15): 1888–904. doi: 10.1161/CIRCULATIONAHA.105.563213.

150. Cersosimo E, DeFronzo RA. Insulin resistance and endothelial dysfunction: the road map to cardiovascular diseases. Diabetes Metab Res Rev. 2006; 22(6): 423–36. doi: 10.1002/dmrr.634.

151. Lteif A, Vaishnava P, Baron AD, Mather KJ. Endothelin limits insulin action in obese/insulin-resistant humans. Diabetes. 2007; 56(3): 728–34. doi: 10.2337/db06-1406.

152. Duncan ER, Walker SJ, Ezzat VA, Wheatcroft SB, Li JM, Shah AM, Kearney MT. Accelerated endothelial dysfunction in mild prediabetic insulin resistance: the early role of reactive oxygen species. Am J Physiol Endocrinol Metab. 2007; 293(5): E1311–9. doi: 10.1152/ajpendo.00299.2007.

153. Kearney MT, Duncan ER, Kahn M, Wheatcroft SB. Insulin resistance and endothelial cell dysfunction: studies in mammalian models. Exp Physiol. 2008; 93(1): 158–63. doi: 10.1113/expphysiol.2007.039172.

154. Steinberg HO, Chaker H, Leaming R, Johnson A, Brechtel G, Baron AD. Obesity/insulin resistance is associated with endothelial dysfunction. Implications for the syndrome of insulin resistance. J Clin Invest. 1996; 97(11): 2601–10. doi: 10.1172/JCI118709.

155. Han KA, Patel Y, Lteif AA, Chisholm R, Mather KJ. Contributions of dysglycaemia, obesity, and insulin resistance to impaired endothelium-dependent vasodilation in humans. Diabetes Metab Res Rev. 2011; 27(4): 354–61. doi: 10.1002/dmrr.1183.

156. Muniyappa R, Sowers JR. Role of insulin resistance in endothelial dysfunction. Rev Endocr Metab Disord. 2013; 14(1): 5–12. doi: 10.1007/s11154-012-9229-1.

157. Cavallo Perin P, Pacini G, Giunti S, Comune M, Conte MR, Cassader M, Pagano G. Microvascular angina (cardiological syndrome X) per se is not associated with hyperinsulinaemia or insulin resistance. Eur J Clin Invest. 2000; 30(6): 481–6.

158. Jadhav S, Ferrell W, Greer IA, Petrie JR, Cobbe SM, Sattar N. Effects of metformin on microvascular function and exercise tolerance in women with angina and normal coronary arteries: a randomized, double-blind, placebo-controlled study. J Am Coll Cardiol. 2006; 48(5): 956–63. doi: 10.1016/j.jacc.2006.04.088.

159. Prior JO, Quinones MJ, Hernandez-Pampaloni M, Facta AD, Schindler TH, Sayre JW, Hsueh WA, Schelbert HR. Coronary circulatory dysfunction in insulin resistance, impaired glucose tolerance, and type 2 diabetes mellitus. Circulation. 2005; 111(18): 2291–8. doi: 10.1161/01.CIR.0000164232.62768.51.

160. Mathewkutty S, McGuire DK. Platelet perturbations in diabetes: implications for cardiovascular disease risk and treatment. Expert Rev Cardiovasc Ther. 2009; 7(5): 541–9. doi: 10.1586/erc.09.30.

161. Libby P, Plutzky J. Inflammation in diabetes mellitus: role of peroxisome proliferator-activated receptor-alpha and peroxisome proliferator-activated receptor-gamma agonists. Am J Cardiol. 2007; 99(4A): 27B–40. doi: 10.1016/j.amjcard.2006.11.004.

162. Standards of medical care in diabetes—2010. Diabet Care. 2010; 33 Suppl 1: S11–61. doi: 10.2337/dc10-S011.

163. Intensive blood-glucose control with sulphonylureas or insulin compared with conventional treatment and risk of complications in patients with type 2 diabetes (UKPDS 33). UK Prospective Diabetes Study (UKPDS) Group. Lancet. 1998; 352(9131): 837–53.

164. Maiorana A, O'Driscoll G, Cheetham C, Dembo L, Stanton K, Goodman C, Taylor R, Green D. The effect of combined aerobic and resistance exercise training on vascular function in type 2 diabetes. J Am Coll Cardiol. 2001; 38(3): 860–6.

165. Reboussin DM, Goff Jr DC, Lipkin EW, Herrington DM, Summerson J, Steffes M, Crouse 3rd RJ, Jovanovic L, Feinglos MN, Probstfield JL, Banerji MA, Pettitt DJ, Williamson J. The combination oral and nutritional treatment of late-onset diabetes mellitus (CONTROL DM) trial results. Diabet Med. 2004; 21(10): 1082–9. doi: 10.1111/j.1464-5491.2004.01289.x.

166. Cortigiani L, Rigo F, Gherardi S, Sicari R, Galderisi M, Bovenzi F, Picano E. Additional prognostic value of coronary flow reserve in diabetic and nondiabetic patients with negative dipyridamole stress echocardiography by wall motion criteria. J Am Coll Cardiol. 2007; 50(14): 1354–61. doi: 10.1016/j.jacc.2007.06.027.

167. Erdogan D, Akcay S, Yucel H, Ersoy IH, Icli A, Kutlucan A, Arslan A, Yener M, Ozaydin M, Tamer MN. The effects of good glycaemic control on left ventricular and coronary endothelial functions in patients with poorly controlled Type 2 diabetes mellitus. Clin Endocrinol (Oxf). 2014. doi: 10.1111/cen.12520.

168. Li YJ, Hyun MH, Rha SW, Chen KY, Jin Z, Dang Q, Park CM, Lee JE, Park JY, Choi CU, Na JO, Lim HE, Kim JW, Kim EJ, Park CG, Seo HS, Oh DJ. Diabetes mellitus is not a risk factor for coronary artery spasm as assessed by an intracoronary acetylcholine provocation test: angiographic and clinical characteristics of 986 patients. J Invasive Cardiol. 2014; 26(6): 234–9.

169. Ryden L, Grant PJ, Anker SD, Berne C, Cosentino F, Danchin N, Deaton C, Escaned J, Hammes HP, Huikuri H, Marre M, Marx N, Mellbin L, Ostergren J, Patrono C, Seferovic P, Sousa Uva M, Taskinen MR, Tendera M, Tuomilehto J, Valensi P, Zamorano JL. ESC guidelines on diabetes, pre-diabetes and diseases of the cardiovascular system developed in cooperation with the EASD. Kardiol Pol. 2013; 71 Suppl 11: S319–94. doi: 10.5603/KP.2013.0289.

170. Monnier L, Mas E, Ginet C, Michel F, Villon L, Cristol JP, Colette C. Activation of oxidative stress by acute glucose fluctuations compared with sustained chronic hyperglycemia in patients with type 2 diabetes. JAMA. 2006; 295(14): 1681–7. doi: 10.1001/jama.295.14.1681.

171. Ceriello A, Esposito K, Piconi L, Ihnat MA, Thorpe JE, Testa R, Boemi M, Giugliano D. Oscillating glucose is more deleterious to endothelial function and oxidative stress than mean glucose in normal and type 2 diabetic patients. Diabetes. 2008; 57(5): 1349–54. doi: 10.2337/db08-0063.

172. Torimoto K, Okada Y, Mori H, Tanaka Y. Relationship between fluctuations in glucose levels measured by continuous monitoring and vascular endothelial dysfunction in type 2 diabetes mellitus. Cardiovasc Diabetol. 2013; 12: 1. doi: 10.1186/1475-2840-12-1.

173. Vehkavaara S, Yki-Jarvinen H. 3.5 years of insulin therapy with insulin glargine improves in vivo endothelial function in type 2 diabetes. Arterioscler Thromb Vasc Biol. 2004; 24(2): 325–30. doi: 10.1161/01.ATV.0000113817.48983.c5.

174. Antoniades C, Tousoulis D, Marinou K, Papageorgiou N, Bosinakou E, Tsioufis C, Stefanadi E, Latsios G, Tentolouris C, Siasos G, Stefanadis C. Effects of insulin dependence on inflammatory process, thrombotic mechanisms and endothelial function, in patients with type 2 diabetes mellitus and coronary atherosclerosis. Clin Cardiol. 2007; 30(6): 295–300. doi: 10.1002/clc.20101.

175. Potenza MA, Gagliardi S, Nacci C, Carratu MR, Montagnani M. Endothelial dysfunction in diabetes: from mechanisms to therapeutic targets. Curr Med Chem. 2009; 16(1): 94–112.

176. Rask-Madsen C, King GL. Mechanisms of Disease: endothelial dysfunction in insulin resistance and diabetes. Nat Clin Pract Endocrinol Metab. 2007; 3(1): 46–56. doi: 10.1038/ncpendmet0366.

177. Nathanson D, Nystrom T. Hypoglycemic pharmacological treatment of type 2 diabetes: targeting the endothelium. Mol Cell Endocrinol. 2009; 297(1–2): 112–26. doi: 10.1016/j.mce.2008.11.016.

178. Mather KJ, Verma S, Anderson TJ. Improved endothelial function with metformin in type 2 diabetes mellitus. J Am Coll Cardiol. 2001; 37(5): 1344–50.

179. Pitocco D, Zaccardi F, Tarzia P, Milo M, Scavone G, Rizzo P, Pagliaccia F, Nerla R, Di Franco A, Manto A, Rocca B, Lanza GA, Crea F, Ghirlanda G. Metformin improves endothelial function in type 1 diabetic subjects: a pilot, placebo-controlled randomized study. Diabetes Obes Metab. 2013; 15(5): 427–31. doi: 10.1111/dom.12041.

180. Jensterle M, Sebestjen M, Janez A, Prezelj J, Kocjan T, Keber I, Pfeifer M. Improvement of endothelial function with metformin and rosiglitazone treatment in women with polycystic ovary syndrome. Eur J Endocrinol. 2008; 159(4): 399–406. doi: 10.1530/EJE-08-0507.

181. Vitale C, Mercuro G, Cornoldi A, Fini M, Volterrani M, Rosano GM. Metformin improves endothelial function in patients with metabolic syndrome. J Intern Med. 2005; 258(3): 250–6. doi: 10.1111/j.1365-2796.2005.01531.x.

182. de Aguiar LG, Bahia LR, Villela N, Laflor C, Sicuro F, Wiernsperger N, Bottino D, Bouskela E. Metformin improves endothelial vascular reactivity in first-degree relatives of type 2 diabetic patients with metabolic syndrome and normal glucose tolerance. Diabetes Care. 2006; 29(5): 1083–9. doi: 10.2337/diacare.2951083.

183. Kelly AS, Bergenstal RM, Gonzalez-Campoy JM, Katz H, Bank AJ. Effects of exenatide vs. metformin on endothelial function in obese patients with pre-diabetes: a randomized trial. Cardiovasc Diabetol. 2012; 11: 64. doi: 10.1186/1475-2840-11-64.

184. Natali A, Baldeweg S, Toschi E, Capaldo B, Barbaro D, Gastaldelli A, Yudkin JS, Ferrannini E. Vascular effects of improving metabolic control with metformin or rosiglitazone in type 2 diabetes. Diabetes Care. 2004; 27(6): 1349–57.

185. Phung OJ, Schwartzman E, Allen RW, Engel SS, Rajpathak SN. Sulphonylureas and risk of cardiovascular disease: systematic review and meta-analysis. Diabet Med. 2013; 30(10): 1160–71. doi: 10.1111/dme.12232.

186. Hemmingsen B, Schroll JB, Lund SS, Wetterslev J, Gluud C, Vaag A, Sonne DP, Lundstrom LH, Almdal T. Sulphonylurea monotherapy for patients with type 2 diabetes mellitus. Cochrane Database Syst Rev. 2013; 4, CD009008. doi: 10.1002/14651858.CD009008.pub2.

187. Rakel A, Renier G, Roussin A, Buithieu J, Mamputu JC, Serri O. Beneficial effects of gliclazide modified release compared with glibenclamide on endothelial activation and low-grade inflam-mation in patients with type 2 diabetes. Diabetes Obes Metab. 2007; 9(1): 127–9. doi: 10.1111/j.1463-1326.2006.00571.x.

188. Riveline JP, Danchin N, Ledru F, Varroud-Vial M, Charpentier G. Sulfonylureas and cardiovascular effects: from experimental data to clinical use. Available data in humans and clinical applications. Diabetes Metab. 2003; 29(3): 207–22.

189. Yki-Jarvinen H. Thiazolidinediones. N Engl J Med. 2004; 351(11): 1106–18. doi: 10.1056/NEJMra041001.

190. Ryan MJ, Didion SP, Mathur S, Faraci FM, Sigmund CD. PPAR(gamma) agonist rosiglitazone improves vascular function and lowers blood pressure in hypertensive transgenic mice. Hypertension. 2004; 43(3): 661–6. doi: 10.1161/01.HYP.0000116303.71408.c2.

191. Hwang J, Kleinhenz DJ, Lassegue B, Griendling KK, Dikalov S, Hart CM. Peroxisome proliferator-activated receptor-gamma ligands regulate endothelial membrane superoxide production. Am J Physiol Cell Physiol. 2005; 288(4): C899–905. doi: 10.1152/ajpcell.00474.2004.

192. Calnek DS, Mazzella L, Roser S, Roman J, Hart CM. Peroxisome proliferator-activated receptor gamma ligands increase release of nitric oxide from endothelial cells. Arterioscler Thromb Vasc Biol. 2003; 23(1): 52–7.

193. Pistrosch F, Passauer J, Fischer S, Fuecker K, Hanefeld M, Gross P. In type 2 diabetes, rosiglitazone therapy for insulin resistance ameliorates endothelial dysfunction independent of glucose control. Diabetes Care. 2004; 27(2): 484–90.

194. Martens FM, Visseren FL, de Koning EJ, Rabelink TJ. Short-term pioglitazone treatment improves vascular function irrespective of metabolic changes in patients with type 2 diabetes. J Cardiovasc Pharmacol. 2005; 46(6): 773–8.

195. Campia U, Matuskey LA, Panza JA. Peroxisome proliferator-activated receptor-gamma activation with pioglitazone improves endothelium-dependent dilation in nondiabetic patients with major cardiovascular risk factors. Circulation. 2006; 113(6): 867–75. doi: 10.1161/CIRCULATIONAHA.105.549618.

196. Sidhu JS, Cowan D, Kaski JC. Effects of rosiglitazone on endothelial function in men with coronary artery disease without diabetes mellitus. Am J Cardiol. 2004; 94(2): 151–6. doi: 10.1016/j.amjcard.2004.03.051.

197. Linscheid P, Keller U, Blau N, Schaer DJ, Muller B. Diminished production of nitric oxide synthase cofactor tetrahydrobiopterin by rosiglitazone in adipocytes. Biochem Pharmacol. 2003; 65(4): 593–8.

198. Lincoff AM, Wolski K, Nicholls SJ, Nissen SE. Pioglitazone and risk of cardiovascular events in patients with type 2 diabetes mellitus: a meta-analysis of randomized trials. JAMA. 2007; 298(10): 1180–8. doi: 10.1001/jama.298.10.1180.

199. Nissen SE, Wolski K. Effect of rosiglitazone on the risk of myocardial infarction and death from cardiovascular causes. N Engl J Med. 2007; 356(24): 2457–71. doi: 10.1056/NEJMoa072761.

200. Home PD, Pocock SJ, Beck-Nielsen H, Curtis PS, Gomis R, Hanefeld M, Jones NP, Komajda M, McMurray JJ, Team RS. Rosiglitazone evaluated for cardiovascular outcomes in oral agent combination therapy for type 2 diabetes (RECORD): a multicentre, randomised, open-label trial. Lancet. 2009; 373(9681): 2125–35. doi: 10.1016/S0140-6736(09)60953-3.

201. Singh S, Loke YK, Furberg CD. Long-term risk of cardiovascular events with rosiglitazone: a meta-analysis. JAMA. 2007; 298(10): 1189–95. doi: 10.1001/jama.298.10.1189.

202. Dormandy JA, Charbonnel B, Eckland DJ, Erdmann E, Massi-Benedetti M, Moules IK, Skene AM, Tan MH, Lefebvre PJ, Murray GD, Standl E, Wilcox RG, Wilhelmsen L, Betteridge J, Birkeland K, Golay A, Heine RJ, Koranyi L, Laakso M, Mokan M, Norkus A, Pirags V, Podar T, Scheen A, Scherbaum W, Schernthaner G, Schmitz O, Skrha J, Smith U, Taton J, Investigators PR. Secondary prevention of macrovascular events in patients with type 2 diabetes in the PROactive Study (PROspective pioglitAzone Clinical Trial In macroVascular Events): a randomised controlled trial.

Lancet. 2005; 366(9493): 1279–89. doi: 10.1016/S0140-6736(05)67528-9.

203. Standl E, Schnell O, Ceriello A. Postprandial hyperglycemia and glycemic variability: should we care? Diabetes Care. 2011; 34 Suppl 2: S120–7. doi: 10.2337/dc11-s206.

204. Chiasson JL, Josse RG, Gomis R, Hanefeld M, Karasik A, Laakso M, Group S-NTR. Acarbose for prevention of type 2 diabetes mellitus: the STOP-NIDDM randomised trial. Lancet. 2002; 359(9323): 2072–7. doi: 10.1016/S0140-6736(02)08905-5.

205. Raz I, Wilson PW, Strojek K, Kowalska I, Bozikov V, Gitt AK, Jermendy G, Campaigne BN, Kerr L, Milicevic Z, Jacober SJ. Effects of prandial versus fasting glycemia on cardiovascular outcomes in type 2 diabetes: the HEART2D trial. Diabetes Care. 2009; 32(3): 381–6. doi: 10.2337/dc08-1671.

206. Group NS, Holman RR, Haffner SM, McMurray JJ, Bethel MA, Holzhauer B, Hua TA, Belenkov Y, Boolell M, Buse JB, Buckley BM, Chacra AR, Chiang FT, Charbonnel B, Chow CC, Davies MJ, Deedwania P, Diem P, Einhorn D, Fonseca V, Fulcher GR, Gaciong Z, Gaztambide S, Giles T, Horton E, Ilkova H, Jenssen T, Kahn SE, Krum H, Laakso M, Leiter LA, Levitt NS, Mareev V, Martinez F, Masson C, Mazzone T, Meaney E, Nesto R, Pan C, Prager R, Raptis SA, Rutten GE, Sandstroem H, Schaper F, Scheen A, Schmitz O, Sinay I, Soska V, Stender S, Tamas G, Tognoni G, Tuomilehto J, Villamil AS, Vozar J, Califf RM. Effect of nateglinide on the incidence of diabetes and cardiovascular events. N Engl J Med. 2010; 362(16): 1463–76. doi: 10.1056/NEJMoa1001122.

207. Shimabukuro M, Higa N, Chinen I, Yamakawa K, Takasu N. Effects of a single administration of acarbose on postprandial glucose excursion and endothelial dysfunction in type 2 diabetic patients: a randomized crossover study. J Clin Endocrinol Metab. 2006; 91(3): 837–42. doi: 10.1210/jc.2005-1566.

208. Wascher TC, Schmoelzer I, Wiegratz A, Stuehlinger M, Mueller-Wieland D, Kotzka J, Enderle M. Reduction of postchallenge hyperglycaemia prevents acute endothelial dysfunction in subjects with impaired glucose tolerance. Eur J Clin Invest. 2005; 35(9): 551–7. doi: 10.1111/j.1365-2362.2005.01550.x.

209. Pistrosch F, Schaper F, Passauer J, Koehler C, Bornstein SR, Hanefeld M. Effects of the alpha glucosidase inhibitor acarbose on endothelial function after a mixed meal in newly diagnosed type 2 diabetes. Hormone Metabol Res. 2009; 41(2): 104–8. doi: 10.105 5/s-0028-1103276.

210. Ayaori M, Iwakami N, Uto-Kondo H, Sato H, Sasaki M, Komatsu T, Iizuka M, Takiguchi S, Yakushiji E, Nakaya K, Yogo M, Ogura M, Takase B, Murakami T, Ikewaki K. Dipeptidyl peptidase-4 inhibitors attenuate endothelial function as evaluated by flow-mediated vasodilatation in type 2 diabetic patients. J Am Heart Assoc. 2013; 2(1), e003277. doi: 10.1161/JAHA.112.003277.

211. Ban K, Noyan-Ashraf MH, Hoefer J, Bolz SS, Drucker DJ, Husain M. Cardioprotective and vasodilatory actions of glucagon-like peptide 1 receptor are mediated through both glucagon-like peptide 1 receptor-dependent and -independent pathways. Circulation. 2008; 117(18): 2340–50. doi: 10.1161/CIRCULATIONAHA.107.739938.

212. Matsubara J, Sugiyama S, Sugamura K, Nakamura T, Fujiwara Y, Akiyama E, Kurokawa H, Nozaki T, Ohba K, Konishi M, Maeda H, Izumiya Y, Kaikita K, Sumida H, Jinnouchi H, Matsui K, Kim-Mitsuyama S, Takeya M, Ogawa H. A dipeptidyl peptidase-4 inhibitor, des-fluoro-sitagliptin, improves endothelial function and reduces atherosclerotic lesion formation in apolipoprotein E-deficient mice. J Am Coll Cardiol. 2012; 59(3): 265–76. doi: 10.1016/j.jacc.2011.07.053.

213. Advani A, Bugyei-Twum A, Connelly KA. Cardiovascular effects of incretins in diabetes. Canadian J Diabet. 2013; 37(5): 309–14. doi: 10.1016/j.jcjd.2013.06.010.

214. Tesauro M, Schinzari F, Adamo A, Rovella V, Martini F, Mores N, Barini A, Pitocco D, Ghirlanda G, Lauro D, Campia U, Cardillo C. Effects of GLP-1 on forearm vasodilator function and glucose disposal during hyperinsulinemia in the metabolic syndrome. Diabetes Care. 2013; 36(3): 683–9. doi: 10.2337/dc12-0763.

215. Nystrom T, Gutniak MK, Zhang Q, Zhang F, Holst JJ, Ahren B, Sjoholm A. Effects of glucagon-like peptide-1 on endothelial function in type 2 diabetes patients with stable coronary artery disease. Am J Physiol Endocrinol Metab. 2004; 287(6): E1209–15. doi: 10.1152/ajpendo.00237.2004.

216. Kubota Y, Miyamoto M, Takagi G, Ikeda T, Kirinoki-Ichikawa S, Tanaka K, Mizuno K. The dipeptidyl peptidase-4 inhibitor sitagliptin improves vascular endothelial function in type 2 diabetes. J Korean Med Sci. 2012; 27(11): 1364–70. doi: 10.3346/jkms.2012.27.11.1364.

217. van Poppel PC, Netea MG, Smits P, Tack CJ. Vildagliptin improves endothelium-dependent vasodilatation in type 2 diabetes. Diabetes Care. 2011; 34(9): 2072–7. doi: 10.2337/dc10-2421.

218. Matsubara J, Sugiyama S, Akiyama E, Iwashita S, Kurokawa H, Ohba K, Maeda H, Fujisue K, Yamamoto E, Kaikita K, Hokimoto S, Jinnouchi H, Ogawa H. Dipeptidyl peptidase-4 inhibitor, sitagliptin, improves endothelial dysfunction in association with its anti-inflammatory effects in patients with coronary artery disease and uncontrolled diabetes. Circ J. 2013; 77(5): 1337–44.

7 急性冠脉综合征与冠状动脉微循环

Murat Sezer, Mauro Echavarria Pinto, Nicola Ryan, and Sabahattin Umman

7.1 引言

急性冠脉综合征是缺血性心脏病最严重的表现之一，在导管室接受检查和治疗的病人中占有很大的比例。当在急性冠状动脉综合征（ACS）中评估冠状动脉狭窄和微循环时，重要的是要记住ST段抬高型心肌梗死（STEMI）和非ST段抬高型心肌梗死（NSTE-ACS）与冠状动脉生理学中的不同改变有关，因此应用慢性稳定型心绞痛中的评估原理来评估ACS冠状动脉狭窄和微循环可能不合适。在这章我们将通过回顾复习在ACS中心外膜血管狭窄和微血管系统生理评估的好处和局限性，来讨论ACS中微血管的病理生理学。

7.2 冠状动脉微血管与急性冠脉综合征

7.2.1 ST段抬高型心肌梗死（STEMI）

通过尸体解剖和冠状动脉内成像研究证明，STEMI包括各种各样的病理现象[1, 2]。尸体解剖和临床研究证明ACS病例中大多数伴有斑块破裂和叠加血栓形成，虽然斑块糜烂也是一种常见的现象（高达1/3的患者）[3-6]。

在STEMI期间，由于血栓形成导致斑块破裂和侵蚀，心外膜冠状动脉急性闭塞启动一系列事件（缺血和随后的再灌注）最终导致相应心肌组织的心肌细胞死亡。同时，冠状动脉微循环的结构也发生变化。及时完成和持续的再灌注心肌面积是拯救缺血心肌最重要的一步。

直接经皮冠状动脉介入治疗（PPCI）是被广泛接受的最有效的治疗手段。然而，心外膜冠状动脉的完全再通并不意味着微循环得到充分的再灌注。根据不同的检测方法得出PPCI后严重的微血管损

伤/梗阻的发生率为5%～50%[7]。临床上，微血管损伤（microvascular injury MVI）的发生和程度与挽救受损心肌、射血分数减少、长期不良左心室重塑和不良结局密切相关[8]。

微血管损伤首先发生于梗死灶，随着时间的推移在空间和时间上演变。梗死相关动脉（IRA）的再通并不能立即终止梗死区域心肌组织的进行性损伤。一直以来，微血管损伤的区域大小可持续增长至再灌注后的48 h，MVI区域的心肌在再灌注1 min内处于充血状态，但梗死区域的局部血流在再灌注后2～8 h内快速、进行性下降并达到一个平台期，导致MVI解剖组织（无复流）区域面积近乎3倍的增加[9]。

PPCI后心外膜冠状动脉血流完全恢复后心肌灌注不良和微循环障碍的潜在机制是多因素的。再灌注后，腔内阻塞和血管外压迫（主要由周围水肿和出血性心肌组成分隔所致）似乎参与了微血管障碍的形成机制（图7.1）。一般来说，腔内阻塞性和血管外压迫性病变在PPCI微血管障碍的发展中相互关联。在下面的章节中，我们将回顾一下微血管障碍的病理生理学机制。

- **动脉粥样硬化血栓栓塞的作用** ·

动脉粥样硬化血栓栓塞作为STEMI的罪魁祸首，也被认为是促成PPCI后微血管功能障碍的主要机制之一。在PPCI过程中栓塞的颗粒会由于其质量效应而引起机械阻塞，并且会造成下游微循环的原位凝血和炎症反应。动脉粥样硬化血栓栓塞与冠状动脉血流降低有关[10]，心肌梗死的面积越大，微血管损伤的范围越广[11, 12]

- **循环血细胞的作用：白细胞、白细胞／血小板堵塞和红细胞聚集** ·

白细胞、血小板堵塞和红细胞聚集同样促成了微血管内阻塞。中性粒细胞通过与血小板一起黏附

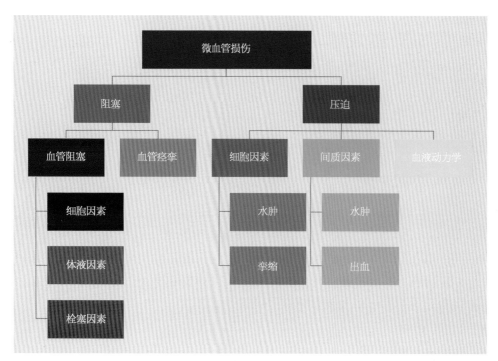

图7.1 PPCI 术后微循环阻塞和外部压迫形成的潜在机制。

血管内皮细胞，释放细胞因子或其他因子，恶化微循环再灌注，从而减少微循环血流量。MVO 和全血白细胞、中性粒细胞、单核细胞计数之间显示出很大的关系 [13, 14, 15]。

· **体液因素在 MVI 中的作用（原位血栓形成）** ·

MVI 的潜在促成因素可能是原位（最初开始）血栓形成。在缺血期间，微血管内皮组织缺氧可以引起微血管水平上促凝血环境和新的纤维组织形成。另外，再灌注显著损害 t-PA 从内皮细胞释放 [16]，这可能会进一步促进已受损的缺氧内皮组织区域原位血栓的形成。同样，纤维蛋白原也可通过在受累微血管区域促进红细胞聚集以及介导相关的炎症过程阻碍血流（图 7.2）。支持这一假设的是：PPCI 后通过立即在冠状动脉内给予链激酶溶解微血管血栓使得冠状动脉微血管阻力显著降低和 CFR 明显改善 [17]。

· **微循环的血管外压迫** ·

毛细血管床受到再灌注后周围心肌水肿和 / 或心肌出血产生的外部压缩可能导致微血管阻力增加，最终减少心肌灌注。再灌注后心肌水肿和心肌内出血（IMH）在再灌注后微血管损伤形成中一定程度上互为因果关系（图 7.3）。毛细血管床是冠状血管网塌陷最脆弱的部分。由心肌内水肿和出血产生的外部压力造成毛细血管直径缩小，导致微血管阻力呈对数性增加且心肌血流减少。因此，PPCI 后微血管损伤的机制除了腔内血管阻塞之外，另一重要机制是微血管横截面积减少或由心肌水肿和出血产生的外部压迫引起的血管萎陷。

内皮屏障中缺氧诱导的破坏促进再灌注时血细胞的外渗。因此，心肌内出血（IMH）和血管损失是紧密相连的。IMH 的存在与更大面积的心肌梗死有关，并且已经反复显示 T2W 影像上的 IMH 患者存在 CMR 定义的 MVO 区域。最近有组织学评估的研究解释了 CMR 定义的 MVO 区域和 IMH 之间的紧密相关性 [18]。

另一个由外周压迫导致微血管阻塞的可能因素就是心肌水肿。心外膜血管闭塞后立即出现心肌水肿并在再灌注的 1 min 内心肌水肿范围突然扩大。水肿体积似乎在再灌注后第 3 天达到峰值并在第 1 周内保持不变，之后水肿体积逐渐降低 [19, 20]。组织水肿（间质或细胞）可能会通过外部挤压微血管床来大大增加冠状血管微血管阻力，最终，在细胞和间质水肿增加心肌僵硬的基础上，STEMI 微血管的舒张压增高，导致心肌血管内容量降低，限制舒张晚期的冠状动脉内血流。因此，增加的血管腔内压力的传播进一步加重微循环（特别是在心内膜下区域）的外部压迫，最终导致微血管阻力增加和心肌灌注减少。

7.2.2　非 ST 段抬型高心肌梗死（NSTEMI）

评估 MVO 在 NSTEMI 中的发病率、相关性及影响的研究相对来说较少。对于早期接受 PCI 的

梗死+再灌注组 对照组

纤维蛋白原

凝血因子鞣原VIII

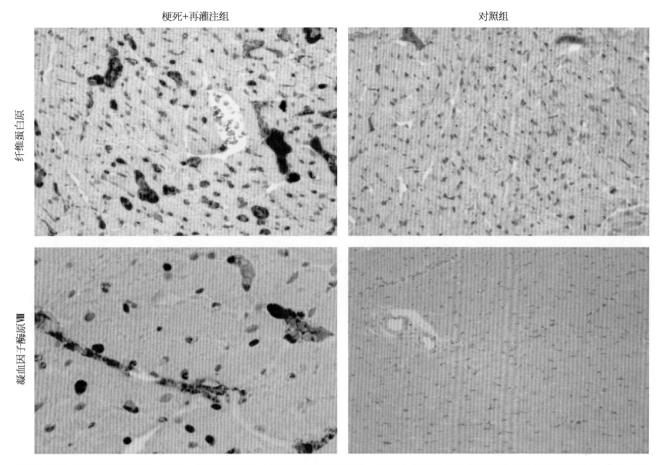

图7.2 在缺血/再灌注模型中（Wistar老鼠的心脏）显示的原位血栓形成。进行免疫组织化学染色纤维蛋白和纤维蛋白原（第一行）和血小板（第二行）。缺血/再灌注组显示在第一列中，对照组显示在第二列中。

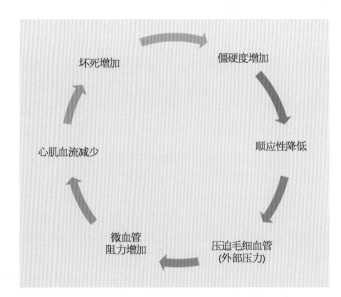

图7.3 心肌水肿/心肌内出血造成的外部压迫和微血管损伤的相互关系。

NSTEMI患者，CMR检测的MVO发生率在14% ~ 30%[21-23]。MVO在NSTEMI中不同患病率的确切原因是未知的；当然，这可能与其临床表现的异质

性有关。类似于STEMI，在接受PCI的NSTEMI患者中，CMR指出MVO的存在与心肌梗死面积相关[22]。目前，在接受PCI的NSTEMI和STEMI患者中，MVO的发病机制是否相似尚不清楚。但是，在NSTEMI罪犯血管中存在类似脆弱的动脉粥样硬化血栓形成支持远端栓塞和微血管堵塞作为微血管损伤主要机制的解释。

7.3 ACS中冠状动脉狭窄的生理评估

7.3.1 罪犯血管的评估

在ACS的罪犯血管中，STEMI后早期阶段以冠状血管痉挛、微血管血小板堵塞、内皮细胞功能障碍、血栓栓塞、血管顿抑和心肌内出血为特征[24]。这些梗死心肌区域的动态变化与微血管不断充血、充血流量、跨狭窄压力梯度有关，其结果反应为FFR值[25]。不仅远处心肌对充血刺激不能作出适当反应，而且罪犯斑块的解剖状况会由于斑块的形状

改变而改变。因此，在罪犯血管发生STEMI的超急性期内不推荐使用FFR[26]。

核成像研究早已观察到在心梗后6天，FFR可以可靠地描述STEMI后心肌缺血的情况[27, 28]。然而，重要的是要注意，STEMI后在灌注区域大量有生存能力的心肌减少；因此，对于一个给定的狭窄，充血流量和跨狭窄的梯度将减少，从而增加了FFR[27]。这就意味在STEMI后罪犯狭窄血管的血流动力学结果随着供应心肌的血流需求降低而变差[27]。有趣的是，尽管这种存活心肌减少，一项关于慢性梗死区域的（STEMI后3.7个月和6.3个月）研究观察到，大多数罪犯狭窄在血流动力学上对梗死区内存活心肌的灌注仍是有意义的（FFR0.60±0.14，范围0.26～0.77）[29]。最后，在非梗死区域所建立的FFR截断值（0.75）在梗死区域似乎是可靠的[30]。

7.3.2　ACS中的非罪犯狭窄：它们能够得到生理性的评估吗？

STEMI患者入院开通罪犯血管，恢复血流的临床获益已经毋庸置疑。然而，相当大比例的ACS患者有多支血管病变（MVD）[31]。虽然对于非罪犯MVD的治疗策略并不好建立，但是支持有创冠状动脉生理指标指导治疗非罪犯MVD的证据越来越多。当代试验如在急性心肌梗死中联合应用pexelizumab与血管成形术（APEX-AMI）[32]和在急性心肌梗死中预防性应用血管成形术（PRAMI）试验[33]估算，入院STEMI患者的非罪犯血管狭窄的发生率分别为41%和54%。同样，入院的NSTE-ACS患者中有30%～59%患有MVD[34, 35]。梗死相关动脉的闭塞可能诱发非罪犯狭窄血管供血的远端心肌缺血，这是由于代偿性心脏过度运动或突然缺乏侧支血管的支持。这意味着评估非罪犯血管的功能相关性可能会很困难。

血流储备分数（FFR）已成为评估心外膜冠状动脉狭窄生理学意义的标准方法[36]。但是，在ACS患者中使用FFR存在理论上的限制。FFR取决于实现最大冠状动脉血流量的能力，其中阻力最小并且是恒定的，因此血流与压力呈正比关系。因此，FFR需要达到最大的充血状态才能准确描述心外膜狭窄血管的缺血可能。在ACS期间，有几个因素在理论上可能损害罪犯血管和非罪犯血管区域的充血反应，因此只有达到最大的充血，最终才能产生更高的

FFR值[37]。在非罪犯血管区域，暂时的微循环功能障碍已经得到描述[38]，已被提出为基本机制有局部的神经体液反应，血管收缩和升高的左心室舒张末期压力[39-40]。概念验证研究表明相比充血性狭窄阻力，FFR可能低估了NSTE-ACS狭窄血管的严重程度[41, 42]，充血性狭窄阻力是评估心外膜血管狭窄严重程度的特异性指标[43]。

有几项研究调查了FFR评估非罪犯狭窄血管的功能意义的可靠性（表7.1）[41, 44-46]。一项包括101例ACS患者（75例STEMI和26例NSTE-ACS）的大型研究分别测量了非罪犯血管急性期和事件后35天±4天的FFR[44]。值得注意的是，在STEMI（0.78±0.10 vs 0.76±0.10，P=NS）或NSTEMI（0.77±0.10 vs 0.77±0.20，P=NS）患者急性期和后续随访中测得的FFR值没有显著差异。重要的是，只有2个狭窄从最初的FFR>0.80减少到<0.75。在FAME试验中有328（32.6%）例NSTE-ACS患者使用FFR来指导PCI，结果与症状稳定的患者相比，其主要不良心脏事件（MACE）及其各组分事件（再梗、死亡等）的风险降低（绝对风险分别下降5.1%和3.7%，P=0.92）[47]。FAMOUS-NSTEMI[48]试验（NSTEMI患者FFR对比血管造影指导的介入以优化结果）是一个前瞻性、多中心、平行分组、1:1随机对照试验，这项试验纳入了350例NSTEMI患者，这些患者的血管狭窄从视觉上评估存在≥1支冠状动脉狭窄，每支狭窄血管狭窄程度≥管腔直径的30%，通过比较常规造影指导下（n=174）与FFR指导下（n=176）的管理和结果，探讨在NSTEMI中常规FFR测量是否可行和安全。主要终点事件（接受药物治疗的患者）FFR指导组明显高于对照组[23（13.2%）vs 40（22.7%），差异9.5%（95%CI：1.4%，17.7%），P=0.022]。作为次要终点事件，以FFR为引导的方法① 导致1/5患者的血管狭窄分类和患者的管理发生变化，以及② 减少了血运重建。值得注意的是，FFR指导组的血运重建发生率在12个月时仍然低于对照组[79.0% vs 86.8%，差异7.8%（20.2%，15.8%），P=0.054]。这些结果与最近法国FFR注册中心的数据结果相一致[49]（图7.4和图7.5）。

尽管FFR在ACS中存在理论限制，现有的数据仍支持其作为指导MVD血运重建的工具来使用。基于FFR血运重建的推迟似乎在这个复杂的临床情况下既节省成本又安全。

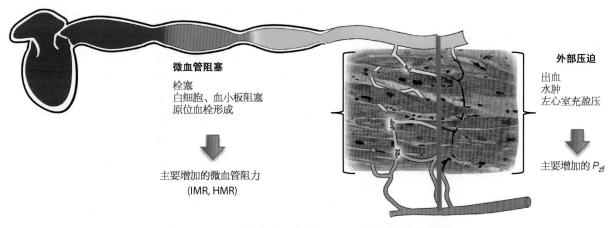

图7.4 微血管损伤和侵袭性检查指标在诊断中的原理机制。

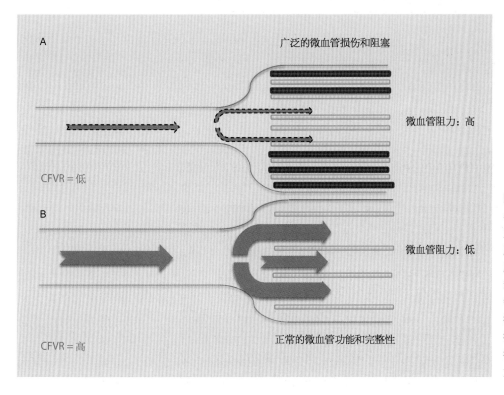

图7.5 PPCI后，在重新开放的心外膜冠状动脉供应的远端微血管床中存在广泛损伤导致心肌血流减少，这将导致冠状动脉血流速度储备（CFVR）下降和增加微血管阻力（A=高微血管阻力和异常CFR）。如果远端微循环完整性得以保留，由于微血管阻力正常，心肌血流将得到很大维持（B=低微血管阻力和正常CFR）。

表7.1 血流储备分数（FFR）在急性冠脉综合征诊断中的准确性

第一作者	发表年限	设计	指数	客观的研究大纲	临床情况	患者总数	ACS患者人数	主要发现
罪犯血管FFR的可靠性								
De Bruyne [27]	2001	诊断性，分析性	FFR	FFR（截断值0.75）与SPECT在心肌梗死后患者中的比较	罪犯血管心肌梗死≥6天	57	57	Ss, 82 %; Sp, 87 %; Acc, 85 %; 最佳的FFR截断值, 0.78
Usui [33]	2003	诊断性，描述性	FFR	FFR与SPECT在无症状患者和心肌梗死后患者中的比较	罪犯血管心肌梗死<3个月	167	74	心肌梗死后患者: Ss, 79 %; Sp, 74 %; 最佳的FFR截断值, 0.76
Samady [28]	2006	诊断性，描述性	FFR	FFR、SPECT和超声心动图在心肌梗死后患者中的比较	罪犯血管心肌梗死<6天	48	48	SPECT或Echo: Ss, 88 %; Sp, 93 %; Acc, 91 %; 最佳的FFR截断值, 0.78

（续表）

第一作者	发表年限	设计	指数	客观的研究大纲	临床情况	患者总数	ACS 患者人数	主要发现
非罪犯血管 FFR 的可靠性								
Ntalianis [44]	2010	队列	FFR	在 ACS 后即刻与 35 天 ±4 天测量的非罪犯冠状动脉 FFR	NSTEMI, STEMI	101	101	在 ACS 后即刻和 35 天 ±4 天测量非罪犯冠状动脉的 FFR，两者差别没有统计学意义：0.77±0.13，P=NS
Wood [17]	2013	队列	FFR	在 STEMI 后即刻与 42 天 ±10 天测量非罪犯冠状动脉的 FFR	STEMI	47	47	在 STEMI 后即刻和 42 天 ±10 天分别测量非罪犯冠状动脉的 FFR，两者之间差值有统计学意义：(0.84±0.08)~(0.82±0.08)，p=0.025
Niccoli [13]	2014	横断分析	FFR/HSR	FFR 和 HSR 在 NSTEMI 和无症状患者中的对比	NSTEMI, 稳定的	30	15	相对于无症状患者，在 NSTEMI 中测量的 FFR 和 HSR 的结果不一致更明显：85.7% vs. 39.1%，P=0.04
Indolfi [46]	2015	横断分析	iFR/FFR	iFR 和 FFR 在 ACS 和无症状患者中的对比	UA, NSTEMI, STEMI, 稳定的	82	53	iFR 在 ACS 中的诊断准确性不低于无症状患者中：79.5 % (ACS) vs. 84.4 % (S)，P=0.497

FFR：血流储备分数；iFR：瞬时无波形比值；HSR：充血狭窄阻力指数；SPECT：心肌灌注显像；Echo：超声心动图；ACS：急性冠脉综合征；MI：心肌梗死；STEMI：ST 段抬高心肌梗死；NSTEMI：非 ST 段抬高心肌梗死；UA：不稳定型心绞痛；SS：敏感性；Sp：特异性；Acc：准确性。

7.4　STEMI中微循环的有创评估

尽管通过血管造影获得了最佳的心外膜血管再灌注评估，但在大约 40% 接受 PPCI 的患者中，可以通过心血管核磁共振（CMR）检测到微血管阻塞（MVO）。在短期和长期随访期间，PPCI 后 MVO 的发生和程度与受损心肌的挽救[50]、左心室功能受损[51]和预后差[52]有关。因此，评估 PPCI 时的微血管状态具有巨大的预后价值。虽然目前还没有行之有效的治疗方法来限制 PPCI 后微血管损伤，为了能在持续和渐进的微血管损伤过程中进行干预，应在 PPCI 后立即进行微血管功能和结构状况评估。在本节中，我们重点介绍使用血管造影工具 Niccoli 和基于导丝的技术对 PPCI 后微循环的侵入性评估。

7.4.1　PPCI后微循环状态的血管造影评估

间接评估 PPCI 后微血管状态的方法有心肌梗死溶栓治疗（TIMI）、帧数（TFC）和心肌灌注分级（MBG）。已显示 TFC 可以反映心外膜血管血流速度并与预后相关。然而，它与提示 PPCI 后微血管损伤的冠状动脉内多普勒参数没有很好的相关性[53]。MBG 评分按等级分为 0～3 分，MBG 0～1 分表示微血管阻塞[54]。然而，与心血管核磁共振（CMR）相比，MBG 仅间接反映了接受 PPCI 患者的微血管状况，并显著低估了微血管阻塞程度[55]。鉴于最近的研究显示血管造影方法不能准确预测 CMR 基础上的微血管阻塞[56-58]，它们在预测 PPCI 后微血管损伤方面的价值是有限的。

7.4.2　基于导丝技术评估的PPCI后微循环状况

迄今为止，在导管室还没有被广泛接受并被充分验证的方法来直接精确地识别微血管损伤。然而，微血管损伤的存在可以通过测量 PPCI 后冠状动脉内的压力和血流量来检测。通过使用传感器尖端导丝直接侵入性评估冠状动脉血流和压力似乎是评估 PPCI 后的微血管状态最敏感和准确的方法。

· 冠状动脉内多普勒联合冠状动脉血流速度储备 (CFVR) 和多普勒流量速度模式在PPCI后微循环状况中的评估 ·

PPCI后特征性的冠状动脉血流速度模式与"MVI"相关，为"收缩期血流倒流"、"舒张期血流迅速减速"和"减少冠状动脉血流速度储备 (CFVR)"[59-62]。CMR上的MVO范围与CFVR、舒张期减速时间和PPCI后4～8天获得的舒张/收缩速度比相关[63]。此外，没有基于CMR的MVO患者在冠状动脉内多普勒包络中未显示收缩期血流反转模式[64]。

几项研究表明，评估PPCI后梗死相关动脉的CFVR是STEMI后左心室功能恢复最有价值的预后指标[65-67]。在梗死相关动脉 (IRA) 中测量CFVR与CMR中的MVO程度有关[64]。最近发现急性前壁STEMI患者PPCI后参考血管CFVR（< 2.1）减少与长期心源性死亡率增加显著相关[38]。在CMR[63]和心肌造影超声心动图[60, 61]中MVO的存在与舒张期减速时间缩短、收缩期血流反流的出现和收缩前向血流的消失有关，PPCI后立即在冠状动脉内行多普勒测量，可出现收缩期血流逆流。临床上，重新开放的IRA测量的舒张期血流快速减速时间（< 600 ms）与心室区域功能缺乏恢复、长期射血分数差和梗死面积较大有关[68, 69]。

然而，CFVR有两个公认的局限性可能会影响其重复性：① 无法区分相对心外膜血管和微血管对总冠状动脉阻力的贡献[70]；② 其依赖血流动力学因素[64]。为了克服这些局限性，引入了另一个参数"微血管阻力"，这个参数是微循环所特有的，受血液动力学条件的影响较小[64]。

· 微血管阻力指数在PPCI后微循环状态中的评估 ·

在评估PPCI后冠状动脉微循环时，冠状动脉微血管阻力构成CFVR的一个有趣的替代指标。微循环阻力的测量可以是基于热稀释（微血管阻力指数=IMR）或基于多普勒（充血微血管阻力=HMR）。无论采用何种方法，微血管阻力（IMR或HMR）在确定冠状动脉微血管阻力增加方面都是一种特别有价值的测量方法。本书其他章节描述了测量IMR的背景和方法。重要的是，IMR不受存在中至重度心外膜血管狭窄的影响，因此特别测量了微循环阻力。在存在严重狭窄（FFR < 0.60）的情况下，可以考虑为侧支（冠状动脉楔压）的贡献，并调整IMR值[71]。此外，由于IMR是在最大充血状态下测量的，因此

不受血液动力学条件的影响。PPCI后IMR提供了一个特定、定量和独立的（IRA没有额外的血流动力学严重狭窄）方法来评估IRA所对应的微脉管系统。在PPCI后立即测量的IMR与MVO，梗死体积和基于CMR评估的LV功能密切相关[72]。热稀释曲线的IMR值和形状也与基于CMR评估的梗死面积相关[18, 72, 73]。在重新开放的IRA中，IMR可预测随访3个月和6个月时的LV功能和LV功能恢复情况，这可由超声心动图室壁运动评分指数来评估[74, 75]。在随访6个月时由氟脱氧葡萄糖PET测得的存活心肌证实与IMR有关[75]。除了预测心肌的挽救，PPCI后IMR是CMR评估的几个梗死特征（包括梗死面积、微血管阻塞和心肌内出血）的强大预测因子[18]。此外，PPCI后48 h测量IMR也可预测梗死面积恢复情况[76]。特别是PPCI时高IMR（> 40）预示远期预后不良[74]。

尽管PPCI后的IMR的临界值尚未被广泛接受，但预测MVO的建议值是35个单位[72]、左室重塑33个单位[74]、长期死亡40个单位[74]。这些临界值可以在PPCI后立即确定高危患者以便考虑辅助药物的治疗。

本书其他章节描述了测量HMR的背景和方法。测量远端压力和再灌注后的血流速度可以提供有关冠状动脉微血管状况的重要信息。无论微血管受损的病因如何，在IRA再灌注后测得的HMR值增加代表着微循环损伤。已表明HMR能够检测由于陈旧性心肌梗死中毛细血管和微动脉的损失而导致的微血管阻力增加[77]。

在STEMI中，PPCI后即刻测量HMR可预测酶促梗死面积和由CMR定义的梗死面积[78]。此外，它可以区分非透壁和透壁心肌梗死，这具有重要的预后价值[78]。再灌注后即刻测量HMR也能预测长期左心室重塑[79]，尽管IRA中有完全持续的血流，但仍有20%～35%的患者出现左心室重塑[79, 80]。已经证明，PPCI后测量HMR可以预测CMR定义的微血管损伤，早期和最终梗死面积以及PET源性心肌血液损伤的发生[81]。本研究建议预测CMR定义的微血管损伤发生的临界值为2.5 mmHg/（cm·s）[81]。HMR预测梗死透壁发生率（3.25 mmHg·cm^{-1}·s^{-1}）[78]、左心室重塑（2.96 mmHg·cm^{-1}·s^{-1}）[82]和广泛的微血管损伤（2.5 mmHg·cm^{-1}·s^{-1}）[81]可以帮助我们在导管室PPCI后立即确定高危患者。

与IMR一样，在导管室PPCI后即刻测量HMR，

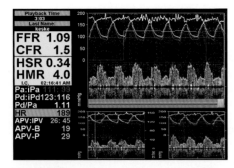

PPCI后即刻
(HMR= 4 mmHg·cm⁻¹·s)

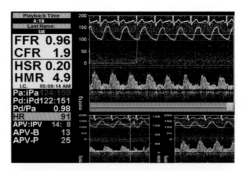

PPCI后15 min
(HMR= 4.9 mmHg·cm⁻¹·s)

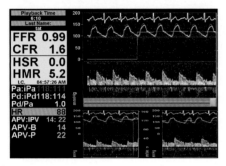

PPCI后30 min
(HMR= 5.2 mmHg·cm⁻¹·s)

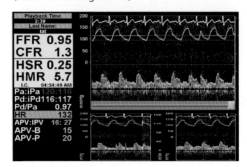

PPCI后60 min
(HMR= 5.7 mmHg·cm⁻¹·s)

图7.6 在成功的PPCI之后的微血管灌注中的动态变化（进行性恶化）的实例，证明了在PPCI后1 h内观察到充血微血管阻力（HMR）逐渐增加。在该患者中，在PPCI成功应用于急性前壁心肌梗死之后，在四个不同的时间点（PPCI后立即，以及PPCI后15、30和60 min）测量HMR。在冠状动脉内压/多普勒示踪图中可见心肌血流逐渐恶化，HMR逐渐增加（在60 min时从4 mmHg·cm⁻¹降至5.7 mmHg·cm⁻¹）。

可以识别出严重微血管损伤的患者。鉴于其简单性，测量的高重复性及其预测能力，即刻测量HMR可以使微血管损伤成为干预治疗的可行靶点。

重建心外膜通畅性后，再灌注区微血管损伤的进展性/持续性特点使微血管阻力的测量复杂化。已知MVO区域的心肌血流在再灌注的1 min内是充血的，但是在2～3 h内逐渐减少，导致微血管损伤区域增加2倍[83]（图7.6）。因此，在PPCI后即刻测量单次多普勒血流速度和/或微血管阻力，可能低估随后出现的CMR所评估的微血管损伤/梗阻的程度。

· 微血管电容在PPCI后微循环状态评估中的应用 ·

测量冠状动脉循环中零流量压力（P_{zf}）的背景和方法在本书其他地方已有描述。由于P_{zf}提供了心室内和间质性心肌压力（外力）对冠状动脉微血管系统影响的信息，因此PPCI后测量的P_{zf}主要与微循环外部压迫引起的微血管损伤有关[40]。与正常血流对照组对比，P_{zf}在伴有无复流现象的再灌注前壁心肌梗死患者中增加[84]。重要的是，与MVI发生之间的关系得到了相关研究的支持，这些研究报告了通过测量PPCI后P_{zf}与通过CMR或PET评估的存活

心肌之间的关系[82, 85]。在再灌注的STEMI中发生的心肌内出血和/或水肿通过在微循环中产生外部压缩力，以可变程度促进微血管阻力的增加。HMR和P_{zf}之间的强相关性支持这一假设[81]。虽然P_{zf}可能提供关于PPCI后微血管状态的额外和有价值的信息，但是目前，P_{zf}在急性STEMI的临床适用性受到获取高质量效果相关困难的阻碍，需要无伪影的多普勒扫描来产生适于分析压力速度环路。

7.5 结论

虽然急性冠脉综合征代表了一个不同于稳定型冠心病的病理生理状况，许多应用于稳定型CAD的原理可同样适用于ACS。使用FFR评估ACS中非罪犯病变是安全和有效的，并且其使用显示是有益的。尽管对于ACS后MVO没有特定的针对性治疗方法，但是在PPCI时易于用冠状动脉内生理学进行鉴定。鉴于MVO患者预后差，早期发现和优化药物治疗似乎是明智的。

（王　申　李东宝　译）

参考文献

1. Kolodgie FD, Virmani R, Burke AP, Farb A, Weber DK, Kutys R, et al. Pathologic assessment of the vulnerable human coronary plaque. Heart. 2004; 90(12): 1385–91.

2. Narula J, Nakano M, Virmani R, Kolodgie FD, Petersen R, Newcomb R, et al. Histopathologic characteristics of atherosclerotic coronary disease and implications of the findings for the invasive and noninvasive detection of vulnerable plaques. J Am Coll Cardiol. 2013; 61(10): 1041–51.

3. Jia H, Abtahian F, Aguirre AD, Lee S, Chia S, Lowe H, et al. In vivo diagnosis of plaque erosion and calcified nodule in patients with acute coronary syndrome by intravascular optical coherence tomography. J Am Coll Cardiol. 2013; 62(19): 1748–58.

4. Cheruvu PK, Finn AV, Gardner C, Caplan J, Goldstein J, Stone GW, et al. Frequency and distribution of thin-cap fibroatheroma and ruptured plaques in human coronary arteries: a pathologic study. J Am Coll Cardiol. 2007; 50(10): 940–9.

5. Arbustini E, Dal Bello B, Morbini P, Burke AP, Bocciarelli M, Specchia G, et al. Plaque erosion is a major substrate for coronary thrombosis in acute myocardial infarction. Heart. 1999; 82(3): 269–72.

6. van der Wal AC, Becker AE, van der Loos CM, Das PK. Site of intimal rupture or erosion of thrombosed coronary atherosclerotic plaques is characterized by an inflammatory process irrespective of the dominant plaque morphology. Circulation. 1994; 89(1): 36–44.

7. Durante A, Camici PG. Novel insights into an "old" phenomenon: the no reflow. Int J Cardiol. 2015; 187: 273–80.

8. Niccoli G, Burzotta F, Galiuto L, Crea F. Myocardial no-reflow in humans. J Am Coll Cardiol. 2009; 54(4): 281–92.

9. Schwartz BG, Kloner RA. Coronary no reflow. Spec Issue Coron Blood Flow. 2012; 52(4): 873–82.

10. Okamura A, Ito H, Iwakura K, Kurotobi T, Koyama Y, Date M, et al. Clinical implications of distal embolization during coronary interventional procedures in patients with acute myocardial infarction: quantitative study with Doppler guidewire. JACC Cardiovasc Interv. 2008; 1(3): 268–76.

11. Napodano M, Peluso D, Marra MP, Frigo AC, Tarantini G, Buja P, et al. Time-dependent detrimental effects of distal embolization on myocardium and microvasculature during primary percutaneous coronary intervention. JACC Cardiovasc Interv. 2012; 5(11): 1170–7.

12. Skyschally A, Walter B, Heusch G. Coronary microembolization during early reperfusion: infarct extension, but protection by ischaemic postconditioning. Eur Heart J. 2013; 34(42): 3314–21.

13. Giampaolo Niccoli, Elena Falcioni, Nicola Cosentino, Francesco Fracassi, Marco Roberto, Alessandro Fabretti, et al. Impact of Accuracy of Fractional Flow Reserve to Reduction of Microvascular Resistance After Intracoronary Adenosine in Patients With Angina Pectoris or Non-ST-Segment Elevation Myocardial Infarction. DOI: http://dx.doi. org/10.1016/j.amjcard.2014.01.422.

14. Sezer M, Okcular I, Goren T, Oflaz H, Nisanci Y, Umman B, et al. Association of haematological indices with the degree of microvascular injury in patients with acute anterior wall myocardial infarction treated with primary percutaneous coronary intervention. Heart. 2007; 93(3): 313–8.

15. van der Laan AM, Hirsch A, Robbers LFHJ, Nijveldt R, Lommerse I, Delewi R, et al. A proinflammatory monocyte response is associated with myocardial injury and impaired functional outcome in patients with ST-segment elevation myocardial infarction. Am Heart J. 2012; 163(1): 57–65.e2.

16. Pedersen CM, Barnes G, Schmidt MR, Bøtker HE, Kharbanda RK, Newby DE, et al. Ischaemia-reperfusion injury impairs tissue plasminogen activator release in man. Eur Heart J. 2012; 33(15): 1920–7.

17. Sezer M, Oflaz H, Gören T, Okçular I, Umman B, Nişanci Y, et al. Intracoronary streptokinase after primary percutaneous coronary intervention. N Engl J Med. 2007; 356(18): 1823–34.

18. Robbers LF, Eerenberg ES, Teunissen PF, Jansen MF, Hollander MR et al. Magnetic resonance imaging-defined areas of microvascular obstruction after acute myocardial infarction represents microvascular destruction and haemorrhage. Eur Heart J. 2013; 34: 2346–53.

19. Carrick D, Haig C, Ahmed N, Rauhalammi S, Clerfond G, Carberry J, et al. Temporal evolution of myocardial hemorrhage and edema in patients after acute ST-segment elevation myocardial infarction: pathophysiological insights and clinical implications. J Am Heart Assoc Cardiovasc Cerebrovasc Dis. 2016; 5(2), e002834.

20. Dall'Armellina E, Karia N, Lindsay AC, Karamitsos TD, Ferreira V, Robson MD, et al. Dynamic changes of edema and late gadolinium enhancement after acute myocardial infarction and their relationship to functional recovery and salvage index. Circ Cardiovasc Imaging. 2011; 4(3): 228–36.

21. Mewton N, Bonnefoy E, Revel D, Ovize M, Kirkorian G, Croisille P. Presence and extent of cardiac magnetic resonance microvascular obstruction in reperfused non-ST-elevated myocardial infarction and correlation with infarct size and myocardial enzyme release. Cardiology. 2009; 113(1): 50–8.

22. Guerra E, Hadamitzky M, Ndrepepa G, Bauer C, Ibrahim T, Ott I, et al. Microvascular obstruction in patients with non-ST-elevation myocardial infarction: a contrast-enhanced cardiac magnetic resonance study. Int J Cardiovasc Imaging. 2014; 30(6): 1087–95.

23. Van Assche LM, Bekkers SC, Senthilkumar A, Parker MA, Kim HW, Kim RJ. The prevalence of microvascular obstruction in acute myocardial infarction: importance of ST elevation, infarct size, transmurality and infarct age. J Cardiovasc Magn Reson. 2011; 13(1): 1–2.

24. Betgem RP, de Waard GA, Nijveldt R, Beek AM, Escaned J, van Royen N. Intramyocardial haemorrhage after acute myocardial infarction. Nat Rev Cardiol. 2015; 12(3): 156–67.

25. Tamita K, Akasaka T, Takagi T, Yamamuro A, Yamabe K, Katayama M, et al. Effects of microvascular dysfunction on myocardial fractional flow reserve after percutaneous coronary intervention in patients with acute myocardial infarction. Catheter Cardiovasc Interv. 2002; 57(4): 452–9.

26. Lotfi A, Jeremias A, Fearon WF, Feldman MD, Mehran R, Messenger JC, et al. Expert consensus statement on the use of fractional flow reserve, intravascular ultrasound, and optical coherence tomography. Catheter Cardiovasc Interv. 2014; 83(4): 509–18.

27. De Bruyne B, Pijls NHJ, Bartunek J, Kulecki K, Bech J-W, De Winter H, et al. Fractional flow reserve in patients with prior myocardial infarction. Circulation. 2001; 104(2): 157–62.

28. Samady H, Lepper W, Powers ER, Wei K, Ragosta M, Bishop GG, et al. Fractional flow reserve of infarct-related arteries identifies reversible

defects on noninvasive myocardial perfusion imaging early after myocardial infarction. J Am Coll Cardiol. 2006; 47(11): 2187–93.

29. Beleslin B, Ostojic M, Djordjevic-Dikic A, Vukcevic V, Stojkovic S, Nedeljkovic M, et al. The value of fractional and coronary flow reserve in predicting myocardial recovery in patients with previous myocardial infarction. Eur Heart J. 2008; 29(21): 2617–24.

30. Marques KM, Knaapen P, Boellaard R, Westerhof N, Lammertsma AA, Visser CA, et al. Hyperaemic microvascular resistance is not increased in viable myocardium after chronic myocardial infarction. Eur Heart J. 2007; 28(19): 2320–5.

31. López-Palop R, Carrillo P, Frutos A, Castillo J, Cordero A, Toro M, et al. Usefulness of the fractional flow reserve derived by intracoronary pressure wire for evaluating angiographically intermediate lesions in acute coronary syndrome. Rev Esp Cardiol Engl Ed. 2010; 63(06): 686–94.

32. Toma M, Buller CE, Westerhout CM, Fu Y, O'Neill WW, Holmes DR, et al. Non-culprit coronary artery percutaneous coronary intervention during acute ST-segment elevation myocardial infarction: insights from the APEX-AMI trial. Eur Heart J. 2010; 31(14): 1701–7.

33. Yasuhiro Usui, Taishiro Chikamori, Hidefumi Yanagisawa, Takayuki Morishima, Satoshi Hida, Nobuhiro Tanaka, et al. Reliability of pressure-derived myocardial fractional flow reserve in assessing coronary artery stenosis in patients with previous myocardial infarction. DOI: http://dx.doi.org/10.1016/S0002-9149(03)00829-4.

34. Ragmin F, Fast Revascularisation During InStability in Coronary Artery Disease Investigators. Invasive compared with non-invasive treatment in unstable coronary-artery disease: FRISC II prospective randomised multicentre study. Lancet. 1999; 354(9180): 708–15.

35. Effects of tissue plasminogen activator and a comparison of early invasive and conservative strategies in unstable angina and non-Qwave myocardial infarction. Results of the TIMI IIIB Trial. Thrombolysis in Myocardial Ischemia. Circulation. 1994; 89(4): 1545–56.

36. Windecker S, Kolh P, Alfonso F, Collet J-P, Cremer J, Falk V, et al. 2014 ESC/EACTS Guidelines on myocardial revascularization. Zamorano, Jose Luis Achenbach, Stephan Baumgartner, Helmut Bax, Jeroen J. Bueno, Héctor Dean, Veronica Deaton, Christi Erol, Çetin Fagard, Robert Ferrari, Roberto Hasdai, David Hoes, Arno W. Kirchhof, Paulus Knuuti, Juhani Kolh, Philippe Lancellotti, Patrizio Linhart, Ales Nihoyannopoulos, Petros Piepoli, Massimo F. Ponikowski, Piotr Sirnes, Per Anton Tamargo, Juan Luis Tendera, Michal Torbicki, Adam Wijns, William Windecker, Stephan, Sousa Uva, Miguel, Achenbach, Stephan Pepper, John Anyanwu, Anelechi Badimon, Lina Bauersachs, Johann Baumbach, Andreas Beygui, Farzin Bonaros, Nikolaos De Carlo, Marco Deaton, Christi Dobrev, Dobromir Dunning, Joel Eeckhout, Eric Gielen, Stephan Hasdai, David Kirchhof, Paulus Luckraz, Heyman Mahrholdt, Heiko Montalescot, Gilles Paparella, Domenico Rastan, Ardawan J. Sanmartin, Marcelo Sergeant, Paul Silber, Sigmund Tamargo, Juan ten Berg, Jurrien Thiele, Holger van Geuns, Robert-Jan Wagner, Hans-Otto Wassmann, Sven Wendler, Olaf Zamorano, Jose Luis Weidinger, Franz Ibrahimov, Firdovsi Legrand, Victor Terzić, Ibrahim Postadzhiyan, Arman Skoric, Bosko Georgiou, Georgios M. Zelizko, Michael Junker, Anders Eha, Jean Romppanen, Hannu Bonnet, Jean-Louis Aladashvili, Alexander Hambrecht, Rainer Becker, Dávid Gudnason, Thorarinn Segev, Amit Bugiardini, Raffaele Sakhov, Orazbek Mirrakhimov, Aibek Pereira, Bruno Felice, Herbert Trovik, Thor Dudek, Dariusz Pereira, Hélder Nedeljkovic, Milan A. Hudec, Martin Cequier, Angel Erlinge, David Roffi, Marco Kedev, Sasko Addad, Faouzi Yildirir, Aylin Davies, John, editor. Eur Heart J. 2014; 35(37): 2541–619.

37. Uren NG, Crake T, Lefroy DC, de Silva R, Davies GJ, Maseri A. Reduced coronary vasodilator function in infarcted and normal myocardium after myocardial infarction. N Engl J Med. 1994; 331(4): 222–7.

38. van de Hoef TP, Bax M, Meuwissen M, Damman P, Delewi R, de Winter RJ, et al. Impact of coronary microvascular function on long-term cardiac mortality in patients with acute ST-segment-elevation myocardial infarction. Circ Cardiovasc Interv. 2013; 6(3): 207–15.

39. Gregorini L, Marco J, Kozàkovà M, Palombo C, Anguissola GB, Marco I, et al. α-adrenergic blockade improves recovery of myocardial perfusion and function after coronary stenting in patients with acute myocardial infarction. Circulation. 1999; 99(4): 482–90.

40. Van Herck PL, Carlier SG, Claeys MJ, Haine SE, Gorissen P, Miljoen H, et al. Coronary microvascular dysfunction after myocardial infarction: increased coronary zero flow pressure both in the infarcted and in the remote myocardium is mainly related to left ventricular filling pressure. Heart. 2007; 93(10): 1231–7.

41. Niccoli G, Falcioni E, Cosentino N, Fracassi F, Roberto M, Fabretti A, et al. Impact of accuracy of fractional flow reserve to reduction of microvascular resistance after intracoronary adenosine in patients with angina pectoris or non-ST-segment elevation myocardial infarction. Am J Cardiol. 2014; 113(9): 1461–7.

42. Bax M, de Winter RJ, Koch KT, Schotborgh CE, Tijssen JGP, Piek JJ. Time course of microvascular resistance of the infarct and noninfarct coronary artery following an anterior wall acute myocardial infarction. Am J Cardiol. 2006; 97(8): 1131–6.

43. Meuwissen M. Hyperemic stenosis resistance index for evaluation of functional coronary lesion severity. Circulation. 2002; 106(4): 441–6.

44. Ntalianis A, Sels J-W, Davidavicius G, Tanaka N, Muller O, Trana C, et al. Fractional flow reserve for the assessment of nonculprit coronary artery stenoses in patients with acute myocardial infarction. JACC Cardiovasc Interv. 2010; 3(12): 1274–81.

45. Wood DA, Poulter RS, Boone R, Lim I, Bogale N, Starovoytov A, et al. TCT-628 stability of non culprit vessel fractional flow reserve in patients with st-segment elevation myocardial infarction. J Am Coll Cardiol. 2013; 62(18_S1): B191.

46. Indolfi C, Mongiardo A, Spaccarotella C, Torella D, Caiazzo G, Polimeni A, et al. The instantaneous wave-free ratio (iFR) for evaluation of nonculprit lesions in patients with acute coronary syndrome and multivessel disease. Int J Cardiol. 2015; 178: 46–54.

47. Sels J-WEM, Tonino PAL, Siebert U, Fearon WF, Van't Veer M, De Bruyne B, et al. Fractional flow reserve in unstable angina and Non-ST-segment elevation myocardial infarction: experience from the FAME (Fractional flow reserve versus Angiography for Multivessel Evaluation) study. JACC Cardiovasc Interv. 2011; 4(11): 1183–9.

48. Layland J, Oldroyd KG, Curzen N, Sood A, Balachandran K, Das R, et al. Fractional flow reserve vs. angiography in guiding management to optimize outcomes in non-ST-segment elevation myocardial infarction: the British Heart Foundation FAMOUS-NSTEMI randomized trial. Eur Heart J. 2015; 36(2): 100–11.

49. Van Belle E, Rioufol G, Pouillot C, Cuisset T, Bougrini K, Teiger E, et al. Outcome impact of coronary revascularization strategy reclassification with fractional flow reserve at time of diagnostic angiography insights from a large French Multicenter Fractional Flow Reserve Registry. Circulation. 2014; 129(2): 173–85.

50. Limalanathan S, Eritsland J, Andersen GØ, Kløw N-E, Abdelnoor M, Hoffmann P. Myocardial salvage is reduced in primary pci-treated stemi patients with microvascular obstruction, demonstrated by early and late CMR. PLoS One. 2013; 8(8): 1–6.

51. Lombardo A, Niccoli G, Natale L, Bernardini A, Cosentino N, Bonomo L, et al. Impact of microvascular obstruction and infarct size on left ventricular remodeling in reperfused myocardial infarction: a contrast-enhanced cardiac magnetic resonance imaging study. Int J Cardiovasc Imaging. 2012; 28(4): 835–42.

52. de Waha S, Desch S, Eitel I, Fuernau G, Lurz P, Leuschner A, et al. Relationship and prognostic value of microvascular obstruction and infarct size in ST-elevation myocardial infarction as visualized by magnetic resonance imaging. Clin Res Cardiol. 2012; 101(6): 487–95.

53. Ohara Y, Hiasa Y, Takahashi T, Yamaguchi K, Ogura R, Ogata T, et al. Relation between the TIMI frame count and the degree of microvascular injury after primary coronary angioplasty in patients with acute anterior myocardial infarction. Heart. 2005; 91(1): 64–7.

54. van't Hof AWJ, Liem A, Suryapranata H, Hoorntje JCA, Boer M-J de, Zijlstra F, et al. Angiographic assessment of myocardial reperfusion in patients treated with primary angioplasty for acute myocardial infarction myocardial blush grade. Circulation. 1998; 97(23): 2302–6.

55. Vicente J, Mewton N, Croisille P, Staat P, Bonnefoy-Cudraz E, Ovize M, et al. Comparison of the angiographic myocardial blush grade with delayed-enhanced cardiac magnetic resonance for the assessment of microvascular obstruction in acute myocardial infarctions. Catheter Cardiovasc Interv. 2009; 74(7): 1000–7.

56. Wong DTL, Leung MCH, Richardson JD, Puri R, Bertaso AG, Williams K, et al. Cardiac magnetic resonance derived late microvascular obstruction assessment post ST-segment elevation myocardial infarction is the best predictor of left ventricular function: a comparison of angiographic and cardiac magnetic resonance derived measurements. Int J Cardiovasc Imaging. 2012; 28(8): 1971–81.

57. Nijveldt R, Beek AM, Hirsch A, Stoel MG, Hofman MBM, Umans VAWM, et al. Functional recovery after acute myocardial infarction: comparison between angiography, electrocardiography, and cardiovascular magnetic resonance measures of microvascular injury. J Am Coll Cardiol. 2008; 52(3): 181–9.

58. Husser O, Bodi V, Sanchis J, Nunez J, Lopez-Lereu MP, Monmeneu JV, et al. Predictors of cardiovascular magnetic resonance-derived microvascular obstruction on patient admission in STEMI. Int J Cardiol. 2013; 166(1): 77–84.

59. Iwakura K, Ito H, Takiuchi S, Taniyama Y, Nakatsuchi Y, Negoro S, et al. Alternation in the coronary blood flow velocity pattern in patients with No reflow and reperfused acute myocardial infarction. Circulation. 1996; 94(6): 1269–75.

60. Okamura A, Ito H, Iwakura K, Kawano S, Inoue K, Yamamoto K, et al. Usefulness of a new grading system based on coronary flow velocity pattern in predicting outcome in patients with acute myocardial infarction having percutaneous coronary intervention. Am J Cardiol. 2005; 96(7): 927–32.

61. Montisci R, Chen L, Ruscazio M, Colonna P, Cadeddu C, Caiati C, et al. Non-invasive coronary flow reserve is correlated with microvascular integrity and myocardial viability after primary angioplasty in acute myocardial infarction. Heart. 2006; 92(8): 1113–8.

62. Nohtomi Y, Takeuchi M, Nagasawa K, Arimura K, Miyata K, Kuwata K, et al. Persistence of systolic coronary flow reversal predicts irreversible dysfunction after reperfused anterior myocardial infarction. Heart. 2003; 89(4): 382–8.

63. Hirsch A, Nijveldt R, Haeck JDE, Beek AM, Koch KT, Henriques JPS, et al. Relation between the assessment of microvascular injury by cardiovascular magnetic resonance and coronary Doppler flow velocity measurements in patients with acute anterior wall myocardial infarction. J Am Coll Cardiol. 2008; 51(23): 2230–8.

64. Ng MKC. Invasive assessment of the coronary microcirculation: superior reproducibility and less hemodynamic dependence of index of microcirculatory resistance compared with coronary flow reserve. Circulation. 2006; 113(17): 2054–61.

65. Takahashi T, Hiasa Y, Ohara Y, Miyazaki S, Ogura R, Miyajima H, et al. Usefulness of coronary flow reserve immediately after primary coronary angioplasty for acute myocardial infarction in predicting long-term adverse cardiac events. Am J Cardiol. 2007; 100(5): 806–11.

66. Teiger E, Garot J, Aptecar E, Bosio P, Woscoboinik J, Pernes JM, et al. Coronary blood flow reserve and wall motion recovery in patients undergoing angioplasty for myocardial infarction. Eur Heart J. 1999; 20(4): 285–92.

67. Wakatsuki T, Nakamura M, Tsunoda T, Toma H, Degawa T, Oki T, et al. Coronary flow velocity immediately after primary coronary stenting as a predictor of ventricular wall motion recovery in acute myocardial infarction. J Am Coll Cardiol. 2000; 35(7): 1835–41.

68. Kawamoto T, Yoshida K, Akasaka T, Hozumi T, Takagi T, Kaji S, et al. Can coronary blood flow velocity pattern after primary percutaneous transluminal coronary angiography predict recovery of regional left ventricular function in patients with acute myocardial infarction? Circulation. 1999; 100(4): 339–45.

69. Okcular I, Sezer M, Aslanger E, Cimen A, Umman B, Nisancı Y, et al. The accuracy of deceleration time of diastolic coronary flow measured by transthoracic echocardiography in predicting long-term left ventricular infarct size and function after reperfused myocardial infarction. Eur Heart J Cardiovasc Imaging. 2010; 11(10): 823–8.

70. Kern MJ. Coronary physiology revisited practical insights from the cardiac catheterization laboratory. Circulation. 2000; 101(11): 1344–51.

71. Aarnoudse W. Epicardial stenosis severity does not affect minimal microcirculatory resistance. Circulation. 2004; 110(15): 2137–42.

72. McGeoch R, Watkins S, Berry C, Steedman T, Davie A, Byrne J, et al. The index of microcirculatory resistance measured acutely predicts the extent and severity of myocardial infarction in patients with ST-segment elevation myocardial infarction. JACC Cardiovasc Interv. 2010; 3(7): 715–22.

73. Fukunaga M, Fujii K, Kawasaki D, Sawada H, Miki K, Tamaru H, et al. Thermodilution-derived coronary blood flow pattern immediately after coronary intervention as a predictor of microcirculatory damage and midterm clinical outcomes in patients with ST-segment-elevation myocardial infarction. Circ Cardiovasc Interv. 2014; 7(2): 149–55.

74. Fearon WF, Shah M, Ng M, Brinton T, Wilson A, Tremmel JA, et al. Predictive value of the index of microcirculatory resistance in patients with ST-segment elevation myocardial infarction. J Am Coll Cardiol. 2008; 51(5): 560–5.

75. Lim H-S, Yoon M-H, Tahk S-J, Yang H-M, Choi B-J, Choi S-Y, et al. Usefulness of the index of microcirculatory resistance for invasively assessing myocardial viability immediately after primary angioplasty for anterior myocardial infarction. Eur Heart J. 2009; 30(23): 2854–60.

76. Sezer M, Aslanger EK, Cimen AO, Yormaz E, Turkmen C, Umman B, et al. Concurrent microvascular and infarct remodeling after successful reperfusion of ST-elevation acute myocardial infarction. Circ Cardiovasc Interv. 2010; 3(3): 208–15.

77. Koudstaal S, Jansen of Lorkeers SJ, van Slochteren FJ, van der Spoel TIG, van de Hoef TP, Sluijter JP, et al. Assessment of coronary microvascular

resistance in the chronic infarcted pig heart. J Cell Mol Med. 2013; 17(9): 1128—35.

78. Kitabata H, Imanishi T, Kubo T, Takarada S, Kashiwagi M, Matsumoto H, et al. Coronary microvascular resistance index immediately after primary percutaneous coronary intervention as a predictor of the transmural extent of infarction in patients with ST-segment elevation anterior acute myocardial infarction. JACC Cardiovasc Imaging. 2009; 2(3): 263—72.

79. Garot P, Pascal O, Simon M, Monin JL, Teiger E, Garot J, et al. Impact of microvascular integrity and local viability on left ventricular remodelling after reperfused acute myocardial infarction. Heart. 2003; 89(4): 393—7.

80. Bolognese L, Carrabba N, Parodi G, Santoro GM, Buonamici P, Cerisano G, et al. Impact of microvascular dysfunction on left ventricular remodeling and long-term clinical outcome after primary coronary angioplasty for acute myocardial infarction. Circulation. 2004; 109(9): 1121—6.

81. Teunissen PFA, de Waard GA, Hollander MR, Robbers LFHJ, Danad I, Biesbroek PS, et al. Doppler-derived intracoronary physiology indices predict the occurrence of microvascular injury and microvascular perfusion deficits after angiographically successful primary percutaneous coronary intervention. Circ Cardiovasc Interv. 2015; 8(3), e001786.

82. Kitabata H, Kubo T, Ishibashi K, Komukai K, Tanimoto T, Ino Y, et al. Prognostic value of microvascular resistance index immediately after primary percutaneous coronary intervention on left ventricular remodeling in patients with reperfused anterior acute ST-segment elevation myocardial infarction. JACC Cardiovasc Interv. 2013; 6(10): 1046—54.

83. Reffelmann T, Kloner RA. Microvascular reperfusion injury: rapid expansion of anatomic no reflow during reperfusion in the rabbit. Am J Physiol Heart Circ Physiol. 2002; 283(3): H1099—107.

84. Ito H, Terai K, Iwakura K, Kawase I, Fujii K. Hemodynamics of microvascular dysfunction in patients with anterior wall acute myocardial infarction. Am J Cardiol. 2004; 94(2): 209—12.

85. Shimada K, Sakanoue Y, Kobayashi Y, Ehara S, Hirose M, Nakamura Y, et al. Assessment of myocardial viability using coronary zero flow pressure after successful angioplasty in patients with acute anterior myocardial infarction. Heart. 2003; 89(1): 71—6.

86. Usui Y, Chikamori T, Yanagisawa H, Morishima T, Hida S, Tanaka N, Takazawa K, Yamashina A. Reliability of pressure-derived myocardial fractional flow reserve in assessing coronary artery stenosis in patients with previous myocardial infarction. Am J Cardiol. 2003; 92(6): 699—702. doi: http://dx.doi.org/10.1016/S0002-9149(03)00829-4.

87. Niccoli G, Falcioni E, Cosentino N, Fracassi F, Roberto M, Fabretti A, Panebianco M, Scalone G, Burzotta F, Trani C, Leone AM, Davies J, Crea F. Impact of accuracy of fractional flow reserve to reduction of microvascular resistance after intracoronary adenosine in patients with angina pectoris or non-ST-segment elevation myocardial infarction. Am J Cardiol. 2014; 113(9): 1461—7. doi: http://dx.doi.org/10.1016/j. amjcard.2014.01.422.

8 经皮冠状动脉介入治疗急慢性血管效应

冠状动脉狭窄和微循环的生理学评估

Diego Arroyo, Serban Puricel, Mario Togni, and Stéphane Cook

8.1 引言

经皮冠状动脉介入治疗，无论单纯球囊血管成形术或支架植入术均可诱发一系列急性和慢性的，有时是有害的效应，从而影响临床预后。

球囊血管成形术引起粥样斑块径向和轴向的再分布，导致斑块过度扩张。在此过程中，血管成形术可诱发两个直接并发症。第一个是被扩张动脉即刻弹性回缩，最高可达30%左右，其程度主要取决于血管的结构限制和向心力。第二个不良反应是内弹性膜撕裂，从而导致细胞侵入内膜和新生内膜增生。

冠状动脉内植入药物洗脱支架或生物可吸收支架可产生不同的物理或药理学作用，导致血管的慢性炎症和两种晚期效应。第一种是新的动脉粥样硬化形成：支架内形成新的斑块，与动脉粥样硬化相似。另一种是超敏反应，包括血管壁坏死性血管炎、正性重塑及继发性血栓形成风险。

冠状动脉内支架植入干扰了正常血管内皮细胞的生理功能和对运动等增加负荷状态的适应性。血管内皮细胞舒张和收缩的不平衡导致内皮细胞功能障碍和支架边缘部位血管的矛盾收缩。

8.2 血管回缩和负性重塑

血管回缩是由于球囊扩张后被扩张和/或斑块破裂的血管部位收缩引起即刻血管腔内径减少。回缩程度取决于粥样硬化斑块的成分并大致经过两个过程。急性血管回缩最常见于纤维斑块，而负性或收缩性重塑发生在球囊血管成形术后6个月内。第一个关于血管成形术的研究发现显著的血管急性回缩 [定义为平均管腔直径 (MLD) 减少 > 0.3 mm 或残余狭窄 > 50%] 在被扩张血管部位发生率高达

30% ~ 50% [1-3]。这种血管腔内径恢复到扩张前水平的现象不只是由于生理和机械回缩引起。其他可能的因素包括夹层、痉挛及血栓形成等，但第一个应用血管内超声 (IVUS) 评估血管成形术后血管腔内变化的研究结果显示，相比于血管收缩和负性重塑的作用，夹层、痉挛及血栓等因素可以忽略不计。血管壁内瘢痕组织可导致30% ~ 50%血管成形术治疗部位发生晚期再狭窄 [4-8]。本书第3章 "7" 中阐明的因素在血管成形术后的负性重塑过程中起了相同的作用。

SURE (Serial Ultrasound Restenosis) 研究证实，瘢痕形成的过程中外弹性膜 (EEM) 发生了缩窄效应。该研究共分析研究了61处病变，分别在球囊血管内成形术 (*n*=35) 或定向旋切术 (*n*=26) 治疗前、术后即刻、24 h、1个月和6个月应用血管内超声观察。结果发现术后1个月扩大的外弹性膜在术后6个月发生了缩窄 [9]。未植入支架，单纯行球囊血管成形术后发生再狭窄的最重要预测因素包括残余斑块负荷（残余斑块面积/外弹性膜面积）和单纯球囊血管成形术前的正性重塑。

8.3 新生内膜增生

新生内膜增生发生在动脉壁损伤后。这种现象与原发性肺动脉高压中的丛原性肺血管病及先天性心脏病中的艾森门格综合征相似，表现为：动脉内膜及中层增厚；血流剪切力引起的血管分叉处丛状病变，以及球囊扩张导致的透壁性损伤后肉芽组织修复并进一步失去弹性组织。目前研究认为这一现象涉及细胞聚集（单核细胞、巨噬细胞和中性粒细胞），由于内弹性膜破裂导致的平滑肌细胞迁移和胶原沉积。在上述现象中，细胞迁移由胞嘧啶分泌引起。球囊血管成形术或金属裸支架 (BMS) 植入过

程中的过度扩张可诱发新生内膜细胞增殖[10–12]。手术过程相关因素主要是血管壁过度牵拉刺激新生内膜增生，其他患者相关因素包括糖尿病、肾功能不全和遗传。紫杉醇、西罗莫司、依维莫司及咗他莫司等细胞毒药物可以阻止细胞增殖，这也是药物洗脱支架（DES）[13]作用的关键机制。

目前认为支架植入后血管新生内膜增生主要经历两个过程。初期的增生过程可能持续6个月，随后是一个被称为"晚静止期"的平台阶段[14–16]。实际上冠状动脉比上述过程更复杂，并且呈动态变化。从长期来看，冠状动脉再狭窄逆转[15]或进展[17]都可能发生。可以想象冠状动脉对支架的反应在逆转或加重再狭窄（再狭窄进展或新生动脉粥样硬化形成）[18]之间动态变化。总体而言，再狭窄最初被认为是球囊成形术后一种时间相关性现象[19]，随着药物洗脱支架的出现和发展，这种认识已经发生了彻底改变[20]。

8.4　新生动脉粥样硬化

Farb及其同事在2003年报道了两例由于富含脂质的斑块破裂伴大量斑块脱入管腔，从而导致晚期支架内血栓的尸检结果。管腔内可见广泛的斑块脱

入[21]。Ramcharitar及其同事在2007年报道了2例由于支架植入后新生内膜下形成的粥样硬化斑块破裂导致晚期支架失败的病例[22]。新生动脉粥样硬化用来特指冠状动脉支架新生内膜下发生的粥样硬化。许多组织学[23]、荧光显微镜[24]和血管内显像[25]研究表明支架相关新生动脉粥样硬化常见斑块内坏死、出血和不稳定斑块，这些表现均与自身动脉发生的粥样硬化存在差别[25]。一直以来，金属裸支架和药物洗脱支架植入后发生晚期的临床事件，如：支架内血栓形成与新生动脉粥样硬化相关，但药物洗脱支架发生新生动脉粥样硬化在早于金属裸支架[23]。图8.1描述了一个前降支中段植入金属裸支架10年后由于新生动脉粥样硬化引起支架内血栓的病例。

8.5　超敏反应和正性重塑

8.5.1　第一代药物洗脱支架

截至2003年底，多个紫杉醇和西罗莫司药物洗脱支架植入数年后发生支架内血栓的病例被报道。Virmani等发表了一系列重要的尸检病理及组织学研究，阐明了肉芽组织形成、具有病理性瘢痕组织的

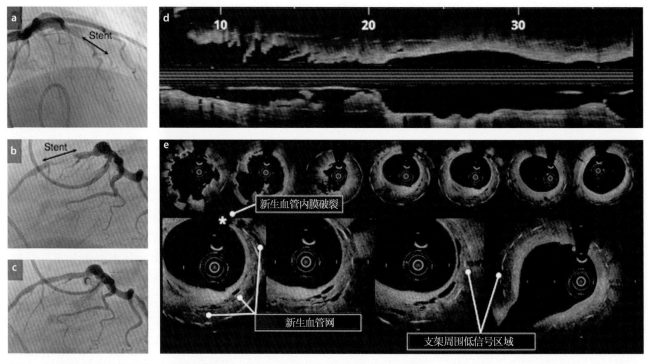

图8.1 新动脉粥样硬化斑块破裂引起超晚期支架内血栓的典型病例（*）。a. 冠状动脉造影结果。b. PCI术中。c. PCI术后。d. OCT成像纵向重建结果。e. 具有丰富新生血管和支架周围低信号区域的OCT横截面。

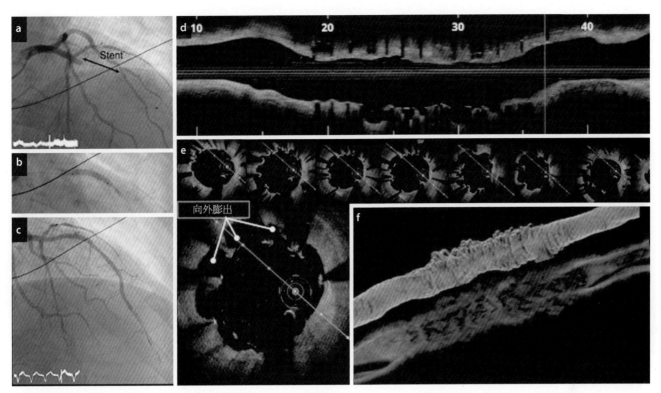

图8.2 前降支植入西罗莫司洗脱支架7年后由于超敏反应诱发超晚期支架内血栓的典型病例。a. 冠状动脉造影结果。b. PCI术中。c. PCI术后。d. OCT成像纵向重建结果。e. 局部存在向外膨出的OCT横截面（滑翔伞运动或菜花现象）。f. 向外膨出部分的三维重建结果。

外弹性膜正性重塑和支架内皮化缺失是发生药物洗脱支架内内血栓的重要机制[26-28]。与支架贴壁不良相关的外弹性膜病理性重塑在发生支架内血栓的存活患者中得到证实[29]。尽管在许多支架内血栓中观察到的炎症反应在不同支架类型间存在差异，但均是由于对支架某种成分的迟发性超敏反应引起。图8.2描述了一个由于超敏反应和正性重塑导致支架贴壁不良，继而诱发支架内血栓的病例，这个病例显示了所谓的"滑翔伞运动"或"菜花"现象。

后续的支架如依维莫司洗脱支架（EES）等致力于应用更好的生物相容性聚合物，直到咥他莫司洗脱支架（BES）开始应用生物可吸收聚合物。这些措施降低了晚期支架内血栓和不良事件的总体发生率，但聚合物介质的乳酸化可能影响支架附近的血管愈合，并加剧有害的炎症反应[30]。

8.5.2　生物可吸收血管支架

为了解决内膜增生和残留聚合物及血管支架诱发的极晚期支架内血栓，新一代完全生物可吸收支架应运而生。Absorb™（雅培血管，伊利诺伊州，美国）是第一个被欧盟批准应用的生物可吸收血管支架（BVS）。该支架应用的聚L-乳酸聚合物经过水

合、解聚、聚合物分裂和溶解四阶段，超过2年的三羧酸循环而达到完全生物吸收[31]。生物可吸收支架比传统药物洗脱支架公认的优势包括恢复了血管舒缩、重塑、血管顺应性等正常生理功能，减少支架边缘血管反应，并抑制了晚期支架贴壁不良[32]。尽管近期发表的随机试验取得了良好的结果[33, 34]，但部分病例系列研究和观察性研究中发现生物可吸收支架血栓（ScT）发生率增加。GHOST-UE注册研究中生物可吸收支架内血栓6个月发生率为2%[35]，AMC单中心注册研究显示生物可吸收支架内血栓6个月发生率为3%[36]，而BVS-EXAMINATION队列研究中1个月支架内血栓发生率为2%[13]。近期一个纳入290例ST段抬高型心肌梗死患者的倾向评分匹配研究结果显示，1个月内生物可吸收支架内血栓发生率高于药物洗脱支架和金属裸支架（生物可吸收支架、药物洗脱支架和金属裸支架分别为2.1%、0.3%和1.0%，生物可吸收支架vs药物洗脱支架P=0.06）。

OCT血管成像显示生物可吸收支架发生早期支架内血栓主要与术后即刻血管造影结果欠佳（病变未完全覆盖、支架膨胀不完全和贴壁不良）及双联抗血小板治疗不充分相关。但晚期生物可吸收支架

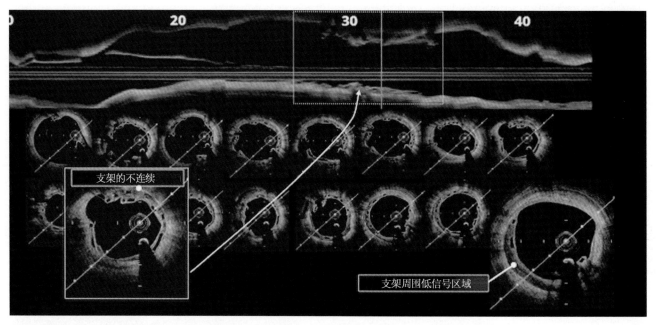

图 8.3 生物可吸收血管支架植入近 2 年后发生支架内血栓的 OCT 成像图例。纵向重建显示支架较血管相对偏小（由于慢性回缩引起）。横截面图显示了支架的不连续和支架周围显著的低信号区域。

内血栓的 OCT 血管成像观察到了血管腔内支架断裂、不连续及回缩。血管壁观察可见局部向外膨出、新生血管化和支架周围低信号区[37]。生物可吸收支架周围低信号区的产生原因及后果目前尚不明确，这种现象在未发生血栓的生物可吸收支架同样可以观察到。近期发表的一项纳入 26 例依维莫司洗脱支架治疗冠状动脉病变的临床研究证实，支架周围低信号区范围和支架周围组织学炎症呈直接相关性[38]。支架周围低信号区也可能是聚乳酸水解导致血管水肿的一个指标。支架周围低信号与晚期生物可吸收支架内血栓的相关性尚需进一步研究明确。图 8.3 展示了一例晚期生物可吸收支架内血栓病例的 OCT 血管成像分析结果。

8.6　血管舒缩反应与功能恢复

正常的血管内皮细胞具有多种功能：调节血管舒缩张力（通过 NO）、抑制血管炎症反应（例如前列腺素）、调节局部血栓溶解及纤溶（通过组织型纤溶酶原激活物）[39]。这种调节功能的缺失可能导致血栓形成，继而诱发心血管不良事件发生。在运动状态下，正常的血管内皮细胞功能和血管运动使血管舒张，但这种适应性血管舒张功能在冠状动脉疾病时受损，运动反而引起狭窄部位反常性血管收缩[40]。

血管内皮细胞功能障碍首次报道是在金属裸支架植入后[39]，并且最初被认为是由于血管机械性损伤引起。但内皮细胞功能在西罗莫司洗脱支架和紫杉醇洗脱支架等第一代药物洗脱支架植入后同样受损，表现为乙酰胆碱注入、快速心房起搏、仰卧踏车运动等反应试验中支架相邻部位存在反常血管收缩，而金属裸支架周围段却保留了正常的血管舒缩功能[41-45]（图 8.4）。药物洗脱支架植入后血管内皮细胞功能障碍和血管舒缩功能异常的机制包括支架涂层药物的直接毒性、对聚合物的超敏反应、内皮愈合延迟和持续炎症反应等[46]。

理论上认为新一代支架应用了更好的生物相容性聚合物和可降解的聚合物可以减少内皮细胞功能受损并保留血管舒缩功能。但目前研究结果却相反，新近发表的一项比较依维莫司洗脱支架和咗他莫司洗脱支架的研究表明，植入支架 16 个月后，两组支架相邻段均存在运动诱导的内皮依赖性冠状动脉矛盾收缩。表明药物洗脱支架植入后内皮细胞功能障碍的主要原因并不是聚合物涂层的持续存在[47]。

生物可吸收支架一个理论上的优势是在支架完全被吸收后血管生理学功能可以恢复。ABSORB A 队列研究的初步数据表明植入生物可吸收支架后注射乙酰胆碱时血管舒缩功能可能仍然保留[48, 49]。术后 3 年血管舒缩功能是 ABSORB Ⅱ 试验主要终点之一，其结果可以证明生物可吸收支架的潜在获益。但需要强调的是，目前尚未明确血管舒缩功能异常

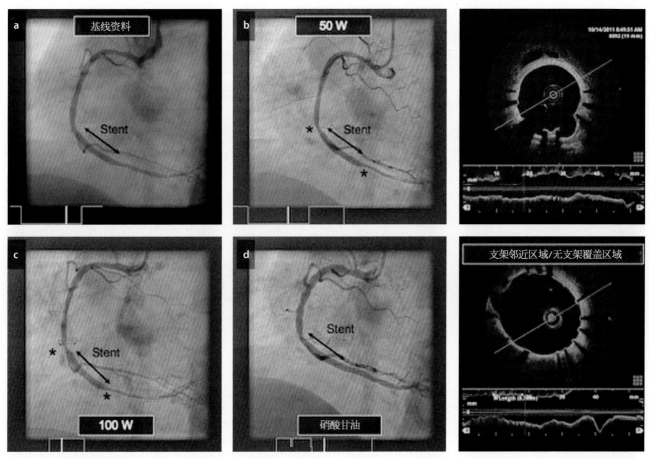

图 8.4　一例咗他莫司洗脱支架治疗患者运动诱发的血管收缩图例。a. 基线资料。b 和 c 分别显示运动量为 50 W 和 100 W 时可观察到支架周围段（*）血管收缩。d. 硝酸甘油给药后支架周围段血管收缩消失。

与临床不良事件直接相关性。

8.7　结论

经皮冠状动脉介入治疗是医学史上的重大突破并取得了巨大成功。仔细研究介入术后急性和慢性效应的发生机制对于解释临床数据、了解并致力于减少早期和晚期不良事件至关重要。正是通过对弹性回缩、新生内膜增生、新生动脉粥样硬化、超敏反应和新近关注的血管舒缩反应等因素的细致研究，促进了器械的不断改善并减少了临床不良事件。但目前生物可降解聚合物的药物洗脱支架和生物可吸收支架等技术创新仍存在干扰血管愈合和正常生理机能的问题。

（何晓全　赵慧强　译）

参考文献

1. Nobuyoshi M, Kimura T, Nosaka H, Mioka S, Ueno K, Yokoi H, et al. Restenosis after successful percutaneous transluminal coronary angioplasty: serial angiographic follow-up of 229 patients. J Am Coll Cardiol. 1988; 12(3): 616–23.

2. Rodriguez AE, Santaera O, Larribau M, Fernandez M, Sarmiento R, Perez B, et al. Coronary stenting decreases restenosis in lesions with early loss in luminal diameter 24 hours after successful PTCA. Circulation. 1995; 91(5): 1397–402.

3. Rensing BJ, Hermans WR, Beatt KJ, Laarman GJ, Suryapranata H, van den Brand M, et al. Quantitative angiographic assessment of elastic recoil after percutaneous transluminal coronary angioplasty. Am J Cardiol. 1990; 66(15): 1039–44.

4. Corcos T, David PR, Val PG, Renkin J, Dangoisse V, Rapold HG, et al. Failure of diltiazem to prevent restenosis after percutaneous transluminal coronary angioplasty. Am Heart J. 1985; 109(5 Pt 1): 926–31.

5. Essed CE, Van den Brand M, Becker AE. Transluminal coronary angioplasty and early restenosis. Fibrocellular occlusion after wall laceration. Br Heart J. 1983; 49(4): 393–6.

6. Serruys PW, Luijten HE, Beatt KJ, Geuskens R, de Feyter PJ, van den Brand M, et al. Incidence of restenosis after successful coronary angioplasty: a time-related phenomenon. A quantitative angiographic study in 342 consecutive patients at 1, 2, 3, and 4 months. Circulation. 1988; 77(2): 361–71.

7. Thornton MA, Gruentzig AR, Hollman J, King 3rd SB, Douglas JS. Coumadin and aspirin in prevention of recurrence after transluminal coronary angioplasty: a randomized study. Circulation. 1984; 69(4): 721–7.

8. Reis GJ, Boucher TM, Sipperly ME, Silverman DI, McCabe CH, Baim DS, et al. Randomised trial of fish oil for prevention of restenosis after coronary angioplasty. Lancet. 1989; 2(8656): 177–81.

9. Kimura T, Kaburagi S, Tamura T, Yokoi H, Nakagawa Y, Yokoi H, et al. Remodeling of human coronary arteries undergoing coronary angioplasty or atherectomy. Circulation. 1997; 96(2): 475–83.

10. Danenberg HD, Fishbein I, Gao J, Monkkonen J, Reich R, Gati I, et al. Macrophage depletion by clodronate-containing liposomes reduces neointimal formation after balloon injury in rats and rabbits. Circulation. 2002; 106(5): 599–605.

11. Danenberg HD, Welt FG, Walker 3rd M, Seifert P, Toegel GS, Edelman ER. Systemic inflammation induced by lipopolysaccharide increases neointimal formation after balloon and stent injury in rabbits. Circulation. 2002; 105(24): 2917–22.

12. Serrano MC, Vavra AK, Jen M, Hogg ME, Murar J, Martinez J, et al. Poly(diol-co-citrate)s as novel elastomeric perivascular wraps for the reduction of neointimal hyperplasia. Macromol Biosci. 2011; 11(5): 700–9.

13. Brugaletta S, Gori T, Low AF, Tousek P, Pinar E, Gomez-Lara J, et al. Absorb bioresorbable vascular scaffold versus everolimus-eluting metallic stent in ST-segment elevation myocardial infarction: 1-year results of a propensity score matching comparison: the BVS-EXAMINATION Study (bioresorbable vascular scaffold-a clinical evaluation of everolimus eluting coronary stents in the treatment of patients with ST-segment elevation myocardial infarction). JACC Cardiovasc Interv. 2015; 8(1 Pt B): 189–97.

14. Schatz RA, Palmaz JC, Tio FO, Garcia F, Garcia O, Reuter SR. Balloon-expandable intracoronary stents in the adult dog. Circulation. 1987; 76(2): 450–7.

15. Kimura T, Yokoi H, Nakagawa Y, Tamura T, Kaburagi S, Sawada Y, et al. Three-year follow-up after implantation of metallic coronary-artery stents. N Engl J Med. 1996; 334(9): 561–6.

16. Komatsu R, Ueda M, Naruko T, Kojima A, Becker AE. Neointimal tissue response at sites of coronary stenting in humans: macroscopic, histological, and immunohistochemical analyses. Circulation. 1998; 98(3): 224–33.

17. Park SJ, Kang SJ, Virmani R, Nakano M, Ueda Y. In-stent neoatherosclerosis: a final common pathway of late stent failure. J Am Coll Cardiol. 2012; 59(23): 2051–7.

18. Kimura T, Abe K, Shizuta S, Odashiro K, Yoshida Y, Sakai K, et al. Long-term clinical and angiographic follow-up after coronary stent placement in native coronary arteries. Circulation. 2002; 105(25): 2986–91.

19. Nobuyoshi M, Kimura T, Ohishi H, Horiuchi H, Nosaka H, Hamasaki N, et al. Restenosis after percutaneous transluminal coronary angioplasty: pathologic observations in 20 patients. J Am Coll Cardiol. 1991; 17(2): 433–9.

20. Farb A, Kolodgie FD, Hwang JY, Burke AP, Tefera K, Weber DK, et al. Extracellular matrix changes in stented human coronary arteries. Circulation. 2004; 110(8): 940–7.

21. Farb A, Burke AP, Kolodgie FD, Virmani R. Pathological mechanisms of fatal late coronary stent thrombosis in humans. Circulation. 2003; 108(14): 1701–6.

22. Ramcharitar S, Garcia-Garcia HM, Nakazawa G, Kukreja N, Ligthart J, Virmani R, et al. Ultrasonic and pathological evidence of a neo-intimal plaque rupture in patients with bare metal stents. EuroIntervention J EuroPCR Collab Work Group Interv Cardiol Eur Soc Cardiol. 2007; 3(2): 290–1.

23. Nakazawa G, Vorpahl M, Finn AV, Narula J, Virmani R. One step forward and two steps back with drug-eluting-stents: from preventing restenosis to causing late thrombosis and nouveau atherosclerosis. J Am Coll Cardiol Img. 2009; 2(5): 625–8.

24. Yokoyama S, Takano M, Yamamoto M, Inami S, Sakai S, Okamatsu K, et al. Extended follow-up by serial angioscopic observation for bare-metal stents in native coronary arteries: from healing response to atherosclerotic transformation of neointima. Circ Cardiovasc Interv. 2009; 2(3): 205–12.

25. Takano M, Yamamoto M, Inami S, Murakami D, Ohba T, Seino Y, et al. Appearance of lipid-laden intima and neovascularization after implantation of bare-metal stents extended late-phase observation by intracoronary optical coherence tomography. J Am Coll Cardiol. 2009; 55(1): 26–32.

26. Virmani R, Guagliumi G, Farb A, Musumeci G, Grieco N, Motta T, et al. Localized hypersensitivity and late coronary thrombosis secondary to a sirolimus-eluting stent: should we be cautious? Circulation. 2004; 109(6): 701–5.

27. Nakazawa G, Finn AV, Vorpahl M, Ladich ER, Kolodgie FD, Virmani R. Coronary responses and differential mechanisms of late stent thrombosis attributed to first-generation sirolimus-and paclitaxel-eluting stents. J Am Coll Cardiol. 2011; 57(4): 390–8.

28. Joner M, Finn AV, Farb A, Mont EK, Kolodgie FD, Ladich E, et al. Pathology of drug-eluting stents in humans: delayed healing and late thrombotic risk. J Am Coll Cardiol. 2006; 48(1): 193–202.

29. Cook S, Wenaweser P, Togni M, Billinger M, Morger C, Seiler C, et al. Incomplete stent apposition and very late stent thrombosis after drug-eluting stent implantation. Circulation. 2007; 115(18): 2426–34.

30. Jukema JW, Ahmed TA, Verschuren JJ, Quax PH. Restenosis after PCI. Part 2: prevention and therapy. Nat Rev Cardiol. 2012; 9(2): 79–90.

31. Onuma Y, Serruys PW. Bioresorbable scaffold: the advent of a new era in percutaneous coronary and peripheral revascularization? Circulation. 2011; 123(7): 779–97.

32. Gogas BD, Farooq V, Onuma Y, Serruys PW. The ABSORB bioresorbable vascular scaffold: an evolution or revolution in interventional cardiology? Hellenic J Cardiol. 2012; 53(4): 301–9.

33. Serruys PW, Chevalier B, Dudek D, Cequier A, Carrie D, Iniguez A, et al. A bioresorbable everolimus-eluting scaffold versus a metallic everolimus-

eluting stent for ischaemic heart disease caused by denovo native coronary artery lesions (ABSORB II): an interim 1-year analysis of clinical and procedural secondary outcomes from a randomised controlled trial. Lancet. 2015; 385(9962): 43–54.

34. Puricel S, Arroyo D, Corpataux N, Baeriswyl G, Lehmann S, Kallinikou Z, et al. Comparison of everolimus-and biolimus-eluting coronary stents with everolimus-eluting bioresorbable vascular scaffolds. J Am Coll Cardiol. 2015; 65(8): 791–801.

35. Capodanno D, Gori T, Nef H, Latib A, Mehilli J, Lesiak M, et al. Percutaneous coronary intervention with everolimus-eluting bioresorbable vascular scaffolds in routine clinical practice: early and midterm outcomes from the European multicentre GHOST-EU registry. EuroIntervention J EuroPCR Collab Work Group Interv Cardiol Eur Soc Cardiol. 2015; 10(10): 1144–53.

36. Kraak RP, Hassell ME, Grundeken MJ, Koch KT, Henriques JP, Piek JJ, et al. Initial experience and clinical evaluation of the absorb bioresorbable vascular scaffold (BVS) in real-world practice: the AMC Single Centre Real World PCI Registry. EuroIntervention J EuroPCR Collab Work Group Interv Cardiol Eur Soc Cardiol. 2015; 10(10): 1160–8.

37. Cuculi F, Puricel S, Jamshidi P, Velntin J, Kallinikou Z, Toggweiler S, et al. Optical coherence tomography findings in bioresorbable vascular scaffolds thrombosis. Circ Cardiovasc Interv. 2015; 8(10): e002518.

38. Tellez A, Afari ME, Buszman PP, Seifert P, Cheng Y, Milewski K, et al. Peristrut low-intensity areas in optical coherence tomography correlate with peri-strut inflammation and neointimal proliferation: an in-vivo correlation study in the familial hypercholesterolemic coronary swine model of in-stent restenosis. Coron Artery Dis. 2014; 25(7): 595–601.

39. Caramori PR, Lima VC, Seidelin PH, Newton GE, Parker JD, Adelman AG. Long-term endothelial dysfunction after coronary artery stenting. J Am Coll Cardiol. 1999; 34(6): 1675–9.

40. Gordon JB, Ganz P, Nabel EG, Fish RD, Zebede J, Mudge GH, et al. Atherosclerosis influences the vasomotor response of epicardial coronary arteries to exercise. J Clin Invest. 1989; 83(6): 1946–52.

41. Hofma SH, van der Giessen WJ, van Dalen BM, Lemos PA, McFadden EP, Sianos G, et al. Indication of long-term endothelial dysfunction after sirolimus-eluting stent implantation. Eur Heart J. 2006; 27(2): 166–70.

42. Togni M, Raber L, Cocchia R, Wenaweser P, Cook S, Windecker S, et al. Local vascular dysfunction after coronary paclitaxel-eluting stent implantation. Int J Cardiol. 2007; 120(2): 212–20.

43. Togni M, Windecker S, Cocchia R, Wenaweser P, Cook S, Billinger M, et al. Sirolimus-eluting stents associated with paradoxic coronary vasoconstriction. J Am Coll Cardiol. 2005; 46(2): 231–6.

44. Kim JW, Suh SY, Choi CU, Na JO, Kim EJ, Rha SW, et al. Six-month comparison of coronary endothelial dysfunction associated with sirolimus-eluting stent versus Paclitaxel-eluting stent. JACC Cardiovasc Interv. 2008; 1(1): 65–71.

45. Fuke S, Maekawa K, Kawamoto K, Saito H, Sato T, Hioka T, et al. Impaired endothelial vasomotor function after sirolimus-eluting stent implantation. Circ J Off J Jpn Circ Soc. 2007; 71(2): 220–5.

46. Hamilos MI, Ostojic M, Beleslin B, Sagic D, Mangovski L, Stojkovic S, et al. Differential effects of drug-eluting stents on local endothelium-dependent coronary vasomotion. J Am Coll Cardiol. 2008; 51(22): 2123–9.

47. Puricel S, Kallinikou Z, Espinola J, Arroyo D, Goy JJ, Stauffer JC, et al. Comparison of endothelium-dependent and -independent vasomotor response after abluminal biodegradable polymer biolimus-eluting stent and persistent polymer everolimus-eluting stent implantation (COMPARE-IT). Int J Cardiol. 2016; 202: 525–31.

48. Sarno G, Bruining N, Onuma Y, Garg S, Brugaletta S, De Winter S, et al. Morphological and functional evaluation of the bioresorption of the bioresorbable everolimus-eluting vascular scaffold using IVUS, echogenicity and vasomotion testing at two year follow-up: a patient level insight into the ABSORB a clinical trial. Int J Cardiovasc Imaging. 2012; 28(1): 51–8.

49. Brugaletta S, Heo JH, Garcia-Garcia HM, Farooq V, van Geuns RJ, de Bruyne B, et al. Endothelial-dependent vasomotion in a coronary segment treated by ABSORB everolimus-eluting bioresorbable vascular scaffold system is related to plaque composition at the time of bioresorption of the polymer: indirect finding of vascular reparative therapy? Eur Heart J. 2012; 33(11): 1325–33.

9 心肌病及移植心脏的冠状动脉循环

特殊的病理状态对心外膜下血管以及微循环的影响

Christopher J. Broyd, Fernando Dominguez, and Pablo Garcia-Pavia

9.1 引言

尽管所有的心肌病都定义为主要影响心肌结构的疾病，其病机及转归却各不相同。然而，共同的特征是这些心肌结构的异常都或多或少侵犯微循环。此外，一些心肌病也对于心外膜下循环有着显著的影响。事实上，冠状动脉微循环障碍（coronary microvascular dysfunction，CMD）对此类疾病引起的致死和致残有着重要的影响。

侵入性及非侵入性的检查手段愈发精确，能够对冠状动脉树的不同层面提供相关信息，其在心肌病中的应用可以对此类疾病的发生及其病理过程进行了解。而且，可能更重要的是，这些检查手段可能作为一种补充的诊断工具，甚至提供一些危险分层的信息。至今这些疾病的管理仅能够支持对症治疗，然而更多特异的治疗手段不断出现，对于此类疾病进行早期识别并且促使先进的手段进行治疗可能有更多获益。因此，这些检查在大血管循环及微循环中的应用对于管理这些患者是必要的。

在此节中，我们考虑了冠状动脉循环如何被这些疾病影响，将其分为原发和继发因素，并且讨论了针对心外膜下大血管以及（尤其是）微循环的检查手段。此外，我们继续讨论了心脏移植血管疾病，其对于冠状动脉系统的影响以及近期此领域的观点。

9.2 原发性心肌病

9.2.1 肥厚型心肌病

肥厚型心肌病（hypertrophic cardiomyopathy，HCM）是最常见的基因异常心脏疾病，患病率约1:500，其在表型、病生理过程以及临床进程上均有较明显的异质性。HCM是年轻患者中心源性猝死的

最常见病因，随着ICD对于预防SCD的应用，该疾病的主要致死和致残目前多由心力衰竭导致。HCM最常见原因是编码肌小节蛋白的基因突变导致心肌增厚，并伴有明显的心肌结构紊乱。

HCM心肌微循环功能异常可在临床中被明确识别，比如心绞痛[1]，甚至是在心外膜下冠状动脉无明显病变的情况下直接发生心肌梗死[2]。约35年前首次记录了铊元素扫描发现相对心肌缺血[3]，而目前已经有大量的证据通过各种形式来对此进行证实。

实验模型以及组织学研究证实了有多种可能的病因学机制协同作用，共同引起这种相对的心肌缺血。此外，目前已经认为心肌肥厚并不是仅有一个良性的结果，随着疾病的进展活动会致死及致残。这种认识使定量分析可能在未来对于病情的管理成为一个重要的方面，并且可能在危险分层中起重要作用。

9.2.2 HCM中心肌微循环障碍的证据及其预后价值

最广泛应用的研究微循环的工具是对冠状动脉血流储备（coronary flow reserve，CFR）的测量，可以通过下列多种形式来实现。这些形式的测量并不仅是一种二分类结果定性的手段，有的甚至可以对微循环负荷进行半定量甚至全定量的检查。

9.2.3 闪烁扫描法及生化检查

此领域内的早期工作通过应用铊-201以及血管成像来证实没有显著冠状动脉疾病的缺血证据。后期工作通过运动闪烁成像联合侵入性检测心脏静脉乳酸样本作为一种心肌缺血的生物学手段，在许多HCM患者中证实了可逆缺损，并且与生化证实的心肌缺血一致[4]。这些扫描异常的患者更容易发生胸痛，尽管冠状动脉并无明显堵塞[3]。一个类似的侵

入性生化检查是以冠状窦中pH作为心肌缺血的一个指标，在双嘧达莫负荷下证实此指标在患者中要明显降低，并且合并显著胸痛[5]。

SPECT也可被用来做预后评估。一项研究证实，铊扫描阳性的HCM患者尽管没有冠状动脉疾病的证据，但是发生VT及心律失常的风险更高，也更需要起搏器植入[6]。维拉帕米对于HCM的有益作用也被证实，其可以增加运动耐量，并减少运动引起的扫描缺损[7]。最后，SPECT扫描异常的结果可以用来对判断心血管死亡高危HCM患者的预后[8]。

虽然铊扫描能够证实双嘧达莫诱导的心肌缺血，有意思的是，这部分患者似乎在日常生活中运动ECG监测并无相关的缺血证据[9]。因此，虽然许多患者并无继发心肌缺血的证据，但是并不意味着他们完全没有微循环缺血。

9.2.4 超声心动图

通过经胸超声心动图直接对LAD成像目前已经成为评估冠状动脉血流储备的一种可行的手段[10]。通过超声心动图检查可发现，与所有HCM患者相比，对照组患者的静息舒张期峰流速更低，但是两组充血峰类似，导致HCM患者CFR降低[11]。

关于此检查的其他信息也不断出现。首先，HCM有症状的患者的CFR较无症状患者要低[12]。而且，HCM患者的心室壁肥厚程度与超声评估LAD或PDA的冠状动脉血流储备似乎有反向线性关系[13]。有报道通过超声心动图评估的CFR为HCM患者的预后指标。以2为切点，异常的CFR值患者未来发生心血管事件的风险增加10倍[14]。

某些静息的指标也可以反映微循环障碍，主要是在心肌梗死的患者中[14, 15]。然而，这些指标在HCM患者中也被证实，尤其是收缩期血流可逆、慢加速以及快舒张期减速时[16]。

9.2.5 MRI

正如超声心动图，MRI证实CFR在HCM患者中显著降低，原因为峰流速较低。然而，MRI也能够确定该异常发生的位置，尤其是在心内膜层，并且与肥厚的程度成比例，与室壁肥厚及充血心肌血流呈明显反比[17]。通过结合MRI及PET研究，充血期血流的减少可以定位到邻近纤维化的区域[18]，提示着纤维成分的替换可能是由于缺血和细胞死亡引起。

MRI也被用以证实无症状或轻微症状患者的心肌瘢痕形成主要发生于肥厚区域[17]，并且瘢痕形成后通常与收缩功能减低有关[19]。2例心脏移植患者的磁共振成像检查证实晚期钆增强显像似乎与胶原而不是心肌结构紊乱引起的局部室壁运动异常相关[20, 21]。

9.2.6 PET

与超声心动图测定的CFR类似，PET也在HCM证实有症状患者的CFR较无症状患者要低[22]。同样的，许多研究通过PET检查证实了异常的低峰心肌血流，是引起CFR降低的原因。此外，在异常射血分数减低的患者与双嘧达莫诱发心肌血流呈正线性相关[23]，意味着微血管障碍在HCM患者的收缩功能受损进展中起作用。

然而重要的是，PET扫描证实了在未肥厚的心室游离壁，微循环异常也可被感知，尽管超声心动图检查表现正常[22]。PET扫描可发现HCM患者在双嘧达莫激发后明显的反应减弱，这种特征是不良预后（临床症状恶化或死亡）[24]或者是收缩功能快速恶化[25]的一个很好的预测因子。

PET检查也证实了维拉帕米治疗的有效性，与安慰剂相比可明显改善心内膜下低灌注[26]。有趣的是，整体心肌血流并没有明显改善，但是看起来产生了血流重新分布[27]。

9.2.7 心肌对比超声心动图显像

关于该技术的唯一可得数据来源于一项结合心肌对比超声心动图显像及PET扫描的研究，证实了相对心肌血流和充血心肌血流可被LVEDP、流出道压力阶差及LV质量指数影响[28]。

9.2.8 侵入性导管检查

HCM患者中异常的CFR也可用传统的多普勒流量导丝检测到。此外，HCM患者与对照组相比冠状动脉阻力比值（静息与充血冠状动脉阻力比值，阻力=主动脉压−舒张末期压力/容量）也有下降[29]。

9.2.9 HCM中微循环障碍的病因

动物实验及成人和儿童患者相关心肌肥厚的研究对于HCM患者微循环障碍的潜在机制进行了挖掘。因为HCM有多种病理特点，不可能通过一种单独的机制来解释明显的微血管障碍，而这些机制或多或少通过协同方式来起到损伤作用。

9.2.10　微动脉管腔相对尺寸

许多人认为冠状动脉血管壁内形态学异常是微循环功能异常的最主要机制。Kramset 等人对 HCM 及对照组患者既通过多普勒血流导丝研究了冠状动脉内生理学，又通过活检或局部心肌活检研究了其组织学形态，发现在 HCM 患者中微动脉管腔较正常对照者有所减少。此外，冠状动脉阻力比值与微动脉管腔相对尺寸呈线性相关[29]，这种特征在同年被另一个研究组以惰性色谱氙检测冠状动脉阻力的方法证实。

尸检研究也证实了异常的管壁内微循环血管（微动脉）在大部分（80%）肥厚型心肌病患者中管腔狭窄，主要原因为内膜及中层平滑肌细胞和胶原的增生[32, 33]。因为尸检研究对象对于高风险的患者有固有选择偏倚，同时联合 MRI 和肌切除组织学的研究已开展，并且能够再次证实了 HCM 患者壁内微动脉发育不良与瘢痕形成的相关性。

有意思的是，这种异常的微动脉管壁结构异常看起来为左心室肥大的 HCM 患者所固有。这种现象可以在豚鼠[35-37]和大鼠[38-40]的左心室肥大模型中发现，但是并不能在继发于高血压的左心室肥大患者[41]或猪模型[42]的心室活检中发现。此外，继发于主动脉狭窄的 LVH 患者尸检标本也未表现出心肌内微动脉壁增厚[43]。

9.2.11　肥厚心肌中冠状动脉阻力血管的密度减低

为了维持血管密度以及防止相对缺血，随着心肌质量增加，穿支血管的数目以及尺径需要相应增加。但是，在左心室肥大的情况下并不如此，无论是在肥厚型心肌病或者继发左心室肥大情况下，心肌质量都要超过相应血管数目及尺径。

无论是微动脉[31]还是毛细血管[29]密度在 HCM 中都减低，相应后果即冠状动脉阻力的改变。在 LVH 的动物模型中，血管床的改变看起来与左心室肥大的心肌细胞的增长并不匹配。在确证 CFR 受损的左心室肥大猪[42]或狗[44]模型中，解剖学研究证实了心肌肥厚引起心内膜下微血管密度的减少。有意思的是，另一项研究证实了此现象在一年后有所减轻，意味着 LVH 的新血管生长过程可能是一种滞后的表现，而不是一种完全的不匹配。

一项类似的在大鼠中的研究通过评估心肌循环 GMP（cGMP）也证实了心脏血管在心肌肥厚增生时相对生长减慢（cGMP 是血管平滑肌生长中的一种调节蛋白）[46]，而对于人类，通过将主动脉狭窄 LVH 患者与正常对照，也发现冠状动脉微循环密度减少[47]。

9.2.12　由于心肌结构改变及收缩期压迫效应增加而引起的血管管周压迫

在人体内，冠状动脉阻力及左心室舒张末压力（left ventricular end-diastolic pressure，LVEDP）之间存在线性相关，提示我们这些外在的压力具有相当的重要性[48]；然而，冠状动脉储备的减少程度要大于 LVEDP 的增加，强调此问题具有多面性。在豚鼠模型中，血管管周压力、收缩期压迫效应的增加，证实了其可以负向影响 LVH 患者的冠状动脉血流储备[49]。

当然在主动脉狭窄引起心肌肥厚的成人中，在主动脉瓣置换前后的 PET 扫描证实了在 CFR 及左心室血流动力学负荷以及瓣膜狭窄的血流动力学严重程度具有强相关性。研究者并未发现左心室质量与 CFR 的相关性，这也继续说明了微血管障碍主要是由血管外压迫机制以及舒张期时间改变而引起的[50]。

9.2.13　心肌质量增加

尽管这些研究是在主动脉狭窄的患者中[50]，并无流出道压力阶差。众所周知，心肌质量越增加，氧气需要就越大，微血管功能障碍的可能性也越大。在宏观水平，冠状动脉大血管尺径随 LVH 而增加，而在（狭窄的）主动脉瓣置换术后，其尺寸回归正常[51]。然而，动物和人类研究表明，其尺径增加与横截心肌质量的增加并不匹配，因此导致氧气供需失衡[42, 43]。

当然，大量的证据对继发性左心室肥厚的预后做了评估，比如，Framington 研究表明超声心动图测出的左心室质量与心血管事件、心血管死亡以及全因死亡明显相关，且独立于其他危险因素[52-54]。左心室质量每增加 50 g/m（身高），心血管疾病的相对风险增加 1.5 倍，该效应独立于血压的影响。此外，该作用对于微脉管系统的影响是可逆的，在许多动物试验[56-60]以及人类药物实验[61-65]中已得到证实。

9.2.14　微血管到肥厚的心肌细胞中央弥散距离增加

同样有证据表明随着细胞体积的增加，微血管到肥厚的心肌细胞中央弥散距离增加[66, 67]，此外，心肌细胞内的压强也增加[68]，这些因素会影响氧气弥散。然而，并不是所有研究都支持这些结论[69]。

9.2.15 内皮细胞功能障碍

冠状动脉血管的结构改变可能不能完全解释冠状动脉储备的下降。可能在内皮细胞水平也有相应变化。例如，冠状动脉储备已证实在高血压患者[70, 71]及动物模型中[72]在出现左心室肥大之前降低，LVH的大鼠已证实冠状动脉产生NO水平降低，从另一层面反映了内皮细胞功能障碍[36]。通过豚鼠冠状动脉移植，Mcgoldrick等确证肥厚心肌的冠状动脉通过内皮依赖性和非依赖性机制损伤导致舒张功能受损[73]。

此外，LVH还导致微血管对于充血的反应性不佳，进而引起无氧代谢增多[35, 74]。这些患者发生心肌缺血时更严重，因为其不能从这种损伤中恢复。例如，在LVH狗中，回旋支的阻塞导致的梗死面积较对照组更大[75]。

然而，这些研究大多数在继发性LVH患者或者动物模型中实施。内皮细胞功能异常可能是对外源性损伤的反应，因此将这些结论推论到HCM患者中需要非常小心。

9.2.16 非动脉粥样硬化性心外膜下血管影响

有明显的心肌桥的非粥样硬化的心外膜下血管可出现相对心肌缺血以及微血管功能障碍的恶化。史上对36个儿童（平均年龄7.1岁）的血管造影证实了28%患有心肌桥，这些心肌桥能够引起LAD在舒张期的50%的缩窄。在这些患有心肌桥的患者中，胸痛、既往心脏骤停以及室性心动过速更为常见[76]。有病例报道称一个发生心源性猝死的儿童确诊存在心肌内走行的LAD以及急性室间隔梗死后出血，可能两者具有因果关系[77]。

9.2.17 流出道梗阻的影响

主动脉瓣狭窄的有创性研究，尤其是在经导管瓣膜置换的患者中，已经清楚证实流出道梗阻对于微循环功能障碍具有明确的损伤作用，甚至强于左心室肥大[78]。因此，HCM患者中出现相应的特征改变并不稀奇。例如，研究发现连续14个患者每100 g心肌的氧消耗与对照相比并未改变，意味着代谢需求是恒定的[31]。然而，在流出道梗阻存在时此常量发生改变，心肌需氧量增加[1]。

通过多普勒流量导丝进行介入研究表明峰流出道压力阶差和CFR之间呈相反比关系[79]。有流出道梗阻的患者（＞30 mmHg）与心肌肥厚但用无创多普勒检测无流出道阶差的患者相比，倾向有高冠状动脉流速，但充血相冠状动脉流速却相当[11]。有趣的是，外科心肌切除术证实其可改善心肌动力学，并且心肌乳酸产生的水平也减少[80]。

9.2.18 促使微血管功能障碍的其他结构改变

高含量的胶原和基质结缔组织[81]、转化率增加[82]、纤维化的存在[83]以及心肌排列异常[84]，均可导致微血管功能障碍。某些单个研究表明胶原和排列紊乱更可能发生在心间隔而不是心内膜或者心外膜。

另一项类似的关于HCM患者猝死的尸检研究发现，几乎2/3的患者存在单独的或者多发的间隔瘢痕，意味着由于微血管功能障碍引起的相对缺血可导致组织梗死，并且可能引起致命性心律失常[85]。

9.2.19 结论

HCM患者微血管功能障碍的证据很多，可以从临床不同侧面、预后层面以及通过多种多样研究方法来明确。该现象在35年前首先被提出，但是现在更被关注的是微循环障碍在发病和死亡中的作用和地位。

引起微循环障碍的原因是多层次的，包含了微结构的异常比如管腔/血管比值的减少以及毛细血管和微动脉密度的降低。左心室心肌对氧的需求明显，导致的结果即瘢痕形成、心律失常发生、心力衰竭进展。

然而，随着相关信息的增加，尤其是PET扫描，是非常有力的手段可以洞察微血管异常的存在，甚至是在非肥厚的心肌中。因此，微血管病不是疾病发生机制引起的后果，而是疾病的重要特征。虽然肥厚型心肌病名称为肥厚，但是其首要特征为紊乱的微结构。

目前，对于该类患者的治疗既有药物，又有设备。传统的危险因素分层并不包含微血管的评估。但是，由于其预后预测价值及在HCM患者中的重要作用，借助于上述定量测量和疗效监测的研究手段的应用，这在未来可能会改变。

9.3　扩张型心肌病

扩张型心肌病（dilated cardiomyopathy，DCM）的特征是收缩功能减低，左心室或双心室腔扩大。在此方面，我们特指特发性 DCM，其诊断需要除外明显的冠状动脉疾病（CAD）、大量酒精摄入或全身疾病比如糖尿病（diabetes mellitus，DM），因为这些疾病本身就会引起 DCM。"特发性" DMC 的传统的致病机制包括基因、病毒，或者自身免疫因素。高达 20% ～ 45% 的患者对治疗反应良好，但预后仍然较差，5 年生存率为 20%[86]。

DCM 中冠状动脉微血管功能障碍（coronary microvascular dysfunction，CMD）被证实在疾病的极早期就已存在，并且与心源性猝死以及心脏事件风险高发相关[87]。

人们认为左心室功能不全以及心肌结构改变（比如血管管周纤维化）这些血管外的机制导致了心肌血流（myocardial blood flow，MBF）异常。比如，进展期 DCM 中压力的增加势必导致氧气需求增加[88]。从这方面来说，通过血管紧张素受体转化酶（angiotensin-converting enzyme，ACE）抑制剂以及联用硝酸异山梨酯与肼苯哒嗪可以减轻心室前负荷并且改善血管外压迫[89]。

另外，血管结构功能异常也已出现，表现为毛细血管密度减低以及内皮细胞功能障碍。因此，MBF 和 CFR 受损[90,91]，并且与血管外机制导致的氧气需求增加[89]一起，引起持续的缺血发作及左心室射血分数进行减低。血管扩张剂对于改善内皮细胞功能及预防微血管重构[92,93]仍然有重要的作用。

9.3.1　致心律失常型右心室心肌病

致心律失常型右心室心肌病（arrhythmogenic right ventricular cardiomyopathy，ARVC）是一种心肌的疾病，其组织学特征为右心室（right ventricular,RV）纤维-脂肪成分对心肌的替换，整体人群患病率为 1 : 5 000。疾病早期结构改变局限于 RV 的特殊区域，包括流入道、流出道以及心尖[94]，而在疾病进展期，这些异常甚至可以影响到左心室，呈现 DCM 表型。

关于在此类患者中的微循环功能，相关信息非常局限。Paul M 等在一个小队列 ARVC 人群中证实了充血期 MBF 显著降低和冠状动脉血管阻力增加[95]。已有其他研究关注了 ARVC 患者心肌自主神经功能障碍以及其引起血管的改变的结果。去甲肾上腺素突触分泌增多，引起了 β 肾上腺素能受体下调。因此，ARVC 患者在交感兴奋性增强的机制下 β 肾上腺素能受体接到的血管扩张受损，但是 α 肾上腺素受体引起的血管收缩仍存在，因此最大 MBF 最终被减少[96]。

9.3.2　左心室致密化不全

左心室致密化不全（left ventricular non-compaction，LVNC），这种心肌疾病被认为发生于胚胎形成过程中肌小梁压缩结构早期停止而发生。该现象导致双层心室壁，及一个较薄的紧密的心外膜层以及占主要成分的小梁层。欧洲心血管病协会声明中将 LVNC 归于未分类心肌病，因为目前尚不清楚这是一种单独的心肌病或者仅仅是其他心肌病的一种形态学特征。而且虽然 LVNC 的基因异常可被观察到，但是基因型与表型的关系尚不清楚[97]。

虽然在 LVNC 中关于 CMD 的文献缺乏，Jenni 等专门设计了研究阐述此问题[98]。通过正电子发射体层成像（positron emission tomography，PET）以及 ^{13}N-氨应用，在 12 例 LVNC 患者中定量分析了 MBF 和 CFR 并且与 14 个正常个体对照。在 LVNC 患者中 CFR 显著降低，但是充盈缺损并不仅局限于致密化不全的区域，而在有些形态正常的区域也存在。然而，心室壁运动异常的节段的确表明 CFR 受损更重。因此，CMD 可能在 LVNC 中存在，但是似乎与 LVNC 的表型并无相关。

9.3.3　应激性心肌病

应激性心肌病 [stress-induced (Tako-Tsubo) cardiomyopathy] 或一过性左心室心尖膨出综合征定义为一过性左心室功能不全，心电图改变表现类似急性心肌梗死，心肌酶升高，但无冠状动脉堵塞。在可疑急性冠脉综合征的患者中 1.2% ～ 2.0% 是该疾病，该疾病在 1990 年代首次被日本学者发现，Tako-Tsubo 是一种用来捕章鱼的圆底窄颈的罐子[99]。主要在绝经后女性中发病，并且通常与情绪或体力应激相关[100]。

该疾病的潜在病理机制上不完全明确，但是多支冠状动脉痉挛、儿茶酚胺引起的心肌顿抑、自发冠状动脉血栓形成后溶解，以及 CMD 是一些可能的机制。有研究证实了 CMD 在心尖球囊样综合征中的作用。比如，经胸多普勒评估表明，此类患者最初损伤的CFR可在急性期1个月后自行改善。在急性期，对比剂超声心动图显示有明显的节段灌注缺损及心室壁运动异常，但是静脉注射腺苷之后，冠状动脉灌注短暂恢复，而且节段室壁运动异常消失。因此，这些证据表明致病机制之一可能为可逆性CMD [101]。尽管如此，其他研究发现CMD在90%的患者中过了急性期仍持续存在，即便当左心室功能已经恢复正常 [102]。尽管有这些发现，Martin等的一项随访研究证实了在Tako-Tsubo患者中内皮细胞功能有对急性心理应激有损伤性反应 [103]。

应激性心肌并主要发生于绝经后女性，可能是由于雌激素顺平降低可导致NO生物活性减少最终冠状动脉微循环损伤 [104]。此外，当与急性心肌梗死患者相比，血清儿茶酚胺水平在Tako-Tsubo心肌病患者中升高，并且在急性期过后至少1周仍持续升高 [105]。

9.3.4 心肌炎和炎性心肌病

某些引起心肌炎的病毒可能会特异性感染内皮细胞，比如细小病毒B19（parvovirus B19，PVB19）或6型疱疹病毒。PVB19主要侵袭儿童时骨髓中的红系祖细胞，往往长期持续但无症状感染的患病率非常高 [106]。心肌炎的症状通常因反应而异，胸痛为常见症状，因为主要红病毒属受体P和其他协同受体表达于内皮细胞，包括冠状动脉。因此，类似心绞痛的症状可能与内皮细胞功能障碍有关，有研究证实病毒阳性的患者CBF对乙酰胆碱的反应性增加较正常减低 [107]。PVB19损伤内皮细胞的机制尚不完全明确，然而，有研究表明在骨髓释放PVB19感染的内皮祖细胞可能会损伤血管修复过程。因此，IFN-β被证实可以通过抑制病毒转录而改善内皮细胞功能，尽管并不能完全清除病毒 [108]（图9.1）。

9.4 继发性心肌病

在此部分，我们将综述全身疾病如何影响心脏，尤其是损伤微血管功能。关于该主题的文献稀缺，所以此章节我们主要集中于两个主题：Anderson-Fabry疾病和淀粉样变。

9.4.1 安德森-费勃莱病

安德森-费勃莱病（Anderson-Fabry disease，AFD）是一种X染色体隐性遗传的疾病，主要原因

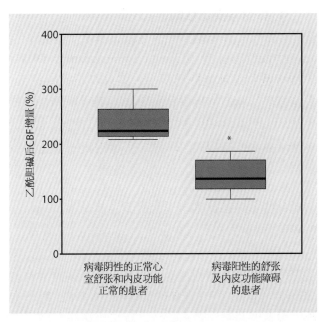

图9.1 通过多普勒流量导丝技术测量冠状动脉内注射ACh后的CBF变化。CBF增量在病毒阳性的心室舒张及内皮功能障碍的患者（$n=11$）较病毒阴性的正常心室舒张和内皮细胞功能正常的患者（$n=7$）中减低（141：14% vs 239：21%，*$P=0.003$）（图例来源于参考文献 [107]）。

是由于α半乳糖苷酶A缺乏引起溶酶体储存减少引起的疾病，导致了鞘糖脂在不同组织内沉积的为酰基鞘鞍醇三己糖（globotriaosylceramide，Gb3），包括肾脏、中枢及外周神经系统、皮肤和心脏。该疾病最常见的心脏受累表现为左心室肥大，发生表现为HCM时，患者表现为提示心绞痛的胸部不适感，尽管外膜下冠状动脉正常。出于对这些临床特征的关注，许多研究在此类患者中检测CMD。Elliot等通过PET检查观察到AFD的男性患者的MBF和CFR较正常对照显著降低 [109]。所有此类患者均有左心室肥大，提示心绞痛可能由于心室肥大及心肌细胞增生、血管管周纤维化导致的心肌内冠状动脉的管腔狭窄 [110]。然而，最近一项研究证实AFD患者的冠状动脉微循环损伤独立于性别及左心室肥大。因此，CMD的存在能够为此类患者心肌受累提供早期证据 [111]。这具有直接的临床获益，因为患者可以在疾病早期开始酶学替代治疗，疗效更好且预后更佳。

关于左心室肥大时CMD致病的病生理机制并不明确，可能包含了Gb3引起的内细胞皮功能障碍，心肌能量代谢及NO通路下调和微血管重塑。

9.4.2 心肌淀粉样变

心肌淀粉样变（cardiac amyloidosis，CA）是由

于错误折叠的蛋白在心脏组织的细胞外沉积而致病，既可作为全身疾病的一部分，也可作为一种局部病变发生。

累计心脏的最常见淀粉样变纤维是轻链蛋白和甲状腺运载蛋白，可引起左心室肥大以及限制性心肌病[113]。淀粉样物质可沉积在心肌细胞的间隙，也可沉积在血管管周区域及心肌内冠状动脉血管中膜层[114]。因此，CMD是CA的可能并发症，因为许多病生理机制例如微血管周围的外在压迫以及血管内继发于淀粉样物质沉积的内皮功能损伤业已存在。出于该假说，Dorbala和同事在21例无外膜下冠状动脉疾病的CA患者中描述了冠状动脉微血管功能，并与10例高血压左心室肥大患者进行了对比（图9.2）[115]。CA组患者静息MBF和CFR较左心室肥大组显著降低，最小冠状动脉阻力显著升高。因为两组患者均有左心室肥大，此研究强调了一个理念即左心室质量增加并不对CMD的发生单独起作用，其他病生理机制可能共同参与。例如，淀粉样变患者表现为自主神经干扰，自主神经去神经可能影响MBF和CFR，正如之前在糖尿病患者中所表现的一样[116]。然而，仍需要更多研究对此进行阐明。

9.5 异体心脏移植血管病变

9.5.1 引言

自从1982年以来，全世界已实施超过11万例心脏移植手术，近期以每年近5 000例速度增长。人们已竭尽全力与术后主要急性排异反应斗争。通过应用现代移植后免疫移植治疗，致残率和致死率急剧降低，并且随之中位生存时间现已超过10年。然而，后果就是慢性排斥反应已凸显为术后主要的问题，其中之一就是异体心脏移植血管病（cardiac allograft vasculopathy，CAV）。

CAV是一种纤维增生性疾病，可导致冠状动脉疾病恶化，表现为快速进展的弥漫且环周的内膜病变并且最终导致冠状动脉血流堵塞。其与传统的动脉粥样硬化性疾病有许多特征类似，比如细胞黏附分子表达增加、白细胞浸润、类似的细胞因子谱、异常的细胞内外脂质沉积、内膜平滑肌细胞迁移，内皮细胞功能障碍和异常的凋亡增多[117]。该病主要风险随时间进展而增加，1年发生率为8%，5年30%，10年50%[118]。CAV是致死和致残的主

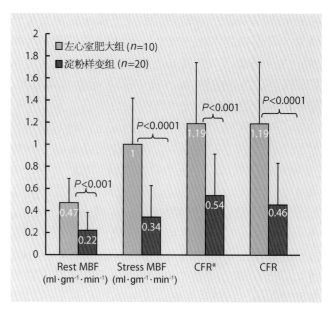

图9.2 每单位左心室质量在LVH组和淀粉样变组之间平均静息及激发MBF以及CFR的比较。静息MBF在LVH组较高。峰激发MBF、激发CFR（未调整CFR），以及CFR值在淀粉样变组中显著低于LVH组。CFR：冠状动脉血流储备；LV：左心室；LVH：左心室肥大；MBF：心肌血流量（图采集于参考文献[115]）。

要原因，并且是第一年后移植失败和死亡的重要原因[119]。继发的冠状动脉堵塞可引起充血性心衰、心律失常、心梗和猝死。因为神经心脏的感知功能减弱，往往不幸的是，CAV最初出现临床表现已是病变晚期，因此强调常规筛查是必要的。总体来说，移植后10%～15%的心源性死亡是由CAV引起。因此，对于CAV的病生理及潜在治疗的经营在现代移植医学中是首要的，因为这代表着这些患者管理的重要靶点。

9.5.2 CAV的病理机制

异体移植血管病在某些程度上发生于大多数实体器官移植后，但是CAV发生的具体机制仍然存在许多争论。当然，供体和受体细胞均有参与，但是尚不清楚在疾病发展过程中哪些细胞是主动，哪些细胞是被动。也有证据表明既有免疫因素也有非免疫因素参与致病过程。而之前主流意见认为只有供体血管（并不是自身动脉）发展为动脉病变，虽然两者都是暴露在相同的循环血液危险因子下[120]。

许多研究者认为免疫反应对移植物的损伤是CAV启动的基础。T淋巴细胞通过产生细胞毒反应（引起细胞因子如白介素-2和干扰素-γ的释放）及使B淋巴细胞产生抗体，启动免疫反应[121]。或者直接（通过宿主T淋巴细胞对供体MHC-肽复合物的

直接识别），或者间接（MHC分子或小抗原被处理成肽并且呈递给T淋巴细胞），两种方式均参与此机制。血小板激活[122]及其对内皮细胞和平滑肌祖细胞的影响[123]也起重要作用。HLA配型非常重要，错配的程度决定了CAV的严重性[124]。

另外，因研究发现同基因小鼠之间心脏移植仍然会发生慢性移植反应[125]，因此明显有除了异体抗原过程之外的机制参与CAV的致病过程。有证据表明心肌肌球蛋白[126]、波形蛋白[127]以及Ⅴ型胶原[128]在抗原识别中起潜在作用。感染并发症非常重要，尤其是巨细胞病毒感染，能在大多数实体器官中促进慢性血管排斥，并且与心脏移植后5年阻塞性CAV发病率高达28%相关[129]。而且，肺炎衣原体滴度测定与移植后血管动脉粥样硬化相关[130]。

其他的供体因素在再次致病过程中似乎也产生影响。例如，"爆发性"脑死亡可能会引起外周器官炎性介质的分泌并且使其更容易被MHC启动的排斥反应损伤。这种现象在动物[131]及人类移植患者的IVUS检查[132]中被证实。供体的经典心血管病危险移速诸如吸烟、高血压、冠心病病史[133]，与器官获得时的缺血时间[134]均成为疾病进展的危险因素。

值得关注的是，CAV的发展看起来与细胞排斥反应发作的次数及严重程度并无相关[135]，合适的免疫抑制足以预防急性排斥导致的移植失败，但是并不能改变CAV的进程[136]。而且，某些特殊方案包含了环孢素和他克莫司，可能增加慢性肾脏疾病、高脂血症以及高血压的风险，这可能会促进CAV[133]。

宿主的心血管危险因素仍会影响CAV的进展，例如老龄、高血压、吸烟以及高BMI合并高血脂尤为重要[137]。控制血脂对于减少CAV的发生有积极的作用。其他药物治疗如他汀类、ACE-I、钙通道阻滞剂、依维莫司及西罗莫司[123]可能会对CAV产生影响。规律锻炼对于抑制CAV进展有积极作用，推荐用于绝大多数移植患者[139]。

9.5.3 组织学发现

CAV能影响心外膜下的大小动脉以及心肌内动脉[140]，以及广泛分布的各级静脉[141]。形态学上主要包含三种病变[142]。

· 纤维肌性内膜增生 ·

组织学主要表现为同轴向心的纤维肌性内膜增生，这与经典的动脉粥样硬化引起的偏心斑块不同。

这是由于淋巴细胞及巨噬细胞在内皮细胞下聚集（"内皮炎"）所造成。内膜增生后，产生由胶原、细胞外基质蛋白以及血管平滑肌细胞组成的病变发生。

· 动脉瘤 ·

这发生于心外膜下大血管，既可见于成人受体也可见于儿童受体。可发现钙化和附壁血栓形成，并且与经典动脉粥样硬化有许多类似机制[143]。然而，钙化较为少见，并且不作为评估其严重程度的指标。

· 慢性炎症 ·

移植物血管中或多或少都可出现炎症反应，并且跨血管全层（不同于粥样硬化仅局限于内膜）。然而，在CAV的病例中由于弹性层和平滑肌细胞被破坏，病变可能更不稳定，更易损。

9.5.4 CAV的检测：对于大血管及微血管系统的影响

· 对大血管的侵入性研究 ·

CAV的主要病理改变是进展向冠状动脉血管管腔内侵犯，现在已证实在整个冠状动脉树中均可发生。就此而言，CAV对于微血管和大血管都有影响，能够应用各种独特的研究手段来说明问题。虽然有这么多惊喜的技术，但是至今只有血管造影被作为一种初级筛查工具被广泛应用，近期的ISHLT指南建议在成人或儿童患者中每年1次或2次血管造影检查[144]。因此，只要识别出存在的轻微病变也可作为一个预后的指标[145]。

作为一个值得提倡的工具，IVUS对于冠状动脉结构提供了更多细节信息，并且能够识别出进展CAV的更精细的证据。两个时间点（基线和1年）检测的最初内膜增厚进展速度是识别CAV进展的一种精确的方法，并且与5年预后有关[146]。有许多分类工具来记录CAV的分级，最常应用的是斯坦福分类[147]。

· 非侵入评估工具 ·

与血管造影相比，通过ECG、运动实验、心律失常监测，以及超声心动图检测CAV并不可靠[148]，但是在特定环境下可起到相应作用。

简单地通过监测静息超声心动图的敏感性低于50%。但是，如果存在节段性功能异常，那么对于CAV的诊断特异性较好（＞80%）[149]，组织多普勒的应用也非常有效[150]。负荷超声心动图应用更广泛，诊断斯坦福Ⅲ或Ⅳ型IVUS-CAV或任何管腔不规则的敏感性72%，特异性88%^[151]。其他超声心动图技术包括心肌对比剂超声心动图^[152]和直接冠状动脉血流成像^[153]也已在应用中并且具有相当的合理性。

核素成像是CAV筛查的一种替代性的非侵入性技术。双嘧达莫心肌闪烁扫描术诊断CAV有较好的特异性（64%～88%），但是敏感性较低（21%～58%）。当运动负荷代替药物激发时，敏感性和特异性均有升高，但是受到合适的目标心率的局限^[148]。SPECT灌注缺损已被认为是随访CAV相关的结局事件的一个预测指标^[154]。

PET研究显示了静息心肌血流较对照组高可能是因为由于移植后迷走去神经化引起的心率增加^[155]。充血血流也较对照组为低，并且与内膜增厚程度呈反向相关^[156]。

其他的评估CAV的非侵入性方法包括MRI或者CT。晚期钆增强显像与血管造影中证实的CAV程度^[157]以及CMR标记检测的应变速率相关^[158]。近期研究提示CT可能也是检测CAV的一种替代选择^[159]。

9.5.5 微血管评估和内皮细胞功能

最初研究都聚焦于评估和诊断影响外膜下血管的CAV，但是研究CAV对于微血管的影响的证据也不断出现。PET和MRI都证实了CAV的存在发生于整个冠状动脉树，并不仅仅是大血管^[156, 160]。类似的，RV活检也证实微血管并作为整个疾病的一部分，其出现代表伴发不良预后^[140]。因此研究微循环的专门技术更可能有预后评估价值。

此外，PET扫描发现CAV的进程也会影响内皮细胞功能，这可能为诊断提供新的靶点^[156]。异常的内皮细胞功能在侵入性研究中也已证实，表现为对乙酰胆碱的血管收缩反应，成为冠状动脉内膜增厚的一个预测因素^[161]。无论是连续监测内皮细胞功能改变的速度^[162]还是基线内皮细胞功能均成为事件发生的良好预测因子^[163]。

在移植患者中经导管介入监测双嘧达莫激发CFR似乎可以预测CAV引起不良预后事件。导管监测2年后，初始CFR＜2.5可以预测运动后射血分数降低^[164]；但是，因为CFR实际上同事厚道心外膜下血管和微循环的影响，关注更特异性针对微循环靶点的研究可能更有说服力。

正如上述所提，微循环阻力指数已被应用于移植后患者描述大血管和微血管的改变。在25个患者的队列中，IMR随时间改善而FFR随时间延长而恶化（本身与IVUS监测到的斑块负荷有关），但是CFR并未发生改变^[165]。这说明将微血管和大血管分别研究是很有必要的，并且CFR并不能区分两者的有分歧的变化。

在这些异常IMR（定义大于20）的患者中，移植后1年发生的微血管障碍与急性排斥的病史以及较小的供体心脏有关。最有意思的是本研究中大多数微循环功能损伤的患者（86%）在FFR监测后并无心外膜下血管功能损伤的证据，意味着此过程可能在心外膜下血管改变之前就已发生^[166]。因此，移植后微循环阻力的反应性是连续变化谱，其有效识别有助于评估此类患者。

另一项微循环功能检测——IHDVPS（instantaneous hyperemic diastolic velocity pressure slope，瞬时超心舒张压）的应用后，微循环阻力的概念已经较前进展。该方法检测的是传导（阻力的反面）并且反映中-末舒张期充血后压力和血流的关系。该方法最开始应用于无冠状动脉病变的大血管疾病中^[167]，能够为微循环研究提供详细信息。

在一项深刻的实验中，Escaned等在移植患者中实施了IHDVPS，同时实施活检。活检结果中小动脉闭塞的数量，以及毛细血管密度与IHDVPS高度相关，超过其他任何冠状动脉阻力或储备的检测。因此，IHDVPS和其他出现的针对微血管功能的精细测量方法可能在早期诊断以及检测CAV进展方面有重要作用^[168]。

9.5.6 **结论**

CAV是心脏移植后患者管理中最重要的问题之一。虽然许多问题已被确证，但是仍有许多争论，尤其是关于其病理过程。重要的是，很明显这种疾病并不仅仅是心外膜下血管受累，而且累及微循环，事实上，甚至可能起源于微循环。

CAV引起致死及致残，且发生心源性猝死的患者数目令人担忧。因此进行危险分层、早期识别、常规筛查是有必要的。目前，指南推荐仍关注该疾病的大血管病变。但是，血管内的微循环评估工具（比如IMR和IHDVPS）变得更加精细准确，可能应用这些技术联合IVUS或内皮评估技术在此类患者中提供复杂但是细化的风险和预后评估是有必要的。

鼓舞人心的是，许多新的治疗方法已经出现。在高危患者中应用合适的治疗来预防或减慢CAV的进展是有希望的。通过上述精细的筛选策略识别高危患者可以对CAV的进一步治疗提供参考。我们目前已经开始识别出该疾病引起弥漫的心脏病理变化，更多研究手段将出现并且指导治疗。

就心肌病而言，心肌和冠状动脉循环相互的作用过程并不能被忽视。许多证据证实了心肌在健康及心肌病患者中驱动冠状动脉血流的重要作用，到此精细的交互作用可导致严重的后果。因此，发现大多数心肌病过程中对正常微血管和大血管生理的病理学影响并不稀奇。

许多患有此类疾病的患者最终的治疗目标就是心脏移植。但是，一旦实施移植，异体心脏移植血管病的独特过程就成为一个永远需要担心的事情，其本身就可影响冠状动脉壁结构发生改变，并且引起不可忽视的疾病后果。

研究微循环领域的方法手段目前至少对于冠状动脉微循环相对可以跟进，其应用的增加可以获得一些疾病发生过程中有意思的信息，甚至可能为治疗提供选择靶点。在许多情况下，可能更重要的是在移植后血管病中，微循环受累可能在大血管受累之前业已发生，提示我们早期诊断和更及时的治疗是有必要的。

（崔贺贺　姚道阔　译）

参考文献

1. Cannon 3rd RO, Schenke WH, Maron BJ, Tracy CM, Leon MB, Brush Jr JE, Rosing DR, Epstein SE. Differences in coronary flow and myocardial metabolism at rest and during pacing between patients with obstructive and patients with nonobstructive hypertrophic cardiomyopathy. J Am Coll Cardiol. 1987; 10: 53–62.

2. Maron BJ, Epstein SE, Roberts WC. Hypertrophic cardiomyopathy and transmural myocardial infarction without significant atherosclerosis of the extramural coronary arteries. Am J Cardiol. 1979; 43: 1086–102.

3. Pitcher D, Wainwright R, Maisey M, Curry P, Sowton E. Assessment of chest pain in hypertrophic cardiomyopathy using exercise thallium-201 myocardial scintigraphy. Br Heart J. 1980; 44: 650–6.

4. Cannon 3rd RO, Dilsizian V, O'Gara PT, Udelson JE, Schenke WH, Quyyumi A, Fananapazir L, Bonow RO. Myocardial metabolic, hemodynamic, and electrocardiographic significance of reversible thallium-201 abnormalities in hypertrophic cardiomyopathy. Circulation. 1991; 83: 1660–7.

5. Elliott PM, Rosano GM, Gill JS, Poole-Wilson PA, Kaski JC, McKenna WJ. Changes in coronary sinus pH during dipyridamole stress in patients with hypertrophic cardiomyopathy. Heart. 1996; 75: 179–83.

6. von Dohlen TW, Prisant LM, Frank MJ. Significance of positive or negative thallium-201 scintigraphy in hypertrophic cardiomyopathy. Am J Cardiol. 1989; 64: 498–503.

7. Udelson JE, Bonow RO, O'Gara PT, Maron BJ, Van Lingen A, Bacharach SL, Epstein SE. Verapamil prevents silent myocardial perfusion abnormalities during exercise in asymptomatic patients with hypertrophic cardiomyopathy. Circulation. 1989; 79: 1052–60.

8. Sorajja P, Chareonthaitawee P, Ommen SR, Miller TD, Hodge DO, Gibbons RJ. Prognostic utility of single-photon emission computed tomography in adult patients with hypertrophic cardiomyopathy. Am Heart J. 2006; 151: 426–35.

9. Elliott PM, Kaski JC, Prasad K, Seo H, Slade AK, Goldman JH, McKenna WJ. Chest pain during daily life in patients with hypertrophic cardiomyopathy: an ambulatory electrocardiographic study. Eur Heart J. 1996; 17: 1056–64.

10. Rigo F, Gherardi S, Galderisi M, Cortigiani L. Coronary flow reserve evaluation in stress-echocardiography laboratory. J Cardiovasc Med (Hagerstown). 2006; 7: 472–9.

11. Asami Y, Yoshida K, Hozumi T, Akasaka T, Takagi T, Kaji S, Kawamoto T, Ogata Y, Yagi T, Morioka S, Yoshikawa J. Assessment of coronary flow reserve in patients with hypertrophic cardiomyopathy using transthoracic color doppler echocardiography. J Cardiol. 1998; 32: 247–52.

12. Cortigiani L, Rigo F, Gherardi S, Galderisi M, Sicari R, Picano E. Prognostic implications of coronary flow reserve on left anterior descending coronary artery in hypertrophic cardiomyopathy. Am J Cardiol. 2008; 102: 1718–23.

13. Tesic M, Djordjevic-Dikic A, Beleslin B, Trifunovic D, Giga V, Marinkovic J, Petrovic O, Petrovic M, Stepanovic J, Dobric M, Vukcevic V, Stankovic G, Seferovic P, Ostojic M, Vujisic-Tesic B. Regional difference of microcirculation in patients with asymmetric hypertrophic cardiomyopathy: transthoracic doppler coronary flow velocity reserve analysis. J Am Soc Echocardiogr. 2013; 26: 775–82.

14. Iwakura K, Ito H, Takiuchi S, Taniyama Y, Nakatsuchi Y, Negoro S, Higashino Y, Okamura A, Masuyama T, Hori M, Fujii K, Minamino T. Alternation in the coronary blood flow velocity pattern in patients with no reflow and reperfused acute myocardial infarction. Circulation. 1996; 94: 1269–75.

15. Kawamoto T, Yoshida K, Akasaka T, Hozumi T, Takagi T, Kaji S, Ueda Y. Can coronary blood flow velocity pattern after primary percutaneous transluminal coronary angiography predict recovery of regional left ventricular function in patients with acute myocardial infarction? Circulation. 1999; 100: 339–45.

16. Watanabe N, Akasaka T, Yamaura Y, Akiyama M, Kaji S, Saito Y, Yoshida K. Intramyocardial coronary flow characteristics in patients with hypertrophic cardiomyopathy: non-invasive assessment by transthoracic doppler echocardiography. Heart. 2003; 89: 657–8.

17. Petersen SE, Jerosch-Herold M, Hudsmith LE, Robson MD, Francis JM, Doll HA, Selvanayagam JB, Neubauer S, Watkins H. Evidence for

microvascular dysfunction in hypertrophic cardiomyopathy: new insights from multiparametric magnetic resonance imaging. Circulation. 2007; 115: 2418–25.

18. Knaapen P, van Dockum WG, Gotte MJ, Broeze KA, Kuijer JP, Zwanenburg JJ, Marcus JT, Kok WE, van Rossum AC, Lammertsma AA, Visser FC. Regional heterogeneity of resting perfusion in hypertrophic cardiomyopathy is related to delayed contrast enhancement but not to systolic function: a PET and MRI study. J Nucl Cardiol. 2006; 13: 660–7.

19. Choudhury L, Mahrholdt H, Wagner A, Choi KM, Elliott MD, Klocke FJ, Bonow RO, Judd RM, Kim RJ. Myocardial scarring in asymptomatic or mildly symptomatic patients with hypertrophic cardiomyopathy. J Am Coll Cardiol. 2002; 40: 2156–64.

20. Moon JC, Reed E, Sheppard MN, Elkington AG, Ho SY, Burke M, Petrou M, Pennell DJ. The histologic basis of late gadolinium enhancement cardiovascular magnetic resonance in hypertrophic cardiomyopathy. J Am Coll Cardiol. 2004; 43: 2260–4.

21. Papavassiliu T, Schnabel P, Schröder M, Borggrefe M. CMR scarring in a patient with hypertrophic cardiomyopathy correlates well with histological findings of fibrosis. Eur Heart J. 2005; 26(22): 2395.

22. Camici P, Chiriatti G, Lorenzoni R, Bellina RC, Gistri R, Italiani G, Parodi O, Salvadori PA, Nista N, Papi L, L'Abbate A. Coronary vasodilation is impaired in both hypertrophied and nonhypertrophied myocardium of patients with hypertrophic cardiomyopathy: a study with nitrogen-13 ammonia and positron emission tomography. J Am Coll Cardiol. 1991; 17: 879–86.

23. Lorenzoni R, Gistri R, Cecchi F, Olivotto I, Chiriatti G, Elliott P, McKenna WJ, Camici PG. Coronary vasodilator reserve is impaired in patients with hypertrophic cardiomyopathy and left ventricular dysfunction. Am Heart J. 1998; 136: 972–81.

24. Cecchi F, Olivotto I, Gistri R, Lorenzoni R, Chiriatti G, Camici PG. Coronary microvascular dysfunction and prognosis in hypertrophic cardiomyopathy. N Engl J Med. 2003; 349: 1027–35.

25. Olivotto I, Cecchi F, Gistri R, Lorenzoni R, Chiriatti G, Girolami F, Torricelli F, Camici PG. Relevance of coronary microvascular flow impairment to long-term remodeling and systolic dysfunction in hypertrophic cardiomyopathy. J Am Coll Cardiol. 2006; 47: 1043–8.

26. Gistri R, Cecchi F, Choudhury L, Montereggi A, Sorace O, Salvadori PA, Camici PG. Effect of verapamil on absolute myocardial blood flow in hypertrophic cardiomyopathy. Am J Cardiol. 1994; 74: 363–8.

27. Choudhury L, Elliott P, Rimoldi O, Ryan M, Lammertsma AA, Boyd H, McKenna WJ, Camici PG. Transmural myocardial blood flow distribution in hypertrophic cardiomyopathy and effect of treatment. Basic Res Cardiol. 1999; 94: 49–59.

28. Soliman OI, Knaapen P, Geleijnse ML, Dijkmans PA, Anwar AM, Nemes A, Michels M, Vletter WB, Lammertsma AA, ten Cate FJ. Assessment of intravascular and extravascular mechanisms of myocardial perfusion abnormalities in obstructive hypertrophic cardiomyopathy by myocardial contrast echocardiography. Heart. 2007; 93: 1204–12.

29. Krams R, Kofflard MJM, Duncker DJ, Von Birgelen C, Carlier S, Kliffen M, Cate FJ, Serruys PW. Decreased coronary flow reserve in hypertrophic cardiomyopathy is related to remodeling of the coronary microcirculation. Circulation. 1998; 97: 230–3.

30. Maron MS, Olivotto I, Maron BJ, Prasad SK, Cecchi F, Udelson JE, Camici PG. The case for myocardial ischemia in hypertrophic cardiomyopathy. J Am Coll Cardiol. 2009; 54: 866–75.

31. Schwartzkopff B, Mundhenke M, Strauer BE. Alterations of the architecture of subendocardial arterioles in patients with hypertrophic cardiomyopathy and impaired coronary vasodilator reserve: a possible cause for myocardial ischemia 1. J Am Coll Cardiol. 1998; 31: 1089–96.

32. Maron BJ, Wolfson JK, Epstein SE, Roberts WC. Intramural ("small vessel") coronary artery disease in hypertrophic cardiomyopathy. J Am Coll Cardiol. 1986; 8: 545–57.

33. Takemura G, Takatsu Y, Fujiwara H. Luminal narrowing of coronary capillaries in human hypertrophic hearts: an ultrastructural morphometrical study using endomyocardial biopsy specimens. Heart. 1998; 79: 78–85.

34. Kwon DH, Smedira NG, Rodriguez ER, Tan C, Setser R, Thamilarasan M, Lytle BW, Lever HM, Desai MY. Cardiac magnetic resonance detection of myocardial scarring in hypertrophic cardiomyopathy: correlation with histopathology and prevalence of ventricular tachycardia. J Am Coll Cardiol. 2009; 54: 242–9.

35. Kingsbury MP, Turner MA, Flores NA, Bovill E, Sheridan DJ. Endogenous and exogenous coronary vasodilatation are attenuated in cardiac hypertrophy: a morphological defect? J Mol Cell Cardiol. 2000; 32: 527–38.

36. Crabos M, Coste P, Paccalin M, Tariosse L, Daret D, Besse P, Bonoron-Adèle S. Reduced basal NO-mediated dilation and decreased endothelial NO-synthase expression in coronary vessels of spontaneously hypertensive rats. J Mol Cell Cardiol. 1997; 29: 55–65.

37. Mihaljevic T, Paul S, Cohn LH, Wechsler A. Pathophysiology of aortic valve disease cardiac surgery in the adult. New York: McGraw-Hil; 2003. p. 791–810.

38. Brilla CG, Janicki JS, Weber KT. Impaired diastolic function and coronary reserve in genetic hypertension. Role of interstitial fibrosis and medial thickening of intramyocardial coronary arteries. Circ Res. 1991; 69: 107–15.

39. Kalkman EAJ, Bilgin YM, Haren P, Suylen RJ, Saxena PR, Schoemaker RG. Determinants of coronary reserve in rats subjected to coronary artery ligation or aortic banding. Cardiovasc Res. 1996; 32: 1088–95.

40. Tomanek RJ, Wangler RD, Bauer CA. Prevention of coronary vasodilator reserve decrement in spontaneously hypertensive rats. Hypertension. 1985; 7: 533–40.

41. Opherk D, Mall G, Zebe H, Schwarz F, Weihe E, Manthey J, Kubler W. Reduction of coronary reserve: a mechanism for angina pectoris in patients with arterial hypertension and normal coronary arteries. Circulation. 1984; 69: 1–7.

42. Breisch EA, White FC, Nimmo LE, Bloor CM. Cardiac vasculature and flow during pressure-overload hypertrophy. Am J Phys – Heart Circ Phys. 1986; 251: H1031–7.

43. Schwartzkopff B, Frenzel H, Diekerhoff J, Betz P, Flasshove M, Schulte HD, Mundhenke M, Motz W, Strauer BE. Morphometric investigation of human myocardium in arterial hypertension and valvular aortic stenosis. Eur Heart J. 1992; 13: 17–23.

44. Mueller TM, Marcus ML, Kerber RE, Young JA, Barnes RW, Abboud FM. Effect of renal hypertension and left ventricular hypertrophy on the coronary circulation in dogs. Circ Res. 1978; 42: 543–9.

45. Bishop SP, Powell PC, Hasebe N, Shen YT, Patrick TA, Hittinger L, Vatner SF. Coronary vascular morphology in pressure-overload left ventricular hypertrophy. J Mol Cell Cardiol. 1996; 28: 141–54.

46. Ecker T, Gobel C, Hullin R, Rettig R, Seitz G, Hofmann F. Decreased cardiac concentration of cGMP kinase in hypertensive animals. An index for cardiac vascularization? Circ Res. 1989; 65: 1361–9.

47. Rakusan K, Flanagan MF, Geva T, Southern J, Van Praagh R. Morphometry of human coronary capillaries during normal growth and the effect of age in left ventricular pressure-overload hypertrophy. Circulation. 1992; 86: 38–46.

48. Gould KL, Carabello BA. Why angina in aortic stenosis with normal coronary arteriograms? Circulation. 2003; 107: 3121–3.

49. O'Gorman DJ, Thomas P, Turner MA, Sheridan DJ. Investigation of impaired coronary vasodilator reserve in the guinea pig heart with pressure induced hypertrophy. Eur Heart J. 1992; 13: 697–703.

50. Rajappan K, Rimoldi OE, Dutka DP, Ariff B, Pennell DJ, Sheridan DJ, Camici PG. Mechanisms of coronary microcirculatory dysfunction in patients with aortic stenosis and angiographically normal coronary arteries. Circulation. 2002; 105: 470–6.

51. Villari B, Hess OM, Meier C, Pucillo A, Gaglione A, Turina M, Krayenbuehl HP. Regression of coronary artery dimensions after successful aortic valve replacement. Circulation. 1992; 85: 972–8.

52. Levy D, Garrison RJ, Savage DD, Kannel WB, Castelli WP. Prognostic implications of echocardiographically determined left ventricular mass in the Framingham Heart Study. N Engl J Med. 1990; 322: 1561–6.

53. Haider AW, Larson MG, Benjamin EJ, Levy D. Increased left ventricular mass and hypertrophy are associated with increased risk for sudden death. J Am Coll Cardiol. 1998; 32: 1454–9.

54. Levy D, Garrison RJ, Savage DD, Kannel WB, Castelli WP. Left ventricular mass and incidence of coronary heart disease in an elderly cohort. The Framingham Heart Study. Ann Intern Med. 1989; 110: 101–7.

55. Koren MJ, Devereux RB, Casale PN, Savage DD, Laragh JH. Relation of left ventricular mass and geometry to morbidity and mortality in uncomplicated essential hypertension. Ann Intern Med. 1991; 114: 345–52.

56. Wicker P, Tarazi RC, Kobayashi K. Coronary blood flow during the development and regression of left ventricular hypertrophy in renovascular hypertensive rats. Am J Cardiol. 1983; 51: 1744–9.

57. Sato F, Isoyama S, Takishima T. Normalization of impaired coronary circulation in hypertrophied rat hearts. Hypertension. 1990; 16: 26–34.

58. Kingsbury M, Mahnke A, Turner M, Sheridan D. Recovery of coronary function and morphology during regression of left ventricular hypertrophy. Cardiovasc Res. 2002; 55: 83–96.

59. Nunez E, Hosoya K, Susic D, Frohlich ED. Enalapril and losartan reduced cardiac mass and improved coronary hemodynamics in SHR. Hypertension. 1997; 29: 519–24.

60. Brilla CG, Janicki JS, Weber KT. Cardioreparative effects of lisinopril in rats with genetic hypertension and left ventricular hypertrophy. Circulation. 1991; 83: 1771–9.

61. Xu R, Zhang Y, Zhang M, Ge ZM, Li XC, Zhang W. Relationship between regression of hypertensive left ventricular hypertrophy and improvement of coronary flow reserve. Zhonghua Yi Xue Za Zhi. 2003; 83: 658–61.

62. Mizuno R, Fujimoto S, Saito Y, Okamoto Y. Optimal antihypertensive level for improvement of coronary microvascular dysfunction: the lower, the better? Hypertension. 2012; 60: 326–32.

63. Motz W, Strauer BE. Improvement of coronary flow reserve after long-term therapy with enalapril. Hypertension. 1996; 27: 1031–8.

64. Tomas JP, Moya JL, Barrios V, Campuzano R, Guzman G, Megias A, Ruiz-Leria S, Catalan P, Marfil T, Tarancon B, Muriel A, Garcia-Lledo A. Effect of candesartan on coronary flow reserve in patients with systemic hypertension. J Hypertens. 2006; 24: 2109–14.

65. Parodi O, Neglia D, Palombo C, Sambuceti G, Giorgetti A, Marabotti C, Gallopin M, Simonetti I, L'Abbate A. Comparative effects of enalapril and verapamil on myocardial blood flow in systemic hypertension. Circulation. 1997; 96: 864–73.

66. Zhu YH, Zhu YZ, Spitznagel H, Gohlke P, Unger T. Substrate metabolism, hormone interaction, and angiotensin-converting enzyme inhibitors in left ventricular hypertrophy. Diabetes. 1996; 45: S59–65.

67. Just H, Frey M, Zehender M. Calcium antagonist drugs in hypertensive patients with angina pectoris. Eur Heart J. 1996; 17: 20–4.

68. Carpeggiani C, Neglia D, Paradossi U, Pratali L, Glauber M, L'Abbate A. Coronary flow reserve in severe aortic valve stenosis: a positron emission tomography study. J Cardiovasc Med. 2008; 9: 893–8.

69. Anversa P, Ricci R, Olivetti G. Coronary capillaries during normal and pathological growth. Can J Cardiol. 1986; 2: 104–13.

70. Antony I, Nitenberg A, Foult JM, Aptecar E. Coronary vasodilator reserve in untreated and treated hypertensive patients with and without left ventricular hypertrophy. J Am Coll Cardiol. 1993; 22: 514–20.

71. Brush JE, Cannon RO, Schenke WH, Bonow RO, Leon MB, Maron BJ, Epstein SE. Angina Due to coronary microvascular disease in hypertensive patients without left ventricular hypertrophy. N Engl J Med. 1988; 319: 1302–7.

72. Rodriguez-Porcel M, Zhu XY, Chade AR, Amores-Arriaga B, Caplice NM, Ritman EL, Lerman A, Lerman LO. Functional and structural remodeling of the myocardial microvasculature in early experimental hypertension. Am J Phys — Heart Circ Phys. 2006; 290: H978–84.

73. McGoldrick RB, Kingsbury M, Turner MA, Sheridan DJ, Hughes AD. Left ventricular hypertrophy induced by aortic banding impairs relaxation of isolated coronary arteries. Clin Sci. 2007; 113: 473–8.

74. McAinsh AM, Turner MA, O'Hare D, Nithythyananthan R, Johnston DG, O'Gorman DJ, Sheridan DJ. Cardiac hypertrophy impairs recovery from ischaemia because there is a reduced reactive hyperaemic response. Cardiovasc Res. 1995; 30: 113–21.

75. Koyanagi S, Eastham CL, Harrison DG, Marcus ML. Increased size of myocardial infarction in dogs with chronic hypertension and left ventricular hypertrophy. Circ Res. 1982; 50: 55–62.

76. Yetman AT, McCrindle BW, MacDonald C, Freedom RM, Gow R. Myocardial bridging in children with hypertrophic cardiomyopathy—a risk factor for sudden death. N Engl J Med. 1998; 339: 1201–9.

77. Gori F, Basso C, Thiene G. Myocardial infarction in a patient with hypertrophic cardiomyopathy. N Engl J Med. 2000; 342: 593–4.

78. Davies JE, Sen S, Broyd C, Hadjiloizou N, Baksi J, Francis DP, Foale RA, Parker KH, Hughes AD, Chukwuemeka A, Casula R, Malik IS, Mikhail GW, Mayet J. Arterial pulse wave dynamics after percutaneous aortic valve replacement/clinical perspective. Circulation. 2011; 124: 1565–72.

79. Kyriakidis MK, Dernellis JM, Androulakis AE, Kelepeshis GA, Barbetseas J, Anastasakis AN, Trikas AG, Tentolouris CA, Gialafos JE, Toutouzas PK. Changes in phasic coronary blood flow velocity profile and relative coronary flow reserve in patients with hypertrophic obstructive cardiomyopathy. Circulation. 1997; 96: 834–41.

80. Cannon RO, McIntosh CL, Schenke WH, Maron BJ, Bonow RO, Epstein SE. Effect of surgical reduction of left ventricular outflow obstruction on hemodynamics, coronary flow, and myocardial metabolism in hypertrophic cardiomyopathy. Circulation. 1989; 79: 766–75.

81. Factor SM, Butany J, Sole MJ, Wigle ED, Williams WC, Rojkind M. Pathologic fibrosis and matrix connective tissue in the subaortic myocardium of patients with hypertrophic cardiomyopathy. J Am Coll Cardiol. 1991; 17: 1343–51.

82. Lombardi R, Betocchi S, Losi MA, Tocchetti CG, Aversa M, Miranda M, D'Alessandro G, Cacace A, Ciampi Q, Chiariello M. Myocardial collagen turnover in hypertrophic cardiomyopathy. Circulation. 2003; 108: 1455–60.

83. Tanaka M, Fujiwara H, Onodera T, Wu DJ, Hamashima Y, Kawai C. Quantitative analysis of myocardial fibrosis in normals, hypertensive hearts, and hypertrophic cardiomyopathy. Br Heart J. 1986; 55: 575–81.

84. Varnava A, Elliott P, Sharma S, McKenna W, Davies M. Hypertrophic cardiomyopathy: the interrelation of disarray, fibrosis, and small vessel disease. Heart. 2000; 84: 476–82.

85. Basso C, Thiene G, Corrado D, Buja G, Melacini P, Nava A. Hypertrophic cardiomyopathy and sudden death in the young: pathologic evidence of myocardial ischemia. Hum Pathol. 2000; 31: 988–98.

86. Dec GW, Fuster V. Idiopathic dilated cardiomyopathy. N Engl J Med. 1994; 331: 1564–75.

87. Koutalas E, Kanoupakis E, Vardas P. Sudden cardiac death in nonischemic dilated cardiomyopathy: a critical appraisal of existing and potential risk stratification tools. Int J Cardiol. 2013; 167: 335–41.

88. Inoue T, Sakai Y, Morooka S, Hayashi T, Takayanagi K, Yamanaka T, Kakoi H, Takabatake Y. Coronary flow reserve in patients with dilated cardiomyopathy. Am Heart J. 1993; 125: 93–8.

89. Spoladore R, Fisicaro A, Faccini A, Camici PG. Coronary microvascular dysfunction in primary cardiomyopathies. Heart. 2014; 100: 806–13.

90. Treasure CB, Vita JA, Cox DA, Fish RD, Gordon JB, Mudge GH, Colucci WS, Sutton MG, Selwyn AP, Alexander RW, et al. Endothelium-dependent dilation of the coronary microvasculature is impaired in dilated cardiomyopathy. Circulation. 1990; 81: 772–9.

91. Neglia D, L'Abbate A. Coronary microvascular dysfunction and idiopathic dilated cardiomyopathy. Pharmacol Rep PR. 2005; 57(Suppl): 151–5.

92. Taylor AL, Ziesche S, Yancy C, Carson P, D'Agostino Jr R, Ferdinand K, Taylor M, Adams K, Sabolinski M, Worcel M, Cohn JN, African-American Heart Failure Trial I. Combination of isosorbide dinitrate and hydralazine in blacks with heart failure. New England J Med. 2004; 351: 2049–57.

93. Cohn JN, Johnson G, Ziesche S, Cobb F, Francis G, Tristani F, Smith R, Dunkman WB, Loeb H, Wong M, et al. A comparison of enalapril with hydralazine-isosorbide dinitrate in the treatment of chronic congestive heart failure. N Engl J Med. 1991; 325: 303–10.

94. Marcus FI, McKenna WJ, Sherrill D, Basso C, Bauce B, Bluemke DA, Calkins H, Corrado D, Cox MG, Daubert JP, Fontaine G, Gear K, Hauer R, Nava A, Picard MH, Protonotarios N, Saffitz JE, Sanborn DM, Steinberg JS, Tandri H, Thiene G, Towbin JA, Tsatsopoulou A, Wichter T, Zareba W. Diagnosis of arrhythmogenic right ventricular cardiomyopathy/dysplasia: proposed modification of the task force criteria. Circulation. 2010; 121: 1533–41.

95. Paul M, Rahbar K, Gerss J, Kies P, Schober O, Schafers K, Breithardt G, Schulze-Bahr E, Wichter T, Schafers M. Microvascular dysfunction in nonfailing arrhythmogenic right ventricular cardiomyopathy. Eur J Nucl Med Mol Imaging. 2012; 39: 416–20.

96. Wichter T, Schafers M, Rhodes CG, Borggrefe M, Lerch H, Lammertsma AA, Hermansen F, Schober O, Breithardt G, Camici PG. Abnormalities of cardiac sympathetic innervation in arrhythmogenic right ventricular cardiomyopathy : quantitative assessment of presynaptic norepinephrine reuptake and postsynaptic betaadrenergic receptor density with positron emission tomography. Circulation. 2000; 101: 1552–8.

97. Almeida AG, Pinto FJ. Non-compaction cardiomyopathy. Heart. 2013; 99: 1535–42.

98. Jenni R, Wyss CA, Oechslin EN, Kaufmann PA. Isolated ventricular noncompaction is associated with coronary microcirculatory dysfunction. J Am Coll Cardiol. 2002; 39: 450–4.

99. Gianni M, Dentali F, Grandi AM, Sumner G, Hiralal R, Lonn E. Apical ballooning syndrome or takotsubo cardiomyopathy: a systematic review. Eur Heart J. 2006; 27: 1523–9.

100. Previtali M, Repetto A, Panigada S, Camporotondo R, Tavazzi L. Left ventricular apical ballooning syndrome: prevalence, clinical characteristics and pathogenetic mechanisms in a European population. Int J Cardiol. 2009; 134: 91–6.

101. Galiuto L, De Caterina AR, Porfidia A, Paraggio L, Barchetta S, Locorotondo G, Rebuzzi AG, Crea F. Reversible coronary microvascular dysfunction: a common pathogenetic mechanism in Apical Ballooning or Tako-Tsubo Syndrome. Eur Heart J. 2010; 31: 1319–27.

102. Patel SM, Lerman A, Lennon RJ, Prasad A. Impaired coronary microvascular reactivity in women with apical ballooning syndrome (Takotsubo/stress cardiomyopathy). Eur Heart J Acute Cardiovasc Care. 2013; 2: 147–52.

103. Martin EA, Prasad A, Rihal CS, Lerman LO, Lerman A. Endothelial function and vascular response to mental stress are impaired in patients with apical ballooning syndrome. J Am Coll Cardiol. 2010; 56: 1840–6.

104. Chambliss KL, Shaul PW. Estrogen modulation of endothelial nitric oxide synthase. Endocr Rev. 2002; 23: 665–86.

105. Wittstein IS, Thiemann DR, Lima JA, Baughman KL, Schulman SP, Gerstenblith G, Wu KC, Rade JJ, Bivalacqua TJ, Champion HC. Neurohumoral features of myocardial stunning due to sudden emotional stress. N Engl J Med. 2005; 352: 539–48.

106. Schultheiss HP, Kuhl U, Cooper LT. The management of myocarditis. Eur Heart J. 2011; 32: 2616–25.

107. Tschope C, Bock CT, Kasner M, Noutsias M, Westermann D, Schwimmbeck PL, Pauschinger M, Poller WC, Kuhl U, Kandolf R, Schultheiss HP. High prevalence of cardiac parvovirus B19 infection in patients with isolated left ventricular diastolic dysfunction. Circulation. 2005; 111: 879–86.

108. Schmidt-Lucke C, Spillmann F, Bock T, Kuhl U, Van Linthout S, Schultheiss HP, Tschope C. Interferon beta modulates endothelial damage in patients with cardiac persistence of human parvovirus b19 infection. J Infect Dis. 2010; 201: 936–45.

109. Elliott PM, Kindler H, Shah JS, Sachdev B, Rimoldi OE, Thaman R, Tome MT, McKenna WJ, Lee P, Camici PG. Coronary microvascular dysfunction in male patients with Anderson-Fabry disease and the effect of treatment with alpha galactosidase A. Heart. 2006; 92: 357–60.

110. Chimenti C, Morgante E, Tanzilli G, Mangieri E, Critelli G, Gaudio C, Russo MA, Frustaci A. Angina in fabry disease reflects coronary small vessel disease. Circ Heart Fail. 2008; 1: 161–9.

111. Tomberli B, Cecchi F, Sciagra R, Berti V, Lisi F, Torricelli F, Morrone A, Castelli G, Yacoub MH, Olivotto I. Coronary microvascular dysfunction is an early feature of cardiac involvement in patients with Anderson-Fabry disease. Eur J Heart Fail. 2013; 15: 1363–73.

112. Weidemann F, Niemann M, Breunig F, Herrmann S, Beer M, Stork S, Voelker W, Ertl G, Wanner C, Strotmann J. Long-term effects of enzyme replacement therapy on fabry cardiomyopathy: evidence for a better outcome with early treatment. Circulation. 2009; 119: 524–9.

113. Garcia-Pavia P, Tome-Esteban MT, Rapezzi C. Amyloidosis. Also a heart disease. Rev Esp Cardiol. 2011; 64: 797–808.

114. Modesto KM, Dispenzieri A, Gertz M, Cauduro SA, Khandheria BK, Seward JB, Kyle R, Wood CM, Bailey KR, Tajik AJ, Miller FA, Pellikka PA, Abraham TP. Vascular abnormalities in primary amyloidosis. Eur Heart J. 2007; 28: 1019–24.

115. Dorbala S, Vangala D, Bruyere Jr J, Quarta C, Kruger J, Padera R, Foster C, Hanley M, Di Carli MF, Falk R. Coronary microvascular dysfunction is related to abnormalities in myocardial structure and function in cardiac amyloidosis. JACC Heart Fail. 2014; 2: 358–67.

116. Di Carli MF, Bianco-Batlles D, Landa ME, Kazmers A, Groehn H, Muzik O, Grunberger G. Effects of autonomic neuropathy on coronary blood flow in patients with diabetes mellitus. Circulation. 1999; 100: 813–9.

117. Rahmani M, Cruz RP, Granville DJ, McManus BM. Allograft vasculopathy versus atherosclerosis. Circ Res. 2006; 99: 801–15.

118. Christie JD, Edwards LB, Kucheryavaya AY, Aurora P, Dobbels F, Kirk R, Rahmel AO, Stehlik J, Hertz MI. The Registry of the International Society for Heart and Lung Transplantation: twenty-seventh official adult lung and heart-lung transplant report — 2010. J Heart Lung Transplant Off Publ Int Soc Heart Transplant. 2010; 29: 1104–18.

119. Stehlik J, Edwards LB, Kucheryavaya AY, Aurora P, Christie JD, Kirk R, Dobbels F, Rahmel AO, Hertz MI. The Registry of the International Society for Heart and Lung Transplantation: twenty-seventh official adult heart transplant report — 2010. J Heart Lung Transplant Off Publ Int Soc Heart Transplant. 2010; 29: 1089–103.

120. Ramzy D, Rao V, Brahm J, Miriuka S, Delgado D, Ross HJ. Cardiac allograft vasculopathy: a review. Can J Surg J canadien de chirurgie. 2005; 48: 319–27.

121. Waaga AM, Gasser M, Laskowski I, Tilney NL. Mechanisms of chronic rejection. Curr Opin Immunol. 2000; 12: 517–21.

122. Modjeski KL, Morrell CN. Small cells, big effects: the role of platelets in transplant vasculopathy. J Thromb Thrombolysis. 2014; 37: 17–23.

123. Benatti RD, Taylor DO. Evolving concepts and treatment strategies for cardiac allograft vasculopathy. Curr Treat Options Cardiovasc Med. 2014; 16: 278.

124. Schmauss D, Weis M. Cardiac allograft vasculopathy: recent developments. Circulation. 2008; 117: 2131–41.

125. Five-year findings of the hypertension detection and follow-up program. Prevention and reversal of left ventricular hypertrophy with antihypertensive drug therapy. Hypertension Detection and Follow-up Program Cooperative Group. Hypertension. 1985; 7: 105–12.

126. Fedoseyeva EV, Zhang F, Orr PL, Levin D, Buncke HJ, Benichou G. De novo autoimmunity to cardiac myosin after heart transplantation and its contribution to the rejection process. J Immunol. 1999; 162: 6836–42.

127. Nath DS, Ilias Basha H, Tiriveedhi V, Alur C, Phelan D, Ewald GA, Moazami N, Mohanakumar T. Characterization of immune responses to cardiac self-antigens myosin and vimentin in human cardiac allograft recipients with antibody-mediated rejection and cardiac allograft vasculopathy. J Heart Lung Transplant Off Publ Int Soc Heart Transplantat. 2010; 29: 1277–85.

128. Haque MA, Mizobuchi T, Yasufuku K, Fujisawa T, Brutkiewicz RR, Zheng Y, Woods K, Smith GN, Cummings OW, Heidler KM, Blum JS, Wilkes DS. Evidence for immune responses to a self-antigen in lung transplantation: role of type V collagen-specific T cells in the pathogenesis of lung allograft rejection. J Immunol. 2002; 169: 1542–9.

129. Grattan MT, Moreno-Cabral CE, Starnes VA, Oyer PE, Stinson EB, Shumway NE. Cytomegalovirus infection is associated with cardiac allograft rejection and atherosclerosis. JAMA. 1989; 261: 3561–6.

130. Subramanian AK, Quinn TC, Kickler TS, Kasper EK, Tucker PC. Correlation of chlamydia pneumoniae infection and severity of accelerated graft arteriosclerosis after cardiac transplantation. Transplantation. 2002; 73: 761–4.

131. Takada M, Nadeau KC, Hancock WW, Mackenzie HS, Shaw GD, Waaga AM, Chandraker A, Sayegh MH, Tilney NL. Effects of explosive brain death on cytokine activation of peripheral organs in the rat. Transplantation. 1998; 65: 1533–42.

132. Mehra MR, Uber PA, Ventura HO, Scott RL, Park MH. The impact of mode of donor brain death on cardiac allograft vasculopathy: an intravascular ultrasound study. J Am Coll Cardiol. 2004; 43: 806–10.

133. Mehra MR. Contemporary concepts in prevention and treatment of cardiac allograft vasculopathy. Am J Transplant Off J Am Soc Transplant Am Soc Transplant Surgeons. 2006; 6: 1248–56.

134. Weiss MJ, Madsen JC, Rosengard BR, Allan JS. Mechanisms of chronic rejection in cardiothoracic transplantation. Front Biosci J Virtual Library. 2008; 13: 2980–8.

135. Hauptman PJ, Nakagawa T, Tanaka H, Libby P. Acute rejection: culprit or coincidence in the pathogenesis of cardiac graft vascular disease? J Heart Lung Transplant Off Publ Int Soc Heart Transplant. 1995; 14: S173–80.

136. Dhaliwal A, Thohan V. Cardiac allograft vasculopathy: the Achilles' heel of long-term survival after cardiac transplantation. Curr Atheroscler Rep. 2006; 8: 119–30.

137. Sanchez Lazaro IJ, Almenar Bonet L, Moro Lopez J, Sanchez Lacuesta E, Martinez-Dolz L, Aguero Ramon-Llin J, Andres Lalaguna L, Cano Perez O, Ortiz Martinez V, Buendia Fuentes F, Salvador Sanz A. Influence of traditional cardiovascular risk factors in the recipient on the development of

cardiac allograft vasculopathy after heart transplantation. Transplant Proc. 2008; 40: 3056–7.

138. Kobashigawa JA, Katznelson S, Laks H, Johnson JA, Yeatman L, Wang XM, Chia D, Terasaki PI, Sabad A, Cogert GA, et al. Effect of pravastatin on outcomes after cardiac transplantation. N Engl J Med. 1995; 333: 621–7.

139. Nytroen K, Rustad LA, Erikstad I, Aukrust P, Ueland T, Lekva T, Gude E, Wilhelmsen N, Hervold A, Aakhus S, Gullestad L, Arora S. Effect of high-intensity interval training on progression of cardiac allograft vasculopathy. J Heart Lung Transplant Off Publ Int Soc Heart Transplantat. 2013; 32: 1073–80.

140. Hiemann NE, Wellnhofer E, Knosalla C, Lehmkuhl HB, Stein J, Hetzer R, Meyer R. Prognostic impact of microvasculopathy on survival after heart transplantation: evidence from 9713 endomyocardial biopsies. Circulation. 2007; 116: 1274–82.

141. Seki A, Fishbein MC. Predicting the development of cardiac allograft vasculopathy. Cardiovasc Pathol. 2014; 23: 253–60.

142. Lu W-h, Palatnik K, Fishbein GA, Lai C, Levi DS, Perens G, Alejos J, Kobashigawa J, Fishbein MC. Diverse morphologic manifestations of cardiac allograft vasculopathy: a pathologic study of 64 allograft hearts. J Heart Lung Transplant. 2011; 30: 1044–50.

143. Castellani C, Angelini A, de Boer OJ, van der Loos CM, Fedrigo M, Frigo AC, Meijer-Jorna LB, Li X, Ploegmakers HJ, Tona F, Feltrin G, Gerosa G, Valente M, Thiene G, van der Wal AC. Intraplaque hemorrhage in cardiac allograft vasculopathy. Am J Transplant Off J Am Soc Transplant Am Soc Transplant Surgeons. 2014; 14: 184–92.

144. Costanzo MR, Dipchand A, Starling R, Anderson A, Chan M, Desai S, Fedson S, Fisher P, Gonzales-Stawinski G, Martinelli L, McGiffin D, Smith J, Taylor D, Meiser B, Webber S, Baran D, Carboni M, Dengler T, Feldman D, Frigerio M, Kfoury A, Kim D, Kobashigawa J, Shullo M, Stehlik J, Teuteberg J, Uber P, Zuckermann A, Hunt S, Burch M, Bhat G, Canter C, Chinnock R, Crespo-Leiro M, Delgado R, Dobbels F, Grady K, Kao W, Lamour J, Parry G, Patel J, Pini D, Towbin J, Wolfel G, Delgado D, Eisen H, Goldberg L, Hosenpud J, Johnson M, Keogh A, Lewis C, O'Connell J, Rogers J, Ross H, Russell S, Vanhaecke J, International Society of H and Lung Transplantation G. The International Society of Heart and Lung Transplantation Guidelines for the care of heart transplant recipients. J Heart Lung Transplant Off Publ Int Soc Heart Transplant. 2010; 29: 914–56.

145. Zakliczynski M, Babinska A, Flak B, Nozynski J, Kamienska N, Szygula-Jurkiewicz B, Pacholewicz J, Przybylski R, Zembala M. Persistent mild lesions in coronary angiography predict poor long-term survival of heart transplant recipients. J Heart Lung Transplant Off Publ Int Soc Heart Transplant. 2014; 33: 618–23.

146. Kobashigawa JA, Tobis JM, Starling RC, Tuzcu EM, Smith AL, Valantine HA, Yeung AC, Mehra MR, Anzai H, Oeser BT, Abeywickrama KH, Murphy J, Cretin N. Multicenter intravascular ultrasound validation study among heart transplant recipients: outcomes after five years. J Am Coll Cardiol. 2005; 45: 1532–7.

147. St Goar FG, Pinto FJ, Alderman EL, Valantine HA, Schroeder JS, Gao SZ, Stinson EB, Popp RL. Intracoronary ultrasound in cardiac transplant recipients. In vivo evidence of "angiographically silent" intimal thickening. Circulation. 1992; 85: 979–87.

148. Fang JC, Rocco T, Jarcho J, Ganz P, Mudge GH. Noninvasive assessment of transplant-associated arteriosclerosis. Am Heart J. 1998; 135: 980–7.

149. Bax JJ, Kramer CM, Marwick TH, Wijns W. Cardiovascular imaging: a handbook for clinical practice. New York: John Wiley & Sons; 2009.

150. Dandel M, Hummel M, Müller J, Wellnhofer E, Meyer R, Solowjowa N, Ewert R, Hetzer R. Reliability of tissue doppler wall motion monitoring after heart transplantation for replacement of invasive routine screenings by optimally timed cardiac biopsies and catheterizations. Circulation. 2001; 104: I-184–91.

151. Spes CH, Klauss V, Mudra H, Schnaack SD, Tammen AR, Rieber J, Siebert U, Henneke K-H, Überfuhr P, Reichart B, Theisen K, Angermann CE. Diagnostic and prognostic value of serial dobutamine stress echocardiography for noninvasive assessment of cardiac allograft vasculopathy: a comparison with coronary angiography and intravascular ultrasound. Circulation. 1999; 100: 509–15.

152. Hacker M, Hoyer HX, Uebleis C, Ueberfuhr P, Foerster S, La Fougere C, Stempfle H-U. Quantitative assessment of cardiac allograft vasculopathy by real-time myocardial contrast echocardiography: a comparison with conventional echocardiographic analyses and [Tc99m]-sestamibi SPECT. Eur J Echocardiogr. 2008; 9(4): 494–500.

153. Tona F, Osto E, Tarantini G, Gambino A, Cavallin F, Feltrin G, Montisci R, Caforio AL, Gerosa G, Iliceto S. Coronary flow reserve by transthoracic echocardiography predicts epicardial intimal thickening in cardiac allograft vasculopathy. Am J Transplant Off J Am Soc Transplant Am Soc Transplant Surgeons. 2010; 10: 1668–76.

154. Wu YW, Yen RF, Lee CM, Ho YL, Chou NK, Wang SS, Huang PJ. Diagnostic and prognostic value of dobutamine thallium-201 single-photon emission computed tomography after heart transplantation. J Heart Lung Transplant Off Publ Int Soc Heart Transplantat. 2005; 24: 544–50.

155. Preumont N, Berkenboom G, Vachiery JL, Jansens JL, Antoine M, Wikler D, Damhaut P, Degré S, Lenaers A, Goldman S. Early alterations of myocardial blood flow reserve in heart transplant recipients with angiographically normal coronary arteries. J Heart Lung Transplant. 2000; 19: 538–45.

156. Kofoed KF, Czernin J, Johnson J, Kobashigawa J, Phelps ME, Laks H, Schelbert HR. Effects of cardiac allograft vasculopathy on myocardial blood flow, vasodilatory capacity, and coronary vasomotion. Circulation. 1997; 95: 600–6.

157. Steen H, Merten C, Refle S, Klingenberg R, Dengler T, Giannitsis E, Katus HA. Prevalence of different gadolinium enhancement patterns in patients after heart transplantation. J Am Coll Cardiol. 2008; 52: 1160–7.

158. Korosoglou G, Osman NF, Dengler TJ, Riedle N, Steen H, Lehrke S, Giannitsis E, Katus HA. Strain-encoded cardiac magnetic resonance for the evaluation of chronic allograft vasculopathy in transplant recipients. Am J Transplant Off J Am Soc Transplant Am Soc Transplant Surgeons. 2009; 9: 2587–96.

159. Mittal TK, Panicker MG, Mitchell AG, Banner NR. Cardiac allograft vasculopathy after heart transplantation: electrocardiographically gated cardiac CT angiography for assessment. Radiology. 2013; 268: 374–81.

160. Miller CA, Sarma J, Naish JH, Yonan N, Williams SG, Shaw SM, Clark D, Pearce K, Stout M, Potluri R, Borg A, Coutts G, Chowdhary S, McCann GP, Parker GJM, Ray SG, Schmitt M. Multiparametric cardiovascular magnetic resonance assessment of cardiac allograft vasculopathy. J Am Coll Cardiol. 2014; 63: 799–808.

161. Davis SF, Yeung AC, Meredith IT, Charbonneau F, Ganz P, Selwyn AP, Anderson TJ. Early endothelial dysfunction predicts the development of transplant coronary artery disease at 1 year posttransplant. Circulation. 1996; 93: 457–62.

162. Hollenberg SM, Klein LW, Parrillo JE, Scherer M, Burns D, Tamburro P, Bromet D, Satran A, Costanzo MR. Changes in coronary endothelial function predict progression of allograft vasculopathy after heart transplantation. J Heart Lung Transplant Off Publ Int Soc Heart Transplant. 2004; 23: 265–71.

163. Kubrich M, Petrakopoulou P, Kofler S, Nickel T, Kaczmarek I, Meiser BM, Reichart B, von Scheidt W, Weis M. Impact of coronary endothelial dysfunction on adverse long-term outcome after heart transplantation. Transplantation. 2008; 85: 1580–7.

164. Weis M, Hartmann A, Olbrich HG, Hor G, Zeiher AM. Prognostic significance of coronary flow reserve on left ventricular ejection fraction in cardiac transplant recipients. Transplantation. 1998; 65: 103–8.

165. Fearon WF, Hirohata A, Nakamura M, Luikart H, Lee DP, Vagelos RH, Hunt SA, Valantine HA, Fitzgerald PJ, Yock PG, Yeung AC. Discordant changes in epicardial and microvascular coronary physiology after cardiac transplantation: Physiologic Investigation for Transplant Arteriopathy II (PITA II) study. J Heart Lung Transplant Off Publ Int Soc Heart Transplant. 2006; 25: 765–71.

166. Haddad F, Khazanie P, Deuse T, Weisshaar D, Zhou J, Nam CW, Vu TA, Gomari FA, Skhiri M, Simos A, Schnittger I, Vrotvec B, Hunt SA, Fearon WF. Clinical and functional correlates of early microvascular dysfunction after heart transplantation. Circ Heart Fail. 2012; 5: 759–68.

167. Di Mario C, Krams R, Gil R, Serruys PW. Slope of the instantaneous hyperemic diastolic coronary flow velocity-pressure relation. A new index for assessment of the physiological significance of coronary stenosis in humans. Circulation. 1994; 90: 1215–24.

168. Escaned J, Flores A, Garcia-Pavia P, Segovia J, Jimenez J, Aragoncillo P, Salas C, Alfonso F, Hernandez R, Angiolillo DJ, Jimenez-Quevedo P, Banuelos C, Alonso-Pulpon L, Macaya C. Assessment of microcirculatory remodeling with intracoronary flow velocity and pressure measurements: validation with endomyocardial sampling in cardiac allografts. Circulation. 2009; 120: 1561–8.

10 冠状动脉内压力和血流测量的实际环节

Arnold H. Seto and Morton J. Kern

10.1 引言

冠状动脉内压力和流速的直接测量是明确临界病变和微循环障碍是否具有临床意义的重要工具。冠状动脉疾病的功能评价弥补了冠状动脉造影的不足且对预后的评估更为可靠。普遍认为非侵入性的灌注评估检查比如放射性核素心肌灌注扫描，甚至更为精确的正电子放射断层成像的清晰度、敏感性和特异性均不足。在大多数情况下，获取冠状动脉内数据是最直接和准确的方法，但是可能会充满技术陷阱。对数据的解释应该考虑到各种技术及指数在生理和技术上的局限性。在本章中，我们综述了可能会影响到冠状动脉内血流动力学测量的几大因素。

10.2 压力和血流指数背景

为了理解常用的生理学测量的各种派生形式，我们将对冠状动脉血流和压力进行简要回顾。心肌缺血的原因是心肌氧供给和需求之间的不平衡。冠状动脉为任何给定的心肌氧需求提供所需的氧气供给，通常可自动从静止水平上升到最高水平，以应对运动、神经体液或药物刺激所导致的心肌需氧量增加。血液流动有三个主要的阻力点：心外膜血管（R1）、小动脉和微动脉（R2）和心肌内的毛细血管系统（R3）（图10.1）。对于无动脉粥样硬化的患者，心外膜血管的阻力很小，大部分阻力来自微动脉。冠状动脉阻力的调整主要发生在小动脉（R2）上，小动脉具有的自动调整功能将冠状动脉血流维持在稳定水平，以应对不断变化的血压及充血反应。动脉粥样硬化狭窄导致外心外膜（R1）血管阻力增加，从而减少冠状动脉血流量。多种情况下，比如心室肥大、心肌缺血或糖尿病均会影响微循环（R3），即

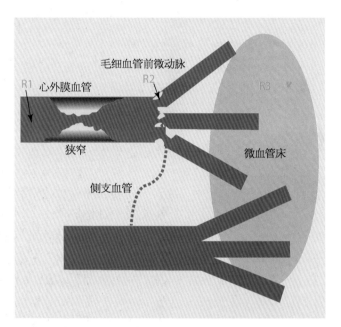

图10.1 冠状动脉阻力示意图。无动脉粥样硬化发生时，心外膜动脉的阻力（R1）通常可忽略（上部动脉）。毛细血管前微动脉（R2）调节大部分微血管床（R3）的冠状动脉血流。患病的心外膜血管通常通过侧支连接到正常血流区域。

使心外膜没有明显狭窄也会削弱冠状动脉血流的最大调节能力。

10.2.1 冠状动脉血流储备

冠状动脉血流储备（CFR）是指靶血管狭窄远端最大充血血流与基础血流平均流速的比值。CFR测定心外膜血管和供给血管床这两套系统接受充血刺激后所能达到的最大血流量的能力。静息冠状动脉血流不受轻度或中度狭窄的影响，可由微循环的常规血管扩张调节所维持。正如Gould等的经典研究所示[1]，直到冠状动脉狭窄大于85% ～ 90%，静息冠状动脉血流才受影响。而当病变狭窄大于45% ～ 60%时，冠状动脉血流储备就开始下降（图10.2）。

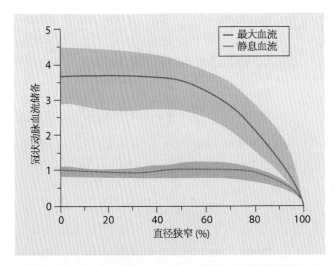

图 10.2 冠状动脉血流储备以最大血流与静息血流的比值表示，定为纵坐标，将血管狭窄程度定为横坐标绘图。随着狭窄逐渐加重，静息血流无明显变化。而当狭窄接近 50% 时，冠状动脉血流储备开始受损。阴影区域代表了平均数据的变异（来自 Gould 等 [1]）。

虽然早期动物和人体研究提示 CFR 的正常值为 3.5 ～ 5，针对接受介入治疗患者的临床研究发现 CFR ＜ 2.0 是定义血流储备不足的合理阈值 [2]。由于 CFR 反映的是心外膜血管和供给血管床这两套系统的总体储备，异常的 CFR 不能作为狭窄病变是否具有临床意义的唯一指标（图 10.3）。相对 CFR（rCFR）是狭窄冠状动脉最大血流与正常冠状动脉最

大血流的比值，虽然 cCFR 可作为 CFR 的替代指标，但由于其需要正常的参照血管，且须假定两者微循环反应一致，因此实际应用有限 [3]。

10.2.2　血流储备分数（FFR）

在正常的冠状动脉中，整个冠状动脉长度上压力衰减程度很小。因此，在正常心外膜血管中，心肌的灌注压力接近主动脉压力（P_a）减去中心静脉的压力（P_v），假如心外膜血管出现狭窄，心肌灌注压力则等于狭窄病变远端的压力减去 P_v。

FFR 是判断冠状动脉狭窄程度是否具有功能学意义的指标，定义为狭窄血管最大血流与理论上无狭窄血管血流的比值（图 10.4）。假设血流与压力在冠状动脉充血状态（此状态下心肌阻力最小）呈线性相关，则充血状态下，压力比值可作为血流比值的替代。FFR 即等于（$P_d - P_v$）/（$P_a - P_v$），由于中心静脉压常可忽略不计，则约等于 P_d/P_a。

与其他生理学指标不同，对于每位患者或每根冠状动脉，FFR 正常值均为统一的 1.0。FFR 不受心率、血压或血管收缩的影响 [4]。经过严格的诱导缺血标准测试，FFR 的缺血阈值定义为 0.75 [5]。而之后与其他负荷检查的对照研究产生了一个不确定的灰色区域（0.75 ～ 0.8），以至于将缺血阈值定

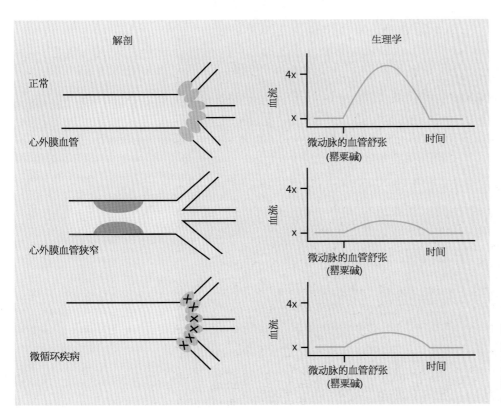

图 10.3 CFR 的局限性。从正常的心外膜血管和微血管床获得的正常的 CFR（上图）。当狭窄或微循环疾病发生时，CFR 会降低（中图和下图）（Wilson [27]）。

血流储备分数

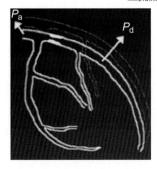

$$FFR = \frac{Q_{max}^{S}}{Q_{max}^{N}}$$

$$\frac{P_d}{P_a}$$

最大充血时

图 10.4 血流储备分数（FFR）来源于狭窄处冠状动脉血流（Q_s）与正常冠状动脉血流（Q_n）的比值。血流储备分数是狭窄处最大心肌灌注与充血状态下假设此处无狭窄时心肌灌注的比值。换句话说，FFR 代表了当血管存在狭窄时，充血状态下血流仍存在的分数。此分数可以通过充血状态下冠状动脉内压力除以主动脉压力计算获得。

为 < 0.75，而无缺血阈值定为 > 0.80。这两个分界点已被多个前瞻性临床试验所证实如 DEFER、FAME 和 FAME2 [6-8]。

10.3　压力和流量测量的基本原则和先决条件

在之前的章节中我们已阐述了 FFR 的临床获益。为了得到这些获益，关键是需要一丝不苟的操作及

合理的理解 FFR 数值变化轨迹。

10.4　冠状动脉血流速度的测量

10.4.1　冠状动脉内多普勒检查测定冠状动脉血流速度

前几章强调了多普勒血流测量在计算 CFR 及冠状动脉阻力指标的重要性（图 10.5）。

· **多普勒血流测量：技术挑战** ·

导丝位置的影响 · 准确的流速测量取决于理想的流速包络。为了获得良好的流速信号，多普勒传感器应调整至能够正确获取血容量的位置。血流中心信号应为最高的平均峰值流速（APV）。有 10% ～ 20% 患者的多普勒信号较差（即使对正常血管进行测量）。头端指向不同方向以获取最大流速频谱是必要的（图 10.6）。一些术者还建议将导丝头端翻转至血流的逆行位置。

多普勒传感器沿着其直接沿线和向量测量平均峰值流速。与超声心动图一样，多普勒向量和传感器的夹角（Ø）会使流速被低估，特别是夹角大于 30° 时。尤其对于迂曲血管，这个夹角会严重影响血

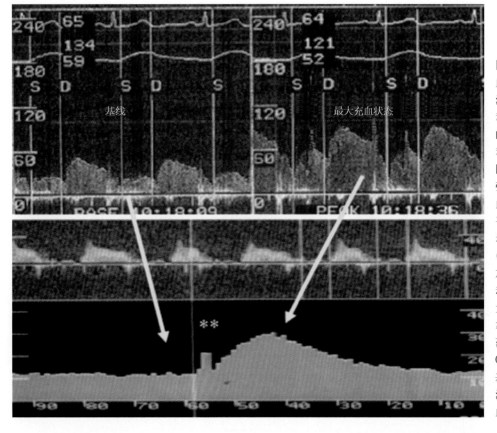

图 10.5 心导管室采用多普勒血流速度信号测定冠状动脉血流储备。上图分别为基线（左）和充血（右）时峰值充血流速的信号。依据图顶部的心电图和主动脉压力，将相位流速描图区分为收缩期和舒张期。舒张期血流明显高于收缩期血流。血流速度范围为 0 ～ 240 cm/s。平均峰值流速的连续趋势图显示了基线和最大充血的时程（下图）。平均峰值流速快速增加之前的方波信号提示了冠状动脉内的腺苷注射。将相位最大充血流速信号采样后于右侧靠上位置显示。趋势图的流速范围为 0 ～ 60 cm/s，时间轴为 0 ～ 90 s（下图）。在本例中，基线流速为 13 cm/s，最大充血流速为 30 cm/s，因此冠状动脉血流储备为 2.3。

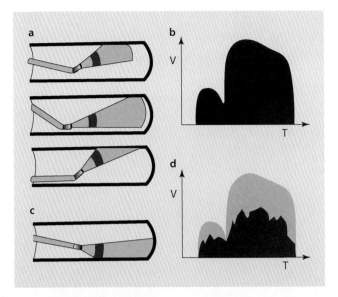

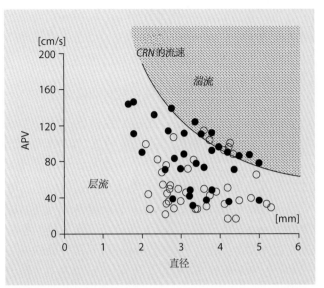

图10.6 多普勒导丝位置的影响。a. 有效的血流中心采样。b. 可获得良好的多普勒血流信号。c. 多普勒导丝为采样到中心血流。d. 导致多普勒流速信号较差。

图10.7 血管成形术前43例患者（○）和术后32例患者（●）的最高平均峰值流速。每位患者均测量了最高APV值。将雷诺常数（CRN）500作为层流和湍流的分界点（Ferrari[9]）。

流流速的准确测量。

湍流的影响 · 多普勒对冠状动脉血流的测量建立在血流为层流的假设之上。然而在心外科术中可观察到即使是非动脉粥样硬化血管中也存在湍流。在一项体外实验中，Ferrari等[9]发现当雷诺常数大于500这个关键值后，真实流速会被多普勒导丝低估22.5%。另一项伴随的在体试验中还发现有20%的患者中最大APV超过了此关键值，因此这些患者的真实流速都有可能被低估（图10.7和图10.8）。由于

充血状态下APV值较静息状态下更接近湍流区域，因此计算CFR时应注意湍流导致流速测量被低估的可能。

心外膜血管狭窄对多普勒血流测量的影响 · 严重的心外膜冠状动脉狭窄会减少狭窄后的APV和舒张期/收缩期流速比值，从而增加血管近端/远端的AVP。当存在血流动力学上的明显狭窄时，狭窄远端的多普勒信号可能很难被探测到。应在离狭窄段足够远的位置测量APV以防止湍流对测量的影响。

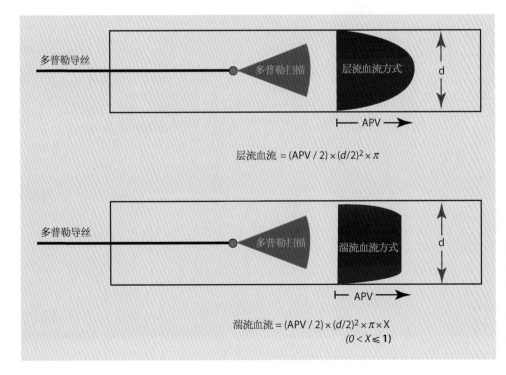

图10.8 层流和湍流的血流方式。层流状态下的血流量为峰流速均值除以2（APV/2）再乘以层流面积（血管直径=d），能精确地定量测量血流速度。在湍流状态下，多普勒导丝测量的血流量可能会被低估（Ferrari[9]）。

假如传感器的位置离狭窄段不够远，则可能会测量到血液通过病变时的加速血流，此较高的加速血流将不能精确体现层流状态下总体的血流流速。

10.4.2 通过热稀释法测量冠状动脉血流

热稀释技术使用压电式压力线传感器作为热敏电阻。距离导丝头端 3 cm 的温度传感器其精确度为 $0.02\,^{\circ}\mathrm{C}$。导丝的推送杆作为第二个温度计。注射盐水期间的温度变化（即盐水到达热敏电阻的时间）反映了冠状动脉血流流速（图 10.9）。因此静息和充血时的温度曲线能够明确冠状动脉血流储备。压力导丝与有改良软件的专用接口连接以在线分析热稀释曲线（图 10.9）。3 ml 室温盐水分别于静息和充血状态下经指引导管注射。需快速、稳定注射，重复 3 次。与热稀释法测定心输出量不同，注射盐水的温度及容量无须非常精确，只需要注射时间及远端温度变化的数据。

热稀释 CFR 定义为充血状态的冠状动脉血流与静息冠状动脉血流的比值（F）。

$$\mathrm{CFR}=\frac{充血时\,F}{静息时\,F}$$

血流是容量（V）与通过时间（T_{mn}）的比值。因此，CFR 可表示如下：

$$\mathrm{CFR}=\frac{充血时\,(V/T_{mn})}{静息时\,(V/T_{mn})}$$

静息时（V/T_{mn}）假设心外膜血管容量无变化，这 CFR 可如下计算：

$$\mathrm{CFR}=\frac{静息时\,T_{mn}}{充血时\,T_{mn}}$$

在动物研究中血流速度和 $1/T_{mn}$ 呈线性相关。将 $\mathrm{CFR}_{Doppler}$ 与 CFR_{thermo} 直接比较，两者相关性良好（$r=0.80$）[10]。因此我们可以通过同时测量 CFR 及 FFR 对冠状动脉阻力进行研究。热稀释测量与狭窄后压力测量相结合，可提供一个完整的压力-血流关系及微循环反应能力的信息。

· 热稀释血流测量的局限性 ·

热稀释法测定冠状动脉血流较多普勒法更为简便，成功率为 87% ～ 97%，高于多普勒法的

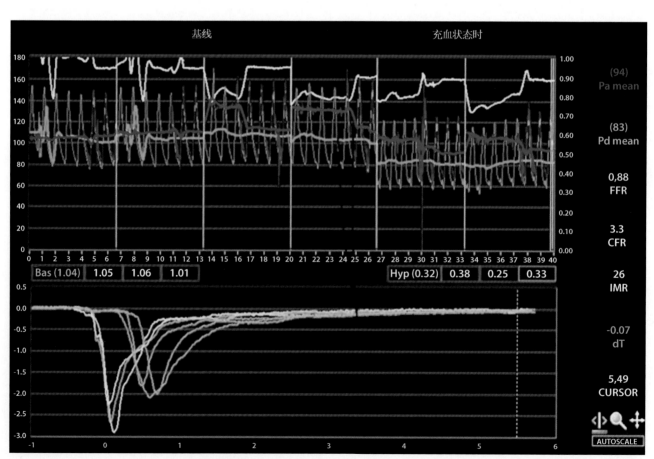

图 10.9 热稀释法基线和最大充血状态的传导时间曲线（Varho [29]）。

69% ～ 91%。之所以成功率较高，因为热稀释法的导丝位置不很重要，因此较容易测量。然而与 CFR$_{Doppler}$ 相比，CFR$_{thermo}$ 的值总是较高，大约高出 20%[10]。

当大的分支存在时，热稀释法的 CFR 往往被高估。特别是当分支开口紧邻狭窄近端，而导丝又位于狭窄远段时，大部分的冠状动脉血流都直接流向了分支。这个局限性在近端狭窄时不很重要，但当狭窄位于中远端时可能会导致 CFR 的过渡高估。

热稀释法的 CFR 需要保持充血状态的稳定，以便使充血状态下的反复测量具有可比性。因此无法采用冠状动脉内给腺苷法，只能选择静脉给予腺苷或罂粟碱。然而静脉给予腺苷的充血状态常常不稳定。这可能会妨碍到热稀释法的准确测定，因为冠状动脉血流可能会随着 3 次注射的时间长短不同而变化。此外，心外膜容量（V）可能会随着充血扩张或痉挛而变化，这就导致 V 不恒定，从而得出错误的 CFR 值。

10.4.3 冠状动脉血流变异

冠状动脉血流会随着心肌需氧量的不同而自我调节。此外，冠状动脉血流储备也会因为测量时血流状态不同而变化。因此，目前冠状动脉血流储备没有正常值。不同患者的冠状动脉血流不一样，同一患者在不同的测量状态下，血流也可能不一样。多种因素会改变基础或充血状态下的血流。心动过速增加基础血流且减少充血状态下的血流，心率每增加 15 次，冠状动脉血流储备减少 10%[11–13]。正常冠状动脉患者中，严重的高血压或主动脉缩窄都可能会降低冠状动脉血流储备。在一些冠状动脉中度狭窄的患者中，狭窄段的结构和周围血管段容易受到血管舒缩性刺激的影响。因此，在日常生活行为如运动、情绪紧张等导致的血管收缩剂释放增加、神经或体液影响和内皮细胞功能障碍都会引起动态或情景性的缺血症状。

10.5 FFR 测量的陷阱

之前的章节已重点阐述了 FFR 测量的方法和背景。

10.5.1 技术问题

· 机械问题：传感器、校零和连接 ·
通过充满液体的指引导管测量主动脉压力易受

到技术问题的干扰如连接不紧密、指引导管连接处泄露和校零不准确。压力传感器位置不当会高估或低估主动脉压力。压力传感器连接不紧密或功能障碍会导致测量的不准确或不稳定，类似导丝漂移的结果。Y 接头连接不当或留置了引导针均会导致压力测量的减低（图 10.10）。最终，采用盐水冲干净导管中的血和造影剂可以减少发生主动脉压力衰减的概率（图 10.11）。

· 测量值随心跳不同而变化 ·
生理学压力测量可能会随心跳不同而变化。心跳不同可能由自主呼吸（图 10.11）、咳嗽（图 10.12）、心律失常（图 10.13）或过度通气（如睡眠呼吸暂停）所致。Volcano 和 St Jude Medical 公司的 FFR 商业软件的默认设置为单个心跳 P$_d$/P$_a$ 的最低值，这会导致 FFR 被低估。我们和其他学者建议修改软件设定，将测量 3 ～ 5 次心跳 FFR 的平均值作为默认设置以减少心跳不同所致的变异（图 10.14）。

· 带侧孔的导管 ·
为防止主动脉压力衰减使用带侧孔的导管会导致另一个潜在错误，即通过侧孔会形成一个压力梯度。带侧孔的导管所得到的压力读数是主动脉和冠状动脉压力的综合值，使测得的冠状动脉近端压力高于真实值（图 10.15）。此额外的压力阶差在充血状态之前都难以察觉，因此 FFR 可能会低估。假如使用了带有侧孔的指引导管，则在压力测量前应将导管离开冠状动脉口。不推荐冠状动脉内给予腺苷，因为部分药物可能会经侧孔进入主动脉。

· 鞭梢效应 ·
导丝传感器的一个不常见现象是"鞭梢效应"，导丝传感器可能会撞击冠状动脉血管壁进而导致压力信号的突然增高（图 10.16）。虽然此现象会增加冠状动脉压力信号，但却很容易辨识。向前推送或向后回撤导丝几厘米，防止导丝进入小的分支都可以纠正此现象。

· 导丝信号漂移 ·
所有压电压力传感器都受电子信号补偿或漂移的影响。通过测量前后检查动脉压力和导丝压力是否一致可以确认压力信号的稳定性。有时在导丝通过狭窄病变后，我们会注意到其和主动脉间的压力阶差。有以下几条线索提示此压力阶差是真实存在而非信号漂移的结果：① 远端压力高于主动脉压力；② 远端压力不稳定且继续向高值或低值漂移（图 10.17）；③ 远端压力低于主动脉压力但保持了主

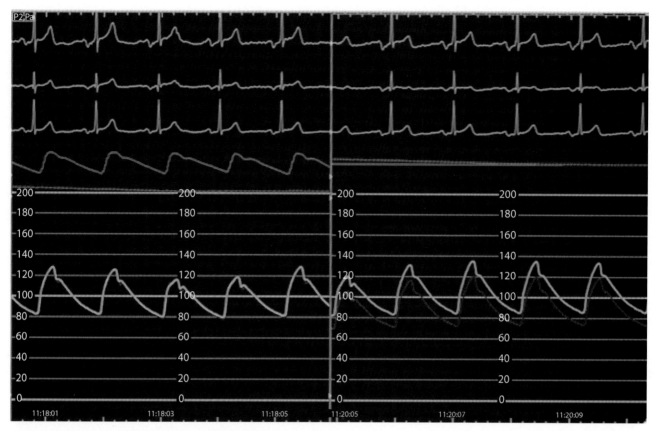

图10.10 连接松弛。Touhy-Borst引导器连接不紧密会导致主动脉压力部分丢失，进而使平衡后的P_a和P_d压力（左图）不相等。留置了引导针也会得到类似的压力丢失。

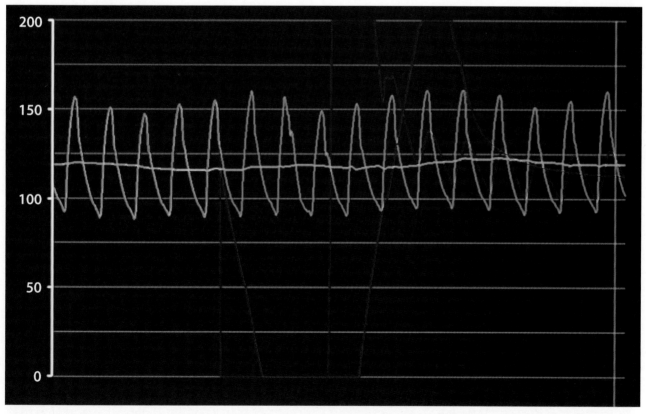

图10.11 造影剂阻尼。平衡后的P_a和P_d压力（左图）变得不相等。由于对比剂的高黏度，注射造影剂后导致P_a波形阻尼（右图）。其他物质如血液也会导致阻尼，而小管径指引导管或造影导管会进一步加重阻尼。

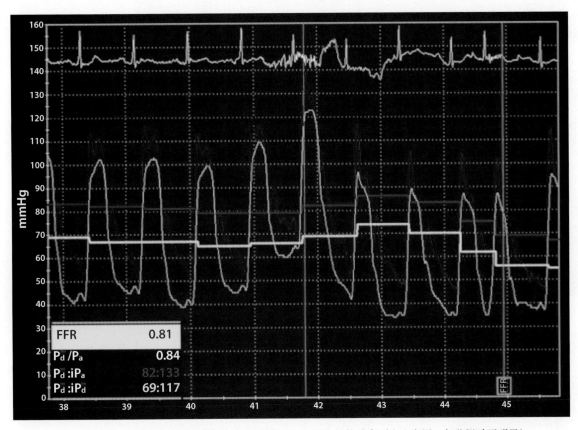

图 10.12 咳嗽。咳嗽反射增加胸腔内压后导致 P_d 和 P_a 反应性的升高（和心电图一起监测时更明显）。

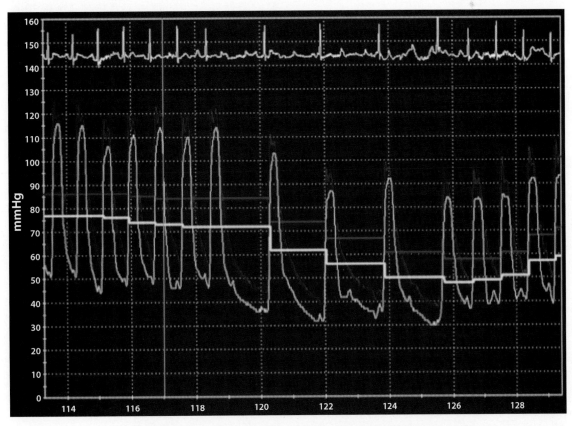

图 10.13 心律失常。短暂的心脏阻滞、PVC 和心律不齐可能会改变 P_d/P_a 关系。

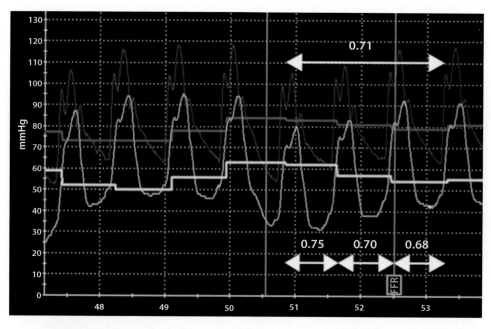

图10.14 单次心跳测量的FFR值与3次心跳的FFR平均值比较。单次心跳FFR值在0.68至0.75变动，而3次心跳的平均值波动很少（Seto等[25]）。

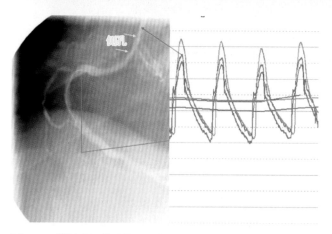

图10.15 带侧孔导管对结果测定的干扰。P_a为红色波形，P_d为蓝色波形。动脉鞘的侧臂也在记录股动脉压力（绿色）。传感器已前进至指引导管顶端且已诱发冠状动脉充血状态。可见股动脉压力与P_a间存在压力阶差。

动脉压力的波形特征，包括重搏切迹。真实狭窄病变相当于一个高频过滤器，会掩盖以高频信号传导的主动脉压力波形上的重搏切迹。因此，当病变前后压力阶差出现，但压力波形无明显变化，应高度怀疑信号漂移。

信号漂移经常伴随以下情况出现：导丝未连接或重新连接（特别是在PCI后）、长期使用导丝或暴露于血液中、早期的压力导丝（早于2013年的版本）。注意：和压电压力传感器相比，光纤导丝和导管出现信号漂移的可能性较小。

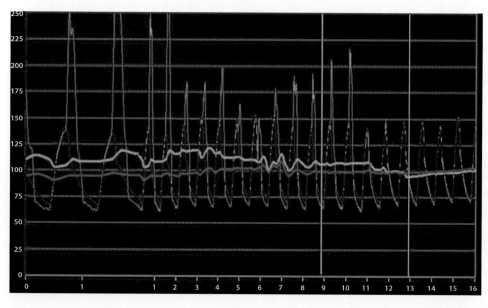

图10.16 导丝传感器"鞭梢效应"。当导丝传感器与冠状动脉壁或心肌直接接触，导丝测得的压力信号会出现一个短暂的峰值。

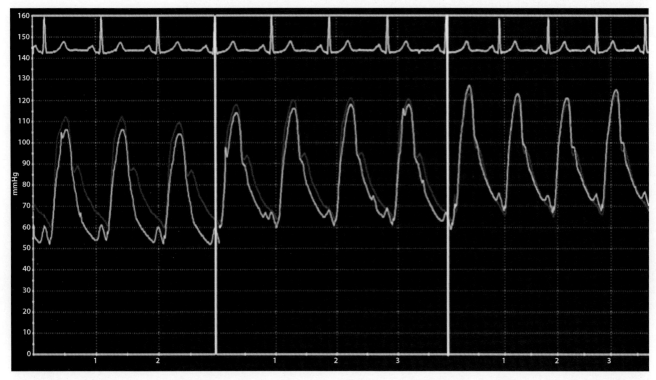

图 10.17　导丝漂移电子信号漂移可发生在固态导丝上，其可使 P_d 升高或降低。在导丝未动或压力波形未改变时，导丝信号漂移可使最大压力阶差（图左侧）逐渐降低（图中部）甚至发生反转。

10.5.2　生理学问题

· 静水压的影响 ·

P_d 和 P_a 的比较基于一个假设即相对于心脏位置的压力传感器近远端压力处于同一水平。当压力导丝处于导管头端校准时这个假设当然是成立的。但是当导丝前进至冠状动脉，其位置相对于心脏会发生细微变化，由于静水压的影响会导致压力的轻微改变（如重力）。此现象主要发生在 RCA 远端、后降支和回旋支远端，从而可能导致 FFR 测量轻度升高 0.01 ～ 0.04。此作用在正常血管会特别明显，静息状态下 P_d/P_a 可能会高达 1.04。将导丝回撤至导管内会进一步除外信号漂移并确认远端压力变化的生理学基础。

· 中心静脉压力影响 ·

FFR 来源于充血时的 $(P_d–P_v)/(P_a–P_v)$。当中心静脉压的影响假定为忽略不计，则 FFR $\approx P_d/P_a$。然而，一项纳入 66 例患者、采用右心房压力的侵入性测量（P_v）且将截断值定为 0.75 的研究表明，当 P_v 被忽略时，14% 有意义的斑块被错误的定义为无临床意义。将 P_v 假定为 5、8 或 10 mmHg 会增加敏感性，但降低特异性[14]。Kumar 通过一项数学分析表明：

① 任何 P_v 的升高都会使估测的 FFR 降低，因此当 FFR ＜ 0.80 时无需测量 P_v；② 在高血压患者中 P_v 的影响较小；③ 与 FFR ＜ 0.75 相比，将 FFR 阈值定义为 ＜ 0.8 会减少 FFR 的假阴性（图 10.18）[15]。

忽略 P_v 影响的做法已被 DEFER、FAME 和 FAME2 试验的临床结果所验证。这些针对稳定心绞痛患者的研究在 FFR 测量时并不要求测量 P_v。FFR ≤ 0.80 而非 ＜ 0.75 有效地防止了 P_v 所致假阴性。然而，对于低血压或充血性心力衰竭患者，纳入 P_v 测量符合 FFR 的测量原理且适用于临床。

· 单个截断值的局限性 ·

多个临床研究如 DEFER、FAME 和 FAME2 表明 FFR 指导的血运重建优于单纯冠状动脉造影指导。最终所有这些研究均支持 FFR ≤ 0.80 作为介入干预阈值。但是 Petraco 等[16] 指出当方法和器械存在内在缺陷时，单个截断值必然会有局限性。他们发现在 0.77 ～ 0.83 的灰色区域内，10 min 后再次测量的 FFR 跨越 0.8 这个阈值的概率是 20%。初次 FFR 值越接近 0.80，跨越阈值的可能性就越大。和其他诊断性方法一致，FFR 也存在内在变异系数，这很大程度上来源于不同人群对腺苷的生理反应不一致。

Johnson 等[17] 基于患者水平的所有 FFR 荟萃分

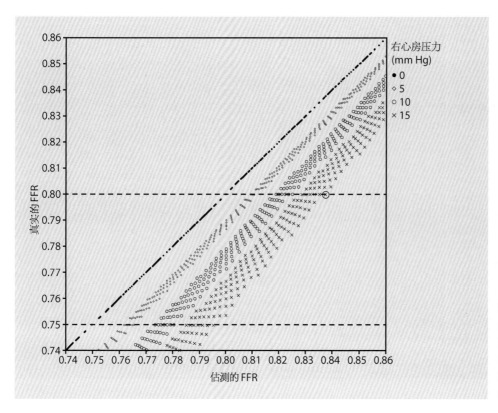

图 10.18 右心房压力 (P_{ra}) 对 FFR 的影响。当 $80 \leqslant P_a \leqslant 110$ mmHg 时，实际 FFR 与估测 FFR 的差值会随着 P_{ra} 的增加而逐渐增加。在 P_{ra} 为 15 mmHg 时，FFR 估测值为 0.838 经矫正后为 0.80 (Kumar [15])。

析提出了一个更微妙的方式。他们发现患者的临床预后与 FFR 测量值直接相关，所以较低的 FFR 值与心血管并发症的较高风险相关。因此，FFR 基于缺血的严重程度提供了连续风险预测而非简单的二元结果（图 10.19）。严重狭窄患者将从血运重建中获益颇多，而假如临床状态不推荐（如 PCI 并发症发生

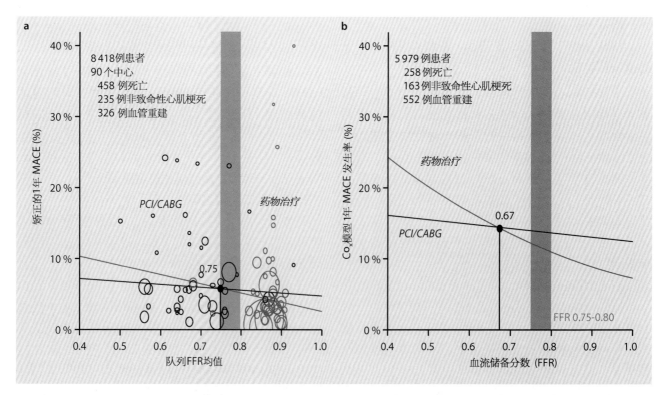

图 10.19 FFR 值预测预后 a 研究水平分析的矫正的 1 年主要不良心脏事件（MACE）发生率 b 患者水平分析的 Cox 模型 1 年 MACE 发生率。彩色线条描绘了血管重建（红色）或药物治疗（蓝色）的模型。这些曲线在最佳 FFR 阈值交叉。这些模型均未经校正。FFR，血流储备分数；MI，心肌梗死（Johnson 等 [17]）。

率高或症状不明显），更多临界病变会推迟干预。然而，假如能够充分理解单个截断值在临床应用的局限性，则采用单个截断值判断预后就有意义。

10.6　压力和流量测量的技术挑战

10.6.1　指引导管的压力衰减

由于指引导管相对于冠状动脉开口直径较大，其会在主动脉和冠状动脉之间产生部分堵塞和压力阶差，导致主动脉压力波形扭曲（如压力衰减）及血流降低。直径较大的指引导管经常会出现压力衰减（如8F），不过当冠状动脉开口较小或导管与冠状动脉不同轴时，6F指引导管有时也会出现此衰减。虽然压力衰减常见于强支撑导管，然而任何深插的导管均会产生主动脉压力衰减。

主动脉压力衰减会降低测得的P_a，低估充血后的压力阶差和斑块严重程度，而高估真实的FFR值（图10.20）。指引导管也可能使冠状动脉内的最大血流减慢进而妨碍FFR的精确测量。通过仔细观察主动脉压力波形可辨识主动脉压力衰减，而在测量时将指引导管撤出则能预防压力衰减。在一项纳入了21例患者的小型试验中，即使无冠状动脉开口疾病或无基线时的压力衰减，导管进入冠状动脉时测得的FFR值仍高于离开冠状动脉时0.04。因此研究者推荐在测量FFR时应将导管撤出冠状动脉口[18]。

在CFR测量时同样需要关注导管所致压力衰减。特别在热稀释法测量时，指引导管需要充分插入冠状动脉口以保证注射的盐水能够充分进入血管，然而插入过深会导致冠状动脉血流降低，从而低估CFR。在使用多普勒血流测量时，衰减的冠状动脉血流可能会很明显，因为迟钝的冠状动脉血流速度在充血时难以增加，而当导管撤出时血流会立即

恢复。

10.6.2　导丝所致血管痉挛和假性狭窄

与其他冠状动脉导丝一样，压力导丝通过冠状动脉后会导致血管收缩和痉挛。冠状动脉痉挛能使血管狭窄且像生理狭窄一样产生压力阶差。为了表明这种血管痉挛所致的狭窄为可逆的，应在导丝进入冠状动脉之前于冠状动脉内给予硝酸甘油（100～400 μg）。即使对血压较低的患者（收缩压90～100 mmHg），50～100 μg冠状动脉内硝酸甘油也是普遍安全和耐受的。

各种型号的压力导丝在通过迂曲血管后，由于其将血管拉直而会制造出血管狭窄的假象，即折叠效应（图10.21）。此现象多发于右冠状动脉，特别是在应用硬导丝的时候。导丝将血管拉直后会产生暂时的血流阻滞或偏折，导致压力阶差，降低FFR和血流测量值。通过将导丝撤回后观察病变处血管或将最富弹性的导丝头端置于迂曲血管段，可以辨别这种偏折或假性狭窄。当存在明显迂曲和假性狭窄时，基本不可能准确地测量FFR。

10.6.3　将腺苷作为充血介质的局限性

FFR和CFR需要诱导出最大充血状态以便最大程度上降低微循环阻力的影响。最常用的介质便是腺苷，但其效果可能会随着给药方式、剂量、其他药物干扰和生理反应的不同而变化。

· 甲基黄嘌呤和腺苷诱导的最大充血状态 ·

甲基黄嘌呤类物质如咖啡因、可可碱（来自巧克力）和茶碱是腺苷受体的竞争性阻滞剂。推荐在检查前应停用以上物质以获取最佳的充血反应。Matsumoto等最近发现当咖啡因浓度介于1.8～4.6 mg/L之间时会抑制静脉内腺苷的效果（腺苷时FFR0.813，换用罂粟碱后降至0.779），而静脉内给

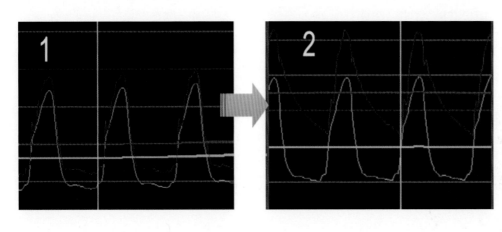

图10.20 指引导管压力衰减。当指引导管管径过大或插入过深，则会产生P_a波形的衰减（左图），表现为重搏切迹的消失。导管撤出冠状动脉后，则能看到真实的主动脉压力波形（右图）。

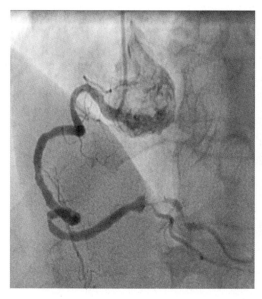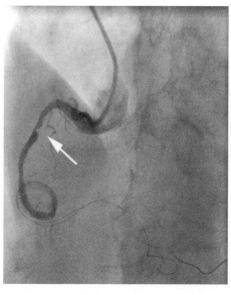

图10.21 导丝拉直血管导致的狭窄假象。导丝的硬度可使迂曲的血管变直，产生血管偏折（箭头所示），从而显著影响血流动力学测定。

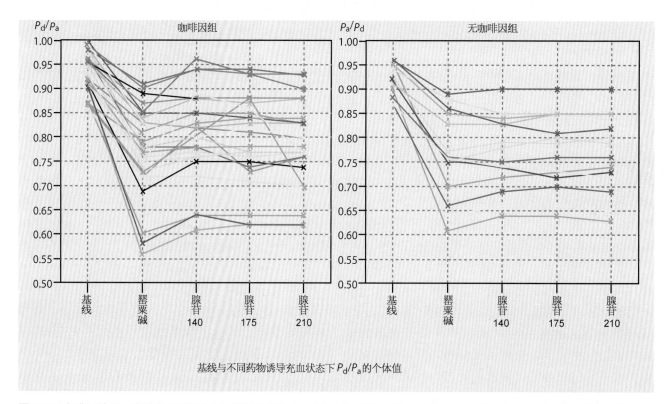

图10.22 咖啡因效果。分别在给予和未予咖啡因的患者中，采用140、175、210 μg/（kg·min）腺苷与罂粟碱后测出的FFR值对比。在给予咖啡因的患者中，采用腺苷相较于罂粟碱会高估FFR值（Matsumoto 等 [19]，重印已获HMP公司许可）。

予大剂量的腺苷 [210 μg/（kg·min）] 可减少此影响（图10.22）[19]。因此推荐操作前数小时禁用咖啡因，不过更大程度的限制似乎无必要。

· **冠状动脉内腺苷对比静脉内腺苷诱导的充血反应** · 标准的 140 μg/（kg·min）静脉内予腺苷已被公认为金指标，但是静脉内予腺苷需要额外的花费及时间，因此许多术者偏爱冠状动脉内予腺苷。冠状动脉内予腺苷与静脉内予腺苷相比，会导致

10% ～ 15%的患者充血不充分，从而高估FFR而低估狭窄严重程度 [20]。为比较不同路径给予腺苷的效果，DeLuca等设计了一个试验，在FFR < 0.75 的患者中，将冠状动脉内予腺苷剂量将逐渐增加至720 μg（图10.23）。虽然需要给予的剂量高于临床给予的标准剂量 [21]，试验数据显示冠状动脉内予腺苷是目前标准的静脉内予腺苷的有效替代方案。

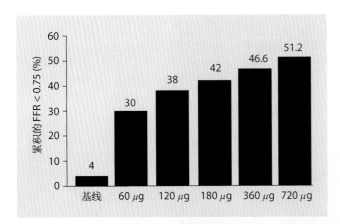

图10.23 直方图显示随着腺苷剂量增加FFR＜0.75的患者比率逐渐增加（De Luca等[2]，重印已获准）。

· 外周对比中心静脉内予腺苷 ·

由于腺苷半衰期短且血管内失活快，外周静脉予腺苷与中心静脉相比是否同样有效尚存争议。然而多个采用肘前、前臂和手静脉入路的研究表明外周静脉与中心静脉予腺苷测得的FFR无明显差异[22-24]。在外周静脉予腺苷时，需保证血压计绷带已松开或绑在对侧手臂。同样的，潜在的静脉血流阻滞如起搏器、透析导管或深静脉血栓也可能会干扰静脉血流，从而需要中心静脉输注以保证给药充分。

· 静脉内输注腺苷的不同反应 ·

理论上来说静脉内输注腺苷后一旦达到最大充血状态会一直保持。假如此充血状态能一直保持，则可保证导丝回撤测量或多支血管测量FFR的准确

性。冠状动脉血流测量也会保持稳定，特别是采用热稀释法重复测量的时候。

然而，我们和其他研究者都发现即使在静脉内腺苷持续输注的单一过程中，充血反应也会显著变化。我们可以辨别多个导致FFR增加的压力形式：最常见的形式是P_d的升高值明显多于P_a（图10.24）或呈相位波动模式（图10.25）。检测中采用压力和血流组合测量的导丝可以看到这些压力形式与持续腺苷后充血反应的减弱相关（图10.26），尤其是在输注2 min后最明显。此现象可能与静脉予腺苷不充分，血管平滑肌A_{2A}受体饱和或cAMP提前耗竭相关。第二个形式表现为P_a在充血早期的突然升高（图10.27），使P_d在明显下降前得出了一个最低的P_d/P_a值。最后一个导致FFR改变的形式为P_a相对于P_d的下降。腺苷使整个系统血管舒张的程度在不同个体也不一致，整个系统血管的舒张程度常大于冠状动脉（图10.28）。

最近，Johnson等发现在持续腺苷输注期间获得的190例完全配对的FFR轨迹中，只有57%的病例获得了稳定的充血状态，而39%为图10.25中所示的上下浮动的充血反应。即使对于同一患者的同一病变，反复测定后获得的压力波形可重复率也很低，而前后一致的只有P_d/P_a的最低值（r^2=98.2%），这与核心实验室的分析相同。最后他们总结到：与经典FFR测量教学相反，我们应采用P_d/P_a的最低值，而非稳定值（图10.29）。同样地，最高冠状动脉流速的测定也应在最大充血状态时进行。

图10.24 腺苷持续输注时，达到最大充血状态后P_d的升高值大于P_a。这可能反映了持续输注腺苷（＞90 s）后充血状态的减弱（引自Seto等[25]，重印已获准）。

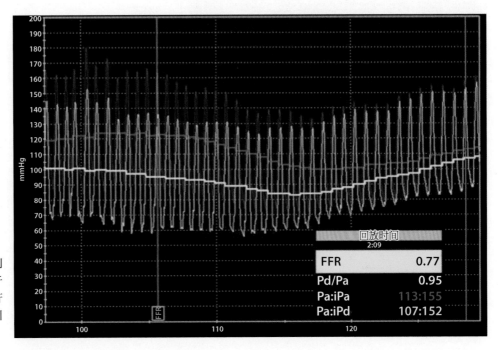

回放时间		2:09
FFR		0.77
Pd/Pa		0.95
Pa:iPa		113:155
Pa:iPd		107:152

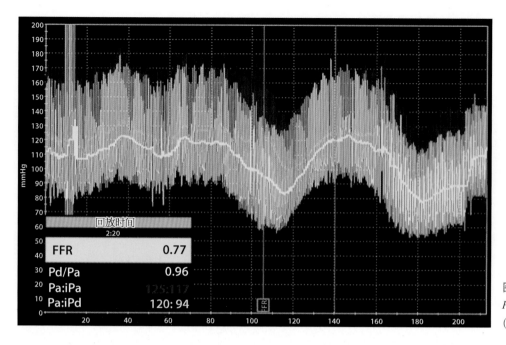

图10.25 持续给予腺苷期间P_d/P_a比值阶段性的升高与降低（Seto等[25]，重印已获准）。

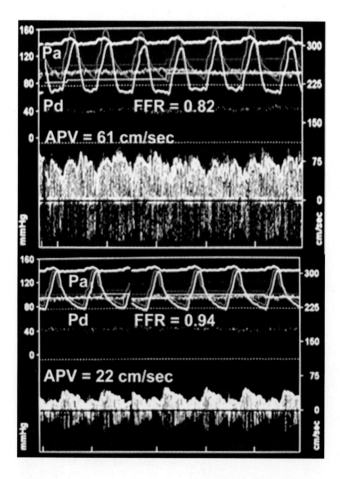

10.7 总结

　　侵入性冠状动脉血流动力学评估对于全面理解冠状动脉疾病至关重要。无论是多普勒还是热稀释法测定的CFR可使我们深刻理解冠状动脉和微循环的总体影响。FFR则提供了一个简单可靠的确定心外膜冠状动脉狭窄程度的方法。理解压力和血流测量的潜在技术挑战（表10.1）和腺苷充血反应的局限性可以帮助术者应对意料之外的结果并避免计算错误。

　　· 利益冲突 ·

　　Dr. Seto是Volcano Corp，St Jude Medical的发言人和Acist Inc的顾问。Dr. Kern是Volcano Corp，St Jude Medical的发言人和顾问以及Acist Inc，Opsens Inc的顾问。

图10.26 持续腺苷输注时充血血流的不稳定性。压力血流综合测量导丝在最大充血状态时测得的平均峰值流速（APV）为61 cm/s，FFR值为0.82（上图）。持续腺苷输注后（下图），APV降至22 cm/s，FFR值升至0.94，表明虽然有腺苷持续输注，充血状态仍减弱了。此图中也可以发现典型的阶段性反应（Seto等[25]，重印已获准）。

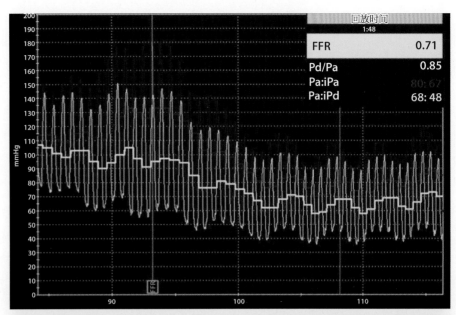

图10.27 P_a充血早期的突然升高。这可能为充血后的神经反射所致（Seto等[25]，重印已获准）。

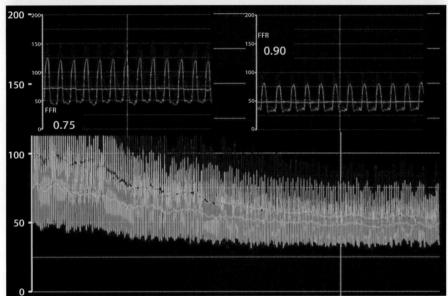

图10.28 系统性低血压，表现为持续腺苷输注时P_a相对于P_d的明显降低。腺苷使整个系统血管舒张的程度在不同个体也不一致，有时整个系统血管的舒张程度大于冠状动脉舒张（Seto等[25]，重印已获准）。

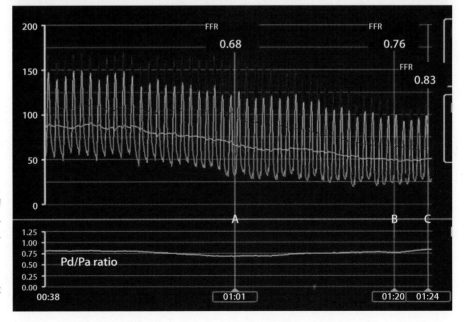

图10.29 典型的静脉内输注腺苷后的冠状动脉血流动力学反应。最低的单个心跳P_d/P_a值（0.68）发生于充血早期，即点A。P_d的最低点（即点B，FFR0.76）和充血稳定时的点（即点C，FFR 0.83～0.85），后者明显增高。最低的P_d/P_a值（A点旁）可重复率最高。

表10.1　冠状动脉内血流及压力测量的局限性

测量局限	评价
多普勒导丝测量血流	
血流中线难以取样	10%～20%病例的测量质量差
湍流	多普勒法可能低估20%患者的血流
狭窄附近的高流速	应于离狭窄段较远的部位进行测量
热稀释法测量血流	
固定偏移	普遍比多普勒测定的血流值高20%
分支	大的分支易使结果被高估
需要稳定的充血状态	需要在同一充血状态下重复注射
技术挑战	
压力导丝	
校零和校准	需保证充分的冲刷和均衡
心跳间的变异	尽可能采用5次心跳的平均值
带侧孔的指引导管	近端压力传递不准确
应避免使用这类导管	
导丝鞭梢效应	将导丝送到小的分支
导丝漂移	当回撤导丝至导管时应保证压力平衡
中心静脉压力升高	直接测量CVP
压力和血流测量的共同挑战	
指引导管导致压力衰减	可能会人为的降低冠状动脉血流和压力
假性狭窄	难以采用导丝进行准确测量
将腺苷作为充血介质	是否能够达到最大充血状态取决于剂量及给药途径
	可能会产生不稳定的充血状态

（陈　淼　陈　晖　译）

参考文献

1. Gould KL, Lipscomb K, Hamilton GW. Physiologic basis for assessing critical coronary stenosis: instantaneous flow response and regional distribution during coronary hyperemia as measures of coronary flow reserve. Am J Cardiol. 1974; 33: 87–94.

2. Joye JD, Schulman DS, Lasorda D, Farah T, Donohue BC, Reichek N. Intracoronary Doppler guide wire versus stress single-photon emission computed tomographic thallium-201 imaging in assessment of intermediate coronary stenoses. J Am Coll Cardiol. 1994; 24: 940–7.

3. Gould KL, Kirkeeide RL, Buchi M. Coronary flow reserve as a physiologic measure of stenosis severity. J Am Coll Cardiol. 1990; 15: 459–74.

4. De Bruyne B, Bartunek J, Sys SU, et al. Simultaneous coronary pressure and flow velocity measurements in humans: feasibility, reproducibility, and hemodynamic dependence of coronary flow velocity reserve, hyperemic flow versus pressure slope index, and fractional flow reserve. Circulation. 1996; 94: 1842–9.

5. Pijls NH, De Bruyne B, Peels K, Van Der Voort PH, Bonnier HJ, Bartunek J, Koolen JJ, Koolen JJ. Measurement of fractional flow reserve to assess the functional severity of coronary-artery stenoses. N Engl J Med. 1996; 334(26): 1703–8.

6. Pijls NH, van Schaardenburgh P, Manoharan G, Boersma E, Bech JW, van't Veer M, Bär F, Hoorntje J, Koolen J, Wijns W, de Bruyne B.

Percutaneous coronary intervention of functionally nonsignificant stenosis: 5-year follow-up of the DEFER Study. J Am Coll Cardiol. 2007; 49(21): 2105–11.

7. Tonino PA, De Bruyne B, Pijls NH, Siebert U, Ikeno F, van't Veer M, Klauss V, Manoharan G, Engstrøm T, KG O, PN VL, PA MC, WF F, FAME Study Investigators. Fractional flow reserve versus angiography for guiding percutaneous coronary intervention. N Engl J Med. 2009; 360(3): 213.

8. De Bruyne B, Pijls NH, Kalesan B, Barbato E, Tonino PA, Piroth Z, Jagic N, Möbius-Winkler S, Rioufol G, Witt N, Kala P, MacCarthy P, Engström T, Oldroyd KG, Mavromatis K, Manoharan G, Verlee P, Frobert O, Curzen N, Johnson JB, Jüni P, WF F, FAME 2 Trial Investigators. Fractional flow reserve-guided PCI versus medical therapy in stable coronary disease. N Engl J Med. 2012; 367(11): 991–1001.

9. Ferrari M, Werner GS, Bahrmann P, Richartz BM, Figulla HR. Turbulent flow as a cause for underestimating coronary flow reserve measured by Doppler guide wire. Cardiovasc Ultrasound. 2006; 4: 14.

10. Pijls NH, De Bruyne B, Smith L, Aarnoudse W, Barbato E, Bartunek J, Bech GJ, Van De Vosse F. Coronary thermodilution to assess flow reserve: validation in humans. Circulation. 2002; 105(21): 2482–6.

11. McGinn AL, White CW, Wilson RF. Interstudy variability of coronary flow reserve: influence of heart rate, arterial pressure, and ventricular preload. Circulation. 1990; 81: 1319–30.

12. Hoffman JIE. Problems of coronary flow reserve. Ann Biomed Eng. 2000; 28: 884–96.

13. Chareonthaitawee P, Kaufmann PA, Rimoldi O, Camici PG. Heterogeneity of resting and hyperemic myocardial blood flow in healthy humans. Cardiovasc Res. 2001; 50: 151–61.

14. Perera D, Biggart S, Postema P, et al. Right atrial pressure: can it be ignored when calculating fractional flow reserve and collateral flow index? J Am Coll Cardiol. 2004; 44(10): 2089–91.

15. Kumar G. Letter to the editor: the influence of right atrial pressure on fractional flow reserve. J Invasive Cardiol. 2012; 24(10): A43–4.

16. Petraco R, Sen S, Nijjer S, et al. Fractional flow reserve-guided revas-cularization: practical implications of a diagnostic gray zone and measurement variability on clinical decisions. JACC Cardiovasc Interv. 2013; 6(3): 222–5.

17. Johnson NP, Tóth GG, Lai D, Zhu H, Açr G, Agostoni P, Appelman Y, Arslan F, Barbato E, Chen SL, Di Serafino L, Domínguez-Franco AJ, Dupouy P, Esen AM, Esen OB, Hamilos M, Iwasaki K, Jensen LO, Jiménez-Navarro MF, Katritsis DG, Kocaman SA, Koo BK, López-Palop R, Lorin JD, Miller LH, Muller O, Nam CW, Oud N, Puymirat E, Rieber J, Rioufol G, Rodés-Cabau J, Sedlis SP, Takeishi Y, Tonino PA, Van Belle E, Verna E, Werner GS, Fearon WF, Pijls NH, De Bruyne B, Gould KL. Prognostic value of fractional flow reserve: linking physiologic severity to clinical outcomes. J Am Coll Cardiol. 2014;64(16):1641–1654.

18. Aminian A, Dolatabadi D, Lefebvre P, Khalil G, Zimmerman R, Michalakis G, Lalmand J. Importance of guiding catheter disengagement during measurement of fractional flow reserve in patients with an isolated proximal left anterior descending artery stenosis. Catheter Cardiovasc Interv. 2015;85(4):595–601.

19. Matsumoto H, Nakatsuma K, Shimada T, et al. Effect of caffeine on intravenous adenosine-induced hyperemia in fractional flow reserve measurement. J Invasive Cardiol. 2014;26(11):580–5.

20. Pijls NH, Kern MJ, Yock PG, et al. Practice and potential pitfalls of coronary pressure measurement. Catheter Cardiovasc Interv. 2000;49(1): 1–16.

21. De Luca G, Venegoni L, Iorio S, et al. Effects of increasing doses of intracoronary adenosine on the assessment of fractional flow reserve. JACC Cardiovasc Interv. 2011;4(10):1079–84.

22. Seo MK, Koo BK, Kim JH, et al. Comparison of hyperemic efficacy between central and peripheral venous adenosine infusion for fractional flow reserve measurement. Circ Cardiovasc Interv. 2012;5(3):401–5.

23. Lindstaedt M, Bojara W, Holland-Letz T, et al. Adenosine-induced maximal coronary hyperemia for myocardial fractional flow reserve measurements: comparison of administration by femoral venous versus antecubital venous access. Clin Res Cardiol. 2009;98(11):717–23.

24. Scott P, Sirker A, Dworakowski R, Paul G, Candilio L, Jahagirdar N, Melikian N, Byrne J. Fractional flow reserve in the transradial era: will hand vein adenosine infusion suffice?: a comparative study of the extent, rapidity, and stability of hyperemia from hand and femoral venous routes of adenosine administration. JACC Cardiovasc Interv. 2015;8(4):527–35.

25. Seto AH, Tehrani DM, Bharmal MI, Kern MJ. Variations of coronary hemodynamic responses to intravenous adenosine infusion: implications for fractional flow reserve measurements. Catheter Cardiovasc Interv. 2014;84(3):416–25.

26. Johnson NP, Johnson DT, Kirkeeide RL, Berry C, De Bruyne B, Fearon WF, Oldroyd KG, Pijls NH, Gould KL. Repeatability of fractional flow reserve (FFR) despite variations in systemic and coronary hemodynamics. JACC Cardiovasc Interv. 2015;8:1018–27.

27. Wilson RF. Assessment of the human coronary circulation using a Doppler catheter. Am J Cardiol. 1991;67:44D–56D.

28. Safian, RD. The Device Guide. 2nd ed. Royal Oak: Physicians' Press; 1999. p. 278.

29. Varho V, Karjalainen PP, Ylitalo A, Airaksinen JK, Mikkelsson J, Sia J, Pietilä M, Kiviniemi TO. Transthoracic echocardiography for noninvasive assessment of coronary vasodilator function after DES implantation. Eur Heart J Cardiovasc Imaging. 2014 Sep;15(9): 1029–34.

第4章
冠状动脉血流储备

11 导管室测量冠状动脉血流储备（CFR）

Tim P. van de Hoef and Jan J. Piek

11.1 引言

冠状动脉血流储备（coronary flow reserve, CFR）[1]是一项经过大量实验证实的生理指标，可用于确定被检测的冠状动脉血流受阻情况[1-2]。CFR可以综合评估局限性心外膜、弥漫性心外膜和微循环病变的流量受阻情况，因此可以确定所研究冠状动脉系统的整体血管扩张能力。CFR的原理已广泛应用于侵入性和非侵入性诊断技术，包括冠状动脉内多普勒和热稀释衍生的血流[3-7]、经胸超声心动图、正电子发射断层成像和磁共振成像。所有这些检测手段的研究都表明CFR是一个强有力的风险分层工具[8-11]。尽管如此，包括其对血液动力学状态的敏感性，与其评估相关的实践歧义以及与其解释有关的歧义之处等一些局限性，因此其在临床实践中的应用方面存在重要限制。然而，除了可从CFR获得证据充分的预后信息之外，对其结合目前功能性狭窄生理评估的标准FFR的解释，再次唤起对该生理指标的兴趣[9, 12-13]。因此，基于技术层面的不断发展以及CFR理论的概念的发展突显了CFR在日常临床实践中的重要性。

本章将讨论在导管室进行侵入性评估CFR，从目前可用的医疗设备的物理性质方面开始到有创冠状动脉血流的检测、临床实验数据、日常临床实践中的应用，以及有关新型CFR概念的未来展望。

11.2 心导管室冠状动脉血流的有创评估

导管室的冠状动脉血流储备的临时测算需要对冠状动脉血流进行有创评估。为此，目前有三种方式可供使用，下面将对此进行详细阐述。

11.2.1 多普勒血流速度

· **物理原理** ·

在1842年 由Christian Andreas Doppler首先描述，多普勒效应在心血管系统中显示出独特的表现。多普勒描述的原理是当波源和观察者之间存在相对运动时，波的频率或波长是明显变化的。当波源向观测者移动时，观测频率较高（与实际发射频率相比），而当波源离开观测者时，观测频率较低。声音的音高（或频率）的这种明显的变化称为多普勒效应或多普勒频移（图11.1），并且可以用来确定物体的速度。信号由晶体以短脉冲的形式发出，并被

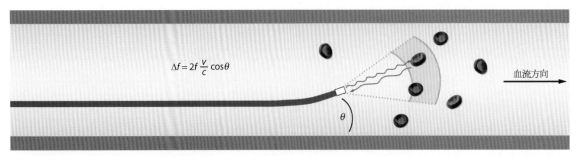

$\Delta f = 2f \frac{v}{c} \cos\theta$

血流方向

θ

f = 发射机频率　　　　Δf = 频率多普勒频移
v = 样品体积内血细胞的速度　*c* = 血液中声音的速度
θ = 超声波束与血流方向之间的角度

图11.1 通过多普勒超声测量血管内速度。多普勒晶体发射的超声波信号（白色）被远离换能器的红血球反射。具有比发射波更低频率的反射声波被多普勒晶体接收。控制台将接收到的信号转换成以cm/s表示的速度信息。

样本体积内正从传感器移开的血细胞"回波"（图11.1）。这些回波在接收机处以较低的频率返回，这种多普勒频移由仪器检测到。当多普勒波束平行于血流并且以一定恒定的发射频率和血液中恒定的声速时，该多普勒频移与样本体积内血细胞的速度成正比（图11.1）。当多普勒波束不平行于血流时，流速可能被低估。尽管如此，这种不准确度在20°角时限制在6%，因此可以接受的假设是超声波束相对平行于血流的主方向。

在任何既定时刻由发射器接收的来自样本体积的频率谱表示样本体积内血细胞移动的速度范围。

然后，仪器提供了转换为速度的多普勒信号的频率分量、相对强度及其时间变化。通过代表样本体积内的最大流速检测瞬时峰值速度得出血流速度（图11.2c）。一次或多次心跳上的瞬时峰值速度的平均值被称为平均峰值速度，这是使用冠状动脉内多普勒血流速度进行研究时所描述的常见参数。

·实践意义和局限性·

多普勒血流速度作为冠状动脉血流参数的一个优点在于，其对于灌注心肌质量的衡量具有相对固定的标准。这是由于冠状动脉壁应力相对固定的事实，意味着血管直径与其动脉分布范围内供应的心

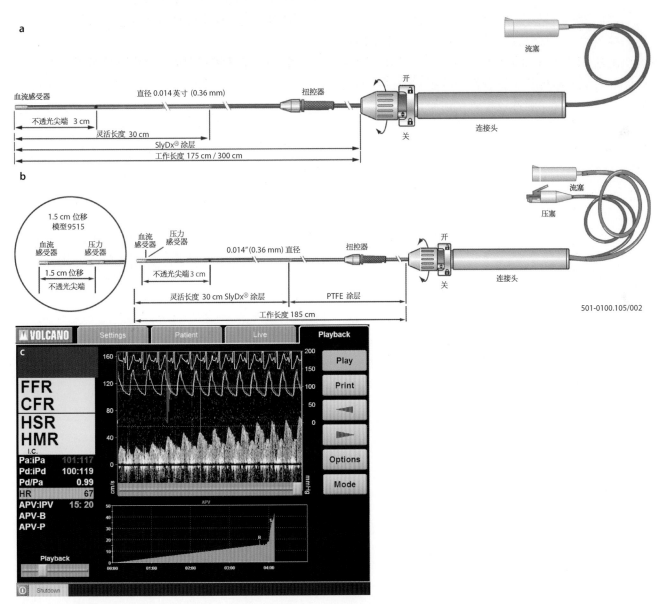

图11.2 多普勒血流速度仪器。a. FloWire（Volcano-Philips）。尖端有一个多普勒晶体的0.014英寸导丝。b. ComboWire（Volcano-Philips）。一根0.014英寸的导丝在尖端装有一个多普勒晶体，在远端多普勒晶体的远端1.5 cm处有一个压力传感器。c. ComboMap控制台显示。仪器显示冠状动脉血流速度的时间变化（白色的多普勒信号）。瞬时峰值速度（样本体积中的最大速度）由多普勒信号顶部的蓝线表示。控制台还显示ECG（顶部白线）、主动脉压（红线）和（在ComboWire的情况下）远端冠状动脉压（黄线）。

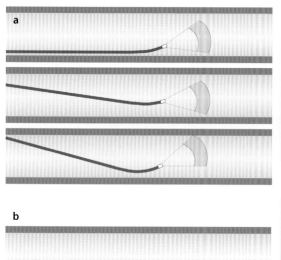

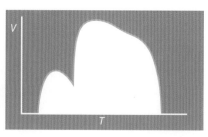

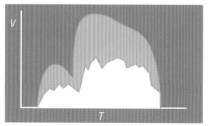

图 11.3 导丝定位和多普勒流速信号质量。信号质量取决于样品体积的位置。当样品体积位于中间时，获得最佳信号a。当采样体积指向血管壁时，多普勒信号质量降级b。

肌质量直接相关：灌注心肌质量越大，供应的冠状动脉越大[14, 15]。随着冠状动脉树的每个分支绝对流量（ml/min）降低，动脉直径的适应性降低意味着流速被固有地校正。这有助于解释多普勒血流速度值，因为尽管以cm/s为单位，但它是每单位灌注心肌组织绝对流量的精确反映。

如上述多普勒超声技术的描述所示，冠状动脉内多普勒血流速度测量的最重要的操作是与导线定位有关，这可以确保获得的信号的最佳质量，并确保这些多普勒信号代表真实的血流速度。因此，操作人员应该熟悉多普勒技术，操控好导丝位置，直到获得代表最大横截面速度的稳定信号（图11.3）。这个目标受到自然曲折的血管解剖结构和心脏运动的干扰，它们都会降低速度信号。当导丝位置无法获得足够良好的信号质量时，或者需要延长时间稳定速度时（例如在扩展的研究中），导丝尖端的翻转可以改善信号质量并确保稳定的信号（图11.4）。尽管如此，在当前可用的测量系统中，多普勒流量测量在技术上仍然具有一定的困难，这导致获得多达10%～15%的质量不够的多普勒信号。

11.2.2 冠状动脉热稀释法测定平均传导时间

·物理原理·

Stewart于1897年首先提出的用于测量心输出量的指示剂稀释原理被证实可有效侵入性评估冠状动脉血流量。简而言之，指示剂稀释理论意味着将已知量的指示剂注射到血流中并且在注射部位远处随

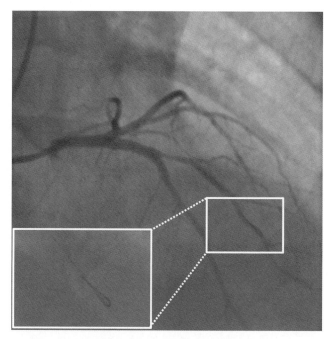

图 11.4 导丝尖的翻转。当操作中遇到不理想的信号质量，则可以行导丝末端的翻转。此时多普勒信号是以逆行的方式获得的，这种逆行的导丝位置经常会获得稳定的更高质量的多普勒信号（参考van Lavieren等并获得许可[16]）。

时间测量指示剂浓度，可以定量化估测冠状动脉血流量。该理论可以通过利用配备温度敏感性传感器的冠状动脉导丝用于评估冠状动脉循环[6, 7]。在此项应用中，冠状导丝的轴用作近端热敏电阻，从而开始识别注射指示剂。然后导丝末端的温度敏感传感器作为远端热敏电阻。在整个测量过程中保持近端和远端热敏电阻之间的距离恒定，两者之间的血

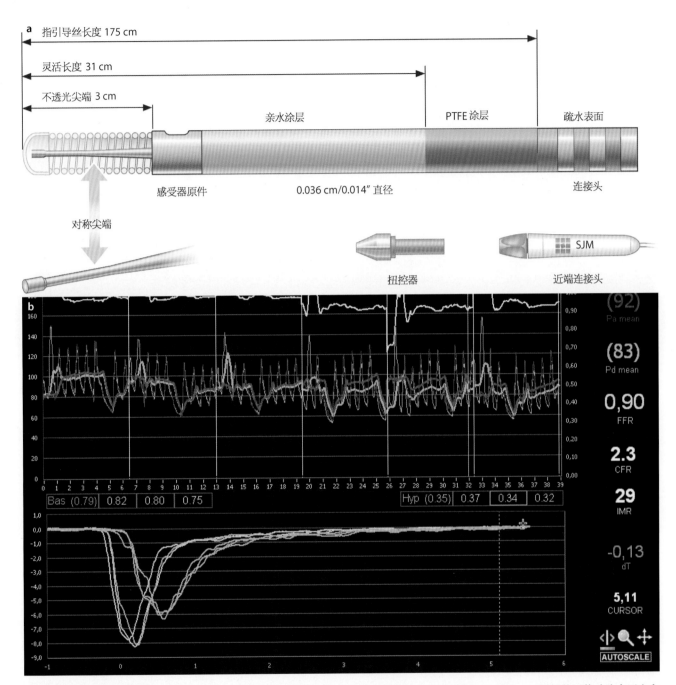

图11.5 冠状动脉热稀释装置。a. 压力导丝（St Jude Medical）。配有温度敏感压力传感器的0.014″导丝，可以评估冠状动脉内压力和冠状动脉热稀释曲线。b. RadiAnalyzer（St Jude Medical）控制台显示。仪器在静息（蓝色曲线）和充血（黄色曲线）状态中显示重复三次的热稀释曲线。从这些曲线计算平均通过时间，并显示从静息状态到充血状态 [Bas (0.79) 到 Hyp (0.35)] 减少。控制台还显示心电图（顶部黄线）以及主动脉压（红线）和远端冠状动脉压（绿线）（由西班牙马德里圣卡洛斯医院 J. Escaned博士提供）。

流量保持一致。因此，可以记录温度随时间的变化，并允许计算指示器从近端到远端热敏电阻的平均通过时间（图11.5a、b）。由于更大的冠状动脉血流导致注射的指示剂更多和更快速的稀释，指示剂的平均通过时间将随着血流量的增加而降低。由于注射的指示剂的数量在测量中是已知的并且是相等的，因此平均通过时间提供了被称为平均通过时间的倒数的冠状动脉血流的量度。

· **实践意义和局限性** ·

目前在导管室应用冠状动脉热稀释法需要以3 ml的室温盐水作为指示剂的快速推注。由于心动周期期间注射的时间可能影响热稀释曲线，需要重复三次操作，并且取这三次注射的平均通过时间。只有在明显心动过缓时（译者注：注射仅发生在收缩期或舒张期，每次注射时间差别较大）才可能有临床相关性，并且研究表明心电控制注射一般不优于手动注射生理盐水[7]。

由于盐水弹丸式注射本身会引起明显的一过性反应性充血[17]，即使剂量为 3 ml [18]，因此在重复注射盐水之间要有足够的间隔时间是很重要的，特别是在静息状态下。否则，在反应性充血期间进行平均通过时间的重复评估，这导致高估静息血流并因此低估了 CFR。

建议将远端热敏电阻（即导丝传感器）放置在距离指示器注射部位至少 6 cm 远的位置，以便导管尖端充分混合血液和生理盐水[7]。忽略这一必要条件会导致测量结果的较大变化，且测得的平均通过时间与绝对流量的相关性较低，因此会降低测量的准确性。通常这可能不是一个问题，但应在临床实践中进行这些测量时予以注意，因为冠状动脉解剖可能不允许遵守这些指导性程序，因而可能不会够准确的热稀释流量测量。此外，由于使用平均通过时间作为血液流动的替代物，要求热敏电阻之间的体积保持相等，所以在静止和充血状态下的整个测量过程中，导管和导线位置应该保持相同，以便精确的流量测量和准确的计算 CFR。

在冠状动脉充血期间测量冠状动脉热稀释衍生的平均传导时间需要有足够长的诱导时间后再进行推注，并且进行三次重复测量。因此，热稀释测量不能以冠状动脉内腺苷给药方式进行，而是需要使用静脉内持续泵入腺苷、瑞加德松或使用罂粟碱来诱导充血平台期。在实践中，通常用于热稀释测量的方法是使用静脉内给腺苷。这个限制的重要性将在下面单独讨论。

类似于多普勒血流速度测量，评估热稀释曲线是具有挑战性的，并且有报道 10% ～ 15% 的情况下发生测量质量不够的热稀释曲线，主要由于远端热敏电阻不能放置在足以确保两个热敏电阻之间的距离为 6 cm，从而导致确保流量的准确评估所进行的重复测量平均通过时间发生不可接受的波动[6,7]。

11.2.3　冠状动脉热稀释法测量绝对流量

稀释指示剂理论还允许评估冠状动脉绝对流量，但是这更复杂且实际上具有挑战性。然而，使用相同的稀释剂理论和相同的 0.014″ 温度敏感的传感器配备的冠状动脉导丝，通过 2.8-F 输液导管连续输注室温生理盐水，可以直接在导管实验室测量绝对体

积流量（ml/min）[19, 20]。

·实践意义和局限性·

除了在临床实践中解释和应用绝对流量值的内在局限性[20]，用于评估绝对流量的持续盐水输注的必要条件意味着该技术不允许测量冠状动脉血流储备，因为静息流量不能准确评估。此外，设置和测量过程比常规热稀释或多普勒流速测量复杂得多，因此需要 10 ～ 15 min 才能完成[20]。尽管如此，将来技术上的进步可能使导管检查实验室的绝对流量测量不那么繁琐，并且可能导致对其在临床实践中的适用性和价值的新颖见解。

11.3　冠状动脉血流储备：定义和特征

11.3.1　冠状动脉血流储备的定义

冠状动脉血流储备的概念与氧耗改变引起的冠状动脉循环血流增加的能力有关。因此，冠状动脉血流储备被定义为血管舒张状态（被称为充血性冠状动脉血流）期间的最大血流量与在冠状动脉自动调节状况（称为静息或基线冠状动脉血流量）期间的血流量的比率。

11.4　冠状动脉血流储备：什么是正常的，什么是异常的？

在健康受试者中，冠状动脉血流量在药物诱导的冠状动脉充血时预计会增加超过 4.5 倍[21]。相反，没有心外膜狭窄但已知心血管疾病危险因素的患者，CFR 检测大约为 2.8 [3]。当在没有心外膜冠状动脉狭窄的血管中评估 CFR 时，低于这个阈值的 CFR 值一直与不良临床预后有关，包括临床终点如心肌梗死和死亡[10, 11, 22, 23]。在心外膜血管狭窄的患者中，已对 CFR 进行了深入的研究，目前公认 CFR 小于 2.0 是临床相关的冠状动脉血管扩张能力障碍的标准[24, 25]。研究数据表明，有创评估 CFR 在 1.7 ～ 2.1 应行无创心肌缺血的评估。换句话说，低于 1.7 的 CFR 应该被认为是反映受检测血管舒张能力受损的指标。CFR 在 1.7 ～ 2.1，如果再有相关的心肌缺血，也应该被认为有临床意义，因为它可能与心肌缺血的临床症状和体征有关。CFR 在 2.1 ～ 2.8 高于与心肌缺血相关的 CFR 阈值，即使其与未受阻的冠状动脉相比已经有所降低，但一般可以认为不会引起心肌缺血。

最后，如上所述，患有冠状动脉疾病危险因素的患者群体通常可以认为2.8或更高的CFR是正常的。

基于这些相关因素，生理学技术在研究和临床实践中的应用通常是二分法的。因此，2.0的CFR临界值已成为评估心血管疾病风险患者不良事件的公认方法[26, 27]。该临界值是经过最广泛验证的，并且可以作为具有心血管事件风险的患者的强有力的危险分层参数。尽管如此，现有的数据支持CFR值的范围应该是代表一个连续性的危险，不良事件的危险随着CFR值的降低而升高：危险分层值可能不是二分法的最佳反映。

11.4.1 冠状动脉血流储备的局限性

尽管CFR可以提供明确的预后信息，但需要考虑这一指标的一些实际和内在的生理学局限。

首先，对冠状动脉血流储备的评估需要在导管室直接测量冠状动脉血流量，这比压力测量更具挑战性。这可以由以下事实来说明：对于测算的精确度而言，对于以多普勒和热稀释法测算的流量有10%～15%的流量数据质量欠佳，而压力记录的数据质量欠佳很少发生。显然，操作者对特定仪器的使用经验在这方面至关重要，但伴随技术上的不断进步，可能会提高导管室流量测量的可行性。

其次，CFR从本质上提供了对所检测的冠状动脉血流的总体受损情况，而不考虑其在心外膜冠状动脉中的来源，是否由于局灶性狭窄或弥漫性动脉粥样硬化所致，或者来自于微循环。虽然整体评估血流受损具有明显的优势并具有重要的预后信息，但CFR本质上无法区分这些因素以确定血流损伤的主要来源。因此，仅依据CFR的评估结果不能确定缺血性心脏病的最佳治疗策略。

第三，CFR为充血与静息血流之比，对充血和静息血流这两种情况中的任何一种所引起的改变都很敏感[28]。而且，由于血管扩张状态下的血流量是由冠状动脉灌注压力决定的，所以灌注压力的变化也会影响CFR。图11.6显示了静息和血管扩张状态（例如腺苷诱导的冠状动脉充血期间）的压力-流量关系的基础上冠状动脉血流动力改变对CFR的影响。首先，CFR受到冠状动脉灌注压的变化的影响，这可能是继发于血管扩张剂引起充血基础上，但也可能发生在静脉压升高的情况下（图11.6b）。在较低的灌注压力下，自动调节（静止）以保持血流量不变，而血管扩张状态下的血流量可能由于灌注压力降低

而显著降低，导致CFR降低。其次，CFR可能会受到静息流量变化的影响。如图所示，静息流量增加导致CFR下降。图11.6c可能出现在多种情况时，如表11.1所示。第三，零流量压力的增加导致压力-流量关系向右移动并导致CFR降低，如图11.6d所示。如图所示，这种右移可能发生在各种临床情况中，见表11.3。第四，由于扩张血管的冠状动脉阻力增加，CFR也可能降低。这种阻力增加导致最大血管舒张时冠状动脉血流减少，见图11.6e。与充血性冠状动脉血流减少相关的因素见表11.3。最后，上述因素同时或合并发生，通过冠状动脉血流动力学的病理生理和生理学变化对CFR产生更强的影响。从中表11.1～11.3可得出，与CFR降低相关的因素反映了冠状动脉血液动力学的生理学和病理生理学改变。而后者可能导致CFR与临床预后不良相关，应该意识到生理适应对CFR的混合效应，以确保对其CFR准确的解释。

尽管存在这些局限性，但在不同样本量的患者和亚组中的数据显示出CFR是强有力的预后和风险分层指标，说明这种生理指标的临床潜力。

表11.1 与自动调节流量增加相关的因素

心肌需氧（相对）增加	氧解离曲线左移
运动[a]	血红蛋白异常
发热	胎儿血红蛋白
收缩力增加[b]	碳氧血红蛋白
心动过速[a, b]	碱中毒
甲状腺功能亢进	
心室肥大[a, b]	
低氧血症	
贫血	

a 可能额外增加零流量压力
b 可能额外减少最大流量

表11.2 与零流量压力右移相关的因素

左心室舒张压增加[a]

右心室舒张压增加＞10 mmHg

心包填塞[a]

冠状静脉窦和静脉压增加＞10 mmHg，右心室舒张压正常

β肾上腺素能阻断的α肾上腺素能刺激[a]

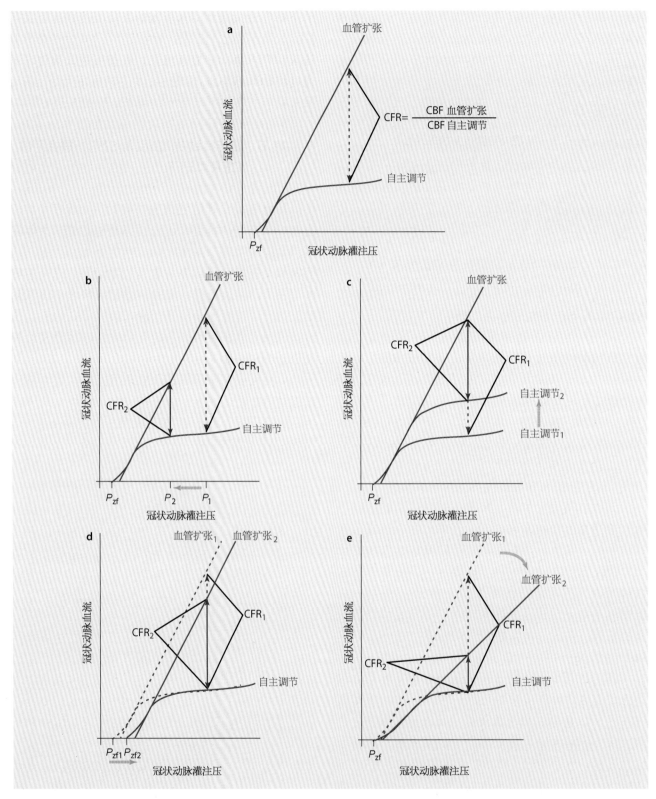

图 11.6 冠状动脉压力－流量关系和冠状动脉血流储备。a. 正常冠状动脉循环和 CFR 的定义。P_{zf} 表示零流量的压力。b. 灌注压降低对 CFR 的影响。由于最大流量取决于灌注压力，因此 CFR 对后者的变化敏感。随着灌注压力的降低，例如由于静脉内给予腺苷或瑞加德松，CFR 从 CFR_1 降低至 CFR_2。c. 静息冠状动脉血流量增加对 CFR 的影响。由于冠状动脉自身调节可以确保静息流量适应心肌需求，任何需求增加都会导致静息流量增加。由于 CFR 与充血和静息血流相关，静息血流的增加导致 CFR 从 CFR_1 降低到 CFR_2。d. 升高的零流量压力对 CFR 的影响。零流量压力的增加导致充血压力－血流关系从血管扩张₁向血管扩张₂平行向右移动。如图所示，这导致 CFR 从 CFR_1 降低至 CFR_2。e. 冠状动脉血流阻力的改变对 CFR 流量的影响。血管扩张时冠状动脉血流阻力的改变的特征在于充血压力－血流关系的斜率的变化，如图所示与 CFR 的降低相关。

（续表）

左心室和右心室肥大[a]

心动过速[a]

部分麻醉药物

a　可能额外减少最大流量

表 11.3　与最大流量减少相关的因素

微血管疾病	心功能异常
高血压	心室肥大
肥厚型心肌病[a, b]	心动过速[a, b]
糖尿病	主动脉降低
吸　烟	左心室舒张末压增加[a]
主动脉狭窄	心包填塞[a]
系统性红斑狼疮	心肌收缩力显著增加[b]
大血管疾病	血液黏度增加
动脉粥样硬化	红细胞增多症
血栓形成	巨球蛋白血症

a　可能额外增加零流量压力
b　可能增加自动调节流量

11.4.2　冠状动脉充血的诱导：冠状动脉内与全身性血管舒张

对于 CFR 的评估，应该在静息和血管舒张条件下获得流量值。几种药物可用于诱导冠状动脉充血，如腺苷、三磷酸腺苷（ATP）、瑞加德松和罂粟碱，其中腺苷是导管室中最常用的药物。而对于多普勒血流速度，这些药物的测量值就足够了。冠状动脉热稀释需要使用能够产生持续稳定的充血药剂，在该稳定的平台期间可以使用盐水的重复弹丸式推注，例如静脉内给予腺苷或 ATP、瑞加德松或罂粟碱。重要的是要认识到，尽管在临床实践中通常认为冠状动脉或静脉内给予腺苷、ATP、瑞加德松或罂粟碱在是可互相替代的，但是这对于评估最大值冠状动脉血流充血是不够准确的。给予这些药物中的任何一种均旨在诱导冠状血管舒张，从而消除冠状动脉血管舒缩。在冠状动脉血管舒张时，冠状动脉流量直接取决于驱动压力的大小。虽然冠状动脉内给予腺苷不会改变全身血液动力学，因此从静息状态到充血状态保持相同的驱动压力，静脉输注腺苷/ATP 或使用瑞加德松会导致 10% ～ 15% 受检者充血时主动脉压的显著下降[29, 30]。由于充血状态时最大的冠状动脉血流量和 CFR 取决于动脉压力，主动脉压力

的下降与最大冠状动脉血流的下降幅度成比例关系（图 11.6）。因此，使用全身性血管舒张评估的最大血流量和 CFR 倾向于显著低估。如前所述，应该考虑通过将 CFR 值与静息 / 充血平均主动脉压力的比率相乘来校正伴随血压下降所获得的流量和 CFR 值[31]。

11.5　临床实践中重新引入 CFR：联合评估 CFR 和 FFR

虽然在稳定性冠状动脉疾病的临床管理中并没有对 CFR 进行常规评估，但会常规应用 FFR 来研究冠状动脉狭窄的功能性作用[32]，令人信服的数据证明冠状动脉内血流储备分数受损超越了 FFR 所影响的范围[9, 12, 13]。现有的大量证据显示联合 CFR 较单独使用 FFR 有更显著的诊断和预测价值，因此也支持这两种方式的互补性。尽管 FFR 可以评估局灶性狭窄是否在心肌灌注损伤中起主要作用[33-35]，但对于合并弥漫性心外膜动脉粥样硬化或微血管疾病却不能很好地评估。而后两种病变已被证实与心血管疾病发病率和死亡率风险相关[8, 9]，因此也成为目前临床研究和实践中的重要领域。大量数据证实 CFR 是量化评估弥漫性心外膜动脉粥样硬化和微血管疾病对心肌灌注的影响的工具，并被证明是一个强有力的危险分层工具。无论是本章所讨论的有创性评估，还是无创性评估，正常的 CFR 一直预示着心血管事件的低风险，随着 CFR 值的降低，这种事件的风险会成比例增加。CFR 作为预测不良心血管事件风险分层的能力独立于心外膜冠状动脉疾病的存在，甚至是否存在应激诱发的心肌缺血。因此，CFR 提供了比目前压力标准更多的信息。

有些情况下 FFR 和 CFR 的综合评估会引起对检查结果解释的挑战，因为超过 30% 的病例出现结果的不一致（图 11.7）。当 CFR 和 FFR 一致时，它们都在正常范围内或在异常范围内，对结果的解释并不困难。检测出异常 FFR 和正常 CFR 的狭窄可定义为非流量限制，因为即使动脉粥样硬化狭窄，流量仍可正常代偿性增加。Smalling 等人已经证明，当冠状动脉血流量保持稳定时，冠状动脉灌注压可能降低至低于 0.5 的 FFR 值而不发生心肌缺血[36]。此外，最近的研究数据表明，这些非限流性狭窄的自然过程的确与良好的临床预后相关[9]。由于非限流性狭窄可能与心肌缺血无关，并且具有良好的临床预后，目前这些狭窄是否需要经皮冠状动脉介入治疗存在

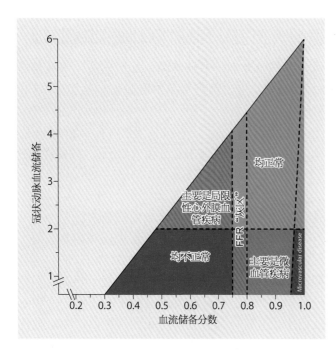

图 11.7 血流储备分数（FFR）–冠状动脉血流储备（CFR）关系的概念图。通过应用临床适用的 FFR 和 CFVR 的截断值（由虚线表示），可以识别四个主要象限。右上蓝区患者的 FFR 和 CFVR 均正常，红色左下区患者的 FFR 和 CFVR 均异常。左上角橙色区域和右下角淡绿区域的患者的特征是 FFR 和 CFVR 之间存在不一致的结果，其中异常 FFR 和正常 CFVR 的组合表示主要局灶性心外膜但非限流性冠状动脉疾病，正常 FFR 和异常 CFVR 的综合提示主要是冠状动脉疾病微血管参与。右下方的小深绿色区域的特征是接近 1 的 FFR 和 CFVR 异常，表明仅有冠状动脉微血管参与。FFR 灰色区域表示模糊的 0.75 ～ 0.80 FFR 范围（来自 van de Hoef 等 [9]）。

争论 [37]。当 FFR 正常并且 CFR 异常时，可能存在两种情况。首先，这可能表示弥漫性心外膜冠状动脉疾病的存在。由于在主要病灶缺乏明显的血流速度加快和血液分流压力梯度 [25, 38]，因此没有引起显著的压力梯度流量下降。其次，这可能是明显微血管疾病的表现，限制了正在观察的血管系统对血管扩张剂的储备反应。当 FFR 值接近 1.0 时，单纯微血管疾病可能性更大，并且这些病理生理学机制可能并存，导致特定患者中的个体 CFR–FFR 模式。重要的是，这种 CFR–FFR 模式与心血管事件的独立风险有关 [9, 39]，最近有人推测这些患者在特定情况下可能受益于机械血运重建 [16]。

11.6 展望

CFR 可能代表了已经进行了最广泛研究的生理指标，因为其应用不限于侵入性心脏检查。然而，由于前述的 CFR 局限性和缺乏对其临床潜力的共识导致目前 CFR 主要作为一种科研的工具。对复杂性的缺血性心脏病的新观点现在已经引起了新的广泛研究和临床兴趣，紧随其后的是正在改进流量评估设备的技术合作伙伴。因此，只要技术合作伙伴研发出更新的测量系统，CFR 的临床应用可能在不久的将来变得更加重要。

而且，现在正在发展的概念弥补了使用 CFR 的部分限制。其中之一就是冠状动脉血流容量的概念，它将 CFR 和最大充血流量结合在一个所研究的冠状动脉系统的综合血流图中（图 11.8）[40–42]。冠状动脉血流容量首次应用于正电子发射断层成像，最近基于侵入性多普勒血流数据引入了这一概念，并被记录可提高 CFR 的危险分层作用。这可能是由于冠状动脉流量能力克服了静息状态变化引起 CFR 使用限制。

除了提高了 CFR 的应用和克服其相关局限性的概念发展之外，现在的测量系统还允许同时测量压力和流量。这种技术可以计算和区分由狭窄或心外膜区域引起的冠状动脉血流阻力和微循环病变 [43, 44]。基于此，应用 CFR 或冠状动脉血流容量的技术可以用来评估所研究的冠状动脉系统是否出现临床上显著的血流异常，进一步可以将这些新技术用于确定主要的血流受限来源并指导治疗策略的选择 [37]。

11.7 结论

CFR 是已被证实非常有效的一个生理指标，它可以提供丰富的诊断和预后信息。CFR 在心导管室中的评估与实际检测结果的差异主要与操作者对具体的设备的操作经验有关。为此，可以使用冠状动脉内多普勒血流速度或热稀释法，两者都有其自身的实际和生理学上的优点和局限。最近 CFR 与临床意义的相关性的确定支持在日常介入心脏学中的重新引入 CFR，并且随着相关概念和技术发展必定会克服在导管室中与其评估有关的许多内在和实际的分歧。

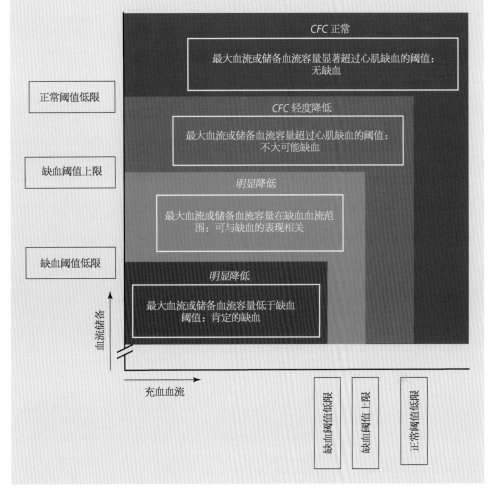

图11.8 冠状动脉血流量的概念。由于冠状动脉血流储备（CFR）等于充血与基线血流比值，CFR与充血血流的二维图全面描述了所研究冠状动脉血管的有创血流特征。在这个概念中，基于经过良好验证的侵入性CFR截断值和相应的充血流量值（van de Hoef等[40]），确定了四个临床上有意义的类型（在图中用不同的颜色编码）。

（高翔宇　姚道阔　译）

参考文献

1. Gould KL, Lipscomb K. Effects of coronary stenoses on coronary flow reserve and resistance. Am J Cardiol. 1974; 34: 48–55.

2. Gould KL, Kirkeeide RL, Buchi M. Coronary flow reserve as a physiologic measure of stenosis severity. J Am Coll Cardiol. 1990; 15: 459–74.

3. Kern MJ, Bach RG, Mechem CJ, et al. Variations in normal coronary vasodilatory reserve stratified by artery, gender, heart transplantation and coronary artery disease. J Am Coll Cardiol. 1996; 28: 1154–60.

4. Piek JJ, Boersma E, Di Mario C, et al. Angiographical and Doppler flow-derived parameters for assessment of coronary lesion severity and its relation to the results of exercise electrocardiography. Eur Heart J. 2000; 21: 466–74.

5. Doucette JW, Corl PD, Payne HM, et al. Validation of a Doppler guide wire for intravascular measurement of coronary artery flow velocity. Circulation. 1992; 85: 1899–911.

6. Pijls NHJ, De Bruyne B, Smith L, et al. Coronary thermodilution to assess flow reserve Validation in humans. Circulation. 2002; 105: 2482–6.

7. De Bruyne B, Pijls NHJ, Smith L, Wievegg M, Heyndrickx GR. Coronary thermodilution to assess flow reserve: experimental validation. Circulation. 2001; 104: 2003–6.

8. Murthy VL, Naya M, Foster CR, et al. Improved cardiac risk assessment with noninvasive measures of coronary flow reserve. Circulation. 2011; 124: 2215–24.

9. van de Hoef TP, van Lavieren MA, Damman P, et al. Physiological basis and long-term clinical outcome of discordance between fractional flow reserve and coronary flow velocity reserve in coronary stenoses of intermediate severity. Circ Cardiovasc Interv. 2014; 7: 301–11.

10. van de Hoef TP, Bax M, Meuwissen M, et al. Impact of coronary microvascular function on long-term cardiac mortality in patients with acute ST-segment-elevation myocardial infarction. Circ Cardiovasc Interv. 2013; 6: 207–15.

11. van de Hoef TP, Bax M, Damman P, et al. Impaired coronary autoregulation is associated with long-term fatal events in patients with stable coronary artery disease. Circ Cardiovasc Interv. 2013; 6: 329–35.

12. Johnson NP, Kirkeeide RL, Gould KL. Is discordance of coronary flow reserve and fractional flow reserve due to methodology or clinically relevant

coronary pathophysiology? J Am Coll Cardiol Img. 2012; 5: 193–202.

13. Echavarria-Pinto M, Escaned J, Macias E, et al. Disturbed coronary hemodynamics in vessels with intermediate stenoses evaluated with fractional flow reserve: a combined analysis of epicardial and microcirculatory involvement in ischemic heart disease. Circulation. 2013; 128: 2557–66.

14. Seiler C, Kirkeeide RL, Gould KL. Measurement from arteriograms of regional myocardial bed size distal to any point in the coronary vascular tree for assessing anatomic area at risk. J Am Coll Cardiol. 1993; 21: 783–97.

15. Seiler C, Kirkeeide RL, Gould KL. Basic structure-function relations of the epicardial coronary vascular tree. Basis of quantitative coronary arteriography for diffuse coronary artery disease. Circulation. 1992; 85: 1987–2003.

16. van Lavieren MA, van de Hoef TP, Sjauw KD, et al. How should I treat a patient with refractory angina and a single stenosis with normal FFR but abnormal CFR? EuroIntervention. 2015; 11: 125–8.

17. Adjedj J, Toth GG, Johnson NP, et al. Intracoronary adenosine: dose–response relationship with hyperemia. J Am Coll Cardiol Intv. 2015; 8: 1422–30.

18. Emanuelsson H, Holmberg S, Selin K, Wallin J. Factors that modify the flow response to intracoronary injections. Circulation. 1985; 72: 287–91.

19. van't Veer M, Geven MC, Rutten MC, et al. Continuous infusion thermodilution for assessment of coronary flow: theoretical background and in vitro validation. Med Eng Phys. 2009; 31: 688–94.

20. Aarnoudse W, Van't Veer M, Pijls NH, et al. Direct volumetric blood flow measurement in coronary arteries by thermodilution. J Am Coll Cardiol. 2007; 50: 2294–304.

21. Wilson RF, Wyche K, Christensen BV, Zimmer S, Laxson DD. Effects of adenosine on human coronary arterial circulation. Circulation. 1990; 82: 1595–606.

22. Pepine CJ, Anderson RD, Sharaf BL, et al. Coronary microvascular reactivity to adenosine predicts adverse outcome in women evaluated for suspected ischemia results from the National Heart, Lung and Blood Institute WISE (Women's Ischemia Syndrome Evaluation) study. J Am Coll Cardiol. 2010; 55: 2825–32.

23. Britten MB, Zeiher AM, Schachinger V. Microvascular dysfunction in angiographically normal or mildly diseased coronary arteries pre-dicts adverse cardiovascular long-term outcome. Coron Artery Dis. 2004; 15: 259–64.

24. Meuwissen M, Siebes M, Chamuleau SAJ, et al. Role of fractional and coronary flow reserve in clinical decision making in intermediate coronary lesions. Interv Cardiol. 2009; 1: 237–55.

25. van de Hoef TP, Meuwissen M, Escaned J, et al. Fractional flow reserve as a surrogate for inducible myocardial ischaemia. Nat Rev Cardiol. 2013; 10: 439–52.

26. Murthy VL, Naya M, Taqueti VR, et al. Effects of sex on coronary micro-vascular dysfunction and cardiac outcomes. Circulation. 2014; 129: 2518–27.

27. Murthy VL, Naya M, Foster CR, et al. Association between coronary vascular dysfunction and cardiac mortality in patients with and without diabetes mellitus. Circulation. 2012; 126: 1858–68.

28. Hoffman JI. Problems of coronary flow reserve. Ann Biomed Eng. 2000; 28: 884–96.

29. De Bruyne B, Pijls NH, Barbato E, et al. Intracoronary and intravenous ade-nosine 5'-triphosphate, adenosine, papaverine, and contrast medium to assess fractional flow reserve in humans. Circulation. 2003; 107: 1877–83.

30. Arumugham P, Figueredo VM, Patel PB, Morris DL. Comparison of intravenous adenosine and intravenous regadenoson for the measurement of pressure-derived coronary fractional flow reserve. EuroIntervention. 2013; 8: 1166–71.

31. Pijls NH, Aengevaeren WR, Uijen GJ, et al. Concept of maximal flow ratio for immediate evaluation of percutaneous transluminal coronary angioplasty result by videodensitometry. Circulation. 1991; 83: 854–65.

32. Windecker S, Kolh P, Alfonso F, et al. 2014 ESC/EACTS guidelines on myocardial revascularization. EuroIntervention. 2015; 10: 1024–94.

33. Tonino PA, De Bruyne B, Pijls NH, et al. Fractional flow reserve versus angiography for guiding percutaneous coronary intervention. N Engl J Med. 2009; 360: 213–24.

34. De Bruyne B, Pijls NH, Kalesan B, et al. Fractional flow reserve-guided PCI versus medical therapy in stable coronary disease. N Engl J Med. 2012; 367: 991–1001.

35. De Bruyne B, Fearon WF, Pijls NH, et al. Fractional flow reserve-guided PCI for stable coronary artery disease. N Engl J Med. 2014; 371: 1208–17.

36. Smalling RW, Kelley K, Kirkeeide RL, Fisher DJ. Regional myocardial function is not affected by severe coronary depressurization provided coronary blood flow is maintained. J Am Coll Cardiol. 1985; 5: 948–55.

37. van de Hoef TP, Siebes M, Spaan JA, Piek JJ. Fundamentals in clinical coronary physiology: why coronary flow is more important than coronary pressure. Eur Heart J. 2015; 36: 3312–9a.

38. van de Hoef TP, Nolte F, Rolandi MC, et al. Coronary pressure-flow relations as basis for the understanding of coronary physiology. J Mol Cell Cardiol. 2012; 52: 786–93.

39. Lee JM, Jung JH, Hwang D, et al. Coronary flow reserve and microcir-culatory resistance in patients with intermediate coronary stenosis. J Am Coll Cardiol. 2016; 67: 1158–69.

40. van de Hoef TP, Echavarria-Pinto M, van Lavieren MA, et al. Diagnostic and prognostic implications of coronary flow capacity: a comprehensive cross-modality physiological concept in ischemic heart disease. JACC Cardiovasc Interv. 2015; 8: 1670–80.

41. Gould KL, Johnson NP, Bateman TM, et al. Anatomic versus physiologic assessment of coronary artery disease. Role of coronary flow reserve, fractional flow reserve, and positron emission tomography imaging in revascularization decision-making. J Am Coll Cardiol. 2013; 62: 1639–53.

42. Johnson NP, Gould KL. Integrating noninvasive absolute flow, coronary flow reserve, and ischemic thresholds into a comprehen-sive map of physiological severity. J Am Coll Cardiol Img. 2012; 5: 430–40.

43. Meuwissen M, Siebes M, Chamuleau SAJ, et al. Hyperemic stenosis resistance index for evaluation of functional coronary lesion severity. Circulation. 2002; 106: 441–6.

44. Meuwissen M, Chamuleau SA, Siebes M, et al. Role of variability in microvascular resistance on fractional flow reserve and coronary blood flow velocity reserve in intermediate coronary lesions. Circula-tion. 2001; 103: 184–7.

第 5 章
冠状动脉阻力指标

12 根据压力-血流关系评估狭窄阻力

Guus A. de Waard, Nicolaas Westerhof, Koen M. Marques and Niels van Royen

12.1 引言

我们可以通过冠状动脉压力、血流速度或两者相结合来评估冠状动脉狭窄的血流动力学影响。在日常临床实践中，血流储备分数（FFR）被用来评价冠状动脉狭窄对血流动力学造成的影响。FFR是通过远段装有压力传感器的冠状动脉导丝来测量。FFR是冠状动脉存在狭窄病变时的最大血流与假定的无狭窄病变时的最大血流之比。已证实FFR等于充血状态下冠状动脉远端压力与主动脉压力的比值[1]。鉴于FFR具有坚实的基础理论框架、广泛的临床验证、易于测量以及具有明确的阈值等特点，目前指南推荐FFR用于指导稳定型冠状动脉疾病患者中度狭窄病变的血运重建[2-5]。然而，当患者的冠状动脉微循环功能障碍或巨大的自我调节储备障碍时，用于FFR的明确阈值是不合适的[6-7]。然而，如果对冠状动脉循环缺乏全面的生理评估，这些患者通常不易识别，而通过冠状动脉血流或流速和压力测量相结合就可以做到。遗憾的是，在临床实践中，由于冠状动脉血流测量不是常规临床检查的一部分，这部分患者常常不能被发现，此时，FFR阈值为0.8指导微循环功能异常患者的血运重建可能是不恰当的。冠状动脉血流储备（CFR）是指充血状态下冠状动脉血流和静息状态下相应指标的比值；它受心外膜冠状动脉狭窄程度和微循环功能的双重影响。当FFR和CFR分别低于0.8和2.0时，表明需要血运重建。同样，若FFR和CFR均为阴性，血运重建应该推迟。然而，近25% ～ 40%患者存在FFR和CFR不一致（图表12.1）[8, 9]。不一致的FFR和CFR通常源于微循环功能异常或非常大的自动调节储备异常。在这些不一致情况中，目前尚不明确患者应该进行血运重建还是选择最佳药物治疗。而且，我们需要注意CFR受血流动力学和肌肉收缩状态的影响，这

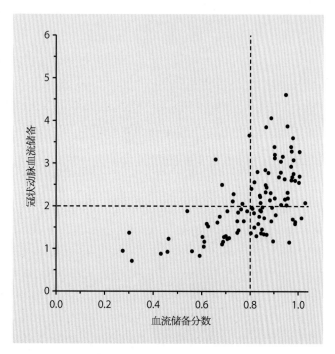

图12.1 在60% ～ 75%的病例中FFR和CFR是一致的，25% ～ 40%的狭窄病变中FFR和CFR不一致。在106例狭窄病变患者中应用有创的压力联合多普勒血流速度的方法，我们可确定有29%的人存在FFR和CFR不一致。数据表明CFR和FFR的降低与预后较差相关，因此在两者不一致的病例中很难确定合适的血运重建方法。

进一步使CFR和FFR结果不一致复杂化[10]。

为了评估冠状动脉狭窄严重程度时不受冠状动脉微循环功能的影响，研究出基于远端和近端冠状动脉压力和多普勒血流速度相结合的指标。整个冠状动脉灌注区的阻力是心外膜冠状动脉和微循环的阻力之和。总冠状动脉灌注区的阻力是平均主动脉压和平均多普勒血流速度的比值（图12.2）。冠状动脉微循环阻力是狭窄以远冠状动脉压力与平均血流速度的比值。最后，心外膜狭窄阻力可以通过计算狭窄部位压力阶差和平均血流速度的比值来获得。

在本部分中，我们回顾狭窄阻力指导冠状动脉

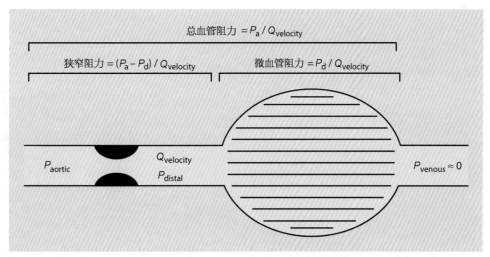

图12.2 冠状动脉狭窄和微血管床的示意图。总血管阻力可分为心外膜冠状动脉狭窄阻力和微血管阻力。静脉回流压、左心室舒张末压和侧支压力在临床实践中通常不予以评估，在阻力方程中也忽略不计。P_a：主动脉压力；P_d：远端冠状动脉压；P_{venous}：静脉压；$Q_{velocity}$：血流速度。

介入治疗的基本原理和现有科学知识。此外，我们强调以50 cm/s（dp_{v50}）的流速的舒张压阶差来作为评估心外膜冠状动脉狭窄严重程度的另一种不同方式。

12.2 跨狭窄压力衰减

1974年，Gould等人根据试验数据推测一种曲线关系来确定狭窄处的压力阶差（ΔP）。这种曲线关系用公式 $\Delta P = Av + Bv^2$ 描述，这里 v 代表狭窄远端的（稳定的）血流速度，字母 A 和 B 是狭窄病变形态和血液流变性的函数[11, 12]。这个公式考虑了伯努利公式和哈根–泊肃叶公式，后两者是描述流体动力学的物理定律。血流通过狭窄病变的最窄处时会产生摩擦阻力，导致压力衰减，可通过哈根–泊肃叶定律描述。这种摩擦所致的压力衰减与冠状动脉血流之间呈线性关系，用公式中的字母 A 表示。压力收缩和随后的对流加速（根据伯努利定律）导致狭窄入口的压力衰减。由于涡流形成和层流，这些压力衰减于狭窄出口处不能恢复。这些压力衰减作为字母 B 包含在 Gould 公式中，并与流速成二次方关系。字母 A 和 B 是狭窄病变形态和血液流变性的函数。然而，从 Gould 公式可以推断，狭窄部位的压力阶差不仅取决于字母 A 和 B，还取决于流速。由于血流速度取决于主动脉压力、心外膜冠状动脉狭窄阻力和微循环阻力，这些因素均会影响狭窄部位的压力阶差。图12.3阐明了影响跨狭窄压力衰减的因素，而图12.4代表了 Gould 公式所描述的狭窄部位流速与压力阶差的独特关系。

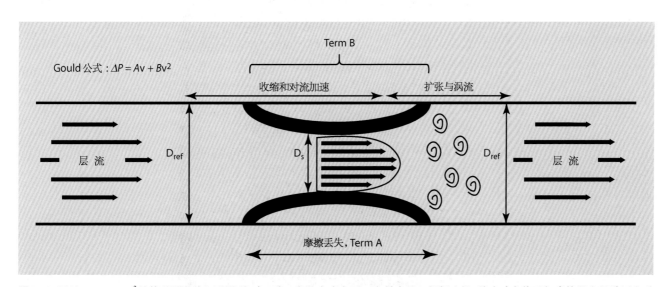

图12.3 通过 $\Delta P = Av + Bv^2$ 计算总跨狭窄压力阶差（ΔP）。在狭窄病变开口和最窄处，根据哈根–泊肃叶定律可知摩擦阻力导致压力丢失，即由字母 A 表示。收缩，随后沿着狭窄最窄处对流加速，导致压力衰减（伯努利定律）。由于层流和涡流形成，这些压力衰减在狭窄出口处并不能恢复，这用字母 B 来表示。D_s：狭窄范围；D_{ref}：正常范围。

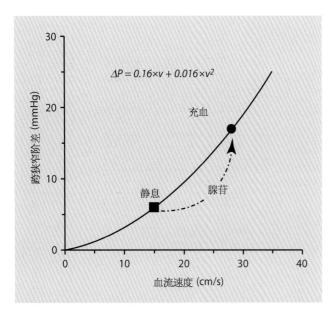

图 12.4 每个狭窄病变都有自己的血流动力学变化，这主要来源于狭窄病变的形态（尽管血液的流变特点也起作用）。这里描述了静息和充血状态下的 ΔP 和血流速度的曲线关系。通过曲线图，可以计算 Gould 公式的字母 A 和字母 B。

12.3　冠状动脉压力和流速相结合评估狭窄阻力的优势

最大充血流速取决于狭窄严重程度和微循环阻力。训练有素的运动员的冠状动脉微循环具有强大的舒张功能，在血管舒张刺激因子例如外源性腺苷或运动等作用下，冠状动脉血流可以增加 4 ～ 5 倍。根据 Gould 公式，充血状态下狭窄部位的压力阶差随血流量的增加而增加。因为这个原因，狭窄处的压力阶差直接取决于微循环血管床的功能状态。由于这种现象同样适用于冠状动脉微循环功能受损，而这对于 FFR 来说是一种重要限制，因为它通过压力仅评估功能性狭窄的显著性。对于微循环功能正常的不重要狭窄病变，在充血状态下冠状动脉血流急剧增加，可导致压力阶差显著增加。由于血流量增高，增大的压力阶差可导致阳性的 FFR 结果，但这可能并不代表心肌缺血[13]。相反，当微循环功能受损时其舒张功能会减弱，在充血刺激因子作用下容积流率的增加会受到限制，仅产生较小的压力阶差。这种情况下，FFR 值依然相对较高，而实际上心肌灌注可能受到影响[7]。尽管如此，FFR 的理论框架并没有缺陷，但 FFR 结果和可诱发的心肌缺血之间的差异性来源于应用严格的阈值来指导血运重建。因此，0.75 的 FFR 临界值可能确实是一些患者的缺血阈值，但对于其他患者来说，根据他们的微循环功能状态，这个临界值可能被低估或高估。FFR 的理论框架描述了它与相对血流储备呈线性关系，相对血流储备是指梗阻区充血心肌血流与非梗阻区之间的比值[14]。相对血流储备假设微循环功能在整个心肌中是相似的，描述了不考虑微循环状态时，由于狭窄导致的减少的血流与理论上不存在狭窄时血流的比值。对于微循环功能正常的患者，FFR 值为 0.75 时可能不表示缺血，而对于微循环功能受损的患者来说，相同的 FFR 值可能表示严重的心肌缺血。尽管如此，FFR 的理论框架并不一定是错误的，因为在这两种患者中，与非狭窄病变相比，狭窄病变可致心肌血流量减少 25%。

综合评估多普勒血流速度、主动脉压力和远端冠状动脉压力三者各自的均值，可以计算狭窄阻力。充血狭窄阻力指数（HSR）是指充血时狭窄压力阶差（平均主动脉压－平均远端压力）与平均峰值－流速的比值（图 12.2）。当冠状动脉没有狭窄病变时，跨狭窄压力阶差可以忽略不计，因此 HSR 的参考值接近于零（HSR=0 mmHg · cm^{-1} · s^{-1}）。随着冠状动脉狭窄严重程度的增加，充血压力阶差增加，同时充血血流速度下降，HSR 随之上升。如上所述，狭窄病变和微循环共同影响冠状动脉血流。而且 HSR 通过血流速度校正了微循环的功能状态，比 FFR 更具狭窄特异性。

考虑到这些理论问题，HSR 比 CFR 或 FFR 能更好地评价心外膜冠状动脉狭窄的功能影响。此外，由于 HSR 能为 CFR 与 FFR 结果不一致的患者更好地指导血运重建[12]。从图 12.5 中可以看出，HSR 如何帮助区分 FFR 值相似但血流灌注不同的两种狭窄病变。

以上对 HSR 积极方面的假设描述，主要集中于其较 FFR 这样的纯压力测量具有可能更多的优势。像 CFR 这样的基于血流的参数和充血心肌血流也可以作为心肌水平的缺血指标。然而，这些指标不能区分是心外膜冠状动脉还是微循环起主要作用（图 12.2）。因此，仅根据 CFR 很难评估狭窄病变行血运重建对心肌缺血改善的作用。相反，HSR 仅仅反应心外膜冠状动脉节段，并能明确区分心外膜冠状动脉和下游的微循环。基于这些考虑，目前 HSR 似乎是一个强有力的指导血运重建的侵入性生理指标。但是，正如下一节将要叙述的那样，测量狭窄阻力具有许多明显的缺点，同时也有其自身的一些困难。

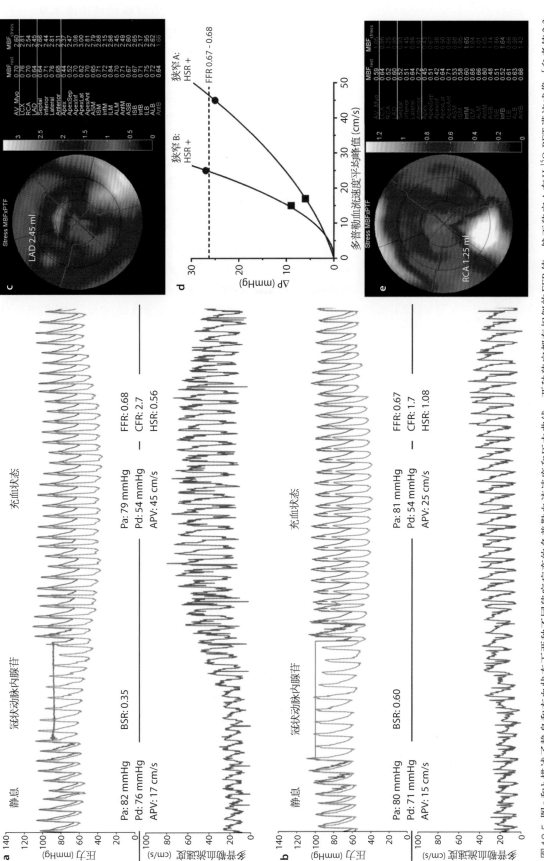

图 12.5 图 a 和 b 描述了静息和充血状态下两种不同狭窄病变的多普勒血流速度和压力曲线。两种狭窄都有相似的 FFR 值。然而狭窄 A 在 $H_2^{15}O$ PET 灌注成像 [图 e，1.25 ml/（min·g）]。高流速介导狭窄 A 时通过狭窄处的低 FFR 值，这更高〕或者 RCA 灌注缺损〔图 e，1.25 ml/（min·g）〕的正常 LAD 灌注，所以狭窄 A 的 HSR 仍然是阴性的。由于除 PET 之外的所有生理参数都一致（包括相似的 FFR 值），狭窄 A 虽然很严重，但是却为非缺血病灶。判断图 d 描绘的血流速度和压力阶差的关系来理解为什么两个狭窄病变有相同的 FFR 值相似。

狭窄处的低 FFR 值，这产生一个大的压力阶差。因为 HSR 纠正了血流速度的压力阶差，所以狭窄 A 的 FFR 值，但是却为非缺血病灶。可以通过判断图 d 描绘的血流速度和压力阶差的关系来理解为什么两个狭窄病变有相同的 FFR 值相似。

12.4 充血狭窄阻力（HSR）

2002年，Meuwissen等发表了第一篇关于评估人类冠状动脉狭窄阻力的文章[15]。他们的研究是采纳151例具有单支或双支冠状动脉病变的患者，应用两种导丝测量测量181个冠状动脉病变获得狭窄远端压力和多普勒血流速度。根据这些测量结果，计算出HSR、FFR和CFR，并可评估这些指标预测由心肌灌流闪烁照相术（MPS）定义的可逆灌注缺损存在的能力。与FFR或CFR相比，HSR有更大的能预测可逆心肌灌注不足的受试者操作曲线下面积。检测MPS定义的心肌缺血的敏感性和特异性最佳的阈值为0.80 mmHg/（cm·s）及以上。应用这个阈值，HSR显著改进了对FFR和CFR不一致的病变血管的诊断。这些发现突出了上述段落中概述的HSR的理论优势，并且认为相较于FFR或CFR，这能更好地识别出能从血运重建中获益最多的冠状动脉狭窄病变。

HSR值和最佳阈值点的解释与FFR值的解释有所不同。首先，较高的HSR值代表了较高的阻力和严重的狭窄病变，而较高的FFR值代表狭窄程度较轻。其次，HSR的最佳阈值代表缺血阈值，对应于0.75的FFR值。在血流储备分数与血管造影指导多支血管病变血运重建的对照临床试验中（FAME）应用更高的FFR值0.80，因此该值在目前临床中指导血运重建。可以设想一下，如果将HSR应用到临床实践中，并如同FFR一样将FFR阈值降至0.80 mmHg/（cm·s），我们将会选择这种更积极的方法评估血运重建。

一项关于开通慢性闭塞病变对发出大的侧支循环的供血冠状动脉生理影响的研究表明，HSR似乎是一种比FFR更具狭窄特异性的测量方法[16]。这项研究显示，开通闭塞病变后，主要供血血管的FFR值显著增加，因此对该供血血管及原有狭窄病变未进行介入干预。充血血流速度随充血微血管阻力的增加而降低，随之介导FFR增加，因为供血冠状动脉供血的心肌数量在血运重建后减少。如果我们再回顾一下Gould公式，可发现随着充血血流速度的降低，压力阶差下降而FFR增加。重要的是，开通闭塞病变后，大的供血血管的HSR在数字和统计上保持相同，因为下降的充血血流速度校正了降低的压力阶差。这些发现支持HSR是比FFR更具特异性的狭窄测量方法，但不清楚HSR是否也是心肌缺血的

更好指标。

12.5 基线狭窄阻力（BSR）

给予具有舒张微血管特性的药物制剂以建立微血管充血状态，例如腺苷，从而使流速最大化，并模拟运动所引起的微循环自我调节储备的耗竭[17]。虽然严格地讲，扩血管药物比运动产生的血管舒张作用更大，但外源性给药却不能像运动那样增加心肌收缩力和血管收缩压。建立真正的微血管充血状态对FFR和CFR的可靠评估是至关重要的。从上述的狭窄阻力评估的理论框架中可以推断，由于流速的大小能略微校正狭窄处的压力阶差，因此HSR较少依赖于真正最大充血状态的建立。尽管如此，Meuwissen等人在早期试验中考虑到静息状态下血流动力学的变异性会对试验的可靠性产生不良影响，因此没有选择静息状态下评估狭窄阻力。然而近年来，无充血的病变的生理性评估再次引起人们的关注[18]。最初的主要原因是FFR低的使用率，尽管指南明确提倡应在临床实践中应用FFR[19]。据推测，指南依从性差的一个重要原因是其需要药物诱导的充血状态，这常常导致暂时的不良反应，且对于重度COPD或哮喘患者是禁忌。瞬时无波形比值（iFR）是一种不依赖于充血状态的生理指标，随着近期将其用于替代FFR，在2012年van de Hoef等人建议基线狭窄阻力（BSR）作为免受充血状态影响的生理指标替代HSR[20]。BSR的计算方法与HSR相同，即将跨狭窄压力阶差除以流速，唯一区别是BSR不需要应用扩血管药物。在van de Hoef等人的与MPS诊断的心肌缺血比较研究中发现，BSR、HSR、CFR和FFR具有同等的诊断性能，但HSR明显优于其他生理指标。BSR的最佳阈值被定为0.66 mmHg/（cm·s）。此后，上述作者证实与狭窄特异性的心肌缺血（即MPS和HSR阳性狭窄同时存在）进行对照研究时（除外微循环因素），BSR和FFR之间具有诊断等价性[21]。尽管这些结果挑战了对腺苷诱导充血的必要性，揭示了冠心病的血流动力学意义，但与HSR相比，BSR的表现仍然不如HSR。此外，这些结果告诉我们，BSR和HSR的最佳缺血阈值并不相同。事实上，BSR值始终低于HSR值。BSR值和HSR值之间的这种差异不能用血流动力学的变异性解释，但是Gould公式可能会解释这种差异。因为字母B是流速的平方，压力阶差和

流速之间不是线性关系，而是二次方关系。如此，狭窄阻力将随流速的增加而增加，充血状态下也是如此。尽管这两种狭窄阻力参数在数值上并不相同，但这并不影响诊断的准确性，因为BSR阳性检测结果的阈值是低于HSR的。然而，只有当所获得的数据非常有说服力且不易出现测量变异性或测量误差时，诊断准确性相等的假设才成立。实际上，多普勒血流速度常常出现测量变异性，且并不总能获得最佳的血流信号。充血状态下，血流速度增加，测量偏差的影响相应地降低，使HSR比BSR更具有说服力。

12.6　流速为50 cm/s时的舒张压力阶差

虽然狭窄阻力对微循环功能的依赖程度低于FFR和CFR，但所达到的充血程度仍然影响所测量的狭窄阻力，而且达到次最大充血可能会低估了HSR。Marques等在2006年提出了流速50 cm/s（dp_{v50}）时的压力阶差评估狭窄的血流动力学意义，该方法不受微循环功能、最大充血或静息状态下血流动力学变异性的影响[22]。dp_{v50}来源于舒张期流速和跨狭窄压力阶差的关系。为了计算dp_{v50}，可绘制一份二维图，x轴代表冠状动脉血流速度的瞬时舒张压，y轴表示压力阶差，该图还包含高峰充血和静息状态间的心动周期（图12.6a）。根据Gould公式绘制成回归线来整合成图表上的数据点，dp_{v50}代表冠状动脉血流速度为50 cm/s的压力阶差（图12.6b）[23]。

通过受试者-操作员特征分析发现，22.4 mmHg是dp_{v50}评估由MPS或多巴酚丁胺负荷超声心动定义的心肌缺血的最佳临界点。应用此临界值，dp_{v50}诊断心肌缺血的准确性为95%，高于FFR的91%和CFR的75%。鉴于dp_{v50}仅取决于狭窄几何形态，因此dp_{v50}的稳定诊断特性并不令人意外。通过将流速标准化为50 cm/s，影响血流速度的各种因素如充血程度、微循环功能状态和血流动力学变异性，不会影响dp_{v50}。由于这些原因，dp_{v50}可能优于HSR，并且可能是特异性定量狭窄严重程度的最佳方法。不幸的是，目前没有算法自动构建曲线和计算dp_{v50}。手动构建曲线是繁琐的，而且不能在导管室立即实施。总之，虽然dp_{v50}在理论上可能优于其他任何现有的生理指标，但计算dp_{v50}和获得高真多普勒血流速度信号的困难阻碍了dp_{v50}在临床上的应用。

12.7　狭窄阻力的可能局限性

虽然通过测量狭窄阻力对冠状动脉循环进行全面评估具有许多优势，但描述狭窄阻力指标的应用并没有FFR那么广泛，并且尚未在特定的患者人群中进行。首先，对于既往心肌梗死的患者，评估狭窄阻力（HSB、BSR和dp_{v50}）的不同指标的意义可能是不可靠的。发生过心肌梗死的患者，存活心肌减少，心肌血流需求量也减少。虽然FFR的理论框架并没有错误且仍然适用，但对于狭窄阻力指标来

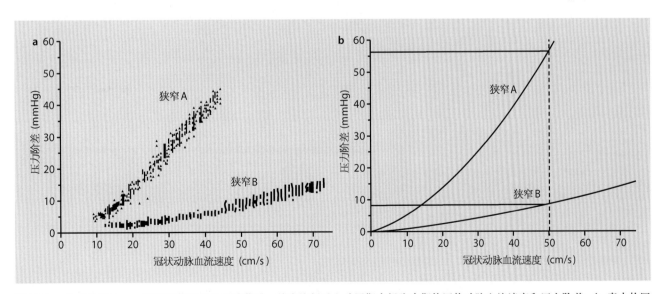

图12.6　a. 为了计算dp_{v50}，在静息状态及给予腺苷后，首先绘制了心动周期中舒张中期的冠状动脉血流速度和压力阶差。b. 表中的回归线代表了血流速度和压力阶差之间的关系。冠状动脉血流速度50 cm/s时，狭窄A的dp_{v50}为56 mmHg，而狭窄B的dp_{v50}是9 mmHg。dp_{v50}的阈值为22.4 mmHg时，表明狭窄A的血流动力学受到显著影响，而狭窄B不是很严重。dp_{v50}=血流速度为50 cm/s时的舒张压力阶差（从Marques处获得转载许可[22]）。

说，情况可能并非如此[24]。这些指标评估了狭窄处的真实阻力，但并没有考虑心肌需求。因此，虽然狭窄阻力可能很严重，但剩余的存活心肌需要很少血流量，所以即使存在严重狭窄，心肌血流依然是足够的。其次，冠状动脉血流速度与绝对冠状动脉血流量不等同，这可能妨碍准确评估特定患者人群的狭窄阻力。弥漫性心外膜冠状动脉疾病存在时，测量的充血血流速度可保持不变，而充血冠状动脉血流速度绝对值由于血管管腔直径的狭窄实际上是不够的，因此，血流速度可能低估了狭窄阻力。相反，当测量的狭窄远端处为动脉瘤样扩张时，血流速度缓慢，而绝对冠状动脉血流量可能更高。在这种情况下，通过血流速度计算的狭窄阻力相对于通过绝对冠状动脉血流量计算的值更高。理想状态下，定量冠状动脉血流量可准确评估真实的狭窄阻力。

12.8　狭窄阻力作为临床工具的前景

当 Meuwissen 等人发表了第一篇关于 HSR 的报告的时候，测量多普勒血流速度和远端冠状动脉压力还是很繁琐的。需要在充血状态下，应用压力和多普勒血流速度导丝连续测量两次。此外，为了计算 HSR，在同样一致的血流动力学条件和狭窄病变处获得血流速度、主动脉及远端压力等变量是尤为必要的。然而，为了维持体内平衡，心率、近端主动脉压、微血管阻力和心外膜血管状态等一直处于动态平衡之中。即使血流动力学变化微小，但当连续分别使用两根导丝时，计算 HSR 不可避免会出现误差。综合起来，这些困难阻碍了当时广泛的临床应用和进一步大规模的临床试验的进行。

科技的进步使应用较小的传感器成为可能，现在还可以在一根 0.014 英寸的导丝上装有同时测出多普勒血流速度和压力的传感器（图 12.7）。应用这种特制导丝，可同时获得计算 HSR 所需的所有参数，而且在介入手术过程中控制台内置算法可瞬间估算出 HSR。有了这种现代导丝，阻碍临床应用和进一步科学检查的大多数上述障碍似乎被解决了。尽管如此，经常使用带有血流速度传感器的导丝的术者可以证明，使用这种导丝很难获得稳定的、有代表性的多普勒血流速度信号，而且有时需要反复操作。虽然没有文献报道，狭窄阻力理论上也可以通过联合应用冠状动脉热稀释法和远端冠状动脉压力计算出，这或许可以解决上述多普勒血流速度引起的定量问题（尽管热稀释可能存在自身的理论和实际缺血情况）[25]。在被临床指南采纳之前，我们期待进一步的临床试验来研究应用血流速度和压力相结合的方法测量狭窄阻力和指导冠状动脉血运重建的潜在优势。

注释：所有作者均无潜在利益冲突。

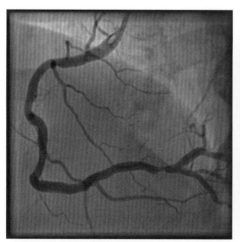
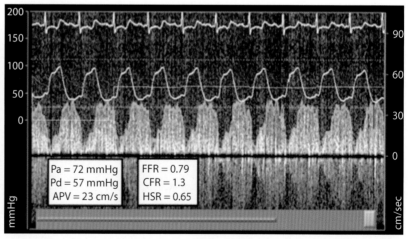

Pa = 72 mmHg
Pd = 57 mmHg
APV = 23 cm/s
FFR = 0.79
CFR = 1.3
HSR = 0.65

图 12.7　在右冠状动脉远端获得同时结合冠状动脉内压力和多普勒血流速度的测量值。在以 140 μg/（kg·min）的速度静脉应用腺苷维持稳定的充血状态来获得该测量值。APV：多普勒血流速度平均峰值。

参考文献

1. Pijls NH, van Son JA, Kirkeeide RL, De Bruyne B, Gould KL. Experimental basis of determining maximum coronary, myocardial, and collateral blood flow by pressure measurements for assessing functional stenosis severity before and after percutaneous transluminal coronary angioplasty. Circulation. 1993; 87(4): 1354–67.

2. Tonino PA, De Bruyne B, Pijls NH, Siebert U, Ikeno F, van't Veer M, et al. Fractional flow reserve versus angiography for guiding percutaneous coronary intervention. N Engl J Med. 2009; 360(3): 213–24.

3. De Bruyne, Pijls NH, Kalesan B, Barbato E, Tonino PA, Piroth Z, et al. Fractional flow reserve-guided PCI versus medical therapy in stable coronary disease. N Engl J Med. 2012; 367(11): 991–1001.

4. Montalescot G, Sechtem U, Achenbach S, Andreotti F, Arden C, Budaj A, et al. 2013 ESC guidelines on the management of stable coronary artery disease: the task force on the management of stable coronary artery disease of the European society of cardiology. Eur Heart J. 2013; 34(38): 2949–3003.

5. Fihn SD, Gardin JM, Abrams J, Berra K, Blankenship JC, Dallas AP, et al. 2012 ACCF/AHA/ACP/AATS/PCNA/SCAI/STS Guideline for the diagnosis and management of patients with stable ischemic heart disease: a report of the American College of Cardiology Foundation/American Heart Association Task Force on Practice Guidelines, and the American College of Physicians, American Association for Thoracic Surgery, Preventive Cardiovascular Nurses Association, Society for Cardiovascular Angiography and Interventions, and Society of Thoracic Surgeons. J Am Coll Cardiol. 2012; 60(24): e44–164.

6. Echavarria-Pinto M, Escaned J, Macias E, Medina M, Gonzalo N, Petraco R, et al. Disturbed coronary hemodynamics in vessels with intermediate stenoses evaluated with fractional flow reserve: a combined analysis of epicardial and microcirculatory involvement in ischemic heart disease. Circulation. 2013; 128(24): 2557–66.

7. van de Hoef TP, Nolte F, Echavarria-Pinto M, van Lavieren MA, Damman P, Chamuleau SA, et al. Impact of hyperaemic microvascular resistance on fractional flow reserve measurements in patients with stable coronary artery disease: insights from combined stenosis and microvascular resistance assessment. Heart. 2014; 100(12): 951–9.

8. Meuwissen M, Chamuleau SA, Siebes M, Schotborgh CE, Koch KT, de Winter RJ, et al. Role of variability in microvascular resistance on fractional flow reserve and coronary blood flow velocity reserve in intermediate coronary lesions. Circulation. 2001; 103(2): 184–7.

9. Johnson NP, Kirkeeide RL, Gould KL. Is discordance of coronary flow reserve and fractional flow reserve due to methodology or clinically relevant coronary pathophysiology? JACC Cardiovasc Imaging. 2012; 5(2): 193–202.

10. McGinn AL, White CW, Wilson RF. Interstudy variability of coronary flow reserve. Influence of heart rate, arterial pressure, and ventricular preload. Circulation. 1990; 81(4): 1319–30.

11. Gould KL, Lipscomb K, Hamilton GW. Physiologic basis for assessing critical coronary stenosis. Instantaneous flow response and regional distribution during coronary hyperemia as measures of coronary flow reserve. Am J Cardiol. 1974; 33(1): 87–94.

12. Kern MJ, Lerman A, Bech JW, De Bruyne B, Eeckhout E, Fearon WF, et al. Physiological assessment of coronary artery disease in the cardiac catheterization laboratory: a scientific statement from the American Heart Association Committee on diagnostic and interventional cardiac catheterization. Circulation. 2006; 114(12): 1321–41.

13. Petraco R, van de Hoef TP, Nijjer S, Sen S, van Lavieren MA, Foale RA, et al. Baseline instantaneous wave-free ratio as a pressureonly estimation of underlying coronary flow reserve: results of the JUSTIFY-CFR study (Joined Coronary Pressure and Flow Analysis to Determine Diagnostic Characteristics of Basal and Hyperemic Indices of Functional Lesion Severity-Coronary Flow Reserve). Circ Cardiovasc Interv. 2014; 7(4): 492–502.

14. De Bruyne, BaudhuinT, Melin JA, Pijls NH, Sys SU, Bol A, et al. Coronary flow reserve calculated from pressure measurements in humans. Validation with positron emission tomography. Circulation. 1994; 89(3): 1013–22.

15. Meuwissen M, Siebes M, Chamuleau SA, van Eck-Smit BL, Koch KT, de Winter RJ, et al. Hyperemic stenosis resistance index for evaluation of functional coronary lesion severity. Circulation. 2002; 106(4): 441–6.

16. Ladwiniec A, Cunnington MS, Rossington J, Mather AN, Alahmar A, Oliver RM, et al. Collateral donor artery physiology and the influence of a chronic total occlusion on fractional flow reserve. Circ Cardiovasc Interv. 2015; 8(4). pii: e002219. doi: 10.1161/CIRCINTERVENTIONS.114.002219.

17. Nijjer SS, de Waard GA, Sen S, van de Hoef TP, Petraco R, Echavarria-Pinto M, et al. Coronary pressure and flow relationships in humans: phasic analysis of normal and pathological vessels and the implications for stenosis assessment: a report from the Iberian-Dutch-English (IDEAL) collaborators. Eur Heart J. 2015; 37: 2069–80.

18. Sen S, Escaned J, Malik IS, Mikhail GW, Foale RA, Mila R, et al. Development and validation of a new adenosine-independent index of stenosis severity from coronary wave-intensity analysis: results of the ADVISE (ADenosine Vasodilator Independent Stenosis Evaluation) study. J Am Coll Cardiol. 2012; 59(15): 1392–402.

19. Dattilo PB, Prasad A, Honeycutt E, WangTY, Messenger JC. Contemporary patterns of fractional flow reserve and intravascular ultrasound use among patients undergoing percutaneous coronary intervention in the United States: insights from the National Cardiovascular Data Registry. J Am Coll Cardiol. 2012; 60(22): 2337–9.

20. van de Hoef TP, Nolte F, Damman P, Delewi R, Bax M, Chamuleau SA, et al. Diagnostic accuracy of combined intracoronary pressure and flow velocity information during baseline conditions: adenosinefree assessment of functional coronary lesion severity. Circ Cardiovasc Interv. 2012; 5(4): 508–14.

21. van de Hoef TP, Meuwissen M, Escaned J, Sen S, Petraco R, van Lavieren MA, et al. Head-to-head comparison of basal stenosis resistance index, instantaneous wave-free ratio, and fractional flow reserve: diagnostic accuracy for stenosis-specific myocardial ischaemia. EuroIntervention. 2014; 11: 914–25.

22. Marques KM, van Eenige MJ, Spruijt HJ, Westerhof N, Twisk J, Visser CA, et al. The diastolic flow velocity–pressure gradient relation and dpv50

to assess the hemodynamic significance of coronary stenoses. Am J Physiol Heart Circ Physiol. 2006; 291(6): H2630–5.

23. Marques KM, Spruijt HJ, Boer C, Westerhof N, Visser CA, Visser FC. The diastolic flow-pressure gradient relation in coronary stenoses in humans. J Am Coll Cardiol. 2002; 39(10): 1630–6.

24. Marques KM, Knaapen P, Boellaard R, Westerhof N, Lammertsma AA, Visser CA, et al. Hyperaemic microvascular resistance is not increased in viable myocardium after chronic myocardial infarction. Eur Heart J. 2007; 28(19): 2320–5.

25. Amier RP, Teunissen PF, Marques KM, Knaapen P, van Royen. Invasive measurement of coronary microvascular resistance in patients with acute myocardial infarction treated by primary PCI. Heart. 2014; 100(1): 13–20.

13 微循环阻力测定

Nicola Ryan, Mauro Echavarría-Pinto, Alicia Quirós, Hernán Mejía-Rentería, María Del Trigo,
Pilar Jiménez-Quevedo, and Javier Escaned

13.1 引言

冠状动脉微循环作为一个动力学系统，需随时对不同的生理变化做出调节，以维持足够的心肌灌注[1, 2]。在这些调节过程中，微循环阻力的变化扮演了关键角色。微循环的病理生理学以及适应性机制在本书的其他章节已进行了详述。对于缺血性心脏病（IHD）患者，心外膜冠状动脉存在阻塞性病变并非心肌缺血的必要条件[3]，也有可能是由于微循环功能障碍（MCD）所引起的。已证实MCD是多个临床疾病不良预后的独立预测因子[4, 5]，因此，在心肌缺血中的作用同样不容忽视。然而，由于缺乏标准化操作流程导致MCD的诊断成为难题。

微循环通常被称作"黑匣子"，主要是因为，心外膜冠状动脉可以通过造影来进行评价和治疗；而微循环系统无法人体进行可视化，只能通过更复杂的技术来评估其功能作为替代。在前面的章节中，我们探索了评估冠状动脉微循环不同的测量手段以及理论框架。冠状动脉流量储备（CFR）采用血流量的概念，对冠状动脉大血管及微血管进行整体评估。狭窄病变远端的压力衰减反映了心肌灌注受损，可以应用血流储备分数（FFR）及瞬时无波形比值（iFR）来评估病变对阻塞性冠状动脉疾病的生理学影响。第三个潜在的理论框架是血管阻力，这需要测量压力和血流量来进行计算，尤其适合对冠状微循环进行评估。

本部分着重阐述冠脉微循环阻力的测量，主要关注两个已应用于临床的指标：微循环阻力指数（IMR）和充血微血管阻力（HMR）。我们还将讨论如何通过测定舒张压导（阻力的倒数）来评估冠状动脉微循环，以及如何计算当冠状动脉血流速度为零时的冠状动脉压力，即零流量压（P_{zf}）（见图13.1）。

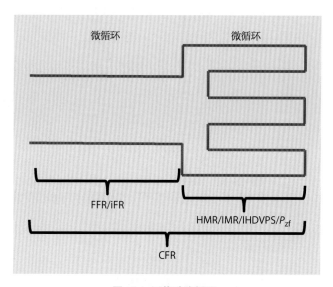

图13.1 冠状动脉循环。

13.2 有创生理学检查

将冠状动脉压力与血流量测量相结合，可以在导管室计算冠状动脉阻力；而血流量的测量则是通过以下两种已应用于临床的介入技术来实现：血管内多普勒导丝和热稀释法。与基于热稀释法的压力导丝不同，多普勒导丝是通过评估冠脉内血流速度[6]及平均传导时间，来计算出绝对冠状动脉血流指数的[7]。通过在基础水平及充血状态下测得的压力及血流量，依据欧姆定律及流体力学可以得出一些生理指标[8]（表13.2和表13.3）。体积流量需要计算绝对血管横截面积及多普勒血流速度。而体积流量与平均峰值流速具有明确相关性，这就使多普勒导丝测定的流体速度成为冠状动脉血流的替代指标[9]。由于多普勒的采样频率使压力传感器难以达到心率的频率，多普勒血流可以根据整个心脏周期或在心脏周期内的某个阶段测量来计算平均指数。利用热稀释法评估冠状动脉血流能够得出了一绝对流量指

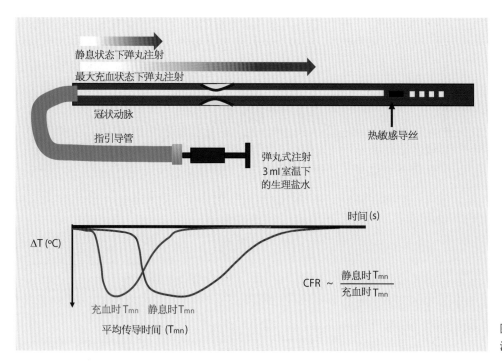

图13.2 基于热稀释法的压力和流量导丝。

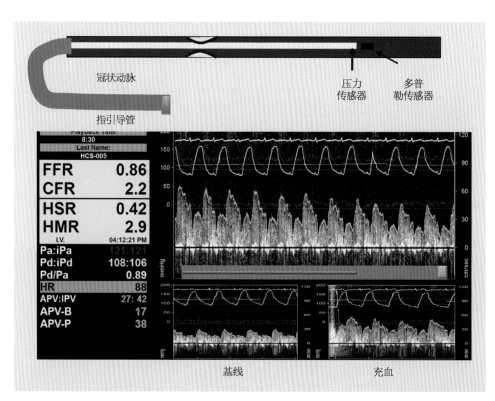

图13.3 基于多普勒技术的压力和流量导丝。

数，即平均传导时间。热稀释法的缺点主要是不能对整个冠状动脉系统的血流量进行评估，也容易受到分支血流的影响。

13.3 微循环阻力指数（IMR）

Fearon等人[10]最早提出微循环阻力指数

（IMR）的概念，通过热稀释法原理来测定在最大充血状态下冠状动脉血流量及冠状动脉内压力[11]。作者以猪为动物模型进行了验证，他们比较了真正的微循环阻力（TMR），被定义为远端冠状动脉压力除以绝对冠状动脉血流量，与在微循环正常供血及供血不足的情况下，也就是心外膜冠状动脉有无狭窄时的IMR两者之间的关系。他们观察到，IMR与

TMR具有显著的相关性（$r=0.54$，$P < 0.0001$），而心外膜冠状动脉有无狭窄对IMR及TMR的值并无明显影响。

当IMR在计算中纳入冠状动脉远端血流量时，也可以选择性地检查冠状动脉微血管[10, 12, 13]。在临床测量中，通常将压力导丝送入靶血管，导丝的压力传感器相当于远端热敏电阻，而导丝的轴相当于近端热敏电阻。予冠脉内弹丸式注射室温水平的生理盐水，其平均传导时间（T_{mn}）依据记录下的冠状动脉温度变化曲线推导而来。将远端压力（P_d）和T_{mn}计入以下公式计算IMR：

$$IMR=P_d \times T_{mn}$$

对于有狭窄病变的冠状动脉，其IMR值会受到侧支循环的影响。因此，有必要引入有创生理学指标——冠状动脉楔压（P_w），作为侧支循环的测量值，来对阻力指数进行校正[14, 15]。目前侧支循环对于微循环阻力的混淆因素仍有争议[16]。近期Yong等人提出[17]，在存在严重冠状动脉狭窄时也可以不进行侵入性测量P_w，只需一个方程式就可以简化对IMR的计算。另有学者提出，只有存在严重狭窄（FFR < 0.6）时IMR才会受到P_w的影响[16]。

因此，IMR可以被描述为直接计算的IMR（IMR_{app}），而无需测量P_w。

$$IMR_{app}=P_d \times T_{mn}$$

Yong的公式是综合了冠状动脉狭窄对IMR的影响从而提出了校正的IMR（IMR_{corr}）。

$$IMR_{corr}=P_d \times T_{mn} \times [(1.35 \times P_d/P_a) - 0.32]。$$

式中：T_{mn}——平均传导时间；

　　　P_d——血管远端压力；

　　　P_a——血管近端压力。

13.3.1 微循环阻力指数对预后的评估价值

IMR评估STEMI患者接受直接PCI后微循环损伤的临床价值在小样本人群（$n=29$）中已得到证实[18]。应用界值32，IMR和CK及CK–MB峰值呈正相关（$r=0.61$，$P=0.0005$，$r=0.67$，$P < 0.0001$），提示更大的梗死面积。PPCI后即刻测定IMR，评估应用室壁运动积分为指标的左心室功能（LVF），与3个月后左心室功能恢复进行评估。这项初步研究证明了IMR具备预测和鉴别左心室功能恢复的

能力，这一结论被CMR[19, 20]、单正电子发射断层成像[21]、PET[22]等检查所证实。一项以急性心肌梗死患者（$n=253$）为入选对象的研究对IMR的预后价值进行了评估，结果表明，直接PCI后IMR > 40（研究人群的IMR值中位数）死亡风险增加4倍，故认为IMR是唯一独立的死亡预测因子（HR 4.3，$P=0.02$）[23]。此外，该研究还发现，IMR > 40的患者其1年内因心力衰竭再入院率也是升高的。因此，可以利用IMR来鉴别STEMI患者中的高危人群以进行严密随访。

目前，尚未在稳定型缺血性心脏病（IHD）患者中评估IMR截断值。近期Lee等人通过国际IMR注册中心对1 096例稳定型缺血性心脏病（IHD）患者的1452处血管IMR值的分布和决定因素进行了研究。登记注册的所有患者都接受了狭窄冠状动脉内FFR和IMR的测量。考虑到IMR值的分布不同，每个主要冠状动脉的第75个百分位截断值被定义为高IMR值，22、24和28分别对应前降支、回旋支和右冠状动脉。利用Yong的公式计算出IMR_{corr}，所有患者如有一处血管的IMR值升高则被认为存在微循环阻力升高。IMR_{corr}和FFR，IMR_{corr}和造影证实的血管狭窄之间均不存在相关性（$r=0.01$，$P=0.62$，$r=-0.03$，$P=0.25$）。总体来看，17%的有非缺血性FFR值（FFR > 0.8）的患者存在微循环阻力异常增高，表明MCD是导致心肌缺血的主要因素。同样的，以每条血管来进行分析，约有1/4（26%）的血管FFR值 > 0.8，但IMR值异常。与FFR值不同，高IMR值的预测因素包括既往心肌梗死、右冠状动脉、女性和肥胖等。上述研究表明，IMR为FFR提供了有价值的额外信息；因此，应该联合应用FFR与IMR对心肌缺血患者进行评估。最近Lee等对313例（663条狭窄血管）有一条狭窄血管FFR值 > 0.8的患者的长期预后进行了评估；同时还进行了相关的CFR和IMR的测量，以观察这些指标是否能够预测以患者为中心的复合终点（POCO），该终点包括死亡、心肌梗死以及再次血运重建[13]。研究人员发现，具备高IMR值和低CFR值的患者其POCO最高（$P=0.002$）。该研究强调，对FFR值正常的患者，能够从IMR和CFR的联合测定中获益，以改善风险分层和治疗策略。有趣的是，IMR异常和CFR正常却并不能提示患者预后更差。

综上所述，对于发生了STEMI的患者进行IMR测定能够对其不良预后进行预测，这将有助于筛选

出那些需要接受更严格临床随访的患者。在没有发生过心肌梗死的稳定型冠心病患者中，推荐联合IMR的测定，以充分评估缺血原因和制定合适的治疗方案。缺乏经过良好验证的IMR值正常范围，是阻碍IMR在临床应用中的一个主要障碍。迄今为止，尚没有一项大型研究能够做到，在没有临床症状或缺血依据的健康人群中，利用非侵入性试验检测这些患者IMR值的分布情况。值得注意的是，尽管IMR国际注册中心使用的是IMR_{corr}，但是IMR_{corr}和IMR_{app}之间的差异是可以忽略的，使用IMR_{app}并没有改变使用IMR_{corr}获得的任何结果。因此，在没有严重狭窄的情况下，常规临床工作中IMR_{app}可能是一种评估微循环功能的更实用的方法[24]。

13.4　充血微血管阻力（HMR）

充血微血管阻力（HMR）是一种由多普勒和压力导丝测量计算出来的血管阻力指数。在临床工作中，通过压力导丝和多普勒传感器可以方便地测得HMR，其计算是利用远端冠状动脉的平均压力和远端冠状动脉的平均流速的比值得出。有观点认为，与IMR类似，在狭窄限制血流量的情况下HMR可能会高估了真正的微血管阻力，因为它没有考虑到侧支循环对总体心肌供血的影响[14, 15]。Nolte等观察了228例经QCA证实存在冠状动脉中度狭窄（40%～70%）的患者，就其靶血管的高HMR值和经心肌灌注显像（MPS）证实存在可逆性灌注缺损之间的关系进行了评估。HMR并不具备经过验证的界值或正常范围，因此在该研究中，以HMR的中值为界来定义高或低HMR值。利用FFR评估的心外膜冠状动脉病变严重程度在高HMR值组和低HMR组之间并没有显著差异 [0.81（0.7～0.89）vs 0.79（0.79～0.88），$P=0.46$]。然而，与低HMR值组相比，高HMR值组的冠状动脉供血范围显示出更显著的可逆性心肌灌注缺损（37% vs 19% $P < 0.001$）。单就FFR > 0.6的冠状动脉病变进行分析（此类病变是不可能受侧支循环影响的），发现其结果并未改变，这也提示HMR可以在冠状动脉狭窄的情况下识别微循环功能障碍，而不需要考虑侧支循环。

13.4.1　充血微血管阻力对预后的评估价值

与IMR相似的是，在接受了直接PCI的急性心肌梗死患者中，HMR与肌酸激酶（CK-MB）峰值及由心脏核磁共振（CMR）评估的心肌梗死面积存在相关性[26, 27]。HMR也被认为是直接PCI 8个月后左心室重塑的独立预测因子，左心室重塑定义为CMR检测到的左心室舒张末期容积增加超过了20%[28]。Teunissen等[27]评估了60例直接PCI后立即行冠脉内压力测定的患者，并为这些患者行CMR以及$H_2^{15}O$正电子发射断层成像（PET）检查。该研究以2.5 mmHg/（cm·s）作为HMR的截点，来预测直接PCI后CMR检测到的微循环损伤，以及PET观察到的灌注损伤。在3个月的随访中，发现高水平HMR值也与最终心肌梗死面积大小和左心室射血分数的增加存在相关性。最终Yoon等研究认为，HMR值与心肌梗死7天后经氟代脱氧葡萄糖PET评估的存活心肌及左心室收缩功能恢复有关[29]。

HMR在稳定型冠心病患者中并未进行深入评价，与IMR类似，HMR在健康人群、稳定型冠心病患者以及急性冠脉综合征患者中尚缺乏对其界值的明确定义。

总而言之，高水平HMR值是直接PCI后不良预后的预测因子，并有助于对高危患者进行分层。同样，在稳定型冠心病患者中，高水平HMR值与心肌缺血的相关性已得到非侵入性检查的证实，并且可能有助于确定需要尽早接受积极治疗的患者。

13.5　充血即刻舒张速度压力斜率

充血即刻舒张速度压力斜率（IHDVPS）是由Mancini等人[30]于1989年首次提出，作为CFR的替代方法来评估狭窄程度。因此，IHDVPS是基于冠状动脉内最大充血状态下主动脉压力和冠状动脉血流量来进行测定的。Escaned等在冠状动脉微循环的研究中对上述概念进行了解释，即在没有冠状动脉狭窄时采用主动脉压力，而在有冠状动脉狭窄时采用狭窄病变远端的冠状动脉内压力[31]。

IHDVPS主要评估中晚期和舒张末期微循环传导。因此，对于微循环血管外的收缩压对冠脉血流量的影响，以及舒张早期冠状动脉容量的改变，都是不计入其中的。在动物模型和人体试验中，用来评估狭窄程度的IHDVPS，是不受心率、主动脉压力（P_a）、前负荷、心肌收缩力以及基础血流量的影响的[32, 33]。

IHDVPS的计算可以被设想为内部压力-流速循环分析的一部分（图13.4）。IHDVPS被定义为在

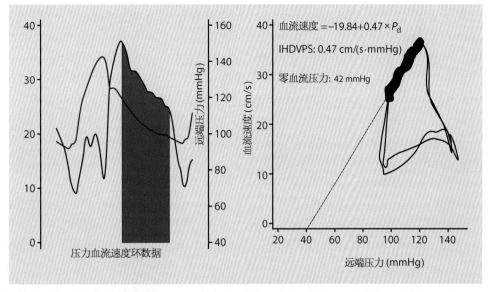

13.4 关于IHVDPS和P_{zf}指标与生理学数据的图解。舒张期间期的定义是从最大舒张速度到因心肌收缩或舒张晚期而出现的冠状动脉流速快速下降的开始。形式上，如果舒张期压力−流速关系是由回归直线（$y=a+bx$）所决定的，IHVDPS被定义为等于斜率b，$P_{zf}=a/b$，即与压力轴线的截距。

最大充血状态下舒张中晚期远端压力（P_d）和流动速度（FV）之间的关系的斜率。用于计算IHDVPS的舒张中晚期间期（DI）定义为从最大舒张速度到心肌收缩所致冠状动脉流速（FV）迅速下降的开始（图13.4）。最近应用IHDVPS的临床研究已采用自动化方法对IHDVPS和P_{zf}进行计算，以避免手工计算带来的较高的可变性[33]。目前还没有用来计算IHDVPS的商业化系统。

13.5.1 IHDVPS对预后的评估价值

Escaned等评估了IHDVPS和其他冠脉内指标在接受了心脏移植手术患者中的变化，该人群被视为微循环功能障碍的模型（与心脏同种异体血管病变相关）。简言之，他们对接受常规筛查的患者利用心脏活检对其冠脉内生理学进行了比较。发现微动脉闭塞和毛细血管稀疏对微循环血流动力学有独立的影响，而IHDVPS正是反映这一异常情况的最佳指标（$r=0.84$，$P=0.000\ 2$）。IHDVPS值较低的患者在随访期间发生了心血管事件。

在一项关于STEMI患者的大型研究中，人们评估了以有创多普勒导丝测得的生理学指标与微循环病变之间的关系，Teunissen等确认了HMR和IHVDPS之间存在负相关（$r=-0.52$，$P=0.004$），然而他们却没能找到IHVDPS和经CMR证实的微循环损伤之间的关系[27]。

总之，IHVDPS是一种可靠的电容测量方法，它是微循环阻力的倒数，可以用来评估稳定型IHD患者和ACS患者的微循环。到目前为止，IHVDPS

的计算仍旧很繁琐，需要人工选择心脏周期和回归线进行匹配，这意味着在进行侵入性操作测量时，简单地整合到决策过程中是很困难的。需要开发一种自动化算法来计算IHVDPS，这样可以提高计算IHVDPS的速度和准确性，并将有助于IHDVPS在日常临床工作中的推广应用。

13.6 零流量压（P_{zf}）

零流量压（P_{zf}）的概念，可以被描述为冠状动脉循环中的反向压，起源于血管瀑布理论[34]。在实践中，P_{zf}可以被认为是使冠状动脉停止流动时计算得到的压力。值得注意的是，P_{zf}的值通常高于中心静脉压或右心房压力，它可能是由于血管外压迫（包括心肌内和心室内压力）而导致冠状动脉循环可分解元素（主要是毛细血管）的关闭。由于在体内测量P_{zf}是不可能的，所以它是根据IHDVPS部分所描述的方式从压力−流速循环中推断出来的（图13.4）。

13.6.1 P_{zf}对预后的评估价值

2003年Shimada等首次报道了P_{zf}与存活心肌相关。在27例急性前壁心肌梗死患者中，采用FDP−PET评估证实P_{zf}与存活心肌存在关联（$r=-0.696$，$P\leqslant0.001$）[35]。之后的一项研究表明，发生心肌梗死后P_{zf}是升高的[36]。一项评估HMR的研究发现，在前壁心肌梗死患者中P_{zf}和CFR（多普勒）与发病后早期（13天）CMR测定的梗死面积相关，$>75\%$

的透壁心肌梗死患者 P_{zf} 更高 [26]。最近我们团队的研究评估了冠状动脉内生理学指标对于成功行直接 PCI 后发生微循环损伤和微循环灌注缺损的预测价值。研究发现，P_{zf} 能够提供有关预后的信息，因为 P_{zf} 在微循环损伤患者中明显升高 [（45.68±13.72）mmHg vs（34.01±13.67）mmHg]，$P=0.009$）。这些结论被 OxAMI 研究逐一证实。该研究是为了评估在直接 PCI 时所测得的冠状动脉微循环生理学指标中，预测左心室梗死程度最有价值的指标，通过在梗死后 6 个月行 CMR 检查予以证实。他们发现 P_{zf} 优于 HMR 和 IMR，用于预测大于 24% 的梗死 [在 ROC 曲线下的区域：0.94 vs 0.74（$P=0.04$）vs 0.54（$P=0.003$）]。P_{zf} 也被发现与的肌钙蛋白曲线下面积（rho=0.55，$P=0.002$）、最终梗死质量（rho=0.75，$P<0.001$）、梗死透壁率（rho=0.74，$P\leqslant0.001$）、左心室梗死比例（rho=0.77，$P\leqslant0.001$）有显著的正相关，而与心肌挽救指数（rho=−0.53，$P=−0.01$）、6 个月时的射血分数（rho=−0.73，$P=−0.0001$）存在负相关。

　　总体来说，受制于难以获得稳定的多普勒信号这一瓶颈，P_{zf} 的临床应用受到了限制，从技术角度来说，重建压力容量环的过程颇为耗时。考虑到 P_{zf} 在预测心肌梗死患者预后的价值已得到证实，应该开发自动化算法方便其测算，以利于 P_{zf} 在临床实践中的推广，这样可以对一些预后不良的患者进行针对性治疗。

13.7　总结

　　关于微血管损伤预后价值的证据正越来越多。在使用心肌损伤标志物、超声心动图、CMR 和 PET 检查等来评估的情况下，升高的 HMR 和 IMR 能够预测 STEMI 患者的不良预后，高 IMR 值与死亡率增加有关。同样对于稳定型冠心病患者，在非侵入性影像检查已经排除了心外膜冠脉存在有意义的狭窄时，升高的 IMR 和 HMR 仍被证明与心肌缺血有关。所有对冠脉微循环采用侵入性检查所测得的指标目前均缺乏经过良好验证的正常参考范围。迄今为止，没有一项大型研究表明，这些指标在没有临床症状以及客观缺血依据的健康人群中的分布。IHVDPS 和 P_{zf} 都被证明能够准确地对冠脉微循环进行评估，并可以作为不良预后的预测因子，但受制于多个因素的影响，包括难以获得稳定多普勒信号的技术瓶颈、重建压力容量环的耗时乏味，以及缺乏标准化流程的研究过程等，均限制了其临床应用。

（周　力　陈　晖 译）

参考文献

1. Crea F, Camici PG, Bairey Merz CN. Coronary microvascular dysfunction: an update. Eur Heart J. 2014; 35(17): 1101−11.

2. Pries AR, Badimon L, Bugiardini R, Camici PG, Dorobantu M, Duncker DJ, et al. Coronary vascular regulation, remodelling, and collateralization: mechanisms and clinical implications on behalf of the working group on coronary pathophysiology and microcirculation. Eur Heart J. 2015; 36: 3134−46; ehv100.

3. Camici PG, Crea F. Coronary microvascular dysfunction. N Engl J Med. 2007; 356(8): 830−40.

4. Lanza GA, Crea F. Primary coronary microvascular dysfunction: clinical presentation, pathophysiology, and management. Circulation. 2010; 121(21): 2317−25.

5. van de Hoef TP, Bax M, Meuwissen M, Damman P, Delewi R, de Winter RJ, et al. Impact of coronary microvascular function on long-term cardiac mortality in patients with acute ST-segment-elevation myocardial infarction. Circ Cardiovasc Interv. 2013; 6(3): 207−15.

6. Serruys PW, Di Mario C, Meneveau N, de Jaegere P, Strikwerda S, de Feyter PJ, et al. Intracoronary pressure and flow velocity with sensor-tip guidewires: a new methodologic approach for assessment of coronary hemodynamics before and after coronary interventions. Am J Cardiol. 1993; 71(14): 41D−53.

7. De Bruyne B, Pijls NH, Smith L, Wievegg M, Heyndrickx GR. Coronary thermodilution to assess flow reserve: experimental validation. Circulation. 2001; 104(17): 2003−6.

8. Kern MJ, Lerman A, Bech J-W, De Bruyne B, Eeckhout E, Fearon WF, et al. Physiological assessment of coronary artery disease in the cardiac catheterization laboratory: a scientific statement from the American heart association committee on diagnostic and interventional cardiac catheterization. Circulation. 2006; 114(12): 1321−41.

9. Kern MJ, Deligonul U, Vandormael M, Labovitz A, Gudipati CV, Gabliani G, et al. Impaired coronary vasodilator reserve in the immediate postcoronary angioplasty period: Analysis of coronary artery flow velocity indexes and regional cardiac venous efflux. J Am Coll Cardiol. 1989; 13(4): 860−72.

10. Fearon WF, Balsam LB, Farouque HMO, Robbins RC, Fitzgerald PJ, Yock PG, et al. Novel index for invasively assessing the coronary microcir-

culation. Circulation. 2003; 107(25): 3129–32.

11. Yong ASC, Ho M, Shah MG, Ng MKC, Fearon WF. Coronary microcirculatory resistance is independent of epicardial stenosis. Circ Cardiovasc Interv. 2012; 5(1): 103–8, S1–2.

12. Ng MKC. Invasive assessment of the coronary microcirculation: superior reproducibility and less hemodynamic dependence of index of microcirculatory resistance compared with coronary flow reserve. Circulation. 2006; 113(17): 2054–61.

13. Lee JM, Jung J-H, Hwang D, Park J, Fan Y, Na S-H, et al. Coronary flow reserve and microcirculatory resistance in patients with intermediate coronary stenosis. J Am Coll Cardiol. 2016; 67(10): 1158–69.

14. Aarnoudse W. Epicardial stenosis severity does not affect minimal microcirculatory resistance. Circulation. 2004; 110(15): 2137–42.

15. Fearon WF, Aarnoudse W, Pijls NHJ, De Bruyne B, Balsam LB, Cooke DT, et al. Microvascular resistance is not influenced by epicardial coronary artery stenosis severity: experimental validation. Circulation. 2004; 109(19): 2269–72.

16. Verhoeff B-J, van de Hoef TP, Spaan JAE, Piek JJ, Siebes M. Minimal effect of collateral flow on coronary microvascular resistance in the presence of intermediate and noncritical coronary stenoses. Am J Physiol Heart Circ Physiol. 2012; 303(4): H422–8.

17. Yong AS, Layland J, Fearon WF, Ho M, Shah MG, Daniels D, et al. Calculation of the index of microcirculatory resistance without coronary wedge pressure measurement in the presence of epicardial stenosis. JACC Cardiovasc Interv. 2013; 6(1): 53–8.

18. Fearon WF, Shah M, Ng M, Brinton T, Wilson A, Tremmel JA, et al. Predictive value of the index of microcirculatory resistance in patients with ST-segment elevation myocardial infarction. J Am Coll Cardiol. 2008; 51(5): 560–5.

19. McGeoch R, Watkins S, Berry C, Steedman T, Davie A, Byrne J, et al. The index of microcirculatory resistance measured acutely predicts the extent and severity of myocardial infarction in patients with ST-segment elevation myocardial infarction. JACC Cardiovasc Interv. 2010; 3(7): 715–22.

20. Payne AR, Berry C, Doolin O, McEntegart M, Petrie MC, Lindsay MM, et al. Microvascular resistance predicts myocardial salvage and infarct characteristics in ST-Elevation myocardial infarction. J Am Heart Assoc. 2012; 1(4): e002246. Available from: http://jaha.ahajour-nals.org/content/1/4/e002246.abstract.

21. Sezer M, Aslanger EK, Cimen AO, Yormaz E, Turkmen C, Umman B, et al. Concurrent microvascular and infarct remodeling after successful reperfusion of ST-elevation acute myocardial infarction. Circ Cardiovasc Interv. 2010; 3(3): 208–15.

22. Lim H-S, Yoon M-H, Tahk S-J, Yang H-M, Choi B-J, Choi S-Y, et al. Usefulness of the index of microcirculatory resistance for invasively assessing myocardial viability immediately after primary angioplasty for anterior myocardial infarction. Eur Heart J. 2009; 30(23): 2854–60.

23. Fearon WF, Low AF, Yong AS, McGeoch R, Berry C, Shah MG, et al. Prognostic value of the index of microcirculatory resistance measured after primary percutaneous coronary intervention. Circulation. 2013; 127(24): 2436–41.

24. Lee JM, Layland J, Jung J-H, Lee H-J, Echavarria-Pinto M, Watkins S, et al. Integrated physiologic assessment of ischemic heart disease in real-world practice using index of microcirculatory resistance and fractional flow reserve insights from the international index of microcirculatory resistance registry. Circ Cardiovasc Interv. 2015; 8(11): e002857.

25. Nolte F, van de Hoef TP, Meuwissen M, Voskuil M, Chamuleau SAJ, Henriques JPS, et al. Increased hyperaemic coronary microvascular resistance adds to the presence of myocardial ischaemia. EuroIntervention J Eur Collab Work Group Interv Cardiol Eur Soc Cardiol. 2014; 9(12): 1423–31.

26. Kitabata H, Imanishi T, Kubo T, Takarada S, Kashiwagi M, Matsumoto H, et al. Coronary microvascular resistance index immediately after primary percutaneous coronary intervention as a predictor of the transmural extent of infarction in patients with ST-segment elevation anterior acute myocardial infarction. JACC Cardiovasc Imaging. 2009; 2(3): 263–72.

27. Teunissen PFA, de Waard GA, Hollander MR, Robbers LFHJ, Danad I, Biesbroek PS, et al. Doppler-derived intracoronary physiology indices predict the occurrence of microvascular injury and microvascular perfusion deficits after angiographically successful primary percutaneous coronary intervention. Circ Cardiovasc Interv. 2015; 8(3): e001786.

28. Kitabata H, Kubo T, Ishibashi K, Komukai K, Tanimoto T, Ino Y, et al. Prognostic value of microvascular resistance index immediately after primary percutaneous coronary intervention on left ventricular remodeling in patients with reperfused anterior acute ST-segment elevation myocardial infarction. JACC Cardiovasc Interv. 2013; 6(10): 1046–54.

29. Yoon M-H, Tahk S-J, Yang H-M, Woo S-I, Lim H-S, Kang S-J, et al. Comparison of accuracy in the prediction of left ventricular wall motion changes between invasively assessed microvascular integrity indexes and fluorine-18 fluorodeoxyglucose positron emission tomography in patients with ST-elevation myocardial infarction. Am J Cardiol. 2008; 102(2): 129–34.

30. Mancini GB, McGillem MJ, DeBoe SF, Gallagher KP. The diastolic hyperemic flow versus pressure relation. A new index of coronary stenosis severity and flow reserve. Circulation. 1989; 80(4): 941–50.

31. Escaned J, Flores A, Garcia-Pavia P, Segovia J, Jimenez J, Aragoncillo P, et al. Assessment of microcirculatory remodeling with intracoronary flow velocity and pressure measurements: validation with endomyocardial sampling in cardiac allografts. Circulation. 2009; 120(16): 1561–8.

32. Di Mario C, Krams R, Gil R, Serruys PW. Slope of the instantaneous hyperemic diastolic coronary flow velocity–pressure relation. A new index for assessment of the physiological significance of coronary stenosis in humans. Circulation. 1994; 90(3): 1215–24.

33. de Bruyne B, Bartunek J, Sys SU, Pijls NH, Heyndrickx GR, Wijns W. Simultaneous coronary pressure and flow velocity measurements in humans. Feasibility, reproducibility, and hemodynamic dependence of coronary flow velocity reserve, hyperemic flow versus pressure slope index, and fractional flow reserve. Circulation. 1996; 94(8): 1842–9.

34. Bellamy RF. Diastolic coronary artery pressure-flow relations in the dog. Circ Res. 1978; 43(1): 92–101.

35. Shimada K, Sakanoue Y, Kobayashi Y, Ehara S, Hirose M, Nakamura Y, et al. Assessment of myocardial viability using coronary zero flow pressure after successful angioplasty in patients with acute anterior myocardial infarction. Heart. 2003; 89(1): 71–6.

36. Van Herck PL, Carlier SG, Claeys MJ, Haine SE, Gorissen P, Miljoen H, et al. Coronary microvascular dysfunction after myocardial infarction: increased coronary zero flow pressure both in the infarcted and in the remote myocardium is mainly related to left ventricular filling pressure. Heart.

2007; 93(10): 1231–7.

37. Patel N, Petraco R, Dall'Armellina E, Kassimis G, De Maria GL, Dawkins S, et al. Zero-flow pressure measured immediately after primary percutaneous coronary intervention for ST-segment elevation myocardial infarction provides the best invasive index for predicting the extent of myocardial infarction at 6 months: an OxAMI study (Oxford Acute Myocardial Infarction). JACC Cardiovasc Interv. 2015; 8(11): 1410–21.

第6章
血流储备分数（FFR）

14 理解血流储备分数

Antonio Maria Leone, Giancarla Scalone, and Giampaolo Niccoli

14.1 引言

众所周知，冠状动脉造影在评估冠状动脉狭窄的严重程度时有局限性[1]，尤其是利用发光图来确定治疗策略，解释了利用冠状动脉造影评估的狭窄程度与临床表现之间的分离[2]。在冠状动脉造影中度狭窄时尤其如此[3]。因此，在20世纪80年代末，人们开始找寻一种对狭窄严重程度进行功能学评价的指数。需要注意的是，这个指数要易于使用、可重复、并能明确指示出缺血的病变。试验了冠状动脉内多普勒及压力导丝之后，人们发展出了血流储备分数（FFR），这一指数是一种侵入性的评估狭窄程度的功能学指标[4-6]。如今，FFR在心脏再血管化的指南中有很高的推荐等级和证据强度[7]。在这部分中，我们要介绍FFR的相关基础，包括概念和公式的发展、对缺血试验的验证，以及在导管室里需要记忆的一些实用知识（图14.1～图14.3）。

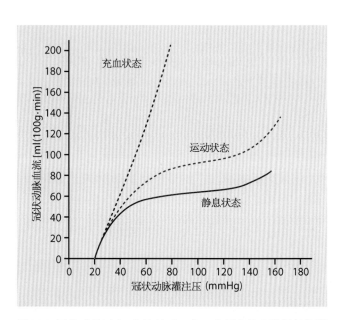

图14.1 冠状动脉压力-血流关系。在一个恒定的心肌耗氧级别下，冠状动脉血流自身调节：灌注压力在一个生理学范围内时，冠状动脉血流保持恒定（静息状态）。心肌耗氧需求的增加引起自身调节的平台期血流上升，称为代谢适应（运动状态）。在冠状动脉充血状态，冠状动脉压力与血流呈线性关系，尽管这条直线并未通过原点并轻微下凹（充血状态）（来自参考文献[12]）。

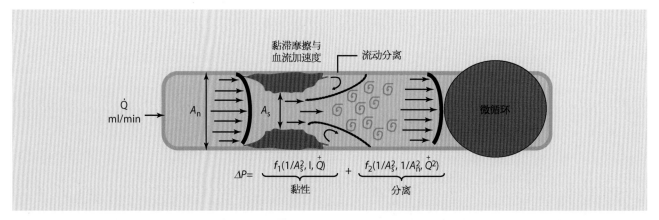

图14.2 总的压力衰减有两个来源：狭窄入口及狭窄部分的摩擦损耗，以及管腔骤然扩张与血流惯性引起的流动分离和涡流（出口损耗）。摩擦损耗与流速 Q 线性相关（泊肃叶定律）。由于狭窄段的对流加速度，出口损耗与流速的平方成正比（伯努利定律）。总的压力梯度（ΔP）是两部分之和：$\Delta P = (f_1 \times Q) + (f_2 \times Q^2)$。损耗系数 f_1 和 f_2 是与狭窄几何学及血液流变学（黏度及密度）相关的函数。表示狭窄段正常血管的一部分。

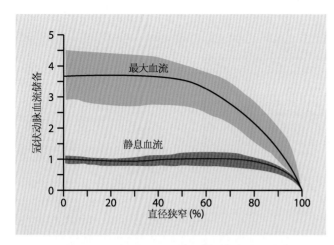

图14.3 该图说明在犬模型上冠状动脉血流储备（CFR）与冠状动脉造影直径狭窄百分比间的关系。由于自身调节现象，血流在狭窄程度增加时能保持恒定。特别地，在直径狭窄超过50%，即狭窄面积超过75%时，冠状动脉充盈血流开始下降。尽管如此，静息血流在未出现明显变化，直到直径狭窄达到至少80%～85%（来自参考文献[13]）。

14.2 原理

14.2.1 FFR原理

FFR定义为心肌充血流量与假设心外膜血管完全正常的前提下，同一区域的充血流量间的比值。FFR的原理，基于在最大充血情况下，冠状动脉树内压力-血流的线性关系[8-10]。这使得利用流量衰减形成的压力梯度评估狭窄严重程度成为可能。因此，当压力血流关系为线性时，两个冠状动脉压力的比率与对应于这些压力的冠状动脉血流的比率是相同的。这一概念同样适用于狭窄近端和末端的压力（图14.4）。换句话说，FFR代表的是存在狭窄的情况下最大血流量剩余的部分，或是其最大血流量正常值的分数。

$$FFR = 存在狭窄的最大血流量 / 正常最大血流量$$

一般来说，正常的心肌最大血流（Qn）是由$Qn = (P_a - P_v)/R$得出的，R为最大血管扩张时的心肌阻力，P_a和P_v分别代表平均主动脉压和平均中心静脉压。在存在狭窄的情况下，实际最大的血流由$Q = (P_d - P_v)/R$得出，P_d表示充血时的冠状动脉远端压力。当心肌血管床最大扩张时，它的阻力很小，而且是常数。因此，FFR定义为Q/Qn，得出$FFR = (P_d - P_v)/(P_a - P_v)$，其中$P_a$、$P_d$和$P_v$分别表示在冠状动脉最大充血时测得的平均主动脉、远端冠状动脉、中心静脉压力。这个公式可以进一步简化为[14-18]：

$$FFR = 最大充血状态下 P_d/P_a$$

假设在研究冠状动脉最大舒张过程中，存在一个由冠状动脉和其所供应心肌所组成的系统，与最大的冠状动脉和心肌充盈相对应，心肌阻力最小（因此是一个常量），血流与驱动压力成正比。当冠状动脉不存在狭窄时，心肌的灌注压为100 mmHg（图14.5，A）[19]。当冠状动脉存在狭窄时，造成

图14.4 血流储备分数的数学推导和方程。FFR血流储备分数，P_a动脉压力，P_d远端冠状动脉压力，P_v中心静脉压，Qn^{max}正常动脉内心肌充盈血流，Qs^{max}狭窄动脉内心肌充盈血流，Rn^{max}正常段心肌充盈阻力，Rs^{max}狭窄段心肌充盈阻力。

- FFR 是在最大充血状态下，狭窄的心外膜动脉（Qs^{max}）与正常心肌血流（Qn^{max}）的比值

$$FFR = \frac{Qs^{max}}{Qn^{max}}$$

- 流量（Q）是由冠状动脉压力差除以冠状动脉阻力的比值得到的

$$FFR = \frac{(P_d - P_v)/Rs^{max}}{(P_a - P_v)/Rn^{max}}$$

- 当冠状动脉最大充血时冠状动脉内阻力达到最低，可以从公式里忽略

$$FFR = \frac{(P_d - P_v)}{(P_a - P_v)}$$

- 事实上，在冠状动脉内P_v很小，可以忽略不计

$$FFR = \frac{(P_d)}{(P_a)}$$

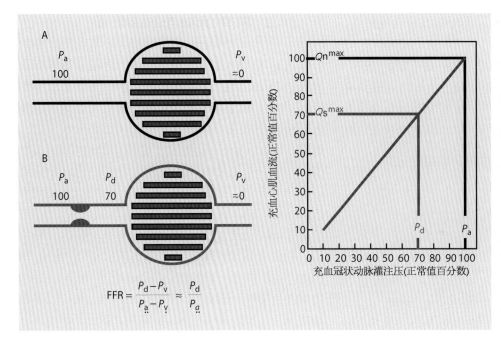

图14.5 当没有心外膜狭窄时（A），驱动压力P_a决定正常（100%）最大心肌血流。冠状动脉狭窄时存在30 mmHg的充血压力梯度的情况下（B），驱动压力将不再是100 mmHg，而是70 mmHg（P_d）。由于在最大充血过程中，驱动压力与心肌血流的关系呈线性关系，心肌血流也只会达到正常值的70%。这个数值的例子说明了两个压力的比率（P_d/P_a）是如何对应两个血流的比率（Q^{max}/Qn^{max}）。P_v中心静脉压（改编自参考文献[19]）。

$$FFR = \frac{P_d - P_v}{P_a - P_v} \approx \frac{P_d}{P_a}$$

30 mmHg的充血梯度，灌注压降至70 mmHg。因此，在存在狭窄的情况下，心肌的最大血流仅为正常最大流量的70%。这时我们说由这条动脉供应的心肌的FFR值为70%或0.7（图14.5，B）

因此，我们认为FFR的定义是：指定心肌区域的灌注血流，与假设这段心肌的心外膜血管完全正常时的灌注血流之间的比值[20, 21]。换句话讲，FFR表示心肌最大灌注血流与正常值间的比值，或更简单地说，FFR表示最大心肌血流受心外膜血管狭窄限制的程度。举个例子，如果FFR是0.6，表示心肌最大血流仅达到正常值的60%。

值得注意的，FFR与心率、血压和心肌收缩力无关[6, 21, 22]，有一个明确的正常值1.0。在最初的定义中，FFR被称为心肌FFR（FFR_{myo}），由于该指数考虑到了侧支循环的贡献，因此是表达了指定心肌区域的FFR。冠状动脉FFR（FFR_{cor}）是指目标冠状动脉的最大血流量与假设没有狭窄的情况下，同一目标血管的最大血流量之比。它的计算要求排除主要冠状动脉以外的心肌血流的贡献，比如冠状动脉网或旁路移植术。因此FFR_{cor}定义为（P_d-P_w）/（P_a-P_w），其中P_a代表平均大动脉压，P_d代表平均远端冠状动脉压力，P_w可以被认为是冠状动脉楔压，它被假定为侧支血流供应的估计值，是在冠状动脉闭塞时测量的[20-23]。FFR_{myo}与FFR_{cor}的区别在于侧支血流对总心肌灌注的贡献，称为侧支血流分数[20-23]。FFR_{myo}包含了正向和侧支血流对最大心肌灌注的贡献，因此它是临床观察的最重要的流量指标，并由此得到了"FFR"的定义。

14.2.2　FFR潜在的局限性

由于它的易用性，FFR在世界范围内越来越多地被使用。然而，介入医生应该意识到其一些潜在的局限性，这些局限是由FFR基于的一些假设而固有的。首先，实际的充血-压力血流关系不是线性的，而是曲线的，也就是说，在灌注压力的生理范围内，是递增的线性，但有非零的压力截断，因为冠状动脉血流在大约20 mmHg的灌注压力下停止[24]。静脉压、侧支血流、心外膜容量（在心脏收缩时心外膜血管中贮存的血液，在心脏舒张时进入心内膜下血管），以及心肌的顺应性均有助于截断压形成[11, 20]。在FFR的实验验证中，主动脉和冠状动脉远端压力均减去静脉压力[25]。然而，由于静脉压通常很低，并且与其他因素相比其对非零截断压的影响微乎其微，故在临床实践中不经常进行这种校正。在心肌功能障碍和心力衰竭患者中，应考虑静脉压的作用。

如上所述，同样程度的狭窄可能产生不同的FFR结果，在存在微血管功能障碍的情况下，它可能会降低压力梯度，导致对FFR的过高估计和对狭窄严重程度的低估（图14.6）。当怀疑存在微血管功能障碍时这种可能性应该被重视，微血管功能障碍有许多危险因素，包括糖尿病或急性冠脉综合征[26]。有趣的是，冠状动脉血流储备（CFR）和FFR可能存在不一致，当FFR"正常"（＞0.80）时，由于微血管功能障碍，冠状动脉血流储备减少（＜2.0）（假定的FFR假阴性结果）[27-30]。这组病人在长期随访中似乎有更高的心血管事件风险[31, 32]。较不常见的，冠状动脉血流储备可能是正常的，但由于存在中度狭窄导致血流增加（超正常），从而导致更大的梯度和更低的FFR值（假定的FFR假阳性结果）[27, 31, 32]。

最后，当侧支供血血管出现狭窄时，会出现冠状动脉窃血[33]。在这种情况下，由于窃血现象，远端压力会降低。特别是在第二条血管的远端阻力减小时（例如在接受血管扩张刺激后），血流量增加，因而远端冠状动脉压降低，导致侧支循环灌注压降低，从而使第一个动脉的侧支血流减少，引起狭窄前后更大的压力梯度和更低的FFR值。从理论上讲，在监测的血管内，通过冠状动脉内的（IC）途径给予血管扩张剂，将导致更高的FFR，因为远端压力不会因冠状动脉窃血而减少，同时侧支循环的血供得到保留。不过，该领域仍缺少大规模的研究。

14.3　FFR的验证与缺血截断值

通过非侵入性的负荷试验，验证了FFR在发现与逆转心肌缺血相关的冠状动脉狭窄上的准确性[21, 34-58]。表14.1展示了对比FFR与无创运动或药理学负荷试验来评估心肌缺血的主要研究[21, 37-60]。最初，De Bruyne和他的同事提出了0.66的FFR截断值，因为这个值最准确地反映了心电图运动负荷试验的结果，其灵敏度和特异度约为86%[35]。随后，Pijls等人在符合试验中对FFR与诱导缺血进行比较，提出了第二个截断值0.74。重要的是，在这项研究中，只有当负荷试验阳性与单支血管病变相关，并且在通过球囊扩张术治疗狭窄后的负荷试验结果为阴性时，患者才会被纳入[21]。在此之后，提出了0.75的截断值，这是与心电图运动负荷试验、负荷超声心动图和心肌灌注成像的多测试比较结果[36]。这个值成为第一个应用FFR的决策试验DEFER研究的截断值[59]。其他的研究无法重现Pijls等人在运动负荷试

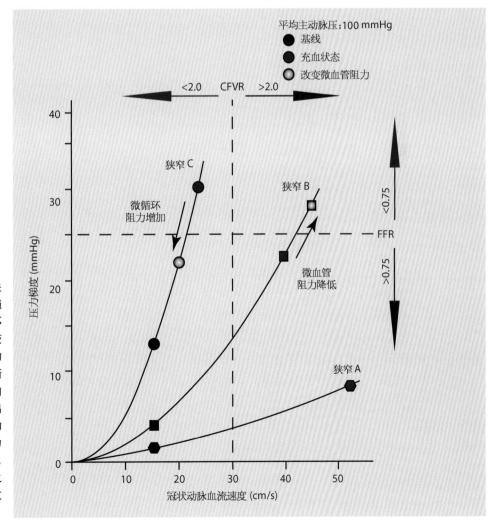

图14.6 压力梯度-血流速度关系。正常的心外膜血管压力损失可以忽略不计，因此压力不会随着流速的增加而显著改变（参考血管）。随着狭窄程度的增加（狭窄程度从A到C逐渐增加），压力梯度-血流速度曲线（ΔP-v）变得更陡，反映出随着流速的增加，在狭窄处的灌注压损失更大。微血管阻力的变化可以解释在某些情况下，由于流速改变，FFR和CFR之间结果的分离（改编自参考文献[12]）。

验和多测试研究中所观察到的0.75作为FFR截断值的高诊断准确性（分别为97%和93%）[21, 36]。然而，应该承认的是，这些大规模的研究并没有纳入血管重建成功后缺血缓解的患者（贝叶斯方法），而只是简单地将非侵入性测试结果与FFR值相关联。在无创负荷试验中，由于纳入了假阳性患者，这可能影响了FFR的准确性。以FFR＜0.75预测缺血的特异性为100%、敏感性为88%、阳性预测值为100%、总体准确率为93%。然而，为了提高灵敏度（＞90%），以更多假阳性结果和更少的特异性为代价，最近的

大规模FFR试验已经将行经皮冠状动脉介入治疗（PCI）的截断值调整至0.80[60]。通过这一截断值，FFR在FAME和FAME2两项研究中都改善了临床结果[60, 61]。然而，固定的截断值的概念最近受到了一项荟萃分析的挑战，FFR被证实与预后之间，存在连续且独立的关系，具有较低FFR值的病变从血运重建中有更大的绝对获益[62]。

最后，在对325例患者进行连续FFR测量的研究中，10 min的间隔内测量了2次FFR，证实FFR具有很高的可重复性（相关系数R=0.983）[37]。

表14.1 对比FFR与非侵入性负荷试验评估心肌缺血的研究

年份	作者	病变数	诱发充血药物	缺血试验	最佳FFR截断值	准确度(%)	临床背景
1995	Pijls [21]	60	IV 腺苷灌注 [140 μg/（kg·min）]	EST, SPECT, DSE	0.74	97	单支病变CAD
1995	Tron [44]	70	IC 腺苷弹丸注射（40～60 μg以上）	SPECT	0.69	67	多支病变CAD
1995	De Bruyne [37]	60	IC 罂粟碱（8～12 μg以上）腺苷弹丸注射（12～18 μg以上）	DSE	0.75	93	单支病变CAD
1996	Pijls [38]	45	IV 腺苷灌注 [140 μg/（kg·min）]	DSE	0.75	93	单支病变CAD
1996	Bartunek [52]	75	IC 罂粟碱（8～12 μg以上）腺苷弹丸注射（12～18 μg以上）	DSE	0.75	81	单支病变CAD
1997	Bartunek [45]	37	IC 腺苷弹丸注射（40～60 μg以上）	DSE	0.67	90	单支病变CAD
2000	Caymaz [46]	40	IC 腺苷弹丸注射（40～60 μg以上）	SPECT	0.75	95	单支病变CAD
2000	Fearon [47]	10	IC 腺苷弹丸注射（40～60 μg以上）	SPECT	0.75	95	单支病变CAD
2000	Abe [53]	46	IV ATP灌注 [150 μg/（kg·min）]	SPECT	0.75	91	单支病变CAD
2001	Jimenez-Navarro [40]	21	IV 腺苷灌注 [140 μg/（kg·min）]	SPECT, DSE	0.75	90	单支病变CAD
2001	Chamuleau [48]	161	IC 腺苷弹丸注射（40～60 μg以上）	SPECT	0.74	77	多支病变CAD
2001	De Bruyne [54]	57	IV 腺苷灌注 [150 μg/（kg·min）]；IC腺苷弹丸注射（40 μg）；IC ATP弹丸注射（40 μg）	SPECT	0.78	85	陈旧MI
2002	Seo [49]	25	IC 腺苷弹丸注射（40～60 μg以上）	SPECT	0.75	60	陈旧MI
2002	Yanagisawa [55]	194	IC 罂粟碱（8～12 μg以上）	SPECT	0.75	76	陈旧MI
2004	Zlaee [56]	55	IV 腺苷灌注 [140 μg/（kg·min）]；IC腺苷弹丸注射（30～50 μg）	EST, SPECT, DSE	0.75	88	开口病变
2004	Rieber [41]	48	IV 腺苷灌注 [140 μg/（kg·min）]	SPECT	0.75	76～81	多支病变CAD
2004	Morishima [57]	20	IC ATP弹丸注射（40 μg）	SPECT	0.75	85	单支病变CAD
2005	Erhard [42]	47	IV 腺苷灌注 [140 μg/（kg·min）]	SPECT, DSE	0.75	77	多支病变CAD
2005	Hacker [43]	50	IV 腺苷灌注 [140 μg/（kg·min）]	SPECT	0.75	86	单支病变CAD

（续表）

年份	作 者	病变数	诱发充血药物	缺血试验	最佳FFR截断值	准确度(%)	临床背景
2005	Kruger[50]	42	IC 腺苷弹丸注射（40～60 µg以上）	SPECT	0.75	88	ISR
2005	Kobori[58]	156	IC 罂粟碱（8～12 µg以上）	SPECT	0.75	70	ISR
2006	Samady[51]	48	IC 腺苷弹丸注射（40～60 µg以上）	SPECT, DSE	0.78	92	陈旧MI
2007	Ragosta[59]	36	IC 腺苷弹丸注射（30～100 µg以上）	SPECT	0.75	69	多支病变CAD
2012	Van der Hoef[60]	299	IC 腺苷弹丸注射（40～60 µg以上）	SPECT	0.76	74	多支病变CAD

ATP：三磷酸腺苷，CAD：冠心病，DSE：多巴酚丁胺负荷超声心动图，EST：运动负荷试验，IC：冠状动脉内，ISR：支架内再狭窄，IV：静脉内，MI：心肌梗死，SPECT：单光子发射扫描法

表14.2　导管室FFR评估过程中获得充血的药物

给药方法	计量范围	维持时间	半衰期	副　　作　　用
罂粟碱 IC	8～20 mg	2 min	2 h	QT间期延长，T波改变；室性心律失常
腺苷 IC 或 IV	60～600 µg IC，140 µg/(kg·min) IV	30～60 s	1～2 min 10 sec	IC：AV传导阻滞；IV：低血压；灌注过程中灼烧感或心绞痛样胸痛
NTP IC	0.3～0.9 µg/kg	1 min	2 min	头痛、低血压、氰化物中毒
ATP IC 或 IV	20～40 mg IC，140 µg/(kg·min) IV	30～60 s	1～2 min 60～120 sec	IC：AV传导阻滞；IV：低血压；灌注过程中灼烧感或心绞痛样胸痛

ATP：三磷酸腺苷，AV：房室，IC：冠状动脉内，IV：静脉内，NTP：硝普钠

14.4　应用

FFR可用一种商用导丝来测量，有两家公司生产：圣犹达医疗和火山公司。这两套系统均采用0.014英寸导丝，在导丝射线下可视部分与不可视部分的交界处，也就是距导丝尖端3 cm处，有压力传感器。最近，一个微导管系统（ACIST RXi™快速交换FFR系统，Acist医疗系统，明尼苏达州，美国）提出了一种标准的冠状动脉导丝用于FFR评估，但仍需要大型临床试验进行验证。大多数术者更喜欢使用6 F指引导管，但FFR可以通过5 F或4 F系统进行测量。给予100～200 µg硝酸甘油以使心外膜血管舒张；这种阻力降低是由心外膜血管张力引起的。压力导丝连接到系统的控制台上，进行校零，从指引导管推送出来，直到传感器到达指引管口。这个位置压力导丝与指引导管的压力相等。然后推送导丝到被监测的血管的远端2/3。传感器通过狭窄处远端，进行最大的充血刺激，以完成对病灶的生理信号的完整评估以及FFR评估。需要注意的是，在一个选定的狭窄处，通过的流量越大，梯度就越高，FFR值就越低。因此，实现最大充血对于FFR的准确性至关重要。有几种药物，IC或IV给药，已被证明可诱发充血，用于对冠状动脉狭窄的侵入性评价。其中，腺苷，特别是静脉注射给药，已经成为目前的参考标准（表14.2）。

14.4.1　诱发充血

·腺苷·

FFR最初验证时，使用腺苷通过中心静脉注射，计量为140 µg/(kg·min)[63-65]。腺苷是一种由心脏合成的天然核苷酸，由三磷酸腺苷（ATP）或环磷酸腺苷经脱磷酸反应得来，在生理条件下由于代谢需求增加，或在病理状态下由于缺血而合成，并且由于刺激心脏敏感神经纤维从而引起的心绞痛[65]。通过与位于小动脉平滑肌细胞上的A2受体结合，它会引起微血管床的血管扩张[65]。由于它的半衰期很短（＜20 s），静脉注射可延长充血时间。静脉注射时，会相对较快地诱发充血（开

始注射后的 60 ～ 90 s），注射期间持续维持充血状态，在停止给药后 1 min 内消失。可通过回撤技术仔细研究长病变或多支狭窄病变，也可以通过指引管撤出冠状动脉口的技术研究开口病变。在输注过程中，患者通常会感到胸部不适、呼吸急促，以及典型的面部充血，这可能会限制测试的耐受性。这些影响属于正常反应，与腺苷的作用机制有关，决不应与心肌缺血表现混淆[65]。由于其收缩支气管的作用，在有慢性阻塞性肺病或哮喘病史的患者中应避免使用 IV 腺苷。在连续静脉输注腺苷时，房室传导阻滞不太常见。对静脉注射腺苷的血流动力学反应通常以压力下降 10% ～ 20% 和心率的增加为特征，除非是由腺苷自身的作用而直接降低了心率。一般来说，中心静脉给药能保证充血的稳定性。然而，使用外周静脉得到经中心静脉注射 140 μg/（kg·min）相当的效果[63, 64]。剂量可以提升到 170 ～ 180 μg/（kg·min）[64]（表 14.3 和表 14.4），以确保达到最大充血的效果。重要的是确保患者避免深呼吸（这是一种常见的反应，可以缓解典型的腺苷引起呼吸急促的感觉），以避免改变回心的静脉血量。表 14.3 和 14.4 展示了各种类的腺苷的准备及给药方法。

有大量在体试验证实腺苷冠状动脉内给药的安全性和有效性[66-68]。众所周知，冠状动脉内腺苷的

作用在 10 s 内达到峰值，但作用持续时间小于 20 s。冠状动脉内腺苷可使充血更迅速、更经济，不受静脉内腺苷的一系列全身效应影响，但有不可忽视的暂时性房室传导阻滞（特别是在右冠状动脉的给药时）。尽管有大量可用的数据并在现实世界中广泛代替静脉腺苷，但令人惊讶的是，冠状动脉内腺苷给药的最佳剂量还没有完全确定。然而，证据表明最初提出的剂量（右冠状动脉 15 ～ 20 μg，左冠状动脉 18 ～ 24 μg）[66-69] 中有近 10% 的患者 FFR 值高估[66, 67]。最近的研究表明，使用 600 μg 以上的高剂量腺苷是安全的，且与静脉腺苷有类似的功效，尽管逐步增加剂量提高了短暂房室传导阻滞的可能性[69, 70]。一种谨慎的方法，如果房室传导阻滞持续进展或 FFR 接近于临界时（比如 0.81 或 0.83），从逐渐增加 IC 腺苷的剂量（比如，从 60 μg 到 600 μg）转换到静脉给药[70]。从实用的角度来看，有必要强调避免使用带有侧孔的指引管，以限制 P_a 信号的中断，考虑到腺苷的作用时间较短，应尽可能快地注射进导管。最后，重要的是，应从不超过 3 次心跳中计算平均信号，以避免错误的 FFR 读数。

应该注意的是，甲基黄嘌呤类如咖啡因，通过阻断 A2A 的受体可以阻止腺苷引起充血反应[71]。因此，虽然很少有证据表明咖啡因对 FFR 的影响，但建议患者在手术前至少 24 h 不要喝咖啡或茶[71]。

表 14.3 导管室行 FFR 评估时腺苷（盖伦制剂）和瓶装腺苷静脉给药的图表

腺苷（盖伦制剂——200 mg 腺苷溶于 100 ml 生理盐水）	
患者体重（kg）	灌注速度（ml/h）
50	210
60	252
70	294
80	336
90	378
100	420
腺苷®瓶装（腺苷 30 mg，10 ml）	
患者体重（kg）	注射时间：2 min
50	2.3
60	2.8
70	3.3
80	3.7
90	4.2
100	4.7

表 14.4 在导管室行 FFR 评估时，静脉注射瓶装 Adenocor 或 Krenosin 的图表

瓶装 Adenocor 或 Krenosin（腺苷 6 mg，2 ml）				
生理功能	速度达到 140 μg/（kg·min）的瓶数		速度达到 180 μg/（kg·min）的瓶数	
患者体重（kg）	注射时间：2 min	注射时间：3 min	注射时间：2 min	注射时间：3 min
50	2.3	3.5	3.0	4.5
60	2.8	4.2	3.6	5.4
70	3.3	4.9	4.2	6.3
80	3.7	5.6	4.8	7.2
90	4.2	6.3	5.4	8.1
100	4.7	7.0	6.0	9.0

药物在 0.9% 的盐水中稀释到 60 ml，手工推注 2 min 或 3 min

· 罂粟碱 ·

冠状动脉内给予罂粟碱能有效稳定地诱导冠状动脉充血。作用峰值在注射后的 10～30 s，维持时间在 45～60 s [72]。建议剂量为右冠状动脉 12～16 mg，左冠状动脉 16～20 mg。罂粟碱是第一个被检测出可以诱导充血的药物之一。尽管有大量在体试验证据支持其作用方式和有效性，但罂粟碱对节律的影响限制了其应用。事实上，它可以延长 QT 间期，从而可能导致多型的室性心动过速以及心室颤动（1%～2% 的病例）[73, 74]。基于这个原因，必须在手术前纠正低钾血症，并建议患者不要服用其他延长 QT 间期的药物，以尽量减少这些潜在致命性心律失常的风险。同时，与某些对比剂共同应用时会出现结晶 [74]。然而，其药物作用的持续时间延长，可以行回撤操作，但这也意味着在两次测量之间至少需要间隔 5 min，以使 P_d/P_a 返回基线。总之，罂粟碱作为一种二线充血药物，对于有腺苷类药物绝对禁忌证的病例，可以谨慎使用。

· 硝普钠 ·

由于它的作用不依赖于任何特定的肾上腺素能受体，所以与交感神经系统的拮抗剂不同，硝普钠并不改变血液的分布区域 [75, 76]。在冠状动脉中，通过刺激 NO 的释放，这种药物可诱导血管扩张 [77]。它最初局限于对无复流的治疗，而不是对冠状动脉狭窄的评价。在 FFR 评估中，与静脉腺苷相比在记录 FFR 平均值与 FFR ≤ 0.80 两方面，0.6 μg/kg 的剂量已被证实有效，与公认的冠状动脉内给予腺苷相比，其最大充血时间延长了 25%。不幸的是，这些有

利的效果被血压的显著降低抵消了，尽管可以快速纠正，但是这不仅降低了病人的舒适度，同时也影响了 FFR 评估的准确性 [78]。最终，硝普钠的应用缺少大型临床试验的验证 [6]。总之，在对腺苷绝对禁忌的病例中，硝普钠可以作为第二选择的充血诱发药物。

· 其他血管舒张剂 ·

5'磷酸-三腺苷（ATP）血浆半衰期短，快速降解为 ADP、AMP 和腺苷。虽然 ATP 的作用依赖于降解的产物腺苷，但也不能排除其对腺苷受体或嘌呤受体 P2 的直接作用。实际上，15～50 μg ATP 冠状动脉内给药与 10 mg 罂粟碱冠状动脉内给药所引起的血管舒张程度基本相当，同时没有任何血流动力学及心电图波形变化 [79, 80]。冠状动脉内 ATP 是由日本研究者首次报道，并主要应用于日本。与腺苷相比，它较少带来胸痛等不适，血压下降水平（10%～15%）与心率增加水平（10%～15%）基本相当。

在无创负荷试验中广泛应用等药物，诸如多巴酚丁胺 [10～50 μg/（kg·min）] 或双嘧达莫（0.56～0.84 mg/kg），曾偶尔应用与 FFR 评估，但由于实际的原因（多巴酚丁胺引起充血的时间较长，副作用等）并未能在导管室得到广泛应用 [81, 82]。最后，在选择性结合腺苷 A2A 受体的合成衍生物的基础上，研制一种易于给药、有效且安全的充血诱导物如瑞加德松，学界仍有持续的兴趣 [83-85]。它的优势是避免了依赖受体刺激 A1、A2B 和 A3A 受体的副作用，诸如支气管痉挛、呼吸困难及负性传导等。

尽管在核医学领域有大量的经验，但是关于它们在FFR中的使用鲜有报道。然而，它似乎具有与静脉腺苷类似的效果，其副作用更少，起效更迅速，且剂量固定与体重无关[85]。

非离子型放射造影剂，常规用于冠状动脉造影，虽然不及腺苷，但已证实可引起充血[86]。因此，可以想象，冠状动脉内注射传统非离子型引起反应性充血时，通过压力导丝测量的P_d/P_a比率，可能足以评估大量病例中狭窄的生理学严重程度，从而避免了注射腺苷的缺点。在这种背景下，RINASCI研究证实[87]，对比剂诱导的P_d/P_a比率（CMR），一种通过冠状动脉内注射标准造影剂后获得的亚最大充血状态，经P_d/P_a比值计算的新指标，准确地预测了由FFR评估冠状动脉中度狭窄的功能学意义。此外，在这项研究中，作者提出了一种顺序应用CMR，进而冠状动脉内腺苷、静脉内腺苷以获得最大冠状动脉血管扩张测量FFR值的方法。特别是，CMR ≤ 0.83被认为具有显著性意义，并推荐行PCI治疗；CMR值≥ 0.88被认为不具有显著性意义，并推荐延迟进行PCI治疗；CMR值在0.84 ~ 0.87被认为是可疑阳性，需要使用静脉或冠状动脉内腺苷诱导最大充血来进行FFR评估；最后，如果在静脉应用腺苷时FFR测量 ≤ 0.80，建议行PCI治疗（图14.7）。显示出对比剂诱导P_d/P_a（也叫cFFR）的诊断效能优于通过静态指标预测FFR[88, 89]。

14.4.2　避免实际应用中的陷阱

· 引导针，Y阀，以及均衡 ·

应当避免血液回流，因为引导针及Y阀的血液回流会降低所测得的主动脉内的流体填充压力，从而会产生错误的高FFR值。因此，在FFR测量过程中，应将引导针撤出并将Y阀关紧，以避免主动脉压力的损失[4, 19]。重要的是，当压力导丝到达冠状动脉口，导管末端测得的压力和导丝测得的压力应当相等[4, 19, 90]。导丝的不可视段应超出指引管口外1 ~ 2 mm。主动脉和导丝压力的不同可能是由于流体填充压力传感器的高度不合适，高度应该在病人胸骨下方5 cm（主动脉根部的估测位置）。进行冲管后，应进行电子校零，重要的目的是以与冠状动脉开口同样的压力开始对血管的评估[4, 19, 90]。

· 指引导管 ·

当进行冠状动脉内压力测量时，最好使用6 F指引导管。如果使用更大的导引管，无论在静息状态

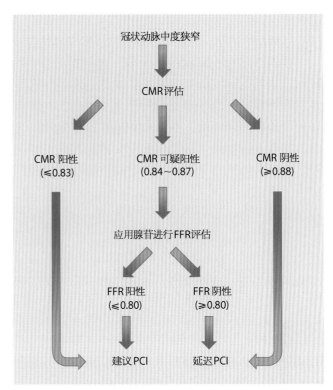

图14.7 RINASCI研究提出的顺序应用对比剂、冠状动脉内腺苷、静脉内腺苷获得最大冠状动脉舒张，进行FFR评估的流程图。对比剂诱导的P_d/P_a比值，CMR ≤ 0.83被认为具有显著性意义，并推荐行PCI治疗；CMR值≥ 0.88被认为不具有显著性意义，并推荐延迟进行PCI治疗；CMR值在0.84 ~ 0.87被认为是可疑阳性，需要使用静脉或冠状动脉内腺苷诱导最大充血来进行FFR评估；最后，如果在静脉应用腺苷时FFR测量 ≤ 0.80，建议行PCI治疗（改编自参考文献 [87]）。

还是最大充盈状态，在主动脉和冠状动脉近段之间将出现一个由指引管形成的额外压力梯度。这种情况发生时将出现导管记录的压力衰减或者压力波形心室化[91]。需要强调的是，这种压力"衰减"经常只在充血状态下显现，导致低估了冠状动脉狭窄的压力梯度，造成相应FFR值的高估。指引导管离开冠状动脉开口，推送压力导丝至血管远端，用静脉注射代替冠状动脉内给药可以预防这种情况的发生。在使用小指引导管遇到开口病变或解剖学上的小开口时，同样也应注意这种压力"衰减"。

当冠状动脉内给予充血刺激药物时，应避免使用带侧孔的指引导管，因为此时药物的剂量难以预测。此外，由流体填充压力传感器将受到指引导管顶端压力（冠状动脉压力）和侧孔压力（主动脉压力）的共同影响。因此，如果带侧孔的指引导管是唯一的选择，应记得在注射过充血刺激药物后将指引管离开冠状动脉开口；但最好使用静脉注射的充盈

刺激药物。

· 手术中的陷阱：漂移、鞭梢效应、手风琴效应 ·

特别是经过长时间的手术后，有可能出现主动脉和冠状动脉远端的压力梯度。然而这不是一种真实的压力梯度。这种现象被称为电子漂移。为了区分真实的梯度和漂移，应该检查冠状动脉远端的压力曲线形态。如果远端和近段的曲线形状是几乎相同的，这是漂移的一种明显的证据，因为在真实的梯度下，远端的压力波形应是心室化的。特别是，如果存在很大的压力梯度，且重搏切迹出现在了远端压力波形上，则应怀疑漂移现象。由于与右冠状动脉系统相比（可见到收缩期供血），舒张期内血流优先供应左冠状动脉，故而发生在右冠状动脉的漂移更难被发现。在这种情况下，回撤导丝，检查漂移现象，最后重新校准压力曲线可能是有用的，如果狭窄难以重新评估，漂移的值可以带入FFR公式并手动计算FFR值 [例如，FFR= $(P_d \pm$ 漂移值$)/P_a$]。当前PCI后大型临床研究表明 ±2 mmHg的漂移是可以接受的。否则，最好是重新校准和并在充血的情况下监测远端压力，以获得更精确的FFR值。用生理盐水冲洗指引导管以排空对比剂，偶尔会消除这种明显的漂移。最后，通过静脉通路给予腺苷，进行回撤检验可能有助于澄清漂移的存在（通过比较恰好通过病变与刚刚恰好接近病变时的压力），以及明确支架置入后明显的"新"的梯度的意义（漂移，或者是因血流增加而对近端斑块的血流动力学影响）。

鞭梢效应很容易发现，由于导丝与血管壁的碰撞，引起压力曲线上出现了尖峰。改变导丝位置通常会解决这个问题。此外，由于扭曲的血管的管壁的不断折叠，从而使导丝引起手风琴效应，可能造成假的压力梯度。再次回撤导丝可以解决这个现象。

· PCI过程中断开导丝连接 ·

FFR导丝可以断开连接，用作PCI导丝，为了评估PCI术后FFR值可以再次连接。清洁导丝尾端2.5 cm很重要（电极的位置），在重新连接接口之前，用湿纱布清洁并彻底干燥，否则测量将不准确。狭窄的严重程度受血管收缩调节。

在一些病例中，患者的血管存在中度狭窄（没有造成局部缺血），由于用力而加重（出现局部缺血），造成运动负荷试验结果异常。然而，当用充血刺激药物测量FFR时，不会发生血管收缩，FFR结果将提示不存在缺血。故而在单支血管中度狭窄，负荷试验与FFR之间存在差异时，应考虑是否存在此种情况[91]。

14.5 结论

由于对冠状动脉狭窄严重程度的评估有局限性，冠状动脉造影术越来越受到有创功能学评价的支持，尤其在冠状动脉造影提示临界病变的时候。FFR在20世纪80年代末和90年代初被引入和验证，目前指南中推荐其用于心脏再血管化。然而，为了避免病人管理上的错误，必须正确理解FFR评估的基本原则和假设。特别是充血对FFR评估至关重要的作用。最后，为了正确诊断和治疗冠心病患者，应牢记一些实用的导丝使用知识和FFR操作步骤。

（王秋实　赵慧强　译）

参考文献

1. Mintz GS, Popma JJ, Pichard AD, Kent KM, Satler LF, Chuang YC, DeFalco RA, Leon MB. Limitations of angiography in the assessment of plaque distribution in coronary artery disease: a systematic study of target lesion eccentricity in 1446 lesions. Circulation. 1996; 93: 924–31.

2. Topol EJ, Nissen SE. Our preoccupation with coronary luminology. The dissociation between clinical and angiographic findings in ischemic heart disease. Circulation. 1995; 92: 2333–42.

3. Tobis J, Azarbal B, Slavin L. Assessment of intermediate severity coronary lesions in the catheterization laboratory. J Am Coll Cardiol. 2007; 49: 839–48.

4. Kern MJ, Lerman A, Bech JW, De Bruyne B, Eeckhout E, Fearon WF, Higano ST, Lim MJ, Meuwissen M, Piek JJ, Pijls NH, Siebes M, Spaan JA, American Heart Association Committee on Diagnostic and Interventional Cardiac Catheterization, Council on Clinical Cardiology. Physiological assessment of coronary artery disease in the cardiac catheterization laboratory: a scientific statement from the American Heart Association Committee on Diagnostic and Interventional Cardiac Catheterization, Council on Clinical Cardiology. Circulation. 2006; 114: 1321–41.

5. Van de Hoef TP, Meuwissen M, Escaned J, Davies JE, Siebes M, Spaan JA, Piek JJ. Fractional flow reserve as a surrogate for inducible myocardial ischaemia. Nat Rev Cardiol. 2013; 10: 439–52.

6. Fearon WF. Invasive coronary physiology for assessing intermediate lesions. Circ Cardiovasc Interv. 2015; 8: 001942.

7. Task Force on Myocardial Revascularization of the European Society of Cardiology (ESC) and the European Association for Cardio-Thoracic Surgery (EACTS), European Association for Percutaneous Cardiovascular Interventions (EAPCI), Wijns W, Kolh P, Danchin N, Di Mario C, Falk V, Folliguet T, Garg S, Huber K, James S, Knuuti J, Lopez-Sendon J, Marco J, Menicanti L, Ostojic M, Piepoli MF, Pirlet C, Pomar JL, Reifart N, Ribichini FL, Schalij MJ, Sergeant P, Serruys PW, Silber S, Sousa Uva M, Taggart D. Guidelines on myocardial revascularization. Eur Heart J. 2010; 31: 2501–55.

8. Deussen A, Ohanyan V, Jannasch A, Yin L, Chilian W. Mechanisms of metabolic coronary flow regulation. J Mol Cell Cardiol. 2012; 52: 794–801.

9. Mosher P, Ross Jr J, Mcfate PA, Shaw RF. Control of coronary blood flow by an autoregulatory mechanism. Circ Res. 1964; 14: 250–9.

10. Di Mario C, Krams R, Gil R, Serruys PW. Slope of the instantaneous hyperemic diastolic coronary flow velocity-pressure relation. A new index for assessment of the physiological significance of coronary stenosis in humans. Circulation. 1994; 90: 1215–24.

11. Spaan JA. Coronary diastolic pressure-flow relation and zero flow pressure explained on the basis of intramyocardial compliance. Circ Res. 1985; 56: 293–309.

12. van de Hoef TP, Meuwissen M, Piek JJ. Fractional flow reserve and beyond. Heart. 2013; 99: 1699–705.

13. Gould KL, Lipscomb K, Hamilton GW. Physiologic basis for assessing critical coronary stenosis. Instantaneous flow response and regional distribution during coronary hyperemia as measures of coronary flow reserve. Am J Cardiol. 1974; 33: 87–94.

14. Baumgart D, Haude M, Liu F, Ge J, Goerge G, Erbel R. Current concepts of coronary flow reserve for clinical decision making during cardiac catheterization. Am Heart J. 1998; 136: 136–49.

15. Gould KL, Kirkeeide RL, Buchi M. Coronary flow reserve as a physiologic measure of stenosis severity. J Am Coll Cardiol. 1990; 15: 459–74.

16. Chareonthaitawee P, Kaufmann PA, Rimoldi O, Camici PG. Heterogeneity of resting and hyperemic myocardial blood flow in healthy humans. Cardiovasc Res. 2001; 50: 151–61.

17. McGinn AL, White CW, Wilson RF. Interstudy variability of coronary flow reserve: influence of heart rate, arterial pressure, and ventricular preload. Circulation. 1990; 81: 1319–30.

18. Hoffman JI. Problems of coronary flow reserve. Ann Biomed Eng. 2000; 28: 884–96.

19. Pijls NH, Sels JW. Functional measurement of coronary stenosis. J Am Coll Cardiol. 2012; 59: 1045–57.

20. Pijls NH, van Son JA, Kirkeeide RL, De Bruyne B, Gould KL. Experimental basis of determining maximum coronary, myocardial, and collateral blood flow by pressure measurements for assessing functional stenosis severity before and after percutaneous transluminal coronary angioplasty. Circulation. 1993; 87: 1354–67.

21. Pijls NH, Van Gelder B, Van der Voort P, Peels K, Bracke FA, Bonnier HJ, el Gamal MI. Fractional flow reserve. A useful index to evaluate the influence of an epicardial coronary stenosis on myocardial blood flow. Circulation. 1995; 92: 3183–93.

22. de Bruyne B, Bartunek J, Sys SU, Pijls NH, Heyndrickx GR, Wijns W. Simultaneous coronary pressure and flow velocity measurements in humans. Feasibility, reproducibility, and hemodynamic dependence of coronary flow velocity reserve, hyperemic flow versus pressure slope index, and fractional flow reserve. Circulation. 1996; 94: 1842–9.

23. Pijls NH, De Bruyne B. Coronary pressure. 2nd ed. Dordrecht: Kluwer Academic Publisher; 2000.

24. Grattan MT, Hanley FL, Stevens MB, Hoffman JI. Transmural coronary flow reserve patterns in dogs. Am J Physiol. 1986; 250: H276–83.

25. Spaan JA, Piek JJ, Hoffman JI, Siebes M. Physiological basis of clinically used coronary hemodynamic indices. Circulation. 2006; 113: 446–55.

26. Meuwissen M, Chamuleau SA, Siebes M, Schotborgh CE, Koch KT, de Winter RJ, Bax M, de Jong A, Spaan JA, Piek JJ. Role of variability in microvascular resistance on fractional flow reserve and coronary blood flow velocity reserve in intermediate coronary lesions. Circulation. 2001; 103: 184–7.

27. Johnson NP, Kirkeeide RL, Gould KL. Is discordance of coronary flow reserve and fractional flow reserve due to methodology or clinically relevant coronary pathophysiology? J Am Coll Cardiol Img. 2012; 5: 193–202.

28. Van de Hoef TP, Nolte F, Echavarria Pinto M, van Lavieren MA, Damman P, Chamuleau SAJ, Voskuil M, Verberne HJ, Henriques JPS, van Eck-Smit BLF, Koch KT, de Winter RJ, Spaan JAE, Siebes M, Tijssen JGP, Meuwissen M, Piek JJ. Impact of hyperaemic microvascular resistance on fractional flow reserve measurements in patients with stable coronary artery disease: insights from combined stenosis and microvascular resistance assessment. Heart. 2014; 100: 951–9.

29. Echavarria-Pinto M, van de Hoef TP, Serruys PW, Piek JJ, Escaned J. Facing the complexity of ischaemic heart disease with intracoronary pressure and flow measurements: beyond fractional flow reserve interrogation of the coronary circulation. Curr Opin Cardiol. 2014; 29: 564–70.

30. Echavarria-Pinto M, Escaned J, Macias E, Medina M, Gonzalo N, Petraco R, Sen S, Jimenez-Quevedo P, Hernandez R, Mila R, Ibanez B, Nunez-Gil IJ, Fernandez C, Alfonso F, Banuelos C, Garcia E, Davies J, Fernandez-Ortiz A, Macaya C. Disturbed coronary hemodynamics in vessels with intermediate stenoses evaluated with fractional flow reserve: a combined analysis of epicardial and microcirculatory involvement in ischemic heart disease. Circulation. 2013; 128: 2557–66.

31. van de Hoef TP, van Lavieren MA, Damman P, Delewi R, Piek MA, Chamuleau SA, Voskuil M, Henriques JP, Koch KT, de Winter RJ, Spaan JA, Siebes M, Tijssen JG, Meuwissen M, Piek JJ. Physiological basis and long-term clinical outcome of discordance between fractional flow reserve and coronary flow velocity reserve in coronary stenoses of intermediate severity. Circ Cardiovasc Interv. 2014; 7: 301–11.

32. van de Hoef TP, Bax M, Damman P, Delewi R, Hassell ME, Piek MA, Chamuleau SA, Voskuil M, van Eck-Smit BL, Verberne HJ, Henriques JP, Koch KT, de Winter RJ, Tijssen JG, Piek JJ, Meuwissen M. Impaired coronary autoregulation is associated with long-term fatal events in patients with stable coronary artery disease. Circ Cardiovasc Interv. 2013; 6: 329–35.

33. Gross GJ, Warltier DC. Coronary steal in four models of single or multiple vessel obstruction in dogs. Am J Cardiol. 1981; 48: 84–92.

34. Christou MA, Siontis GC, Katritsis DG, Ioannidis JP. Meta-analysis of and fractional flow reserve versus quantitative coronary angiography noninvasive imaging for evaluation of myocardial ischemia. Am J Cardiol. 2007; 99: 450–6.

35. De Bruyne B, Bartunek J, Sys SU, Heyndrickx GR. Relation between myocardial fractional flow reserve calculated from coronary pressure measurements and exercise-induced myocardial ischemia. Circulation. 1995; 92: 39–46.

36. Pijls NH, De Bruyne B, Peels K, Van Der Voort PH, Bonnier HJ, Bartunek J, Koolen JJ, Koolen JJ. Measurement of fractional flow reserve to assess the functional severity of coronary-artery stenoses. N Engl J Med. 1996; 334: 1703–8.

37. Bech GJ, De Bruyne B, Pijls NH, de Muinck ED, Hoorntje JC, Escaned J, Stella PR, Boersma E, Bartunek J, Koolen JJ, Wijns W. Fractional flow reserve to determine the appropriateness of angioplasty in moderate coronary stenosis: a randomized trial. Circulation. 2001; 103: 2928–34.

38. Jiménez-Navarro M, Alonso-Briales JH, Hernández García MJ, Rodríguez Bailón I, Gómez-Doblas JJ, de Teresa Galván E. Measurement of fractional flow reserve to assess moderately severe coronary lesions: correlation with dobutamine stress echocardiography. J Interv Cardiol. 2001; 14: 499–504.

39. Rieber J, Jung P, Erhard I, Koenig A, Hacker M, Schiele TM, Segmiller T, Stempfle HU, Theisen K, Siebert U, Klauss V. Comparison of pressure measurement, dobutamine contrast stress echocardiography and SPECT for the evaluation of intermediate coronary stenoses. The COMPRESS trial. Int J Cardiovasc Intervent. 2004; 6: 142–7.

40. Erhard I, Rieber J, Jung P, Hacker M, Schiele T, Stempfle HU, König A, Baylacher M, Theisen K, Siebert U, Klauss V. The validation of fractional flow reserve in patients with coronary multivessel disease: a comparison with SPECT and contrast-enhanced dobutamine stress echocar-diography. Z Kardiol. 2005; 94: 321–7.

41. Hacker M, Rieber J, Schmid R, Lafougere C, Tausig A, Theisen K, Klaus V, Tiling R. Comparison of Tc-99m sestamibi SPECT with fractional flow reserve in patients with intermediate coronary artery stenoses. J Nucl Cardiol. 2005; 12: 645–54.

42. Tron C, Donohue TJ, Bach RG, Aguirre FV, Caracciolo EA, Wolford TL, Miller DD, Kern MJ. Comparison of pressure-derived fractional flow reserve with poststenotic coronary flow velocity reserve for prediction of stress myocardial perfusion imaging results. Am Heart J. 1995; 130: 723–33.

43. Bartunek J, Van Schuerbeeck E, de Bruyne B. Comparison of exercise electrocardiography and dobutamine echocardiography with invasively assessed myocardial fractional flow reserve in evaluation of severity of coronary arterial narrowing. Am J Cardiol. 1997; 79: 478–81.

44. Caymaz O, Fak AS, Tezcan H, Inanir SS, Toprak A, Tokay S, Turoglu T, Oktay A. Correlation of myocardial fractional flow reserve with thallium-201 SPECT imaging in intermediate-severity coronary artery lesions. J Invasive Cardiol. 2000; 12: 345–50.

45. Fearon WF, Takagi A, Jeremias A, Yeung AC, Joye JD, Cohen DJ, Chou TM, Kern MJ, Yock PG. Use of fractional myocardial flow reserve to assess the functional significance of intermediate coronary stenoses. Am J Cardiol. 2000; 86: 1013–4.

46. Chamuleau SA, Meuwissen M, van Eck-Smit BL, Koch KT, de Jong A, de Winter RJ, Schotborgh CE, Bax M, Verberne HJ, Tijssen JG, Piek JJ. Fractional flow reserve, absolute and relative coronary blood flow velocity reserve in relation to the results of technetium-99m sestamibi single-photon emission computed tomography in patients with two-vessel coronary artery disease. J Am Coll Cardiol. 2001; 37: 1316–22.

47. Seo JK, Kwan J, Suh JH, Kim DH, Lee KH, Hyun IY, Choe WS, Park KS, Lee WH. Early dipyridamole stress myocardial SPECT to detect residual stenosis of infarct related artery: comparison with coronary angiography and fractional flow reserve. Korean J Intern Med. 2002; 17: 7–13.

48. Krüger S, Koch KC, Kaumanns I, Merx MW, Schäfer WM, Buell U, Hanrath P, Hoffmann R. Use of fractional flow reserve versus stress perfusion scintigraphy in stent restenosis. Eur J Intern Med. 2005; 16: 429–31.

49. Samady H, Lepper W, Powers ER, Wei K, Ragosta M, Bishop GG, Sarembock IJ, Gimple L, Watson DD, Beller GA, Barringhaus KG. Fractional flow reserve of infarct-related arteries identifies reversible defects on noninvasive myocardial perfusion imaging early after myocardial infarction. J Am Coll Cardiol. 2006; 47: 2187–93.

50. Bartunek J, Marwick TH, Rodrigues AC, Vincent M, Van Schuerbeeck E, Sys SU, de Bruyne B. Dobutamine-induced wall motion abnormalities: correlations with myocardial fractional flow reserve and quantitative coronary angiography. J Am Coll Cardiol. 1996; 27: 1429–36.

51. Abe M, Tomiyama H, Yoshida H, Doba N. Diastolic fractional flow reserve to assess the functional severity of moderate coronary artery stenoses: comparison with fractional flow reserve and coronary flow velocity reserve. Circulation. 2000; 102: 2365–70.

52. De Bruyne B, Pijls NH, Bartunek J, Kulecki K, Bech JW, De Winter H, Van Crombrugge P, Heyndrickx GR, Wijns W. Fractional flow reserve in patients with prior myocardial infarction. Circulation. 2001; 104: 157–62.

53. Yanagisawa H, Chikamori T, Tanaka N, Hatano T, Morishima T, Hida S, Iino H, Amaya K, Takazawa K, Yamashina A. Correlation between thallium-201 myocardial perfusion defects and the functional severity of coronary artery stenosis as assessed by pressure-derived myocardial fractional flow reserve. Circ J. 2002; 66: 1105–9.

54. Ziaee A, Parham WA, Herrmann SC, Stewart RE, Lim MJ, Kern MJ. Lack of relation between imaging and physiology in ostial coronary artery narrowings. Am J Cardiol. 2004; 93: 1404–7.

55. Morishima T, Chikamori T, Hatano T, Tanaka N, Takazawa K, Yamashina A. Correlation between myocardial uptake of technetium-99m-sestamibi and pressure-derived myocardial fractional flow reserve. J Cardiol. 2004; 43: 155–63.

56. Kobori Y, Tanaka N, Takazawa K, Yamashina A. Usefulness of fractional flow reserve in determining the indication of target lesion revascularization. Catheter Cardiovasc Interv. 2005; 65: 355–60.

57. Ragosta M, Bishop AH, Lipson LC, Watson DD, Gimple LW, Sarembock IJ, Powers ER. Comparison between angiography and fractional flow reserve versus single-photon emission computed tomographic myocardial perfusion imaging for determining lesion significance in patients with multivessel coronary disease. Am J Cardiol. 2007; 99: 896–902.

58. Van de Hoef TP, Nolte F, Damman P, Delewi R, Bax M, Chamuleau SA, Voskuil M, Siebes M, Tijssen JG, Spaan JA, Piek JJ, Meuwissen M. Diagnostic accuracy of combined intracoronary pressure and flow velocity information during baseline conditions: adenosine-free assessment of functional coronary lesion severity. Circ Cardiovasc Interv. 2012; 5: 508–14.

59. Pijls NH, van Schaardenburgh P, Manoharan G, Boersma E, Bech JW, van't Veer M, bar F, Hoorntje J, Koolen J, Wijns W, de Bruyne B. Percutaneous coronary intervention of functionally non significant stenosis: 5-year follow-up of the DEFER Study. J Am Coll Cardiol. 2007; 49: 2015–111.

60. Tonino PA, De Bruyne B, Pijls NH, Siebert U, Ikeno F, van't Veer M, Klauss V, Manoharan G, Engstrøm T, Oldroyd KG, Ver Lee PN, MacCarthy PA, Fearon WF, FAME Study Investigators. Fractional flow reserve versus angiography for guiding percutaneous coronary intervention. N Engl J Med. 2009; 360: 213–24.

61. De Bruyne B, Pijls NH, Kalesan B, Barbato E, Tonino PA, Piroth Z, Jagic N, Möbius-Winkler S, Rioufol G, Witt N, Kala P, MacCarthy P, Engström T, Oldroyd KG, Mavromatis K, Manoharan G, Verlee P, Frobert O, Curzen N, Johnson JB, Jüni P, Fearon WF, FAME 2 Trial Investigators. Fractional flow reserve-guided PCI versus medical therapy in stable coronary disease. N Engl J Med. 2012; 367: 991–1001.

62. Johnson NP, Tóth GG, Lai D, Zhu H, Açar G, Agostoni P, Appelman Y, Arslan F, Barbato E, Chen SL, Di Serafino L, Domínguez-Franco AJ, Dupouy P, Esen AM, Esen OB, Hamilos M, Iwasaki K, Jensen LO, Jiménez-Navarro MF, Katritsis DG, Kocaman SA, Koo BK, López-Palop R, Lorin JD, Miller LH, Muller O, Nam CW, Oud N, Puymirat E, Rieber J, Rioufol G, Rodés-Cabau J, Sedlis SP, Takeishi Y, Tonino PA, Van Belle E, Verna E, Werner GS, Fearon WF, Pijls NH, De Bruyne B, Gould KL. Prognostic value of fractional flow reserve: linking physiologic severity to clinical outcomes. J Am Coll Cardiol. 2014; 64: 1641–54.

63. Seo MK, Koo BK, Kim JH, Shin DH, Yang HM, Park KW, Lee HY, Kang HJ, Kim HS, Oh BH, Park YB. Comparison of hyperemic efficacy between central and peripheral venous adenosine infusion for fractional flow reserve measurement. Circ Cardiovasc Interv. 2012; 5: 401–5.

64. Lindstaedt M, Bojara W, Holland-Letz T, Yazar A, Fadgyas T, Müller L, Mügge A, Germing A. Adenosine-induced maximal coronary hyperemia for myocardial fractional flow reserve measurements: comparison of administration by femoral venous versus antecubital venous access. Clin Res Cardiol. 2009; 98: 717–23.

65. Wilson RF, Wyche K, Christensen BV, Zimmer S, Laxson DD. Effects of adenosine on human coronary arterial circulation. Circulation. 1990; 82: 1595–606.

66. Jeremias A, Whitbourn RJ, Filardo SD, Fitzgerald PJ, Cohen DJ, Tuzcu EM, Anderson WD, Abizaid AA, Mintz GS, Yeung AC, Kern MJ, Yock PG. Adequacy of intracoronary versus intravenous adenosine-induced maximal coronary hyperaemia for fractional flow reserve measurements. Am Heart J. 2000; 140: 651–7.

67. Murtagh B, Higano S, Lennon R, Mathew V, Holmes Jr DR, Lerman A. Role of incremental doses of intracoronary adenosine for fractional flow reserve assessment. Am Heart J. 2003; 146: 99–105.

68. Casella G, Leibig M, Schiele TM, Schrepf R, Seelig V, Stempfle HU, Erdin P, Rieber J, König A, Siebert U, Klauss V. Are high doses of intracoronary adenosine an alternative to standard intravenous adenosine for the assessment of fractional flow reserve? Am Heart J. 2004; 148: 590–5.

69. De Luca G, Venegoni L, Iorio S, Giuliani L, Marino P. Effects of increasing doses of intracoronary adenosine on the assessment of fractional flow reserve. JACC Cardiovasc Interv. 2011; 4: 1079–84.

70. Leone AM, Porto I, De Caterina AR, Basile E, Aurelio A, Gardi A, Russo D, Laezza D, Niccoli G, Burzotta F, Trani C, Mazzari MA, Mongiardo R, Rebuzzi AG, Crea F. Maximal hyperemia in the assessment of fractional flow reserve: intracoronary adenosine versus intracoronary sodium nitroprusside versus intravenous adenosine: the NASCI (Nitroprussiato versus Adenosina nelle Stenosi Coronariche Intermedie) study. JACC Cardiovasc Interv. 2012; 5: 402–8.

71. Raed AA, Gilbert JZ, Trimm JR, Baldwin SA, Iskandrian AE. Effect of caffeine administered intravenously on intracoronary-administered adenosine-induced coronary hemodynamics in patients with coronary artery disease. Am J Cardiol. 2004; 93: 343–6.

72. Wilson RF, White CW. Intracoronary papaverine: an ideal coronary vasodilator for studies of the coronary circulation in conscious humans. Circulation. 1986; 73: 444–51.

73. Inoue T, Asahi S, Takayanagi K, Morooka S, Takabatake Y. QT prolongation and possibility of ventricular arrhythmias after intracoronary papaverine. Cardiology. 1994; 84: 9–13.

74. Vrolix M, Piessens J, De Geest H. Torsades de pointes after intracoronary papaverine. Eur Heart J. 1991; 12: 273–6.

75. Gmeiner R, Riedl J, Baumgartner H. Effect of sodium nitroprusside on myocardial performance and venous tone. Eur J Pharmacol. 1975; 31: 287–91.

76. Cohn JN, Burke LP. Nitroprusside. Ann Intern Med. 1979; 91: 752–7.

77. Bates JN, Baker MT, Guerra Jr R, et al. Nitric oxide generation from nitroprusside by vascular tissue: evidence that reduction of the nitroprusside ion and cyanide loss are required. Biochem Pharmacol. 1991; 42: S157–65.

78. Parham WA, Bouhasin A, Ciaramita JP, Khoukaz S, Herrmann SC, Kern MJ. Coronary hyperemic dose responses of intracoronary sodium nitroprusside. Circulation. 2004; 109: 1236–43.

79. De Bruyne B, Pijls NH, Barbato E, Bartunek J, Bech JW, Wijns W, Heyndrickx GR. Intracoronary and intravenous adenosine 5'-triphosphate, adenosine, papaverine, and contrast medium to assess fractional flow reserve in humans. Circulation. 2003; 15: 1877–83.

80. Sonoda S, Takeuchi M, Nakashima Y, Kuroiwa A. Safety and optimal dose of intracoronary adenosine 5'-triphosphate for the measure-ment of coronary flow reserve. Am Heart J. 1998; 135: 621–7.

81. Homma S, Gilliland Y, Guiney TE, Strauss HW, Boucher CA. Safety of intravenous dipyridamole for stress testing with thallium imaging. Am J Cardiol. 1987; 59: 152–4.

82. Bartunek J, Wijns W, Heyndrickx GR, de Bruyne B. Effects of dobutamine on coronary stenosis physiology and morphology: comparison with intracoronary adenosine. Circulation. 1999; 100: 243–9.

83. Arumugham P, Figueredo VM, Patel PB, Morris DL. Comparison of intravenous adenosine and intravenous regadenoson for the measurement of pressure-derived coronary fractional flow reserve. EuroIntervention. 2013; 8: 1166–71.

84. Nair PK, Marroquin OC, Mulukutla SR, Khandhar S, Gulati V, Schindler JT, Lee JS. Clinical utility of regadenoson for assessing fractional flow reserve. JACC Cardiovasc Interv. 2011; 4: 1085–92.

85. Prasad A, Zareh M, Doherty R, Gopal A, Vora H, Somma K, Mehra A, Clavijo LC, Matthews RV, Shavelle DM. Use of regadenoson for measurement of fractional flow reserve. Catheter Cardiovasc Interv. 2014; 83: 369–74.

86. Baile EM, Paré PD, D'yachkova Y, Carere RG. Effect of contrast media on coronary vascular resistance: contrast-induced coronary vasodila-tion. Chest. 1999; 116: 1039–45.

87. Leone AM, Scalone G, De Maria GL, Tagliaferro F, Gardi A, Clemente F, Basile E, Cialdella P, De Caterina AR, Porto I, Aurigemma C, Burzotta F, Niccoli G, Trani C, Rebuzzi AG, Crea F. Efficacy of contrast medium induced Pd/Pa ratio in predicting functional significance of intermediate

coronary artery stenosis assessed by fractional flow reserve: insights from the RINASCI study. EuroIntervention. 2014; 11: 421–7.

88. Johnson NP, Jeremias A, Zimmermann FM, Adjedj J, Witt N, Hennigan B, Koo BK, Maehara A, Matsumura M, Barbato E, Esposito G, Trimarco B, Rioufol G, Park SJ, Yang HM, Baptista SB, Chrysant GS, Leone AM, Berry C, De Bruyne B, Gould KL, Kirkeeide RL, Oldroyd KG, Pijls NH, Fearon WF. Continuum of vasodilator stress from rest to contrast medium to adenosine hyperemia for fractional flow reserve assessment. JACC Cardiovasc Interv. 2016; 9: 757–67.

89. Leone AM, Martin-Reyes R, Baptista SB, Amabile N, Raposo L, Franco Pelaez JA, Trani C, Cialdella P, Basile E, Zimbardo G, Burzotta F, Porto I, Aurigemma C, Rebuzzi AG, Faustino M, Niccoli G, Abreu PF, Slama MS, Spagnoli V, Telleria Arrieta M, Amat Santos IJ, de la Torre Hernandez JM, Lopez Palop R, Crea F. The Multi-center Evaluation of the Accuracy of the Contrast MEdium INduced Pd/Pa RaTiO in Predicting FFR (MEMENTO-FFR) Study. EuroIntervention. 2016; 12: 708–15.

90. Pijls NH, De Bruyne B, Bech GJ, Liistro F, Heyndrickx GR, Bonnier HJ, Koolen JJ. Coronary pressure measurement to assess the hemodynamic significance of serial stenoses within one coronary artery: validation in humans. Circulation. 2000; 102: 2371–7.

91. Pijls NH, Kern MJ, Yock PG, De Bruyne B. Practice and potential pitfalls of coronary pressure measurement. Catheter Cardiovasc Interv. 2000; 49: 1–16.

15 FFR 的临床应用

David Neves, Ruben Ramos, Luís Raposo, Sérgio Baptista, and Pedro de Araújo Goncalves

15.1 临界病变

临界病变，通常定义为直径狭窄40% ～ 70%，在冠状动脉造影中是很常见的。由于不清楚其在功能上的严重程度，这让术者在做决策的时候很为难。血管造影显示很相似的病变，可能具有完全不同的影响。而只有真正有意义的狭窄，才有可能从血管成形术中获益（图15.1 ～ 15.2）。冠状动脉内影像可以提供相关的形态学信息并显示解剖上的严重程度。然而它并不能提供有关心肌对这种狭窄程度如何反应的信息，从临床角度来看，这很可能是最重要的信息。在评估冠状动脉病变的时候，冠状动脉内影像和生理学评价可能是互补的[1]。FFR是目前评价冠状动脉狭窄生理功能严重程度最常用的工具，而临界病变正是其最重要的应用领域。

DEFER[2]、FAME[3] 以及FAME2[4] 等主要研究都包括了冠状动脉狭窄≥50%的患者。研究结果显示：① 对于FFR≥0.75的患者，延迟PCI治疗是安全可行的[2]；② 使用FFR指导PCI可以改善预后[3]；③ 对于FFR≤0.80的患者，PCI比单纯药物治疗能获得好结果[4]。

最重要的是这些研究表明了以FFR功能评估作为依据的治疗可以改善患者的临床结局，而在FAME2研究中只对低FFR组的患者实施PCI还可以提高成本效益[5]。最近的研究表明了FFR不仅仅能够将狭窄病变的重要性进行准确的划分，其数值还与临床结局持续相关。FFR值越低，血运重建的获益越大[6]。

最近一项纳入了49 517例患者的荟萃分析结果显示与冠状动脉造影指导的PCI相比，FFR指导的PCI可以改善患者的临床预后，例如MACE/MACCE、死亡、心肌梗死的降低以及再次血运重建[7]。糖尿病可以引起微血管病变，其继发的解剖和功能上的改变有可能导致通过冠状动脉内压力评价病变狭窄严重程度的可靠性降低。该问题虽然还没有完全解决，但是一些研究已经证明了糖尿病的存在似乎并没有显著影响FFR测量的价值[8-11]。

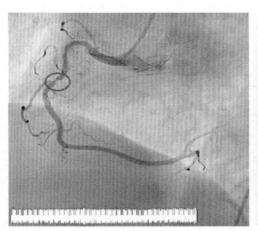
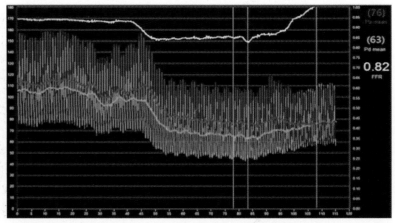

图15.1 一名64岁稳定型心绞痛的男性患者进行冠状动脉造影检查。RCA中段可见一处临界病变（红圈所示），其FFR值为阴性（0.82）。血运重建被延迟进行。RCA：右冠状动脉。

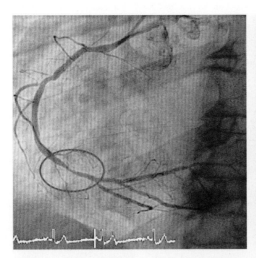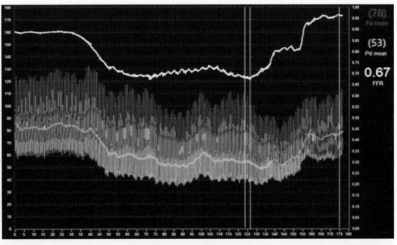

图 15.2 一名 57 岁稳定型心绞痛的女性患者进行冠状动脉造影检查。RCA 远段可见一处临界病变（红圈所示），其 FFR 值为阳性（0.67）。对其完成了 PCI 血运重建。RCA：右冠状动脉。

15.2 多支血管病变

稳定的缺血性心脏病目前还没有一个明确的管理策略，而对其中合并多支血管病变（MVD）的患者来说尤其具有挑战性。通常心血管疾病的危险分层是根据对动脉粥样硬化斑块负荷的解剖评价（是否阻塞），无论患者是否存在症状，它都可以提供有关预后的重要信息 [12, 13]。然而无论在任何解剖情况下，最终治疗决策的制定取决于与单纯优化的药物治疗（OMT）相比，血运重建是否能够改善预后。对于稳定的 MVD 来说，一些重大的临床研究提示针对所有严重狭窄的病变或者血管进行完全血运重建，其临床结果并不优于 OMT [14, 15]。研究结果显示缺血负荷的减轻（通过 OMT、血运重建或者两者联合）与预后的改善相关，这为根据缺血来指导血运重建可以减少死亡、心梗的发生率这一尚未证实的假说奠定了基础 [16, 17]。

遗憾的是，鉴别缺血性病变或血管的非侵入性检查都过于复杂，而且由于目前可用的大多数检查手段仍然缺乏足够的空间分辨率，用来指导血运重建往往不太可靠 [18]。因此，压力导丝衍生指标技术具有实时的、血管层面的特异性，操作简易，能够提供判读，目前被认为是选择血运重建靶病变或靶血管的首选方法 [19]。更重要的是生理学指导的血运重建已经被证实是安全的，并且可以降低计划外的紧急血运重建发生率 [17]。对于 MVD，生理指导血运重建的优点数不胜数。只有导致缺血的病变才会增加心血管风险，并从血运重建中获益（图 15.3）。

FAME 研究已经证实了在 MVD 中依据 FFR 指导推迟介入治疗的优势。在这项随机化的国际临床试验中，与冠状动脉造影指导的血运重建相比较，FFR 指导的介入治疗 12 个月复合终点事件（包括死亡、心梗、再次血运重建）绝对风险下降了 5.1% [20]，而 2 年后其相对风险仍然有 30% 下降。更重要的是根据 FFR > 0.80 延迟干预病变，心梗和血运重建的发生率分别只有 0.2% 和 3.2% [21]。

国际上推荐对中度至重度缺血的 MVD 患者可以行解剖学上的完全性血运重建。然而临床试验和注册研究的数据反复证明了实时综合的解剖和生理的评价能够对 CAD 严重性进行重新划分，继而对治疗策略进行重新调整（图 15.4）。在法国的一项大型的注册研究中，要求研究者在那些能够完成 FFR 检查的患者中根据冠状动脉造影结果提出预期的血运重建方案。结果在完成 FFR 检查以后，其中 42% 的患者最终治疗策略发生了改变。更重要的是依据 FFR 重新分类进行血运重建的患者 1 年的预后与未重新分类组无明显差异，显示了依据 FFR 制定治疗策略的安全性。而且这种安全性是持续存在的，与基线的危险分层无关 [22]。另外一项回顾性研究采用了 FFR 指导 PCI 的数据来计算功能性 SYNTAX 积分（只包括生理上严重狭窄病变的 SYNTAX 积分）。同样解剖 SYNTAX 积分 > 22 分（通常推荐 CABG 治疗）的患者超过 40% 被重新归到 SYNTAX 积分 < 22 分组（推荐 PCI 治疗）。功能积分在预测随后发生的缺血事件方面也要明显优于解剖积分 [23]。Botman 等此前就曾在一小队列多支血管病变患者中观察过这一现象。

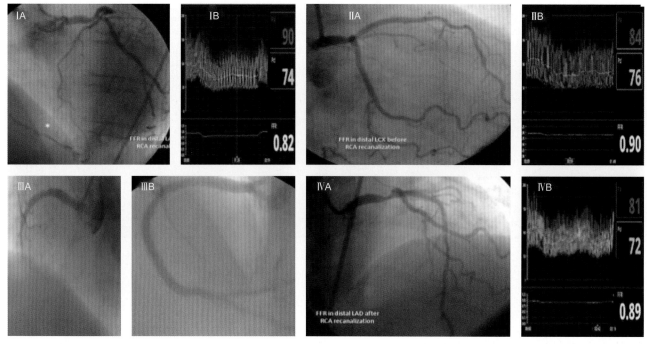

图15.3 一名85岁女性患者冠状动脉造影显示LM远段临界病变（50% ～ 70%）以及RCA中段慢性完全性闭塞病变，RCA远段主要通过左冠状动脉侧支供血。建议患者行CABG治疗，但患者拒绝手术，接受了PCI治疗。在RCA再通之前，LAD远段FFR为0.82（图Ⅰ），而LCX远段为0.90（图Ⅱ），这提示侧支循环主要来源于LAD。在成功开通RCA以后（图Ⅲ），再次复查FFR，LAD远段FFR由0.82升至0.89（图Ⅳ），而LCX远段没有变化，仍然是0.92。CABG：冠状动脉旁路移植术；FFR：血流储备分数；LAD：左前降支；LCX：左回旋支；LM：左主干；RCA：右冠状动脉。

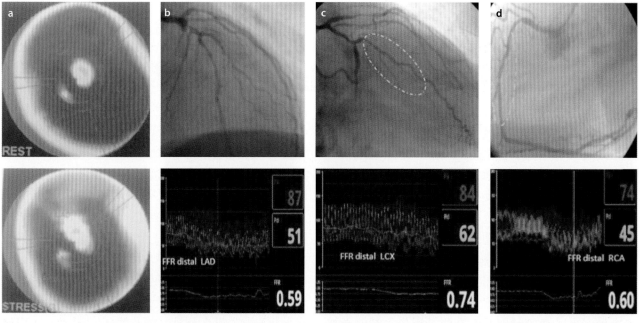

图15.4 一名56岁患有糖尿病的无症状男性患者心肌核素提示前壁中度和侧壁轻度心肌灌注缺损（图a）以及左心室收缩功能中度障碍（LVEF=48%）。冠状动脉造影显示在所有小口径的心外膜血管中均有中等程度的弥漫狭窄，包括LAD近中段（图b、c红圈所示）、OM1（图c黄圈所示）以及RCA近中段（图d绿圈所示）。这些病变经过FFR评价后均为生理学上的严重狭窄，因此该患者被推荐去行CABG。由于LAD病变相对更加严重，LCX和RCA病变被低估了。CABG：冠状动脉旁路移植术，FFR：血流储备分数，LAD：左前降支，LCX：左回旋支，LM：左主干，LVEF：左心室射血分数，OM1：第一钝缘支，RCA：右冠状动脉。

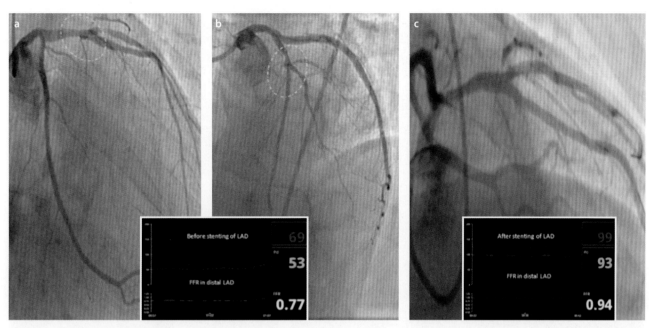

图 15.5 一名 46 岁有症状的女性患者冠状动脉造影在两个垂直体位可以发现 LAD 中段轻中度狭窄（图 a 和 b 圆圈所示）。使用 FFR 进行有创生理评价证实了这处病变有明显血流动力学影响（FFR=0.77）。在 LAD 植入支架以后，FFR 值上升到了 0.94（图 c）。FFR：血流储备分数；LAD：左前降支。

他们把 FFR 指导的 PCI 和 CABG 手术 2 年的预后情况进行了比较。功能上严重狭窄的三支血管病变和包括 LAD 近段在内的两支血管病变选择了外科手术，而其他病变均行 PCI 治疗（使用的是金属裸支架）。和大多数 PCI 与 CABG 比较的研究相反，两组之间在所有终点事件包括再次血运重建方面，均无显著性差异[24]。进行中的 FAME3 试验（NCT02100722）目前正在招募三支血管病变的患者进行 PCI 和 CABG 疗效的比较。然而在这个试验中，FFR 指导的 PCI（使用的是第二代的药物洗脱支架）将和冠状动脉造影指导的 CABG 进行比较。

常规应用有创生理学评价方法经常被提到的缺点是它往往被一些缺乏经验的术者用来排除严重的冠状动脉狭窄，而且既耗时又昂贵。这些观点目前已经被全面否定了。研究已经充分证明不管术者经验如何，FFR 和血管造影的一致性很少超过 60%。而且即使在临界病变（50% ～ 70% 狭窄）中，超过 1/3 的病变 FFR 值 < 0.8[25]（图 15.5）。对有经验的术者来说，介入手术时间并没有明显延长。而对合并多支血管病变的患者来说，FFR 指导的策略更为经济有效[26]。尽管有上述这些优点和指南推荐，但在临床实践中，侵入性生理评估的使用率是非常低的[27]。进一步的技术改良例如不使用腺苷的 iFR（本书其他章节中讲述）有希望使这些技术更为广泛地让人们所接受。

15.3　无保护左主干病变

15.3.1　临床背景

在行冠状动脉造影检查的冠心病患者中，严重左主干病变（直径狭窄 ≥ 50%）占到 3% ～ 5%，而且常常同时合并多支血管病变[28, 29]。如果单纯内科保守治疗，其临床预后极差[30]。在血运重建的早期研究中，CABG 与内科药物治疗相比，可以降低左主干病变患者的死亡率[31, 32]。因此多年来左主干病变一直被公认为 CABG 的适应证。近年来经皮冠状动脉支架植入（尤其是在药物洗脱支架时代）被证明在部分合适的病人亚组和冠状动脉解剖中可以作为 CABG 的替代方法，而且使用率日益增加[32-35]。虽然通过何种血运重建方案降低左主干病变患者死亡率的确切机制大多未知，但是有研究提示和其他冠状动脉斑块相比，严重的血流受限和不稳定斑块与随后发生的缺血事件可能有关[36]。然而，可以确定的是冠状动脉造影显示的结果和左主干病变实际的解剖情况之间有着显著的差异，尤其是在狭窄的严重程度方面[37]。因此冠状动脉造影在预测冠状动脉血流真正受影响的程度从而预测血运重建的潜在获益方面能力有限。值得注意的是在 CASS 注册的长期随访中，CABG 并未延长目测狭窄 50% ～ 59% 这

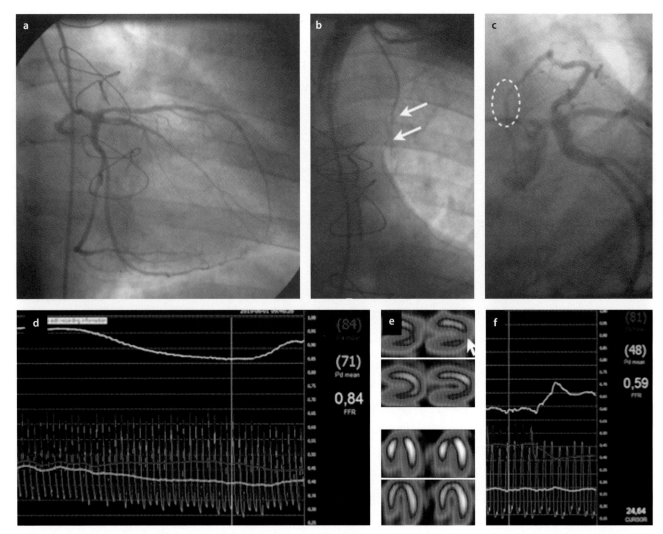

图15.6 这个典型案例的患者最初行CABG手术是因为左主干病变SPECT检查结果阳性。由于SPECT新出现的阳性结果（图e心尖部可逆的灌注缺损），患者术后3年进行了冠状动脉造影随访复查，结果显示左乳内动脉闭塞（图b箭头所示）。左回旋支FFR值0.84，而左前降支远段一偏心病变（图c圆圈所示）FFR值0.59。这一病变在最初冠状动脉造影的时候（手术之前）很可能被忽视了，而它被证实导致了心尖部缺血。患者最终接受了药物治疗。（资料来源：Raposo L博士，2014年巴黎EuroPCR年会病例介绍）。

一亚组患者的生存时间[31]。这令人们对这些病变原先是否真的存在缺血产生了疑问。Lindstaedt等[38]发现即使是经验丰富的术者，对于左主干临界病变，评估冠状动脉动脉狭窄的严重程度和预测其功能意义（以FFR为金标准）之间的准确率不超过50%；同时他们还发现四位研究者只在1/3的病例中取得意见一致的分类（病变是否有意义）。此外在冠状动脉其他部位的阻塞性病变可能会影响无创性检查准确区分是左主干病变抑或其他部位病变导致的心肌缺血（图15.6）。最后由于基线FFR还影响着桥血管中远期的通畅性[39]，如果希望血运重建能带来持久的获益，明确左主干病变真实的血流动力学意义显得至关重要。

15.3.2 FFR指导无保护左主干病变血运重建的效果

迄今还没有一项足够说服力的前瞻性随机临床试验来专门解决FFR指导无保护左主干病变治疗的问题。而且重要的是造影显示严重左主干病变的患者在这些最重要的试验如DEFER[2]、FAME[3]和FAME2[17]研究中全部被排除了。已有一些小规模的观察性队列研究[40-43]在稳定性冠心病患者中去检测临界或者可疑的无保护左主干病变患者根据FFR在公认的缺血阈值以上（DEFER研究中≥0.75，FAME2研究中>0.80）延迟进行血运重建的效果。左主干FFR值在0.75～0.80以上药物治疗患者的中远期生存率很高，至少不低于FFR值在0.75～0.80以下需要手术的患者（表15.1）。由于存在CABG相关的死亡，手术治疗的患者早期风险是增加的。大部分的缺血事件都是动脉粥样硬化进展、持续临床症状和负荷试验阳性所驱动的血运重建，而延迟血运重建患者心肌梗死的发生率是非常低的（≤1%）。然而单独分析的时候，这些研究在两组之间很难得到有统计学意义的差异。在最近发布的一项包括525位患者在内6个队列研究荟萃分析中（41位患者根据常规FFR阈值接受了血运重建），Mallidi等[44]报道了两组间在主要复合终点事件（包括全因死亡、非致死性心肌梗死、后续的血运重建）（P=0.15）、全因死亡（P=0.06）以及非致死性心肌梗死（P=0.06）方面的比率无统计学显著性差异。但是在后续血运重建方面，延迟血运重建组患者比率有明显的增加。

表15.1 FFR 指导可疑或临界无保护左主干病变治疗最相关观察性队列研究的总结

	Bech 等，Heart（2001）[49]		Lindstaedt 等，Am Heart J（2006）[50]		Hamilos 等，Circulation（2009）[52]		Courtis 等，Am Heart J（2009）[51]	
总患者数	54		51		213		142	
随访月数（均数±标准差）	29±15		29±16		35±25		14±11	
治疗分组和FFR阈值	FFR≥0.75药物治疗（n=24）	FFR＜0.75CABG（n=30）	FFR＞0.80药物治疗ᵃ（n=24）	FFR＜0.75CABGᵃ（n=27）	FFR≥0.80药物治疗（n=138）	FFR＜0.80CABG（n=75）	FFR＞0.80药物治疗ᵃ（n=82）	FFR＜0.75CABGᵃ（n=60）
总体生存率	100%	97%	100%	81%	89.8%	85.4%	96.3%	95%
无MACE生存率	76%	83%	69%	66%	74.2%	82.8%	87%	93%

a 在0.75～0.80"灰区"的患者根据补充证据和个体的临床情况进行治疗

15.3.3 FFR评价左主干病变的技术方面

由于左主干独特的解剖结构，术者在对其进行有创压力检测时存在着特殊挑战。小血管口径（＜3 mm）和开口病变以及成角常常会使导管的稳定性下降。同时还存在压力曲线衰减和随后最大充血状态受限的风险，而这很可能会高估FFR。根据我们的经验，使用第二根导丝使指引导管脱离冠状动脉口，不会有明显的压力阶差影响，同时还能顺利操控压力导丝。

FFR评价左主干病变另外一个重要的限制是左前降支和回旋支的下游病变可能会导致左主干病变充血状态下的压力阶差受到高估[45]。目前还没有一个完全有效的方法可以准确地预测在连续的病变中的FFR，而不需要短暂阻塞远端血管以获得充血楔压[46]。新兴的静息指标可以将血流对压力阶差的影响降到最低，可能会被证明在这种情况下是有价值的。这些将在这一部分中进一步讨论。

15.4 分叉病变

分叉病变在PCI手术中很常见，占到15%～20%[47]。由于种种原因，它对术者来说往往都是一种挑战。首先，这一亚组的相关性很好地说明了这一事实，即分叉病变是围手术期心肌梗死[48]和支架血栓形成[49]的独立预测因子，而且与较低的成功率和较高的再狭窄、成本以及并发症发生率有关[50]。其次，在解剖层面上，分叉病变也很难通过各种成像技术进行评价。这种斑块通常不仅仅是偏心和结构复杂的，而且还会在主支PCI过程中动态改变（例如斑块转移、夹层、血栓、痉挛、支架突出等）。再次，从生理学层面上看，由于许多因素的影响，很难获得有意义的结果。也就是说分支供血的心肌原则上都比主支的要小，但是却非常多变，而且不一定和血管直径相关。

相对于非分叉病变来说，分叉病变更难通过血管造影来确定其严重程度。即使应用整合了分形法的专业三维定量分析，血管造影对生理意义的诊断也有一定的局限性[51]。冠状动脉内成像如IVUS和OCT可能起到一定作用，但它们在这方面的准确性据报道是相当低的[52-54]。困难的检测手段和与已知冠状动脉内检查方法相关的可变心肌质量很可能是影响冠状动脉内成像准确性的主要原因。充分理解患者水平的冠状动脉生理学是非常复杂的，而且不太可能仅仅通过解剖情况来完全预测[55]。

FFR已经被证明在分叉病变中有着重要的应用价值，它可以提供重要的生理信息去指导治疗。由于Provisional单支架策略被公认在大多数情况下可以作为首选的方法[47,56]，FFR可能在决定主支植入支架后是否干预分支方面非常有用。考虑到分叉病变复杂的解剖结构和PCI过程中的动态变化，在PCI前对分支进行FFR检查是不太可能有用的[50]。分支的动脉粥样硬化常常和主支是相连的，可能会产生串联病变效应，即使很小心的回撤导丝也难以评价。

拘禁的分支病变在使用FFR评价时通常是不严重的[57,58]，而血管造影往往会高估其严重程度。在一个包含94个病变的系列研究中，只有不到1/3大于75%狭窄的拘禁分支病变FFR小于0.75[59]。从支架术后即刻至6～8个月随访期，FFR显示出相对简便、安全的优势，并且是一种不会随着时间显著变化的可靠检查方法[60,61]。到目前为止，还没有一项随机研究证实对于拘禁分支FFR指导的PCI要优于冠状动脉造影指导的PCI[61]，但是正如最近公布的DKCRUSH-Ⅵ研究[62]所示，已经证明FFR指导可以在获得非常相似临床效果的同时减少分支支架的植入。DKCRUSH-Ⅵ是一项随机多中心临床研究，在320例真性分叉病变的患者中比较FFR和冠状动脉造影指导的Provisional支架技术。在FFR指导组，分支支架植入明显少于冠状动脉造影指导组（25.9% vs 38.1%，P=0.01），而两组1年的终点事件发生率（包括死亡、心肌梗死、靶病变血运重建、靶血管血运重建、支架内血栓以及复合的主要心血管不良事件）大致相同。由于分支供血的心肌范围通常小于主支供血的，正如FAME[4]和FAME2[17]研究所示，要在分叉病变中证实其临床获益可能会相当困难[63]。

对特殊患者解读FFR数值时一定要注意。例如分支的FFR阴性并不一定意味着它不需要处理，因为还得考虑到解剖因素，比如年轻人的一个重要分支。一个明显狭窄的分支也可能有较高的FFR值，因为它能够将血流量转移到通畅的分支。同样地，

在小分支上测量FFR可能是阳性的，但是它的临床意义还不清楚。

综上所述，分叉病变用任何方法都很难去评价。FFR可以帮助决定主支支架植入后分支的处理方案。在这方面，已经证实FFR可以在得到相似临床效果的同时减少了分支的处理。进一步处理病变的风险往往被其潜在的获益所抵消，因此FFR指导只推荐应用于有临床意义的分支，这可能需要通过仔细综合血管造影评价来决定。

15.5　连续性狭窄和弥漫病变

弥漫和串联的临界冠状动脉病变在冠心病患者中十分常见，功能性评价对于这些患者来说有着特殊的挑战。在同一血管的连续性病变中，狭窄病变之间的血流动力学相互作用改变了它们相对的严重程度，阻碍了FFR通过简单的充血状态下压力比值去测定每一个单独的狭窄病变。因为任何管腔直径狭窄50%的病变都可以导致充血的血流量显著下降，即便是轻度狭窄的次要病变也可以影响充血状态下的压力指数。从多个病变中挑出最适合介入干预的狭窄病变是非常重要的。为了克服这一局限性，提出了许多方法，包括预测单个病变FFR值的公式，充血状态下回撤压力导丝以及在无波形期静息状态下回撤压力导丝评价压力阶差变化（iFR）。

15.5.1　预测单个病变FFR值的公式

De Bruyne及其同事在动物模型中推导出一个预测同一血管两个连续性病变FFR值的公式[64]。这个公式包括除了远端压力（P_d）和近端压力（P_a）之外，还有病变之间的压力测量（P_m）以及冠状动脉楔压（P_w）。这个公式在人身上得到了验证，而且预测单个病变的FFR值与其他病变行血管成形术后测量的"真实"FFR值有着很好的相关性（r=0.92，Δ%=4%±0%）[46]。更重要的是，作者们证实了如果不考虑狭窄的相互作用，每个狭窄处的FFR值都会被大大高估，无论是近端还是远端病变。

这个方法最近再次在数个连续性病变的体外模型中进行了测试。两个不同的复杂公式在数学上推导出了在多个连续狭窄病变每处狭窄预测的真实FFR值，以及在解除多个连续性狭窄病变某一指定狭窄后预测的真实FFR值。这两个公式都显示了和真实FFR值之间良好的相关性（R^2分别为0.92和

0.97）[65]。然而这些理论模型是很耗时的，很难在日常的临床实践中去实施。

15.5.2 充血状态下压力导丝回撤

为了对弥漫冠状动脉病变的严重程度进行量化，可以使用实时的压力回撤曲线。在这项技术中，压力导丝在达到最大充血稳态时从远端手动回撤，形成一条反映整根血管压力阶差的曲线。压力导丝回撤联合血管造影影像来确定哪个血管节段压力跳跃最明显，从而在一个弥漫长病变中进行点支架的植入。这一策略在一项小规模的研究中进行了检验，该研究包括了131例同一冠状动脉内多处临界病变的患者，通过FFR回撤的压力变化进行评价，在导致压力上升最显著的狭窄病变处先植入支架。这项技术是安全有效的，并且与很低的不良事件率相关。值得一提的是这些延迟干预的病变并没有导致不良事件的发生。然而长时间使用腺苷诱发充血反应（回撤时需要）可能会出现压力比值改变的意外结果[66]，这可能在导丝回撤时被忽视了，并影响结果的解读。当出现显著低血压时，这种影响可能会更加明显[67, 68]。虽然仍需要更多的研究去明确充血状态下回撤导丝的临床意义，但是在实施这一技术时必须了解这些误区，以避免对病变进行错误的功能分类。

15.6 PCI 术后

虽然FFR主要是一个决定是否需要进行血运重建的工具，但是它也可以应用于介入术后。研究已经证明PCI术后FFR值和再狭窄率之间呈负性相关[69, 70]。在PCI成功后，支架前后应该没有明显的压力阶差[71]，FFR值大于0.90[69]和0.95[72]时，随访期间不良事件发生率明显降低。在一项支架术后使用FFR评价的大型多中心注册研究中，在近1/3的患者中存在着残余的压力阶差（FFR＜0.90），这和随访期显著升高的不良事件发生率有关。这可能是由于弥漫性病变和较高的动脉粥样硬化斑块负荷所致而非支架本身。这和冠状动脉CT造影得到的较新的证据是一致的，弥漫病变和动脉粥样硬化高负荷对预后有着重大影响[73, 74]。植入的支架类型可能对随后的FFR测量也有影响。在一项比较雷帕霉素药物洗脱支架（SES）和金属裸支架（BMS）FFR值的小型研究中，支架术后即刻FFR值两者是相等的（0.88 vs 0.9，p=0.55），但在6个月随访期时是有差别的，SES组更优（0.91 vs 0.83，P=0.027）[71]。对于支架内再狭窄，FFR在硬终点上并没有确凿的数据。然而关于这点，由于与FFR的相关性相对较差，在评估功能意义方面，血管造影的量化似乎更不可靠[75, 76]。因此支架内再狭窄通过血管造影指导的PCI很可能会在相当一部分患者中作出不恰当的决策[77]。在42例单纯支架内再狭窄造影显示为临界病变（直径狭窄40%～70%）的患者中，FFR值0.75有88%负荷心肌灌注核素显像能检测出有功能意义[78]。从现有的数据来看，支架内再狭窄通过FFR指导的PCI可以获得更好的临床结果虽然还未被正式的证实，但是是可以预见的。

15.7 冠状动脉旁路移植术

FFR评价已经应用于冠状动脉旁路移植术（CABG）中。在计划做手术时，FFR有助于正确识别有功能意义的狭窄病变或者血管数量，这样可以减少移植血管的数量和提高随访期间移植血管的畅通率。有前瞻性的证据表明对血流不受限的狭窄病变（FFR＞0.8，对外科医生设盲）进行搭桥，术后1年的移植失败率比那些对FFR＜0.8病变搭桥的要高出3倍[39]。在另外一项研究中，单中心回顾性分析比较血管造影和FFR指导的CABG[79]。两组间3年的MACE发生率是相似的。然而FFR指导组使用的移植血管更少，心脏不停跳搭桥手术率和静脉桥通畅率更高，并且心绞痛发作更少。为了前瞻性地去证实这些结论，进行中的GRAFFITI试验（NCT01810224）目前正在将拟行外科搭桥（基于LM/LAD的解剖情况）的多支血管病变患者在对余下血管血运重建的两种可选方案中进行随机分组。在FFR组，只对FFR＜0.8的冠状动脉进行搭桥，而在血管造影组，所有＞70%的病变都要进行搭桥。主要的终点是12个月的桥血管通畅性。FFR也可用于评价桥血管狭窄的血流动力学意义。在一项大隐静脉桥血管狭窄患者的小型研究中，与心肌灌注成像相比，FFR的特异性和阴性预测值更理想，尽管在这一领域还需要进一步的研究[80]。

15.8 心脏瓣膜病

20%～50%严重的心脏瓣膜病患者合并有冠心病[81]。欧美的指南推荐当主要的心外膜动脉存在大于50%的狭窄时，瓣膜手术的同时要完成心肌血运重建。由于这个原因，和其他的稳定性冠心病患者相反，目前不支持对这种病变去证实其功能学意义。在这背景下，支持血运重建的证据是脆弱的，而且主要基于一些观察性研究提示未行血运重建的冠心病对术后结果的负面影响[19, 82]。

通常认为诱发缺血试验对有严重症状的心脏瓣膜病患者来说是不安全的，尤其是主动脉瓣狭窄[82]。然而静脉使用腺苷去诱发最大充血状态在主动脉瓣狭窄患者的无创性评价中是安全和准确的[83]（图15.7）。同样地，据报道在严重主动脉瓣狭窄的患者中使用FFR进行冠心病的有创生理学评价是安全的，并可以在主动脉瓣膜植入术前有效的指导经皮血运重建[84, 85]。并非所有解剖上严重狭窄的患者

和血管都需要在瓣膜手术期间完成血运重建。到目前为止，所有显示FFR指导的血运重建优于血管造影指导的主要研究都排除了有严重心脏瓣膜病的患者。因此在常规应用于指导严重心脏瓣膜病经皮或者外科血运重建之前，这种压力衍生反映心肌缺血的生理学评价的有效性仍需要进一步的研究。

15.9　结论

FFR是一个很有用的工具，可以在各种不同的临床场景中评价冠状动脉狭窄的严重程度。值得注意的是，FFR的功用取决于每个临床场景的情况，在应用FFR评价的结果时必须考虑到其自身的优势和局限性。

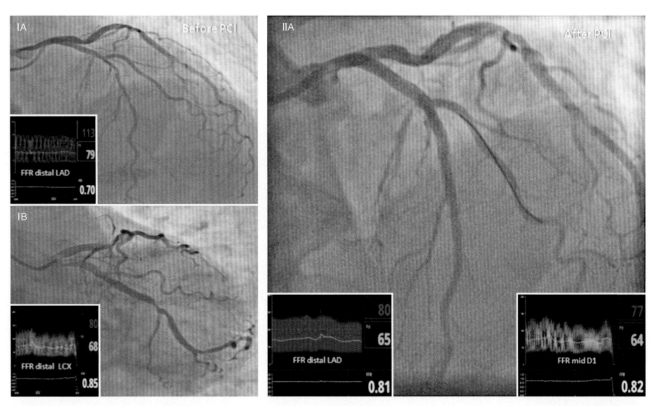

图15.7　一位79岁严重主动脉瓣狭窄拟行TAVI的老年女性患者，冠状动脉造影显示LAD中段（图IA）和LCX（图IB）有严重狭窄。在静脉注射腺苷后，只有LAD病变出现血流动力学明显变化。在LAD成功植入支架后，FFR值由原来的0.7升至0.81。在没有病变的D1中得到了同样的FFR值，提示残存的弥漫心肌缺血很可能是由于严重瓣膜病导致的供需失衡。D1：第一对角支；FFR：血流储备分数；LAD：左前降支；LCX：左回旋支；TAVI：经皮主动脉瓣膜置换术。

（梁思文　陈　晖　译）

参考文献

1. Tobis J, Azarbal B, Slavin L. Assessment of intermediate severity coronary lesions in the catheterization laboratory. J Am Coll Cardiol. 2007; 49(8): 839–48.

2. Pijls NHJ, van Schaardenburgh P, Manoharan G, Boersma E, Bech JW, van't Veer M, et al. Percutaneous coronary intervention of functionally nonsignificant stenosis. 5-year follow-up of the DEFER study. J Am Coll Cardiol. 2007; 49(21): 2105–11.

3. Pijls NHJ, Fearon WF, Tonino PAL, Siebert U, Ikeno F, Bornschein B, et al. Fractional flow reserve versus angiography for guiding percutaneous coronary intervention in patients with multivessel coronary artery disease: 2-Year follow-up of the FAME (fractional flow reserve versus angiography for multivessel evaluation) study. J Am Coll Cardiol. Elsevier Inc. 2010; 56(3): 177–84.

4. De Bruyne B, Fearon WF, Pijls NHJ, Barbato E, Tonino P, Piroth Z, et al. Fractional flow reserve–guided PCI for stable coronary artery disease. N Engl J Med. 2014; 371: 1208–17.

5. Fearon WF, Shilane D, Pijls NHJ, Boothroyd DB, Tonino PAL, Barbato E. Cost-effectiveness of percutaneous coronary intervention in patients with stable coronary artery disease and abnormal fractional flow reserve. Circulation. 2013; 128(12): 1335–40.

6. Johnson NP, Tóth GG, Lai D, Zhu H, Açar G, Agostoni P, et al. Prognostic value of fractional flow reserve linking physiologic severity to clinical outcomes. J Am Coll Cardiol. 2014; 64(16): 1641–54.

7. Zhang D, Lv S, Song X, Yuan F, Xu F, Zhang M, et al. Fractional flow reserve versus angiography for guiding percutaneous coronary intervention: a meta-analysis. Heart. 2015; 101(6): 455–62.

8. Yanagisawa H, Chikamori T, Tanaka N, Usui Y, Takazawa K, Yamashina A. Application of pressure-derived myocardial fractional flow reserve in assessing the functional severity of coronary artery stenosis in patients with diabetes mellitus. Circ J. 2004; 68(11): 993–8.

9. Domínguez-Franco AJ, Jiménez-Navarro MF, Muñoz-García AJ, Alonso-Briales JH, Hernández-García JM, de Teresa Galván E. Long-term prognosis in diabetic patients in whom revascularization is deferred following fractional flow reserve assessment. Rev Esp Cardiol. 2008; 61(4): 352–9.

10. Reith S, Battermann S, Hellmich M, Marx N, Burgmaier M. Impact of type 2 diabetes mellitus and glucose control on fractional flow reserve measurements in intermediate grade coronary lesions. Clin Res Cardiol. 2014; 103(3): 191–201.

11. Sahinarslan A, Kocaman SA, Olgun H, Kunak T, Kiziltunç E, Ozdemir M, et al. The reliability of fractional flow reserve measurement in patients with diabetes mellitus. Coron Artery Dis. 2009; 20(5): 317–21.

12. Min JK, Shaw LJ, Devereux RB, Okin PM, Weinsaft JW, Russo DJ, et al. Prognostic value of multidetector coronary computed tomographic angiography for prediction of all-cause mortality. J Am Coll Cardiol. 2007; 50(12): 1161–70.

13. Cho I, Chang H-J, Sung JM, Pencina MJ, Lin FY, Dunning AM, et al. Coronary computed tomographic angiography and risk of all-cause mortality and nonfatal myocardial infarction in subjects without chest pain syndrome from the CONFIRM registry (Coronary CT Angiography Evaluation for Clinical Outcomes: An International Mult. Circulation. 2012; 126(3): 304–13.

14. Boden W, O'Rourke R. Optimal medical therapy with or without PCI for stable coronary disease william. N Engl J Med. 2007; 356(15): 1503–16.

15. Frye RL, August P, Brooks MM, Hardison RM, Kelsey SF, MacGregor JM, et al. A randomized trial of therapies for type 2 diabetes and coronary artery disease. N Engl J Med. 2009; 360(24): 2503–15.

16. Shaw LJ, Berman DS, Maron DJ, Mancini GBJ, Hayes SW, Hartigan PM, et al. Optimal medical therapy with or without percutaneous coronary intervention to reduce ischemic burden: results from the Clinical Outcomes Utilizing Revascularization and Aggressive Drug Evaluation (COURAGE) trial nuclear substudy. Circulation. 2008; 117(10): 1283–91.

17. De Bruyne B, Pijls NHJ, Kalesan B, Barbato E, Tonino PAL, Piroth Z, et al. Fractional flow reserve–guided PCI versus medical therapy in stable coronary disease. N Engl J Med. 2012; 367(11): 991–1001.

18. Schwartz JG, Fearon WF. Functional assessment of multivessel coronary artery disease: ischemia-guided percutaneous coronary intervention. Coron Artery Dis. 2014; 25(6): 521–8.

19. Windecker S, Kolh P, Alfonso F, Collet J-P, Cremer J, Falk V, et al. 2014 ESC/EACTS Guidelines on myocardial revascularization: the Task Force on Myocardial Revascularization of the European Society of Cardiology (ESC) and the European Association for Cardio-Thoracic Surgery (EACTS) * Developed with the special contribution. Eur Heart J. 2014; 35(37): 2541–619.

20. Tonino PAL, De Bruyne B, Pijls NHJ, Siebert U, Ikeno F, Van Veer MT, et al. Fractional flow reserve versus angiography for guiding percutaneous coronary intervention. N Engl J Med. 2009; 360(3): 213–24.

21. Pijls NHJ, Fearon WF, Tonino PAL, Siebert U, Ikeno F, Bornschein B, et al. Fractional flow reserve versus angiography for guiding percutaneous coronary intervention in patients with multivessel coronary artery disease: 2-Year follow-up of the FAME (fractional flow reserve versus angiography for multivessel evaluation) study. J Am Coll Cardiol. 2010; 56(3): 177–84.

22. Van Belle E, Rioufol G, Pouillot C, Cuisset T, Bougrini K, Teiger E, et al. Outcome impact of coronary revascularization strategy reclassification with fractional flow reserve at time of diagnostic angiography: Insights from a large french multicenter fractional flow reserve registry. Circulation. 2014; 129(2): 173–85.

23. Nam CW, Mangiacapra F, Entjes R, Chung IS, Sels JW, Tonino PAL, et al. Functional SYNTAX score for risk assessment in multivessel coronary artery disease. J Am Coll Cardiol. Elsevier Inc. 2011; 58(12): 1211–8.

24. Botman KJ, Pijls NHJ, Bech JW, Aarnoudse W, Peels K, Van Straten B, et al. Percutaneous coronary intervention or bypass surgery in multivessel disease? A tailored approach based on coronary pressure measurement. Catheter Cardiovasc Interv. 2004; 63(2): 184–91.

25. Toth GG, Toth B, Johnson NP, De Vroey F, Di Serafino L, Pyxaras S, et al. Revascularization decisions in patients with stable angina and intermediate lesions: results of the international survey on interventional strategy. Circ Cardiovasc Interv. 2014; 7(6): 751–9.

26. Fearon WF, Bornschein B, Tonino PAL, Gothe RM, De Bruyne B, Pijls NHJ, et al. Economic evaluation of fractional flow reserve-guided percutaneous coronary intervention in patients with multivessel disease. Circulation. 2010; 122(24): 2545–50.

27. Park S-J, Ahn J-M. Should we be using fractional flow reserve more routinely to select stable coronary patients for percutaneous coronary intervention? Curr Opin Cardiol. 2012; 27(6): 675–81.

28. Giannoglou GD, Antoniadis AP, Chatzizisis YS, Damvopoulou E, Parcharidis GE, Louridas GE. Prevalence of narrowing ⩾ 50% of the left main coronary artery among 17, 300 patients having coronary angiography. Am J Cardiol. 2006; 98(9): 1202–5.

29. Soleimani A, Abbasi A, Kazzazi EH, Hosseini K, Salirifar M, Darabian S, et al. Prevalence of left main coronary artery disease among patients with ischemic heart disease: insights from the Tehran Angiography Registry. Minerva Cardioangiol. 2009; 57(2): 175–83.

30. Yusuf S, Zucker D, Peduzzi P, Fisher LD, Takaro T, Kennedy JW, et al. Effect of coronary artery bypass graft surgery on survival: overview of 10-year results from randomised trials by the Coronary Artery Bypass Graft Surgery Trialists Collaboration. Lancet. 1994; 344(8922): 563–70.

31. Caracciolo EA, Davis KB, Sopko G, Kaiser GC, Corley SD, Schaff H, et al. Comparison of surgical and medical group survival in patients with left main equivalent coronary artery disease. Long-term CASS experience. Circulation. 1995; 91(9): 2335–44.

32. Dores H, Raposo L, Almeida MS, Brito J, Santos PG, Sousa PJ, et al. Percutaneous coronary intervention of unprotected left main disease: five-year outcome of a single-center registry. Rev Port Cardiol. 2013; 32(12): 997–1004.

33. Kappetein AP, Feldman TE, Mack MJ, Morice M-C, Holmes DR, Ståhle E, et al. Comparison of coronary bypass surgery with drug-eluting stenting for the treatment of left main and/or three-vessel disease: 3-year follow-up of the SYNTAX trial. Eur Heart J. 2011; 32(17): 2125–34.

34. Ahn J-M, Roh J-H, Kim Y-H, Park D-W, Yun S-C, Lee PH, et al. Randomized trial of stents versus bypass surgery for left main coronary artery disease: five-year outcomes of the PRECOMBAT study. J Am Coll Cardiol. 2015; 65(20): 2198–206.

35. Park D-W, Seung KB, Kim Y-H, Lee J-Y, Kim W-J, Kang S-J, et al. Long-term safety and efficacy of stenting versus coronary artery bypass grafting for unprotected left main coronary artery disease 5-year results from the MAIN-COMPARE (Revascularization for Unprotected Left Main Coronary Artery Stenosis: Comparison of Per. J Am Coll Cardiol. 2010; 56(2): 117–24.

36. Park H-B, Heo RÓ, Hartaigh B, Cho I, Gransar H, Nakazato R, et al. Atherosclerotic plaque characteristics by CT angiography identify coronary lesions that cause ischemia: a direct comparison to fractional flow reserve. JACC Cardiovasc Imaging. 2015; 8(1): 1–10.

37. Isner JM, Kishel J, Kent KM, Ronan JA, Ross AM, Roberts WC. Accuracy of angiographic determination of left main coronary arterial narrowing. Angiographic–histologic correlative analysis in 28 patients. Circulation. 1981; 63(5): 1056–64.

38. Lindstaedt M, Spiecker M, Perings C, Lawo T, Yazar A, Holland-Letz T, et al. How good are experienced interventional cardiologists at predicting the functional significance of intermediate or equivocal left main coronary artery stenoses? Int J Cardiol. 2007; 120(2): 254–61.

39. Botman CJ, Schonberger J, Koolen S, Penn O, Botman H, Dib N, et al. Does stenosis severity of native vessels influence bypass graft patency? A prospective fractional flow reserve-guided study. Ann Thorac Surg. 2007; 83(6): 2093–7.

40. Bech GJ, Droste H, Pijls NH, De Bruyne B, Bonnier JJ, Michels HR, et al. Value of fractional flow reserve in making decisions about bypass surgery for equivocal left main coronary artery disease. Heart. 2001; 86(5): 547–52.

41. Lindstaedt M, Yazar A, Germing A, Fritz MK, Holland-Letz T, Mügge A, et al. Clinical outcome in patients with intermediate or equivocal left main coronary artery disease after deferral of surgical revascularization on the basis of fractional flow reserve measurements. Am Heart J. 2006; 152(1): 156.e1–9.

42. Courtis J, Rodés-Cabau J, Larose E, Potvin JM, Déry JP, De Larochellière R, et al. Usefulness of coronary fractional flow reserve measurements in guiding clinical decisions in intermediate or equivocal left main coronary stenoses. Am J Cardiol. 2009; 103(7): 943–9.

43. Hamilos M, Muller O, Cuisset T, Ntalianis A, Chlouverakis G, Sarno G, et al. Long-term clinical outcome after fractional flow reserve-guided treatment in patients with angiographically equivocal left main coronary artery stenosis. Circulation. 2009; 120(15): 1505–12.

44. Mallidi J, Atreya AR, Cook J, Garb J, Jeremias A, Klein LW, et al. Long-term outcomes following fractional flow reserve-guided treatment of angiographically ambiguous left main coronary artery disease: a meta-analysis of prospective cohort studies. Catheter Cardiovasc Interv. 2015; 86(1): 12–8.

45. Daniels DV, Van'T Veer M, Pijls NHJ, Van Der Horst A, Yong AS, De Bruyne B, et al. The impact of downstream coronary stenoses on fractional flow reserve assessment of intermediate left main disease. JACC Cardiovasc Interv. 2012; 5(10): 1021–5.

46. Pijls NH, De Bruyne B, Bech GJ, Liistro F, Heyndrickx GR, Bonnier HJ, et al. Coronary pressure measurement to assess the hemodynamic significance of serial stenoses within one coronary artery: validation in humans. Circulation. 2000; 102(19): 2371–7.

47. Latib A, Colombo A. Bifurcation disease. What do we know, what should we do? JACC Cardiovasc Interv. 2008; 1(3): 218–26.

48. Park D-W, Kim Y-H, Yun S-C, Ahn J-M, Lee J-Y, Kim W-J, et al. Frequency, causes, predictors, and clinical significance of peri-proce-dural myocardial infarction following percutaneous coronary intervention. Eur Heart J. 2013; 34(22): 1662–9.

49. Van Werkum JW, Heestermans AA, Zomer AC, Kelder JC, Suttorp MJ, Rensing BJ, et al. Predictors of coronary stent thrombosis. The Dutch Stent Thrombosis Registry. J Am Coll Cardiol. American College of Cardiology Foundation. 2009; 53(16): 1399–409.

50. Park SH, Koo B-K. Clinical applications of fractional flow reserve in bifurcation lesions. J Geriatr Cardiol. 2012; 9(3): 278–84.

51. Tu S, Pyxaras SA, Lam MK, Li Y. Fractional flow reserve and coronary bifurcation anatomy. JACC Cardiovasc Interv. 2015; 8(4): 564–74.

52. Stankovic G, Lefevre T, Chieffo A, Hildick-Smith D, Lassen JF, Pan M, et al. Consensus from the 7th European Bifurcation Club meeting. EuroIntervention. 2013; 9(1): 36–45.

53. Koh JS, Koo BK, Kim JH, Yang HM, Park KW, Kang HJ, et al. Relationship between fractional flow reserve and angiographic and intravascular ultrasound parameters in ostial lesions: major epicardial vessel versus side branch ostial lesions. JACC Cardiovasc Interv. 2012; 5(4): 409–15.

54. Ha J, Kim J-S, Mintz GS, Kim B-K, Shin D-H, Ko Y-G, et al. 3D OCT versus FFR for jailed side-branch ostial stenoses. JACC Cardiovasc Imaging. American College of Cardiology Foundation; 2014; 7(2): 204–5.

55. Johnson NP, Kirkeeide RL, Gould KL. Coronary anatomy to predict physiology fundamental limits. Circ Cardiovasc Imaging. 2013; 6(5): 817–32.

56. Behan MW, Holm NR, Curzen NP, Erglis A, Stables RH, De Belder AJ, et al. Simple or complex stenting for bifurcation coronary lesions: a patient-level pooled-analysis of the Nordic bifurcation study and the British bifurcation coronary study. Circ Cardiovasc Interv. 2011; 4(1): 57–64.

57. Bellenger NG, Swallow R, Wald DS, Court I, Calver AL, Dawkins KD, et al. Haemodynamic significance of ostial side branch nipping following

percutaneous intervention at bifurcations: a pressure wire pilot study. Heart. 2007; 93(2): 249–50.

58. Ahn JM, Lee JY, Kang SJ, Kim YH, Song HG, Oh JH, et al. Functional assessment of jailed side branches in coronary bifurcation lesions using fractional flow reserve. JACC Cardiovasc Interv. 2012; 5(2): 155–61.

59. Koo BK, Kang HJ, Youn TJ, Chae IH, Choi DJ, Kim HS, et al. Physiologic assessment of jailed side branch lesions using fractional flow reserve. J Am Coll Cardiol. 2005; 46(4): 633–7.

60. Kumsars I, Narbute I, Thuesen L, Niemelä M, Steigen TK, Kervinen K, et al. Side branch fractional flow reserve measurements after main vessel stenting: a Nordic-Baltic Bifurcation study III substudy. Euro-Intervention. 2012; 7(10): 1155–61.

61. Koo BK, Park KW, Kang HJ, Cho YS, Chung WY, Youn TJ, et al. Physiological evaluation of the provisional side-branch intervention strategy for bifurcation lesions using fractional flow reserve. Eur Heart J. 2008; 29(6): 726–32.

62. Chen S, Zhang J, Xu T, Liu Z, Ge Z, You W, et al. Randomized comparison of FFR-guided and angiography-guided provisional stenting of true coronary bifurcation lesions. 2015: 1–12.

63. Strategy I, Clinical I. Fractional flow reserve for coronary. 2015: 1–3.

64. De Bruyne B, Pijls NH, Heyndrickx GR, Hodeige D, Kirkeeide R, Gould KL. Pressure-derived fractional flow reserve to assess serial epicardial stenoses: theoretical basis and animal validation. Circulation. 2000; 101(15): 1840–7.

65. Saito N, Matsuo H, Kawase Y, Watanabe S, Bao B, Yamamoto E, et al. In vitro assessment of mathematically-derived fractional flow reserve in coronary lesions with more than two sequential stenoses. J Invasive Cardiol. 2013; 25(12): 642–9.

66. Seto AH, Tehrani DM, Bharmal MI, Kern MJ. Variations of coronary hemodynamic responses to intravenous adenosine infusion: implications for fractional flow reserve measurements. Catheter Cardio-vasc Interv. 2014; 84(3): 416–25.

67. Echavarría-Pinto M, Gonzalo N, Ibañez B, Petraco R, Jimenez-Que-vedo P, Sen S, et al. Low coronary microcirculatory resistance associated with profound hypotension during intravenous adenosine infusion implications for the functional assessment of coronary stenoses. Circ Cardiovasc Interv. 2014; 7(1): 35–42.

68. Tarkin JM, Nijjer S, Sen S, Petraco R, Echavarria-Pinto M, Asress KN, et al. Hemodynamic response to intravenous adenosine and its effect on fractional flow reserve assessment: results of the adenosine for the functional evaluation of coronary stenosis severity (AFFECTS) study. Circ Cardiovasc Interv. 2013; 6(6): 654–61.

69. Pijls NHJ, Klauss V, Siebert U, Powers E, Takazawa K, Fearon WF, et al. Coronary pressure measurement after stenting predicts adverse events at follow-up: a multicenter registry. Circulation. 2002; 105(25): 2950–4.

70. Jensen LO, Thayssen P, Thuesen L, Hansen HS, Lassen JF, Kelbaek H, et al. Influence of a pressure gradient distal to implanted bare-metal stent on in-stent restenosis after percutaneous coronary intervention. Circulation. 2007; 116(24): 2802–8.

71. Van't Veer M, Pijls NHJ, Aarnoudse W, Koolen JJ, Van De Vosse FN. Evaluation of the haemodynamic characteristics of drug-eluting stents at implantation and at follow-up. Eur Heart J. 2006; 27(15): 1811–7.

72. Klauss V, Erdin P, Rieber J, Leibig M, Stempfle H-U, König A, et al. Fractional flow reserve for the prediction of cardiac events after coronary stent implantation: results of a multivariate analysis. Heart. 2005; 91(2): 203–6.

73. Bittencourt MS, Hulten E, Ghoshhajra B, O'Leary D, Christman MP, Montana P, et al. Prognostic value of nonobstructive and obstructive coronary artery disease detected by coronary computed tomography angiography to identify cardiovascular events. Circ Cardiovasc Imaging. 2014; 7(2): 282–91.

74. Mushtaq S, De Araujo GP, Garcia-Garcia HM, Pontone G, Bartorelli AL, Bertella E, et al. Long-term prognostic effect of coronary athero-sclerotic burden: validation of the computed tomography-Leaman score. Circ Cardiovasc Imaging. 2015; 8(2): e002332.

75. Lopez-Palop R, Pinar E, Lozanoí, Saura D, Picó F, Valdés M. Utility of the fractional flow reserve in the evaluation of angiographically moderate in-stent restenosis. Eur Heart J. 2004; 25(22): 2040–7.

76. Yamashita J, Tanaka N, Fujita H, Akasaka T, Takayama T, Oikawa Y, et al. Usefulness of functional assessment in the treatment of patients with moderate angiographic paclitaxel-eluting stent restenosis. Circ J. 2013; 77(5): 1180–5.

77. Wilson SJS, Hunter G, Okane P, Swallow R, Talwar S, Levy T. Fractional flow reserve assessment for in-stent restenosis: providing the courage to defer target lesion revascularisation in angiographic significant lesions. EuroIntervention. 2012; 8(Suppl N): Abstract 228.

78. Krüger S, Koch KC, Kaumanns I, Merx MW, Schäfer WM, Buell U, et al. Use of fractional flow reserve versus stress perfusion scintigraphy in stent restenosis. Eur J Intern Med. 2005; 16(6): 429–31.

79. Toth G, De Bruyne B, Casselman F, De Vroey F, Pyxaras S, Di Serafino L, et al. Fractional flow reserve-guided versus angiography-guided coronary artery bypass graft surgery. Circulation. 2013; 128(13): 1405–11.

80. Aqel R, Zoghbi GJ, Hage F, Dell'Italia L, Iskandrian AE. Hemodynamic evaluation of coronary artery bypass graft lesions using fractional flow reserve. Catheter Cardiovasc Interv. 2008; 72(4): 479–85.

81. Rapp AH, Hillis LD, Lange RA, Cigarroa JE. Prevalence of coronary artery disease in patients with aortic stenosis with and without angina pectoris. Am J Cardiol. Elsevier. 2001; 87(10): 1216–7.

82. Nishimura RA, Otto CM, Bonow RO, Carabello BA, Erwin JP, Guyton RA, et al. 2014 AHA/ACC guideline for the management of patients with valvular heart disease: executive summary: a report of the American College of Cardiology/American Heart Association Task Force on Practice Guidelines. Circ. 2014; 129(23): 2440–92.

83. Burgstahler C, Kunze M, Gawaz MP, Rasche V, Wöhrle J, Hombach V, et al. Adenosine stress first pass perfusion for the detection of coronary artery disease in patients with aortic stenosis: a feasibility study. Int J Cardiovasc Imaging. 2008; 24(2): 195–200.

84. Stähli BE, Maier W, Corti R, Lüscher TF, Altwegg LA. Fractional flow reserve evaluation in patients considered for transfemoral trans-catheter aortic valve implantation: a case series. Cardiology. 2012; 123(4): 234–9.

85. Camuglia A, Poon K, Raffel O, Incani A, Savage M, Walters D. Fractional flow reserve assessment of epicardial coronary artery stenosis in the setting of severe degenerative valvular aortic stenosis. Lung and Circulation: Heart; 2012. p. S236–7.

第7章

瞬时无波形比值（iFR）

16 iFR 验证：临床注册试验研究

Ricardo Petraco, Javier Escaned, and Justin Davies

早期冠状动脉生理学里程碑式的研究中就出现了冠状动脉压力波强度分析的理论[1] 并据此提出了瞬时无波形比值（instantaneous wave-free ratio, iFR）的概念并将它视为反映冠状动脉狭窄程度的一个指标[2]。这些早期的研究奠定了iFR的生理学原理基础，并证明它与FFR有着密切联系。然而后来的有关iFR的临床研究中选择的样本并非严格局限于已行FFR检查的患者，这就产生了FFR检查不能直接反映iFR检测效能这一局限性[3]。例如，ADVISE研究评估了iFR在不同狭窄程度冠状动脉病变中的检测能力，它包括了从严重到轻度狭窄在内的各种病变，同时这也是关于FFR[4] 和其他灌注形式的先驱研究[5]。然而在日常操作中以及根据临床操作指南的推荐[6] 来看，冠状动脉内功能学检查主要应用于狭窄程度中度并且严重程度不明确的冠状动脉病变的检查，很有可能这些不同的病变选择策略会影响iFR和FFR对同一冠状动脉病变狭窄程度分类的判断是否一致。因此确认iFR能否作为临床适用参数的下一步是通过临床试验验证iFR检测能力与FFR检测是否一致。在本章中，我们的目的是要说明早期验证iFR的临床试验的重要性，并且要说明当一个参数直接应用于患者时它们是如何能更确切的反映真正的临床表现。最后，我们提出了本文开始提到的一个从众多临床注册研究中得出的概念即联合使用iFR和FFR杂交诊断的方法。

16.1 iFR诊断效能与疾病严重程度的关系：临床样本的重要性

一项检测的准确性很大程度上取决于潜在研究对象中疾病严重程度的分布情况[3]。图16.1用来说明为什么在两端极值情况下诊断准确率最高，在疾病严重程度处于中间值的情况下诊断准确率反而下降。在冠心病与iFR的关系例子中，样本中严重冠心病患者比例较高的研究其诊断准确性和FFR比起来也更高，或者说与其他金标准比起来也是一样。这是ADVISE研究的例子，这个研究包括了各种狭窄程度的病变，它的研究报告中得出的结论是iFR和FFR的一致性为88%，ROC曲线下面积（AUROC）为93%[2]。因此，从ADVISE研究来看，在临床注册研究中研究iFR和FFR关系的时候有两点非常重要，一是研究中的患者要由临床医生来挑选，二是该类研究要反映日常工作中冠状动脉生理学检查的实际应用情况。

16.2 生理学上中度狭窄病变的概念

与早期验证试验所包含的狭窄病变具有很宽范围的FFR值有所不同，临床注册研究的样本大多是由生理学上中等程度狭窄病变所组成，这些病变的FFR值主要集中于截断值0.8附近（图16.2）。举个例子，在正在进行的ADVISE研究[7] 中72%的病变FFR值介于0.70至0.90之间，只有1%的病变FFR值在0.5以下。最初在ADVISE研究中观察了到这种现象，随后在ADVISE Ⅱ研究[8] 和其他独立的临床注册研究[9, 10] 中对这一现象进行了描述。临床研究中的大部分病变的检测值位于缺血截断值附近而严重病变较少这一发现不仅对受检测的新检验指标的诊断准确性造成影响，同样也说明临床医生用生理学方法评价解剖学上中度狭窄的病变时识别出生理学中等程度狭窄这一结论的准确性也是相对的。

16.3 病变分布与iFR和FFR检测的一致性

ADVISE注册研究是第一个发表的关于iFR的临床注册研究，它的研究结果报道iFR和FFR分类一

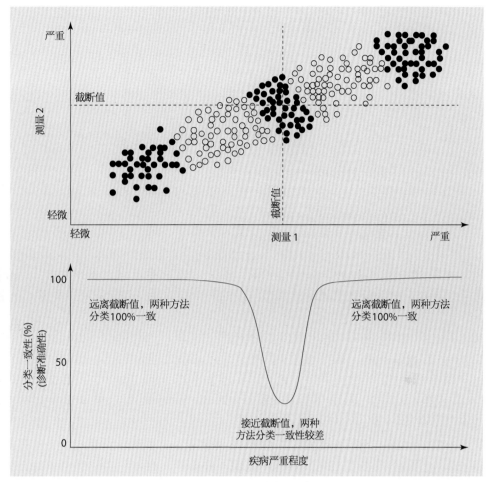

图16.1 疾病严重程度和诊断准确性关系示意图。x轴：研究样本疾病严重程度；y轴：检测诊断方法的准确度。这种方法具有通用性，同样适用于iFR的检测。比如说一项临床注册研究中中等狭窄程度的病变较多的话就会导致总体诊断准确值较低，而纳入样本病变严重程度范围较大的研究总体诊断准确值较高。

致性为80%，AUROC 为86%[3]。研究的准确度较ADVISE起初报道的数值略有降低，但这并不能说明这两个指数之间数字关系差异更大。实际上ADVISE注册研究中iFR和FFR估计的标准差（SEE）比ADVISE研究中两者估计的标准差还要略低一点（0.06 vs 0.09），这一点说明这两个指数之间整体数字一致性具有密切的关系。两者一致性关系数值较低（80% vs 88%）只是反映了不同研究中样本分布的差异。例如，ADVISE研究中41%的患者FFR值小于0.7，而在ADVISE注册研究中大多数FFR值（81%）在0.6～0.9，这一构成特点是从参与研究的三家机构的数据中发现的（图16.2），在其他发表的临床注册研究中同样也有类似发现[8]。

随着ADVISE注册研究结果的发表，许多其他相继发布的独立研究也对研究样本中iFR和FFR之间的关系进行了描述[7, 9-11]。图16.1总结了截至目前发表的临床注册研究的结果，证明了两者的诊断一致性在所有研究中都是相似的，与样本大小和研究地点没有关系。在这些研究中有三项研究特别重要，

因为他们对临床实践中应用iFR带来新的认识。首先，ADVISE实际上是第一个报道动态iFR现象的研究，这一现象的数值是从临床控制器中获得并被欧洲、非洲和亚洲导管室的术者们所报道。其结果证明了临床医生利用iFR的可行性以及确认了早期离线核心实验室报告在临床实践的适用性。其次，Fede等主持的一项意大利注册研究证明从临床控制台进行的三次连续iFR测量具有非常高的可重复性[10]。最后，Indolfi等人独立论证了在急性冠脉综合征患者的非罪犯病变中应用iFR的潜力[11]。

16.4 FFR狭窄分类的可重复性受研究样本的影响

最初的iFR验证研究，包括临床注册研究，以FFR作为缺血形态的参考对照，因此，认识金标准的局限性和了解重复测量时FFR的可重复性有多高同样重要。ADVISE注册研究证实，类似于iFR和FFR之间的关系，指导病变分类的FFR值接近界

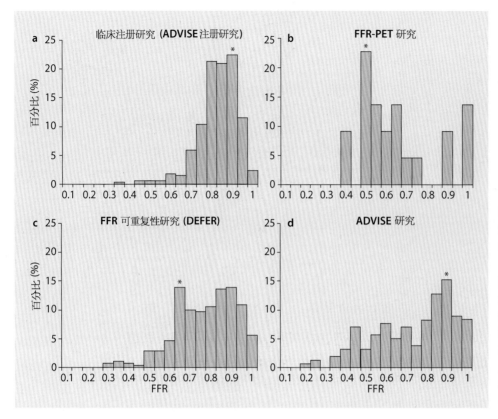

图16.2 不同冠状动脉生理学研究中FFR值的分布情况。临床注册研究如ADVISE注册研究（图a）的病变以缺血截断值0.8附近的生理学上中度狭窄病变为主，因为病变选择是以临床基本情况为基础的。几个里程碑式的确认研究经常出现不同的FFR分布模式，某一病例对照研究中病变FFR值分布远离截断值（图b）或缺血病的FFR值分布范围很宽（图c、图d）。

限值0.80时重复率下降（图16.3）[3]。结果显示，10 min内在同一个病灶处重复测量FFR时，FFR的内在一致性也依赖于研究的样本分布情况。以生理学中度狭窄病变为主的临床研究的FFR值比病变狭窄程度分布更宽的研究的FFR值更低[12]。比如，据估计，在临床注册研究中，以低于或高于截断值0.8为界限，间隔10 min测量FFR两次的病例中有15%的患者第一次和第二次测量结果不一致。FFR内在准确率达到85%意义重大，因为它代表了同类检测方法能达到的上限，其他的检测形式与它相比并不能对病变分类准确性有进一步改进。

16.5 临床注册研究与iFR最佳截断值

在临床注册研究中验证iFR的另一个重要步骤是找到一个理想的截点，在该截点iFR的诊断效力与FFR在截断值0.80的诊断效力在临床上具有可匹配性。作为一项实验性的生理学研究，ADVISE研究报道可与FFR值为0.8相匹配的最佳iFR截断值是0.83[2]。然而就像之前讨论的一样，ADVISE研究由于它的FFR值大部分处于生理学中间范围所以置信力降低，而这一区间恰好会影响产生截断值的AUROC。所有关于iFR在临床样本中进行的研究报告都认为最佳的iFR截断值在0.89～0.90之间（表16.1），这一发现在随后的前瞻性研究ADVISE Ⅱ中被证实[8]。

16.6 iFR-FFR杂交检测法指导临床决策制订

直接比较iFR和FFR对中度冠状动脉狭窄病变分类的临床注册研究揭示了两种方法之间的一致性：在iFR和FFR的中间值范围之外两者检测值的一致性是非常高的（＞90%），但不一致值主要集中在截断值附近区域内[3]。在中间值区域之外iFR和FFR分类结果高度一致性这种现象为临床实践中冠状动脉生理学评估策略的改革提供了一个机会，在临床实践中可以采取一种分段的、应用iFR-FFR杂交检查辅助决策的策略。在这种策略中，只有iFR值在某一中间范围内的患者才需要进行FFR测量。在一项对ADVISE注册研究和South Korean注册研究进行的综合分析中对采取联合iFR-FFR策略与单用FFR策略进行了比较，在后种策略中所有患者都接受了FFR测量。原始研究中包括了519个狭窄病变，结果总结于图16.4：如果iFR值大于0.93，可能倾向于非血运重建治疗，如果iFR值小于0.86可能倾向于需要血运重建。如果iFR值在0.86和0.93之间则需要测量FFR

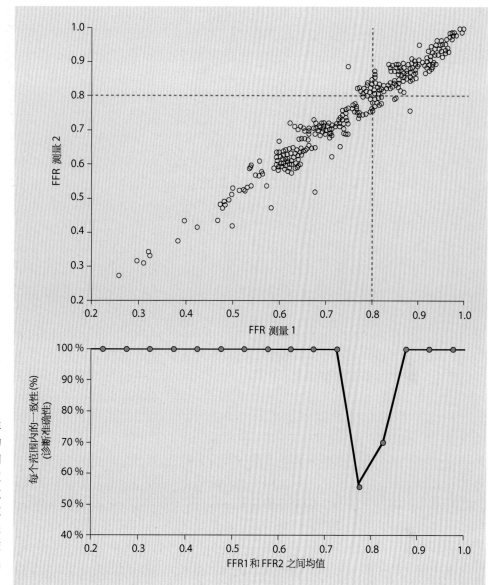

图 16.3 DEFER 研究可重复性散点图（上图：间隔 10 min 的两次 FFR 检测）与重复 FFR 测量之间一致性（下图）。重复测量 FFR 一致率在 FFR 中间值区（接近截断值 0.8）下降。在临床登记研究中的人群主要是由中等狭窄患者组成，在病变分类中 FFR 的可重复性大约是 85%。

表 16.1　截至目前发表的 iFR 临床注册研究列表

研　　究	作者，年份	样本量（N）	报道的 iFR-FFR 一致率（%）	最佳 iFR 截断值
ADVISE Registry	Petraco，2012	339	80	0.89
South Korean Registry	Park，2013	238	82	0.90
ADVISE in practice	Petraco，2014	392	80	0.90
Italian Registry Ⅰ	Indolfi，2015	123	80	0.89
Italian Registry Ⅱ	Fede，2015	89	85	0.89
German Registry	Harle，2015	151	83	0.90
ADVISE Ⅱ	Escaned，2015	690	83	0.89

值帮助决定是否需要血运重建。采用这种策略可使 57% 的狭窄病变无需应用血管扩张药物进行进一步检查，与所有病变全部进行 FFR 检查的策略相比较仍能达到 95% 的分类结果保持一致。这一策略可将两种技术的好处同时应用到同一患者身上：iFR 安全性好，预后意义和 FFR 分类法高度一致（95%），并且可显著减少血管扩张药物使用（57%）。在实践中，这意味着在将 iFR 引入临床实践后不久，对三支血管进行生理评估时仅需要对结果质疑的患者给予腺苷。ADVERSE Ⅱ 研究随后在一个更大的、包括在美国研究中心在内的多中心研究（见后文）中以前瞻性研究的方法验证了联合 iFR-FFR 方法的有效性。这种联合检测方法已经在欧洲、亚洲和非洲的多个中心应用于临床，这种联合策略在 iFR 数据结果明确之后可能才会确立。

16.7　iFR临床注册研究的局限性：将FFR作为判断缺血的金标准

正如通过临床注册研究才能评估 iFR 和 FFR 在临床实践中的关系一样，临床注册研究是检验 iFR 作为疾病严重程度分类新指标的重要步骤。然而，所有关于 iFR 的注册研究都有一个共同的根本的局限性，那就是都把 FFR 作为认定缺血的金标准。尽管在过去的 20 年里 FFR 已经成为临床实践中最广泛使用的有创的病变评价方法，但是将它视为真实存在缺血现象的生物学参照来使用的观点同样可能会受到挑战 [14, 15]。例如，对 FFR 在临床实践中的诊断效能进行的分析报告显示 FFR 和其他灌注检查形式的诊断一致性比例达到了 76% [16]，类似于 iFR 总体表现 80% ～ 90% 的比例。的确，尽管总体上和 FFR 在病变分类比例上有 10% ～ 20% 的不一致，iFR 验证的后续步骤已经确定。当使用其他灌注形式作为区分方法的时候，iFR 同样有相同的检测缺血 [17] 和血流受限 [18, 19] 的能力。

16.8　ADVISE Ⅱ：临床实践中对iFR-FFR杂交检测方法的前瞻性验证

最初报告 iFR 在临床样本中的检测表现的几个研究都是对以前收集的用于临床决策的原始数据进行的回顾性分析。这种方法体现了临床注册研究的众多优点之一，因为他们的结果对临床实践是很有意义的。然而，数据收集方案缺乏前瞻性，更重要的是，没有核心实验室做数据分析不可避免地成为这些研究的短板。同样，早期最先报道 iFR 的注册研究都是美国以外的（大多数为欧洲，以及亚洲和非洲）单中心试验。最后，最初提议联合 iFR-FFR 策略的研究也是一项针对两个独立队列的回顾性研究。

为了在克服上述所有不足，ADVISE Ⅱ 是一个由研究人员领导并拥有独立核心实验室的多中心研究 [8]。它的目的是验证先前报道的注册研究结果，更重要的是提供对 iFR-FFR 杂交策略的预期验证。ADVISE Ⅱ 与之前的里程碑式的 FFR 研究不同，它只纳入了对狭窄病变依据临床情况进行生理学评价的病人，因此提供了病变严重程度的临床分布。ADVISE Ⅱ 研究结果肯定了所有以前的回顾性研究，它证实了在 45 个中心的 690 个病变中，如果 iFR 使用预设的截断值 0.89，那么 iFR 和 FFR 之间的一致性达到 83%。同样，它以前瞻性地方法证实了最初的回顾性分析的发现是正确的。这一研究显示 69% 的病变可以通过不用血管扩张药物就可完成血管功能学测定，但仍然能保证高达 94% 的比例与 FFR 检测保持一致。重要的是 ADVISE Ⅱ 展示了它的 FFR 数据分布情况，肯定了它作为第一个以前瞻性方法对冠状动脉狭窄的生理学研究的作用，以临床实际缺血分布人群完成了实验，这使得它的结果可以直接应用于临床实践当中。ADVISE Ⅱ 的结果使得 iFR 获得 FDA 的批准应用于和 FFR 杂交联合应用策略当中。

16.9　章节总结：iFR临床注册研究的启示

- 研究样本可显著影响新指标的诊断准确性（图 16.1）。
- iFR 临床注册研究的病变主要是由生理学上中度狭窄病变所构成，主要集中于 FFR 截断值 0.8 附近（图 16.2）。
- 用于病变分类时 FFR 的可重复性同样受研究样本的疾病分布所影响，在临床注册研究中这一数值大约是 85%（图 16.3）。
- 临床样本的 iFR 和 FFR 的一致性范围是 80% ～ 85%（表 16.1）。
- 与 FFR 0.80 相对应的最佳 iFR 值是 0.89（表 16.1）。
- iFR-FFR 杂交策略可使 57% ～ 69% 的狭窄

图16.4 推荐临床决策时参考的 iFR–FFR 杂交策略。按照不同区段应用iFR和FFR进行检测。先对所有狭窄都进行iFR测定，如果iFR＞0.93，该病变暂不处理而无需进一步行FFR检测。如果iFR＜0.86，该病变可给予处理，也无需再行FFR检测。如果iFR值在0.86～0.93的区间内，应加做FFR测定并用以指导血运重建策略。这种方法与只行FFR检查策略相比总体准确性可达到95%，57%的病变评估无需使用血管扩张药物或FFR检查。直到得到临床研究的结果数据后我们才明确了只采用iFR作指导参数辅助制定决策的好处，在这之后全世界许多导管室开始应用iFR–FFR杂交策略。

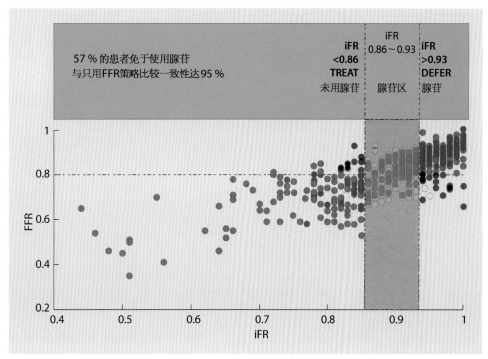

病变无需使用血管扩张药即可完成测定并能保证与FFR的一致性达到94%～95%（图16.4）。

● ADVISE II 研究在45个中心中以前瞻性的方法验证了先前临床注册研究的结果，肯定了iFR在临床实践中的可行性。

（丁晓松　姚道阔　译）

参考文献

1. Davies JE, Whinnett ZI, Francis DP, Manisty CH, Aguado-Sierra J, Willson K, Foale RA, Malik IS, Hughes AD, Parker KH, Mayet J. Evidence of a dominant backward-propagating "suction" wave responsible for diastolic coronary filling in humans, attenuated in left ventricular hypertrophy. Circulation. 2006; 113: 1768–78.

2. Sen S, Escaned J, Malik IS, Mikhail GW, Foale RA, Mila R, Tarkin J, Petraco R, Broyd C, Jabbour R, Sethi A, Baker CS, Bellamy M, Al-Bustami M, Hackett D, Khan M, Lefroy D, Parker KH, Hughes AD, Francis DP, Di Mario C, Mayet J, Davies JE. Development and validation of a new adenosine-independent index of stenosis severity from coronary wave-intensity analysis: results of the advise (adenosine vasodilator independent stenosis evaluation) study. J Am Coll Cardiol. 2012; 59: 1392–402.

3. Petraco R, Escaned J, Sen S, Nijjer S, Asrress KN, Echavarria-Pinto M, Lockie T, Khawaja MZ, Cuevas C, Foin N, Broyd C, Foale RA, Hadjiloizou N, Malik IS, Mikhail GW, Sethi A, Kaprielian R, Baker CS, Lefroy D, Bellamy M, Al-Bustami M, Khan MA, Hughes AD, Francis DP, Mayet J, Di Mario C, Redwood S, Davies JE. Classification performance of instantaneous wave-free ratio (ifr) and fractional flow reserve in a clinical population of intermediate coronary stenoses: results of the advise registry. Eurointervention. 2013; 9: 91–101.

4. De Bruyne B, Baudhuin T, Melin JA, Pijls NH, Sys SU, Bol A, Paulus WJ, Heyndrickx GR, Wijns W. Coronary flow reserve calculated from pressure measurements in humans. Validation with positron emission tomography. Circulation. 1994; 89: 1013–22.

5. Pijls NHJ, de Bruyne B, Peels K, van der Voort PH, Bonnier HJRM, Bartunek J, Koolen JJ. Measurement of fractional flow reserve to assess the functional severity of coronary-artery stenoses. N Engl J Med. 1996; 334: 1703–8.

6. Windecker S, Kolh P, Alfonso F, Collet JP, Cremer J, Falk V, Filippatos G, Hamm C, Head SJ, Juni P, Kappetein AP, Kastrati A, Knuuti J, Landmesser U, Laufer G, Neumann FJ, Richter DJ, Schauerte P, Sousa Uva M, Stefanini GG, Taggart DP, Torracca L, Valgimigli M, Wijns W, Witkowski A. 2014 esc/eacts guidelines on myocardial revascularization: the task force on myocardial revascularization of the european society of cardiology (esc) and the european association for cardio-tho-racic surgery (eacts)developed with the special contribution of the european association of percutaneous cardiovascular interventions (eapci). Eur Heart J. 2014; 35: 2541–619.

7. Petraco R, Al-Lamee R, Gotberg M, Sharp A, Hellig F, Nijjer SS, Echavarria-Pinto M, van de Hoef TP, Sen S, Tanaka N, Van Belle E, Bojara W, Sakoda K, Mates M, Indolfi C, De Rosa S, Vrints CJ, Haine S, Yokoi H, Ribichini FL, Meuwissen M, Matsuo H, Janssens L, Katsumi U, Di Mario C, Escaned J, Piek J, Davies JE. Real-time use of instantaneous wave–free ratio: results of the advise in-practice: an international, multicenter evaluation of instantaneous wave–free ratio in clinical practice. Am Heart J. 2014; 168: 739–48.

8. Escaned J, Echavarría-Pinto M, Garcia-Garcia HM, van de Hoef TP, de Vries T, Kaul P, Raveendran G, Altman JD, Kurz HI, Brechtken J, Tulli M, Von Birgelen C, Schneider JE, Khashaba AA, Jeremias A, Baucum J, Moreno R, Meuwissen M, Mishkel G, van Geuns R-J, Levite H, Lopez-Palop R, Mayhew M, Serruys PW, Samady H, Piek JJ, Lerman A. Prospective assessment of the diagnostic accuracy of instantaneous wave-free ratio to assess coronary stenosis relevance: results of advise ii international, multicenter study (adenosine vasodilator independent stenosis evaluation ii). JACC Cardiovasc Interv. 2015; 8: 824–33.

9. Härle T, Bojara W, Meyer S, Elsässer A. Comparison of instantaneous wave-free ratio (ifr) and fractional flow reserve (ffr) — first real world experience. Int J Cardiol. 2015; 199: 1–7.

10. Fede A, Zivelonghi C, Benfari G, Pesarini G, Pighi M, Ferrara A, Piccoli A, Ariotti S, Ferrero V, Mura DD, Battistoni M, Vassanelli C, Ribichini F. Ifr-ffr comparison in daily practice: a single-center, prospective, online assessment. J Cardiovasc Med. 2015; 16: 625–31.

11. Indolfi C, Mongiardo A, Spaccarotella C, Torella D, Caiazzo G, Polimeni A, Sorrentino S, Micieli M, Sabatino J, Curcio A, De Rosa S. The instantaneous wave-free ratio (ifr) for valuation of non-emculprit lesions in patients with acute coronary syndrome and multivessel disease. Int J Cardiol. 2015; 178: 46–54.

12. Petraco R, Sen S, Nijjer S, Echavarria-Pinto M, Escaned J, Francis DP, Davies JE. Fractional flow reserve-guided revascularization: practical implications of a diagnostic gray zone and measurement variability on clinical decisions. JACC Cardiovasc Interv. 2013; 6: 222–5.

13. Petraco R, Park JJ, Sen S, Nijjer SS, Malik IS, Echavarria-Pinto M, Asrress KN, Nam CW, Macias E, Foale RA, Sethi A, Mikhail GW, Kaprielian R, Baker CS, Lefroy D, Bellamy M, Al-Bustami M, Khan MA, Gonzalo N, Hughes AD, Francis DP, Mayet J, Di Mario C, Redwood S, Escaned J, Koo BK, Davies JE. Hybrid ifr-ffr decision-making strategy: Implications for enhancing universal adoption of physiology-guided coronary revascularisation. Eurointervention. 2013; 8: 1157–65.

14. Plein S, Motwani M. Fractional flow reserve as the reference standard for myocardial perfusion studies: fool's gold? Eur Heart J Cardiovasc Imaging. 2013; 14(12): 1211-3. doi: 10.1093/ehjci/jet110. Epub 2013 Jun 21.

15. Petraco R, Escaned J, Nijjer S, Sen S, Echavarria-Pinto M, Francis DP, Davies JE. Reply fractional flow reserve: a good or a gold standard? JACC Cardiovasc Interv. 2014; 7: 228–9.

16. Christou MAC, Siontis GCM, Katritsis DG, Ioannidis JPA. Meta-analysis of fractional flow reserve versus quantitative coronary angiography and noninvasive imaging for evaluation of myocardial ischemia. Am J Cardiol. 2007; 99: 450–6.

17. van de Hoef TP, Meuwissen M, Escaned J, Sen S, Petraco R, van Lavieren MA, Echavarria-Pinto M, Nolte F, Nijjer S, Chamuleau SA, Voskuil M, van Eck-Smit BL, Verberne HJ, Henriques JP, Koch KT, de Winter RJ, Spaan JA, Siebes M, Tijssen JG, Davies JE, Piek JJ. Head-to-head comparison of basal stenosis resistance index, instantaneous wave-free ratio, and fractional flow reserve: diagnostic accuracy for stenosis-specific myocardial ischaemia. EuroIntervention. 2015; 11(8): 914-25. doi: 10.4244/EIJY14M08_17.

18. Petraco R, van de Hoef TP, Nijjer S, Sen S, van Lavieren MA, Foale RA, Meuwissen M, Broyd C, Echavarria-Pinto M, Foin N, Malik IS, Mikhail GW, Hughes AD, Francis DP, Mayet J, Di Mario C, Escaned J, Piek JJ, Davies JE. Baseline instantaneous wave-free ratio as a pressure-only estimation of underlying coronary flow reserve: results of the justifycfr study (joined coronary pressure and flow analysis to determine diagnostic characteristics of basal and hyperemic indices of functional lesion severity–coronary flow reserve). Circ Cardiovasc Interv. 2014; 7: 492–502.

19. Sen S, Asrress KN, Nijjer S, Petraco R, Malik IS, Foale RA, Mikhail GW, Foin N, Broyd C, Hadjiloizou N, Sethi A, Al-Bustami M, Hackett D, Khan MA, Khawaja MZ, Baker CS, Bellamy M, Parker KH, Hughes AD, Francis DP, Mayet J, Di Mario C, Escaned J, Redwood S, Davies JE. Diagnostic classification of the instantaneous wave-free ratio is equivalent to fractional flow reserve and is not improved with adenosine administration: results of clarify (classification accuracy of pressure-only ratios against indices using flow study). J Am Coll Car-diol. 2013; 61: 1409–20.

17 iFR 在临床中的应用

Lorena Casadonte and Maria Siebes

17.1 引言

瞬时无波形比值（iFR）是利用压力导丝判断冠状动脉狭窄病变是否足够严重，置入支架是否能够获益的临床工具。

iFR是判断冠状动脉狭窄严重程度的静息压力指标，是在舒张期的特定时期即无波形期间测定冠状动脉压力[1]。在这一时期相对于静息时其他时段相比，冠状动脉血流量最高而且阻力最小（图17.1）[2]。在存在生理学重要狭窄的研究中，无波形期间的血流与腺苷介导的冠状动脉充血血流在统计学上没有差异[2]。与此类似，静息时无波形期间跨病变压力梯度也是最大的，从大量研究数据得出的狭窄严重性的静息时压力-血流曲线得以保持，可以帮我们很容易地区分狭窄的严重程度[3]。

iFR的本质是冠状动脉狭窄对微循环影响的量化[3]。明显的冠状动脉狭窄可以导致静息状态微循环的扩张，降低微循环阻力。这样可以保持静息时冠状动脉血流量的稳态，但是损失了远端冠状动脉的压力。无波形期跨狭窄压力梯度的下降直接与狭窄的生理学重要性相关。这对局部病变或弥漫性病变都适用[3]。血管内静息血流的相对保持，意味着狭窄近端到测量点的血管某段中测定的压力梯度有效。这使得在冠状动脉内压力导丝回撤时测量的iFR和冠状动脉介入后测量的结果得到临床应用[4-6]。

本章节将讨论iFR及其测定、何时应用压力导丝评价以及在临床中的应用。

17.2 iFR的临床测定

17.2.1 iFR的计算

iFR是在心脏舒张无波形期测定的压力指数。可以利用波强度分析来确定无波形期[1]。无波形期是心动周期中血流相对静止、微循环阻力最低的时期。由于阻力是稳定的，压力和血流量在无波形期是线性相关的，可以应用静息压力指数来判断狭窄程度而不需要使用外源性血管扩张剂（图17.1）。

iFR的测量同其他压力导丝测定技术类似。当压力传感器位于狭窄病变的远端，iFR可在一个心动周期测量或多个典型心动周期取平均值计算。在控制台上激活运算程序测量多个心动周期，待运算稳定时，iFR可被测出，这往往在5个心动周期内完成（图17.1）。

17.2.2 对心率变化的处理

目前的机器能够排除变异率较大的不恰当心率。但发现明显的心率变异时，机器会自动取更多的心动周期的数据以获得更可靠的iFR的平均值。这种算法是基于压力和心电图门控来确保所取的数据在舒张期。这就意味着iFR不受心率变异或房性心律失常的影响。心率在生理学范围内（40～130 bpm）iFR的测量是准确的。如果超过上述心率范围，比如对于心动过速或心动过缓的患者，上述方法就不是那么准确了，需要用其他方法评价，以及需要首先接受治疗。

推荐心电图监测以准确识别舒张期的无波形期，机器控制面板应在导管室与血流动力学系统连接。新的仪器无需心电图连接仅通过压力就可以精确测量iFR，将来还会进一步简化。对于某些不可靠的心电图记录或者不能输出心电图数据的压力导丝控制面板这是非常有价值的。

17.2.3 iFR回撤测定

可通过压力导丝在血管中逐步回撤获得iFR曲线，以识别局灶或弥漫病变（图17.3）。获得信息的

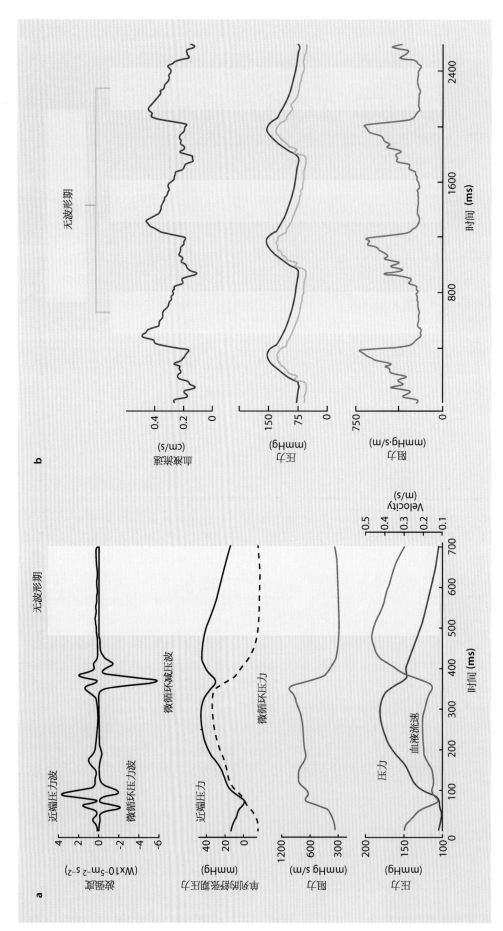

图17.1 iFR 和无波形期。a. 波强度分析图。a 图引自：Sen, Development and Validation of a New Adenosine-Independent Index of Stenosis Severity From Coronary Wave-Intensity Analysis, 2012。波强度分析图（最上层）显示在心动周期中形成的近端（远端）波形。无波形期在心脏舒张期内，这一时期没有新的波形产生（阴影绿线）。这对应一个时期，此时期有最小微循环来源的压力（第二层），最小和恒定的阻力（第三层），接近固定的血流速度的改变（第四层）。b. 显示多个心动周期，包括舒张期及收缩期。绿色阴影区域显示重复出现的无波形期。无波形期阻力是恒定的，血流速度高于整个心动周期。

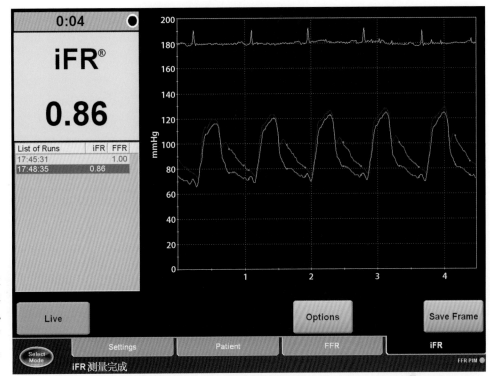

图17.2 iFR 举例。iFR的计算举例。五个心动周期的无波形期（绿色线）压力比值。iFR小于0.9提示有缺血。注意图中有心电图连接用于识别无波形期。应检查心电图的质量。

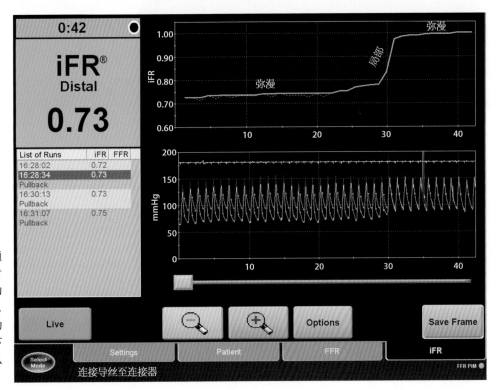

图17.3 iFR回撤举例。术者通过荧光屏观察压力导丝位置时应该注意iFR形成的曲线。新的是，包括了点状原始的iFR线，实线从没低至最后一次测得的iFR数值。与原始压力曲线（下层）相比，大量的信息可以从蓝色实线中获得。

准确程度取决于压力导丝回撤的速度，一般20～30 s就足够了。由于信息是在静息期获得，血流相互影响会减小，因为血管多处狭窄之间血流相互影响是在充血时出现的。iFR压力导丝回撤的方法另一个优势是，

有可能预测移除狭窄的血流动力学效果。由于静息时血液流速变化不大，冠状动脉介入术后残余的静息梯度通常保持不变。这些新的额外的信息可能促进比现有手段更多的生理学指导冠状动脉介入治疗。

17.2.4　腺苷输注中 iFR 的应用

在应用血管扩张剂比如腺苷过程中，也可以测量 iFR（称为 iFRa）。这会产生更低的 iFR 数值。在 IDEAL 研究中，87% 的 iFRa 要低于在同一狭窄部位测定的 FFR 值。然而，如果与另外金标准如充血狭窄阻力相比，iFRa 与 iFR 有相似的准确性，并没有额外的诊断优势[2]。

17.3　压力导丝测定的实际问题

17.3.1　主动脉压力测定

一般在整个冠状动脉内操作中应用液体充盈的中空指引导管持续测量主动脉压（P_a）。压力从指引导管尖端到连接管直到压力传感器通过液柱整合到导管室的血流动力学系统。根据病人的大小及在导管台上的位置调整传感器的高度，一般在胸骨以下 5 cm 并固定，这个位置相当于主动脉根部的位置（图 17.4）。在测定开始和测定过程中需要调整病人的位置或换用新的压力导丝，传感器及控制系统要在通大气的情况下同时较零。所有的管路和三通系统都经过冲洗，确保没有气泡，避免气泡影响压力的测定。

17.3.2　最佳压力记录面临的挑战

（1）传感器的高度：传感器要放置在主动脉根部的高度，如果高于心脏，主动脉压力曲线会低于冠状动脉压力曲线（图 17.4）。这种错误很容易被识别。但是如果传感器低于心脏，主动脉压力曲线高于冠状动脉内远端压力，会出现明显的压力梯度。这个就比较难识别，如果没有发现就会误认为是阳性的结果。然而，在病例开始前进行校准和检查导丝在血管开口时压力的均衡就容易地解决了这个问题。

（2）压力信号漂移：重复压力导丝技术可以减少压力信号漂移，但是这仍然是一个可以识别、需要主动寻找的问题。在冠状动脉远端压力记录完毕，传感器撤回至冠状动脉口时可以识别。如果没有漂移，P_d/P_a 比值应该保持在 1.0。如果不是 1.0，那么就已经发生漂移了，这种改变来自压力传感器电荷的改变。当导丝在狭窄处远端，压力信号漂移也可被识别，此时压力波形看起来像在主动脉压。如果压力漂移超过 2 mmHg，应该重新测量。漂移是电子现象导致的动态问题，如果压力导丝激活后立刻使用，更容易出现漂移。推荐用肝素盐水冲洗激活导丝，可防止这情况发生。延长导丝激活到使用之前的时间可以减少早期漂移的发生。

（3）导管衰减：所有的导管都会造成血管口部一定程度的狭窄。这在使用 7 F 导管及 8 F 导管时产生问题，可观察到主动脉压力信号衰减伴有重搏波切迹的消失（图 17.5）。5 F 和 6 F 的导管不太可能引起明显的衰减，但是如果出现，导丝应该在主动脉根部校准，即导丝通过狭窄远端后导管应该离开冠

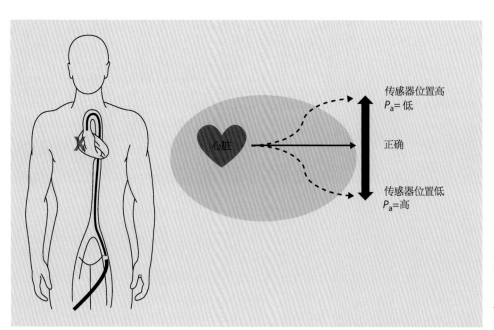

图 17.4　传感器高度。把传感器放置于心脏水平。如果传感器位置高于心脏水平，P_a 曲线降低；如果传感器低于心脏水平，P_a 曲线会高，形成明显的跨狭窄梯度的印象。

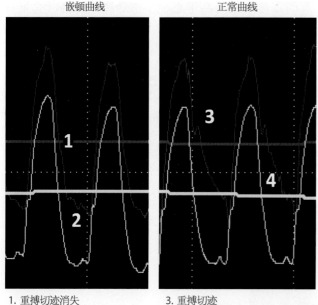

嵌顿曲线　　　　　　　正常曲线

1. 重搏切迹消失　　　3. 重搏切迹
2. 室性形态　　　　　4. 正常舒张期压力曲线

图 17.5　压力曲线嵌顿。左右两条曲线的比较，左图：由于指引导管的深插引起嵌顿的压力曲线，主动脉压力曲线的重搏切迹消失，呈心室压力波形；右图：指导导管轻轻回撤，主动脉重搏切迹、舒张期主动脉压正常下降曲线显现。

状动脉口部。静脉应用腺苷时也应注意，冠状动脉血流增加、主动脉内血流动力学的改变意味着指引导管进入血管内，这样会造成压力衰减，减少了冠状动脉血流，低估了狭窄程度。带侧孔的导管应该避免使用，尽管它也能形成正常的主动脉压力波形，导管的压力并不能代表真实的主动脉压力。

（4）鞭梢伪影：如果压力感受器贴在血管壁上或者反复撞击时出现，轻轻回撤导丝就可恢复。

（5）错误的光标位置：这一现象出现在压力比值最低时应用压力导丝光标的位置来计算 FFR 值。然而，应该在充血稳定而不是最低时计算 FFR。这一问题在使用冠状动脉内腺苷注射时会更突出，用血管扩张药注射截断可以获得假性的主动脉压力曲线，可能会得到错误的 FFR 值。人工校正记录的比值可以解决这一问题。在 iFR 记录期间，异位起源或错误的心电图会影响 iFR 的计算。评价无波形期测量的时间或重复测量可以发现错误。

17.3.3　iFR 应用技巧与最佳实践

在进行静息生理评估时，严格的校准方法是必要的。

生理性评估需要选择适合靶血管的导管。选择 6 F 指引导管尤其是桡动脉入路的时候是合适的，尽管部分医生偏爱 5 F 指引导管。要确保导管到位后没

有压力信号的衰减，因为这将影响所有的测量。带侧孔的导管应避免使用，尽管侧孔导管可以改善压力曲线的形态。由于存在冠状动脉口相对堵塞，屏幕上显示的压力曲线图并不代表真实的近端压力。在压力衰减或有冠状动脉开口病变的患者，建议将指引导管撤离冠状动脉口。然而，这将使冠状动脉内注射血管扩张药或热稀释法冠状动脉内注射不太可能。

一般来讲，目前专家共识建议使用医生熟悉惯用的指引导管，而不是诊断用导管。一个实际的问题是能够处理导丝相关的并发症。尽管导丝相关的并发症并不常见，但仍然有 0.5% ~ 1% 的概率会发生冠状动脉夹层或闭塞 [7]。一旦出现并发症，如果应用指引导管，将可以快速处理，而使用诊断导管则无能为力。

iFR 测量过程中一个重要的步骤是冠状动脉内注射硝酸甘油。硝酸甘油是所有生理性评价中都应该使用的，目的是稳定血管阻力。硝酸甘油也可以对抗导丝送入血管后导丝诱发的冠状动脉痉挛的影响。硝酸甘油使用剂量每个人都不同，一般在 300 μg ~ 1 mg，根据血压调整，在指引导管到位压力导丝进入血管之前就应该使用。如果在注射硝酸甘油后比较久后才测量，建议重新注射硝酸甘油。硝酸甘油不引起明显的或长时间的充血。注射硝酸甘油即可会引起血流瞬时性增加，压力梯度增加，但是血流会在 30 s 之内恢复基线水平。为了避免其影响，最好在压力导丝送入之前就注射硝酸甘油。

压力导丝在冠状动脉口处应该"校准"，绝不能省略（图 17.6）。这一步会确保冠状动脉内压力与主动脉压力有可比性。同时可以给予术者回顾主动脉压力曲线的机会，确保其不会衰减。要知道正确的波形是必需的，通常来讲，主动脉压力曲线会有回波及重搏波切迹。在绝大多数病例中，指引导管不会引起压力衰减，压力感受器在出冠状动脉口处应校准。好的操作包括在校准时应在透视下确定导丝位置。校准应该在撤出导引针后进行，因为这会引起 1 ~ 2 mmHg 的压力抵消，这对于临界病变来讲是非常重要的。较准不仅可以使压力比值为 1，而且可以确保近端与远端压力曲线之间没有时间延迟。这对于节段性压力分析如 iFR 测量是必要的，时间偏移会引起计算错误。iFR 用其标准化的操作流程确保精确的校准。如果压力曲线不规整，或者不在测量期内，应该重新进行校准，直到错误被消除。

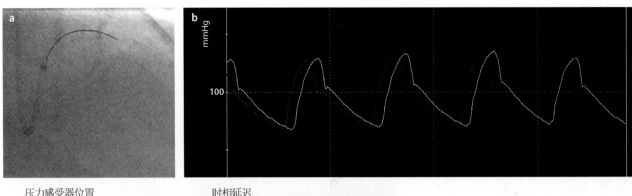

压力感受器位置   时相延迟

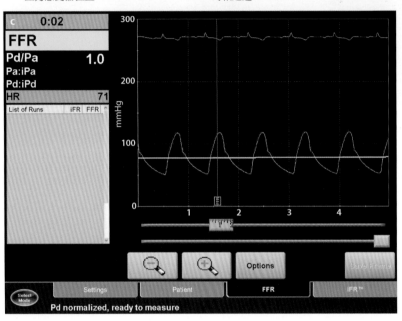

正式校准后

图 17.6 压力导丝校准。a. 压力导丝感受器在出冠状动脉口处进行校准。压力导丝感受器在导丝的不透光标记与其余部分的交界处（导丝末端近 3 cm 处）。b. 近端主动脉压（P_a，红色）与远端导丝压力（P_d，黄色）在初始时相有延迟。尽管 P_d/P_a 在整个心动周期是 1.0，在舒张期无波形期，口部这个比值 1.08 是错误的。c. 在激活面板上正式校准过程后，不管压力值还是整个心脏循环的心动周期时相，远端压力（P_d）与主动脉压力线（P_a）是重叠的。

遇到开口狭窄病变的时候会有压力衰减，因此需要在主动脉内进行压力导丝的校准。指引导管要保持在冠状动脉口外，压力导丝感受器要送到主动脉内。较准后导丝可以撤回，指引导管再送入冠状动脉口。一旦压力导丝送入正确的狭窄远端，指引导管应该撤出冠状动脉口避免衰减效应。

压力导丝感受器放置位置应在病变以远至少有两倍于血管直径的距离，这会限制极远端病变测量，但这是必要的，因为邻近血管狭窄的血流湍流可改变所测得的压力。

最后，压力导丝一旦送入测量的位置，就不要再触碰压力导丝。最理想的静息评估是测量 iFR 之前避免对比剂再次注射。大多情况下，没有对比剂也可以确定压力导丝的位置。如果仍有疑问，对比剂注射是必须的，但是推荐延迟 20 s 以后再测定 iFR，因为要消除对比剂带来的充血效应。

PCI 术后，无论是球囊扩张还是支架置入后，在球囊撤出或导管冲洗的那一刻静息血流就已经恢复。实际上，iFR 静息测量不再需要时间上的延迟。

总而言之，最佳的生理学评估方法可以概括为 3 N：硝酸甘油、校准、不触摸。

17.3.4 理想的压力回撤

现代的 iFR 测量机器允许做回撤测量。对于多处冠状动脉狭窄病变或介入术后可能改善血流动力学的弥漫病变回撤评估尤其有用。

iFR 及 iFR 回撤可以测量每一处狭窄带来的静息压力损失。在血管内特定位置测得的 iFR 值是压力感受器近端所有的狭窄共同引起的 iFR 值。与 FFR 不同，远端病变对 iFR 的影响很小。如果狭窄可被很好地去除，并且几乎没有压力损失，那么就可能预测 PCI 术后的 iFR 值。这只需把压力感受器放在狭窄近端就可解决：此处测得的 iFR 数值将是远端狭窄去除后得到 iFR 值。

如果能在 iFR 回撤时连续不断的描绘 iFR 那将更简便。当压力感受器经过狭窄时，可观察到压力曲线变化。术者可能不会解决所有的狭窄，或者远端有弥漫性病变，那么 PCI 术后的 iFR 值并不简单地等于术前 iFR 预计值。iFR 回撤曲线能带来帮助。支架置入的血管段可以解决该部分的压力损失，但是残余狭窄部分仍然有压力损失。

如果压力线改变非常平滑或非常陡直，导丝的移动速度可以影响结果。当导丝回撤速度恒定时，压力线陡直说明是局部病变，压力线平滑代表弥漫性病变。在局限病变中，压力线变化可大可小，事实上，单个狭窄可导致几个不同区域的压力变化。如果导丝通过狭窄移动太快，这种小的细微变化可能被漏掉，但是重要的内容仍然是可靠的。

iFR 回撤曲线有两条分离的线构成：① 点状线代表特定位置原始的 iFR 值；② 实线代表阻止导丝回撤时 iFR 值降低（图 17.7）。在许多病例中，这两条线是重叠不可区分的。在一些病例中，可能会看到点状线回到实线之前，在狭窄处的出口明显降低。

这一有趣的现象，证实了压力的损失是由血流端流造成的，这时候需加速越过狭窄，当通过狭窄几毫米之后，压力就会恢复。既往常规临床工作中常用的压力导丝技术都没有像这样精准地证实这已知的生理学概念。

17.3.5 iFR 回撤测定的实用技巧及窍门

如果要进行回撤时 iFR 的测量，在激活回撤按钮后，需要一小段时间再进行导丝的回撤。这能使显示屏上出现稳定的回撤曲线。

测定之前要确保 Y 形连接伐关闭，确保导丝能在 O 形环关闭的情况下正常撤出。撤导丝的速度要平稳，同时透视观察压力导丝感受器的位置。当回撤曲线上显示压力跳跃时，应储存透视影像帮助确定压力变化的位置。这对解释压力小变化或陡峭的变化有帮助，帮助术者确定压力变化时造影上的位置。

作为回撤的一部分，压力感受器应该撤回到冠状动脉口的位置。这意味着可识别任何的漂移。系统会自动重新定格压力曲线，以校正导丝漂移引起的小幅度压力变化，帮助我们解释所获得的数据。

17.3.6 iFR 回撤与造影数据结合

随着高级计算系统的出现，目前在持续的透视下压力导丝移动轨迹被追踪。这促进了压力改变及造影的融合，能使术者更加自由地移动导丝。目前

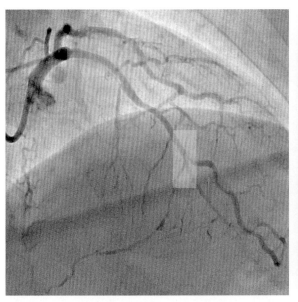
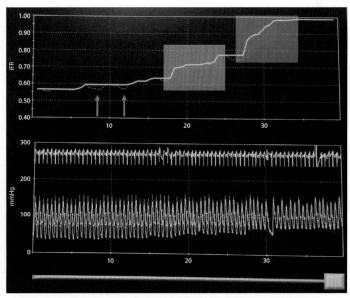

图 17.7 多处狭窄的冠状动脉血管中 iFR 回撤和细微的压力恢复。LAD 近段既往支架置入处可见中度支架内再狭窄，中段可以看见粥样硬化，远段血管迂曲处有两处以上串联病变。红色箭头所指，是两个区域压力的恢复（蓝色点状在蓝色实线下）；与造影图片上的红色标记处动脉硬化对应。黄色和橙色标记的压力阶差处与造影图片上的相应的病变对应，如果回撤速度不一致，需要注意和造影图像核对一致再标记。

影像融合技术要求应用马达自动回撤装置以恒定速度移动压力导丝。采用连续跟踪导丝位置就不再需要这些，并能为医生提供识别引起压力损失的狭窄的可靠信息。随着系统的进步，影像融合方法能制定高级的冠状动脉介入方案：应用"虚拟PCI"技术，从压力轨迹上移除关注的狭窄部位，从融合造影影像上移除狭窄后，iFR回撤能够再次作出计算。这能够生成PCI术后预测的iFR值，术者可以考虑哪种支架置入策略可获得最佳的血流动力学结果，同时平衡复杂冠状动脉介入带来的风险。

17.4　常见的临床应用

iFR的临床应用包括评估稳定性冠心病和急性冠脉综合征患者冠状动脉狭窄的意义。

iFR也可以用来评估冠状动脉血管成形术是否成功，应用iFR回撤方法如iFR-Scout为冠状动脉介入制定计划。

iFR具有吸引力的优势在于去除了必须使用血管扩张剂的必要，简化了冠状动脉狭窄的评估方法。这节省了成本、节约了时间、避免了使用血管扩张剂给患者带来的不适。这就给一些不能使用血管扩张剂的患者带来了机会，比如那些过敏、严重的呼吸系统疾病、不能耐受低血压的情况包括主动脉狭窄。对多支血管评估和干预后生理学计划的冠状动脉介入预估会有很大的发展前景。

17.4.1　静息状态下冠状动脉狭窄

iFR最应用最广的是应用于稳定型冠心病患者自身冠状动脉血管狭窄的评估。

至今，很多关于iFR有效性的研究是根据iFR与其他缺血参数的相比，比较狭窄的诊断分类（缺血或非缺血性）。这些工作已经在稳定型冠心病患者应用，在很大程度上说，稳定型冠心病也是iFR最常应用的临床情况。

对于稳定的患者可测量主要的冠状动脉血管iFR以确定狭窄的血流动力学意义。压力导丝可以通过要测定的狭窄部位，按照导丝准备的步骤进行操作，冠状动脉内应用硝酸甘油，之后测量iFR。

17.5　iFR相关的临床试验

iFR与FFR相比较的研究以ADVISE系列研究

为著。分类程度的匹配强烈地依赖病变的分布情况，临床队列显示80%～88%是相匹配的。匹配的局限性来自于FFR自身重复匹配的比例。当FFR接近其阈值时，根据技术及分析方法的不同，在匹配程度上会有15%左右的变化。当与其他缺血指标比较时，比如HSR、CFR、SPECT、PET、iFR及FFR在识别心肌缺血的效果是同样的。这些评价中iFR也许是最公平的评价。尽管FFR目前是公认的标准，FFR对缺血的识别能力来自于小样本数据与非侵入性检查如运动试验和负荷超声心动检查的推断。

目前相关的大型随机对照研究正在进行中：DEFINE-FLAIR和iFR-SWEDEHEART将比较基于FFR或iFR指导下血运重建的临床结果。截至目前，两个研究都已经完成入选，期待结果很快就会出来。

17.5.1　iFR-FFR杂交策略

在未得到确切的试验结果之前，临床应用iFR的谨慎方法是应用iFR-FFR杂交的策略[8]。目的是获得与FFR相比更高的诊断一致性，因为FFR已有明确的结果数据，同时减少腺苷应用的必要。所有的患者都测定iFR值；如果得到的范围比较窄，这时候再注射腺苷计算FFR值。根据分类匹配，有多种不同的iFR-FFR杂交方式：如果iFR值在0.86～0.93之间，需要用腺苷测量FFR，这样有95%的匹配度，这种方法将使60%～70%的病人避免使用腺苷[8]。

iFR-FFR杂交方法的外部有效性已被ADVISE II和ADVISE-In-Practice试验证实。ADVISE II是前瞻性全球双盲多中心研究，入选了690个真正的临界病变（平均FFR值为0.83±0.11）[9]。采用iFR-FFR杂交方法，近70%的患者可以避免腺苷的使用，并保持了与仅用FFR相比有94%的分类匹配度。

ADVISE-In-Practice试验是第一个用在售的iFR测量仪进行的试验[10]。该国际多中心研究入选了313名患者的392处狭窄，iFR与FFR有很高的分类匹配度（以FFR 0.80为界值，匹配度为80%；以0.75为缺血阈值匹配度为88%；如果FFR灰区计算在内，有92%的匹配度）[10]。用杂交的方法，有61%的患者可避免使用腺苷，与FFR的分类匹配度为94%[10]。

杂交的方法已经成为一个常规的临床方法，已经被用在了SYNTAX II（NCT 02015832）试验（欧洲心血管研究机构2014），研究中冠状动脉造影三支血管病变将根据iFR-FFR生理学评估的结果进行血运重建。SYNTAX II 研究显示，生理性评估能使造影上的三支血管病变转变为较低严重程度 [7, 11]，对计划行外科治疗的病例应用 iFR-FFR 杂交方法快速评估能帮助锁定对功能性狭窄进行血运重建。

应用 iFR 有经验的临床专家们逐渐增多，将其作为一个有独立阈值单独的生理学参数（iFR < 0.90 需要行血运重建，iFR ≥ 0.90 延迟血运重建）。这一阈值来自合并了很多不同数据的大型独立 RESOLVE 研究，与 FFR 阈值 0.80 相对应 [12]。iFR 的有效性和安全性已经被两个国际性的研究认可，包括 DEFINE-FLAIR（伦敦帝国学院 2013）和 iFR-SWEDEHEART（乌普萨拉大学 2014）。

17.6 iFR 在急性冠脉综合征中的应用

17.6.1 ACS 中的非罪犯血管

目前，iFR 在 ACS 患者中应用的数据不多，但是其指导处理非罪犯血管越来越引起人们的兴趣。ACS 微循环血管床对外源性的充血药物来不及反应，会低估病变的严重性。去除外源性充血药物的需要，也就是其对药物反应性的变异被去掉，就使评估变得简单。ACS 治疗时应用 iFR 评估非罪犯血管获得的价值是，造影多支血管病变的病人可能会从多支血管操作中解脱出来，从而减少了费用与风险。

FORECAST 研究是一个独立的研究，应用线下 iFR 计算，证实 iFR 在 ACS 患者的非罪犯血管评估中的可行性 [13]。该研究入选了 82 例 ACS 患者 123 处狭窄病变，iFR 阈值 0.92 与 FFR 的 0.80 最为匹配，与 FFR 诊断一致性有 81.3% [13]。在诊断效率方面，ACS 患者与稳定性冠心病患者没有大的不同，明显的差异在 FFR 0.75 ~ 0.80 之间的灰区 [13]。而且，如果采用 iFR-FFR 杂交方法，有 68% 的患者可以避免使用腺苷。

DEFINE-FLAIR 研究将会有更多有意义的结果公布，包括一大部分 ACS 患者。FLAIR 研究将会用 iFR 还是 FFR 评估 ACS 患者非罪犯血管指导干预策略，并且证实在 ACS 早期常规应用 iFR 是否足够安全。

17.6.2 ACS 中的罪犯血管

在 ACS 罪犯血管中应用生理性评估指导支架治疗仍然是一个很困难问题。斑块破裂后有血栓堵塞

或病变严重性逐渐变化的血管很可能最好应用支架治疗，因为在很多的不应用生理学评估的临床试验中多次显示其明显的临床获益。罪犯血管行生理性评估的风险是非阻塞性破裂斑块可能不引起足够的血流受限达不到干预界值（例如 FFR 0.80 或者 iFR 0.90，这是在稳定病变中得出的界值），但是病变仍然会快速进展并造成将来的风险。已很好的认识到，ACS 有很高将来发生风险的概率，因此，延迟干预与临床表现一致的冠状动脉造影明显狭窄的 ACS 病人会给患者带来风险。FAMOUS 研究用 FFR 评估了罪犯及非罪犯血管 [14]。但是，该研究并没有明确指出延迟干预的患者即延迟干预的罪犯血管是否有主要不良事件的发生。然而，基于 FFR 评价的 Kaplan-Meier 生存分析结果显示，延迟支架置入在随访中会有不良事件发生，提示延迟干预不是明智的选择。

17.7 冠状动脉旁路移植术

17.7.1 利用生理学评价指导 PCI 或者 CABG

一般来说，造影显示多支血管病变可能会转至外科行冠状动脉旁路移植术（CABG），但是应该自动地进行生理学评价。

多数以往冠状动脉旁路移植术的价值研究数据是根据冠状动脉造影定义的结果的研究，没有进行冠状动脉内生理学评价。即使在最近的临床试验 BARI [15] 和 CARDIA [16] 研究，还是更新时代的 SYNTAX [17] 和 FREEDOM [18] 研究，都是如此，均证实了根据造影定义的结果行 CABG 优于 PCI。但是，很多经治疗的血管可能并没有缺血，因此推断并没有从 PCI 或 CABG 中获益。不必要的旁路移植术在临床上并没有被发现（如果自身血管无血流限制，移植血管堵塞时并不出现临床症状），然而，在没有缺血的血管内置入不必要的支架会带来支架内血栓及再狭窄的风险。

FAME 研究表明，多支血管病变（未提供是否已行 CABG）FFR 指导下 PCI 对所有狭窄大于 50% 患者均置入支架是安全的 [19]。FAME 研究中入选的患者已选择行 PCI 而不是外科血运重建。作为研究发现的延伸，生理性评价可对造影发现的冠状动脉病变重新分类，如根据是否存在缺血，造影的三支病变可归入双支或单支病变 [7, 19, 20]。这会让原本打算

CABG的一部分患者解脱出来，行相对简单的支架技术，减少了干预血管的数量。

SYNTAX Ⅱ研究前瞻性入选了一些既可以选择CABG也可以选择PCI多支血管病变的病人。对这部分病人采用行多支血管iFR/FFR杂交评价，仅对评价有生理学意义的血管行PCI并且用IVUS优化支架置入。得出的结果会与早期的SYNTAX Ⅰ研究比较。FAME3研究遵循相似的概念，对三支血管病变的患者随机分为FFR指导下的PCI组及造影指导下的CABG。这两个研究将大大增加我们对计划外科手术患者转为PCI的认识。

17.7.2　利用生理学评价指导外科手术

数据表明，对自身血管没有缺血或者没有血流受限的血管行旁路移植术，移植血管闭塞率很高。因为存在生物学似真性，自身血管正常的血流意味着对静脉移植血管没有任何的需要，最终导致移植静脉血管闭塞或内乳动脉闭锁。FFR在评价血管有无缺血方法做了大量的工作[21]。从理论上说，iFR也可以起到FFR一样的效果，尽管有许多研究工作要做。

17.7.3　移植血管生理学评价

应用冠状动脉内生理学评价冠状动脉内旁路移植血管的数据较少。移植静脉血管更容易发生动脉粥样硬化，容易出现迅速进展或斑块破裂。基于生理学评价对静脉移植血管延迟支架治疗的结果尚属猜测未经验证。

17.8　应用iFR回撤和虚拟PCI技术策划PCI

如何计算无波形期的进展是基于每一次心搏来测量的，意味着iFR可以在回撤压力导丝时实施测量。这一技术可在不需要长期注入充血药物的情况下静息时识别狭窄和狭窄的生理学意义。商业化仪器正在试验中，早期数据表明行iFR静息时回撤有重要的优势[5,6]。

目前可以用机械装置控制回撤压力导丝，这样就可以描绘出压力导丝回撤时测得的iFR改变曲线。数据可以描绘为简单的梯度改变，或整合于血管造影增加化，可以更直观地理解图上的标识。如果描绘力度增强，每毫米的iFR值的改变都会被密集的测定，狭窄引起的最大压力下降将容易被识别。这会帮助术者确定哪个狭窄引起最大生理学效应，哪个狭窄与生理学效应最相关，因为冠心病日益复杂化和经常遇到串联病变。

与装置自动回撤系统相比，影像融合系统可以实时描绘压力导丝的运动轨迹并且可以手动调节压力导丝的回撤。跟踪软件可以计算导丝移动速度并且可以在设定的时间点固定并给出生理性数据显示在造影图上。依赖于生理学整合技术、X线及先进的计算机系统，这一技术目前发展很快且还有很大的发展空间。

静息期压力导丝回撤比iFR回撤一个重要的优势，是多个狭窄之间相互影响有限，远端病变对近端病变其影响减小或消失。在充血条件下狭窄之间的相互影响明显，如果存在远端狭窄意味着未能达到最大充血，近端狭窄的意义就会被低估。尽管轻微的狭窄或弥漫性狭窄对充血影响有限，但是很多充血后评估仍然会受到疾病节段相互作用的影响。在静息状态下，观察到静息期冠状动脉血流速度得以保留，即使有严重狭窄也是如此。结果是在狭窄的远端观察到的跨狭窄压力的下降，仅仅是由于压力感受器近端的狭窄引起。静息期压力导丝回撤，某一点观察到的压力梯度对应血管的定位非常有效。

上述技术催生了一个新的领域。计算机可能根据iFR回撤轨迹"移除"狭窄[5,6]。应用"虚拟PCI"，狭窄移除可以使回撤轨迹重新计算，以此来计算如果在真实世界中行选择性干预后，iFR将达到的数值。预期的iFR值是建立在处理血管病变后治疗节段没有残余狭窄的理想状态下。在第一个有关iFR回撤的研究中，发现这过程能够预测PCI后iFR值，有很高的精确性而且不存在显著的系统偏倚[5,6]。因此，真实世界干预中，能够提供一个生理学上的目标值（图17.8）。这一技术也允许用多种不同的支架策略评估可能的生理学获益。

由此可见，上述技术的进展将提升生理学指导的介入，即应用更多的智能方法对复杂血管病变支架置入进行真实的生理学指导的过程。iFR回撤显示通过多种有限的支架方法能够获得可接受的生理学结果，而不是用更广泛的支架置入。这也有助于减少支架内再狭窄及支架相关并发症的长期效果。

这是一个引起强烈兴趣的领域，期望将会随着压力导丝、计算机技术以及与造影影像整合的方法的发展而取得更多进展。

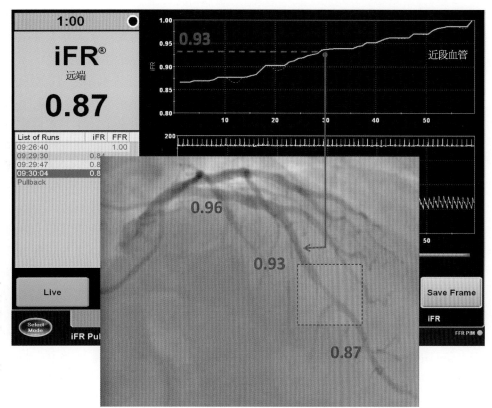

图 17.8 iFR 回撤预测 PCI 后 iFR 结果的例子。LAD 近段和中段弥漫性病变，中远段局限性病变。压力导丝测定 iFR 为 0.87 表明有缺血。近段到局部病变，iFR 为 0.93。因此，如果中远段狭窄能完全移除没有残余梯度，远段 iFR 应该为 0.93。

17.9 PCI 后评估

生理学评估指标可以帮助我们确定冠状动脉介入干预是否成功。FFR 和 iFR 都能评估支架后血流动力学是否改善。

17.9.1 PCI 后测量 FFR

根据 FFR 的原理，如果 PCI 成功处理狭窄，跨治疗节段没有残余压力差的，那么血流会恢复正常、PCI 术后的 FFR 值应该是 1.0。任何的残余狭窄都会造成残余压力的损失，较低的 FFR 值提示需要进一步干预。

现实中，PCI 术后的 FFR 值达到 1.0 并不常见，因为即使没有狭窄的血管在充血的时候也会造成压力的衰减。既往的病例报告及 IDEAL 研究已经证实，未堵塞的血管 FFR 可低至 0.85 [3]。这是如何发生的呢？充血的时候，血流会损失能量，由轻微的弥漫性粥样硬化的阻力会造成压力的损失。继发于不规则或狭窄形成的湍流带来的能量损失更大。支架本身就会引起明显的湍流，如果支架释放不适当，湍流会加重，例如支架贴壁不良。

除了这些因素以外，腺苷或其他外源性的血管扩张剂也会引起相对的微循环阻力。球囊扩张会引起相对缺血，这是潜在的血管扩张因素，这时候注射腺苷可能将不能引起进一步的充血，可被误认为因微循环栓塞增加微循环阻力。通过短暂的等待恢复到静息期以后再测量可以减少上述情况发生，但是腺苷高估 FFR 值还是可能会存在。

更复杂更不受重视的情况也发生在 PCI 术后充血情况。由于任何超过 30% ～ 40% 以上的狭窄能够限制充血血流，即使是轻度的近段狭窄也会进一步限制远段狭窄的充血血流经受同等程度的充血血流速度。近段狭窄越重，近段血流速度降低越明显。由于狭窄前后压力的下降反映在血流速度，这样，近段狭窄会导致远段狭窄的低估。移除狭窄将增加血管充血血流速度，继而远段狭窄的意义才会真正显现出来。在 PCI 术后，这可解释意料之外的 FFR 低值。在某些病例中甚至可以看到术后 FFR 值低于术前的 FFR 值，这使手术医生产生疑虑。

如果观察到这种现象，推荐确定支架已经恰当的释放，然后重新测定 FFR。如果 FFR 仍然很低，提示血管中可能有其它重要的狭窄。由于轻～中度狭窄的 FFR 值不能预测，那么很有必要做仔细的导丝回撤评估帮助确定压力损失的具体血管节段。

临床研究证实PCI术后FFR在0.90以上与改善的临床结果相关——FFR值越高，事件越少。如果FFR在0.95以上，心血管事件更少，尤其是再次PCI或者急性心肌梗死患者[23]。这符合FFR的理论——患者残余缺血的血管越少，临床症状或心血管事件越少。

17.9.2　PCI术后测量iFR

iFR也可以在PCI术后以像FFR一样的方式测量，尽管临床研究数据尚未显示。跨狭窄iFR的值变化在统计学上与FFR的变化相似[4]。iFR和FFR的变化明显比观察到的P_d/P_a大，提示应用无波形期与整个循环周期均值相比可得到更加可信的信息。这些的优势是残余狭窄疾病中应用iFR和FFR比P_d/P_a更容易识别。

PCI后iFR值的变化在PCI过程中可以快速观察到。尽管球囊扩张和支架释放会造成相对缺血，并可干扰静息期生理学，但是当撤出球囊、冲洗指引导管，再给予冠状动脉内硝酸甘油后再次送压力导丝测定，发现静息期iFR结果是稳定的。

尽管iFR测定是基于静息期的生理学，其与FFR相比仍然有很多优势。无论有无狭窄静息期血流速度会保持相当一致，已证实大部分中重度狭窄介入干预后改变轻微，因此可以预测既定的狭窄病变PCI术后血流速度改变轻微。如果一支血管有多处狭窄，每一处在一定程度上都会单独引起压力损失。解决一处狭窄后该处的压力损失可以消失，但未解决的狭窄区域未受到影响。这一现象在压力导丝回撤测量iFR时更容易观察到：冠状动脉介入干预后iFR回撤可以描绘出未干预部分与干预前相同的压力轨迹[5,6]。

17.10　其他临床应用

17.10.1　主动脉狭窄

iFR应用的其他情况包括评价严重的主动脉狭窄（AS）的意义。AS的患者应该避免较大的血流动力学改变，这在应用血管扩张剂时会发生。药物比如腺苷可能会引起严重的外周压力骤降，可以导致主动脉压力阶差升高得非常危险和血流动力学崩溃。鉴于此，iFR是一个非常具有吸引力的替代方法，可以不用腺苷药物就能评估狭窄。iFR测量应该有特定

的方法和单一的界值用来指导治疗。然而，需认识到，应用生理学参数测定伴主动脉狭窄的冠心病患者缺乏数据的支持。

近来，很少采用这样的方法：伴严重主动脉狭窄的冠状动脉狭窄的病人去外科行CABG的同时行主动脉瓣置换手术治疗。随着经导管主动脉瓣置入术（TAVI）的发展，不仅既往一些不适合性瓣膜置换的病人都可以进行置换了，这改变了主动脉瓣疾病患者的管理模式。但在处理同时伴有冠心病的患者时还存在争议[24]，很多TAVI相关的研究都以不同的方式处理了合并的冠心病。而且，目前在主动脉狭窄如何界定缺血方面尚无共识——主动脉狭窄即可引起微循环缺血，即使不合并心外膜狭窄引起的冠心病。

目前在评判合并主动脉狭窄的冠状动脉狭窄患者中，FFR仍是首选。然而，有很多因素提示FFR可能会低估合并主动脉狭窄疾病患者的冠状动脉狭窄程度。

第一，主动脉狭窄的本身可表现为严重的近端串珠样狭窄的病变，这将驱使充血状况下主动脉狭窄和冠状动脉狭窄之间会有显著的相互影响。因此狭窄程度可能会被低估。

第二，主动脉狭窄患者即使无冠状动脉狭窄，冠状动脉血流储备也会降低[25]。这很可能部分继发于左心室肥大，以应对主动脉狭窄，将引起一定程度的固定的微循环阻力。这意味着不能对充血药物作出相应的反应，引起血流储备降低。与此同时，一些血管收缩因子比如血管紧张素及加压素在主动脉狭窄时会升高，以维持血压，这都会对抗血管扩张剂如腺苷的作用。合并的结果将是低估冠状动脉狭窄的严重程度。

第三，主动脉狭窄的收缩期延长，而FFR测量是基于整个心动周期的平均压力值，这样结果就受到影响。由于狭窄评估应该保持微循环阻力最小且恒定，任何影响微循环阻力变化较大的收缩期的卷入，都将会影响标志物对狭窄的判断能力。

这些因素强力提示静息期生理学方法如iFR在伴主动脉狭窄的患者优于充血的方法。然而，在应用的有效性及长期的安全性方面还有很多工作要做。

17.10.2　心力衰竭

冠心病出现心力衰竭时进行生理学评估是一

个挑战。心力衰竭患者左室舒张末压增高、左室僵硬度增加、右房压增加，这就意味着在冠状动脉远段存在明显狭窄时，冠状动脉远端的压力仍然会假性升高。对于充血指标，可能会有其它更复杂的情况，外源性血管舒张因子使微血管扩张需要有保存的心功能。因此严重心力衰竭患者冠状动脉内生理评估结果可能会低估。这类患者，经过血运重建后心脏泵功能会改善，完整的临床征象比单个冠状动脉参数更可靠。反之亦然，如果伴左室功能严重受损的患者生理学评估有意义，这说明血流受限确实非常严重，应该进行血运重建。

17.10.3　外周动脉狭窄

外周动脉疾病仍然是高致残率的常见原因，但识别重要的狭窄仍是一个挑战。由于缺乏对外周血管充血生理的认识，意味着静息期评价外周循环是目前主要的方法。静息期参数如 iFR 已被建议评价外周血管狭窄严重程度。一个重要的限制是，iFR 是在舒张期测定，这在外周血管应用上还是受限制的，因为外周血管血流动主要在心脏收缩期。全心脏周期平均压力轨迹将会有更大的实用性。

（赵　灿　姚道阔　译）

参考文献

1. Sen S, Escaned J, Malik IS, et al. Development and validation of a new adenosine-independent index of stenosis severity from coronary wave-intensity analysis. J Am Coll Cardiol. 2012; 59: 1392–402. doi: 10.1016/j.jacc.2011.11.003.

2. Sen S, Asrress KN, Nijjer S, et al. Diagnostic classification of the instantaneous wave-free ratio is equivalent to fractional flow reserve and is not improved with adenosine administration. Results of CLARIFY (Classification Accuracy of Pressure-Only Ratios Against Indices Using Flow Study). J Am Coll Cardiol. 2013; 61: 1409–20. doi: 10.1016/j. jacc.2013.01.034.

3. Nijjer SS, Waard GA de, Sen S, et al. Coronary pressure and flow relationships in humans: phasic analysis of normal and pathological vessels and the implications for stenosis assessment: a report from the Iberian–Dutch–English (IDEAL) collaborators. Eur Heart J. 2015: ehv626. doi: 10.1093/eurheartj/ehv626.

4. Nijjer SS, Sen S, Petraco R, et al. Improvement in coronary haemodynamics after percutaneous coronary intervention: assessment using instantaneous wave-free ratio. Heart. 2013; 99: 1740–8. doi: 10.1136/heartjnl-2013-304387.

5. Nijjer SS, Sen S, Petraco R, et al. Pre-angioplasty instantaneous wavefree ratio pullback provides virtual intervention and predicts hemody-namic outcome for serial lesions and diffuse coronary artery disease. JACC Cardiovasc Interv. 2014; 7: 1386–96. doi: 10.1016/j.jcin.2014.06.015.

6. Nijjer SS, Sen S, Petraco R, et al. The Instantaneous wave-Free Ratio (iFR) pullback: a novel innovation using baseline physiology to optimise coronary angioplasty in tandem lesions. Cardiovasc Revasc Med. 2015; 16: 167–71. doi: 10.1016/j.carrev.2015.01.006.

7. Curzen N, Rana O, Nicholas Z, et al. Does routine pressure wire assessment influence management strategy at coronary angiography for diagnosis of chest pain? The RIPCORD Study. Circ Cardiovasc Interv. 2014: CIRCINTERVENTIONS.113.000978. doi: 10.1161/CIRCINTERVEN-TIONS.113.000978.

8. Petraco R, Park JJ, Sen S, et al. Hybrid iFR-FFR decision-making strategy: implications for enhancing universal adoption of physiology-guided coronary revascularisation. EuroIntervention. 2013; 8: 1157–65. doi: 10.4244/EIJV8I10A179.

9. Escaned J, Echavarría-Pinto M, Garcia-Garcia HM, et al. Prospective assessment of the diagnostic accuracy of instantaneous wave-free ratio to assess coronary stenosis relevance: results of ADVISE II international, multicenter study (ADenosine Vasodilator Independent Stenosis Evaluation II). JACC Cardiovasc Interv. 2015; 8: 824–33. doi: 10.1016/j.jcin.2015.01.029.

10. Petraco R, Al-Lamee R, Gotberg M, et al. Real-time use of instantaneous wave-free ratio: results of the ADVISE in-practice: an international, multicenter evaluation of instantaneous wave-free ratio in clinical practice. Am Heart J. 2014; 168: 739–48. doi: 10.1016/j. ahj.2014.06.022.

11. Nam C-W, Mangiacapra F, Entjes R, et al. Functional SYNTAX score for risk assessment in multivessel coronary artery disease. J Am Coll Cardiol. 2011; 58: 1211–8. doi: 10.1016/j.jacc.2011.06.020.

12. Jeremias A, Maehara A, Généreux P, et al. Multicenter core laboratory comparison of the instantaneous wave-free ratio and resting Pd/Pa with fractional flow reserve: the RESOLVE study. J Am Coll Cardiol. 2014; 63: 1253–61. doi: 10.1016/j.jacc.2013.09.060.

13. Indolfi C, Mongiardo A, Spaccarotella C, et al. The instantaneous wave-free ratio (iFR) for evaluation of non-culprit lesions in patients with acute coronary syndrome and multivessel disease. Int J Cardiol. 2014; 178C: 46–54. doi: 10.1016/j.ijcard.2014.03.210.

14. Layland J, Oldroyd KG, Curzen N, et al. Fractional flow reserve vs. angiography in guiding management to optimize outcomes in non-ST-segment elevation myocardial infarction: the British Heart Foundation FAMOUS–NSTEMI randomized trial. Eur Heart J. 2014: ehu338. doi: 10.1093/eurheartj/ehu338.

15. BARI 2D Investigators. A randomized trial of therapies for type 2 diabetes and coronary artery disease. N Engl J Med. 2009; 360: 2503–15. doi: 10.1056/NEJMoa0805796.

16. Kapur A, Hall RJ, Malik IS, et al. Randomized comparison of percutaneous coronary intervention with coronary artery bypass grafting in diabetic patients: 1-year results of the CARDia (coronary artery revas-cularization in diabetes) trial. J Am Coll Cardiol. 2010; 55: 432–40. doi: 10.1016/

j.jacc.2009.10.014.

17. Serruys PW, Morice M-C, Kappetein AP, et al. Percutaneous coronary intervention versus coronary-artery bypass grafting for severe coronary artery disease. N Engl J Med. 2009; 360: 961–72.

18. Farkouh ME, Domanski M, Sleeper LA, et al. Strategies for multivessel revascularization in patients with diabetes. N Engl J Med. 2012; 367: 2375–84. doi: 10.1056/NEJMoa1211585.

19. Tonino PAL, De Bruyne B, Pijls NHJ, et al. Fractional flow reserve versus angiography for guiding percutaneous coronary intervention. N Engl J Med. 2009; 360: 213–24. doi: 10.1056/NEJMoa0807611.

20. Van Belle EV, Rioufol G, Pouillot C, et al. Outcome impact of coronary revascularization strategy reclassification with fractional flow reserve at time of diagnostic angiography insights from a large french multicenter fractional flow reserve registry. Circulation. 2014; 129: 173–85. doi: 10.1161/CIRCULATIONAHA.113.006646.

21. Botman CJ, Schonberger J, Koolen S, et al. Does stenosis severity of native vessels influence bypass graft patency? A prospective fractional flow reserve–guided study. Ann Thorac Surg. 2007; 83: 2093–7. doi: 10.1016/j.athoracsur.2007.01.027.

22. Bech GJ, Pijls NH, De Bruyne B, et al. Usefulness of fractional flow reserve to predict clinical outcome after balloon angioplasty. Circulation. 1999; 99: 883–8.

23. Pijls NHJ, Klauss V, Siebert U, et al. Coronary pressure measurement after stenting predicts adverse events at follow-up: a multicenter registry. Circulation. 2002; 105: 2950–4.

24. Danson E, Hansen P, Sen S, et al. Assessment, treatment, and prognostic implications of CAD in patients undergoing TAVI. Nat Rev Cardiol. Published Online First: 11 February 2016. doi: 10.1038/nrcardio. 2016.9.

25. Rajappan K, Rimoldi OE, Dutka DP, et al. Mechanisms of coronary microcirculatory dysfunction in patients with aortic stenosis and angiographically normal coronary arteries. Circulation. 2002; 105: 470–6.

第8章

冠状动脉循环的多种方法评估

18 使用压力和血流指标综合评估冠状动脉循环

Hernán Mejía-Rentería, Nicola Ryan, Fernando Macaya,
Iván Nuñéz-Gil, Luis Nombela-Franco, and Javier Escaned

18.1 引言

冠状动脉循环是由大的心外膜血管和微血管组成的复杂系统，处于动态变化过程中。这个系统由多种生理机制控制，以在时刻变化的血流动力学状态下维持充分的心肌灌注[1-3]。冠状动脉循环潜在的病理生理和适应性机制不在本章讨论范围之内，在本书其他章节有充分论述。心外膜血管及其狭窄可以通过介入心脏病学最重要的工具之一——冠状动脉造影来清楚显示和评估；而体内的微循环是不可见的，需要更复杂的技术来评估其功能。重要的是，当我们应用和解释有创和无创功能学检查结果的时候，必须记住要全面综合的判断心肌缺血的原因及其与不同的冠状动脉循环区域的关系（图18.1）。

有数个不同的指标和理论体系来评估冠状动脉循环，包括血流、冠状动脉血流储备（coronary flow reserve, CFR）、作为血流替代指标的压力、瞬间无波形比值（instantaneous wave-free ratio, iFR）、血流储备分数（fractional flow reserve, FFR）和血管阻力，后者是在给定的微循环阻力指数（index of microcirculatory resistance, IMR）和充血微循环阻力（hyperemic microcirculatory resistance, HMR）时通过压力和血流

指标计算得到的。Gould等在冠状动脉造影的发展上做了一些开创性的工作[4]，他发现如果心外膜的冠状动脉狭窄程度 > 85% 或 > 50%，就会分别在静息和充血的情况下影响冠状动脉血流，这是大家对冠状动脉狭窄和心肌缺血之间因果关系的最初认识。随后这些年，我们又取得了一系列显著的进展，现在我们明白了心肌缺血不是一个单一的疾病，而是由局灶心外膜冠状动脉狭窄、弥漫性冠状动脉疾病、微循环功能障碍之一或者它们组合的疾病谱。

因此，为了全面的评估和指导治疗，对每一个病人，都要全面的了解心肌缺血的潜在病因。在这一章里，我们会讨论有创的冠状动脉压力和血流指标如何互补以使我们清晰地描述心肌缺血的潜在病因并提供预后方面的信息。

18.1.1 血流储备分数和冠状动脉血流储备：是友，而非敌

血流储备分数（fractional flow reserve, FFR）这一概念最初是由Pijls等提出的[5, 6]，是通过给予腺苷以使冠状动脉达到充血状态，然后通过有创方法测量心外膜冠状动脉狭窄远端（P_d）和近端（P_a）压力并

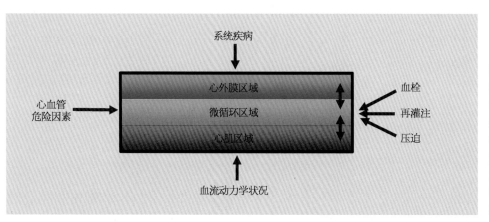

图18.1 呈现缺血性心脏病心肌缺血原因的概要。心肌缺血可能来源于冠状动脉循环的心外膜冠状动脉、微循环系统或者心肌细胞本身，并且受包括系统性疾病、心血管危险因素、血流动力学状态、血栓、再灌注、挤压和急性冠脉综合征等其他因素影响。

计算其比值得到的。这一理论认为，假设充血可导致心肌阻力降至最低并且保持恒定的情况下，P_d/P_a 比值可以作为跨病变血流速度峰值比值的替代指标[7]。数个大型临床试验，最著名的有 DEFER[8]、FAME[9] 和 FAME Ⅱ[10]，已经证明 FFR 在预测冠状动脉狭窄的功能意义方面不仅安全而且有效，切点值为 0.75～0.8。日常临床工作中测量 FFR 简便易行并已经被目前指南推荐[11, 12]，这意味着 FFR 已经普遍的被用来判断冠状动脉狭窄的功能意义。

必须注意到用 FFR 指导并不能绝对避免发生心血管事件。在奠定 FFR 临床应用基础的研究中，有为数不少的病人虽然初始 FFR 正常却在长期随访中发生了主要不良心血管事件（major adverse cardiovascular events, MACE）。DEFER 研究[7] 评估了对功能学无意义的狭窄行支架术的适用性，结果发现，延迟冠状动脉介入治疗（percutaneous coronary intervention, PCI）组（FFR ＞ 0.75 时推迟 PCI）5 年预后非常好。但是 MACE 发生率却达到 21%（定义为全因死亡、心源性死亡和任意方式的血运重建），并且在 5 年的随访中，有 1/3 病人有进行性的胸痛发生。FAME 试验表明，与以造影为基础决定是否行 PCI 组相比，根据 FFR 结果仅对影响冠状动脉血流动力学的狭窄，行 PCI 能显著减低靶血管血运重建、心肌梗死和死亡。然而，在有心外膜冠状动脉狭窄并且推迟 PCI 组（FFR ＞ 0.80），20% 的病人在 2 年随访中再次发作心绞痛[9]。

另一点需要记清楚的是在有心外膜冠状动脉狭窄的情况下，FFR 仅能够提供冠状动脉血流的替代指标。只有当存在冠状动脉狭窄和血流障碍并导致狭窄远端压力下降时，FFR 才会变化。当不存在心外膜冠状动脉狭窄时，FFR 值并不会随灌注压而变化。因此，当不存在冠状动脉狭窄时，FFR 是不能用于评价冠状动脉循环的[19]，也不能评价除冠状动脉狭窄以外其他导致心肌缺血的原因。这是一个重要的概念，既然 FFR 经常被认为是通过有创方法评价缺血的"金标准"，然而，如果存在冠状动脉狭窄，FFR 实际提供的是所研究的狭窄对于心肌缺血影响的信息。FFR 通过一系列具有多变的敏感性和特异性的无创评估工具来证明自己的正确性[13]。重要的是，行 PCI 的患者如果要被那些研究纳入，必须满足在术后的缺血相关检查中没有异常发现（也就是说，PCI 之前的缺血与所研究的狭窄是明确相关的）。

由于微动脉和毛细血管阻力增加，致使远端压力下降更不明显，结构性和功能性的微循环异常会显著的限制最大心肌血流。因此，当存在微循环功能障碍时，跨心外膜冠状动脉狭窄的压力梯度（远端压力 / 主动脉压）可能比没有微循环障碍时更接近 1。比如，当存在明显的微循环障碍限制冠状动脉血流时，心外膜冠状动脉狭窄病变的 FFR 结果是可以 ＞ 0.80 的，但是，如果没有高的微循环阻力，相同的狭窄测得的 FFR 可能 ≤ 0.80。

然而，FFR 指导的 PCI 避免了仅依靠冠状动脉造影评估狭窄严重性的许多不足之处，并且改善了病人的预后，也仅限于评估心外膜冠状动脉的狭窄。其他重要的导致心肌缺血的病因是不能用 FFR 评价的。因此，为了对缺血性心脏病患者进行全面的评价和危险分层，应该结合压力和血流指标来获得关于冠状动脉循环的有价值的信息，而不是仅仅限于心外膜冠状动脉狭窄。

CFR 的概念确立已久，它能够提供关于冠状动脉微循环的有创和无创的全面评价，并能够评价冠状动脉系统在心肌氧耗量增加时增加自身血流量的能力[4, 6, 15]。如果心外膜冠状动脉没有狭窄，冠状动脉可以依靠完善的自我调节系统提高自身血流量至静息时 4 倍之多[16]。因此，在没有心外膜冠状动脉狭窄的情况下，如果冠状动脉系统不能增加自身血流，提示可能有弥漫的冠状动脉病变，这种情况通过冠状动脉造影有时可能不容易判断，或者存在微循环障碍。尽管 CFR 是评价缺血最早的有创方法，近些年来，由于测量困难，大家已经对 CFR 失去兴趣。如果没有丰富的经验，获得稳定的多普勒信号也很困难，而 CFR 的结果非常稳定，能够为评价缺血提供可靠的工具。

比较用 FFR 和 CFR 评价心外膜冠状动脉狭窄的功能学意义的研究结果经常不一致，有 30%～60% 的病变 FFR 和 CFR 的结果都不同[17–20]。通过把正电子发射型计算机断层显像（positron emission computed tomography, PET）和有创生理检查结合在一起，Johnson 等提出了基于 CFR（＞ 2）和 FFR（＜ 0.8）截点值把不同的冠状动脉系统分为 4 个象限[21]（图 18.2）。理解这 4 个象限是理解 CFR 和 FFR 提供的互相补充的信息的关键。当评价冠状动脉循环时，如果 CFR 和 FFR 结果一致是比较容易解释的；如果两者都正常（CFR ＞ 2，FFR ＞ 0.80），提示既没有心外膜冠状动脉明显血流限制，也没有阻

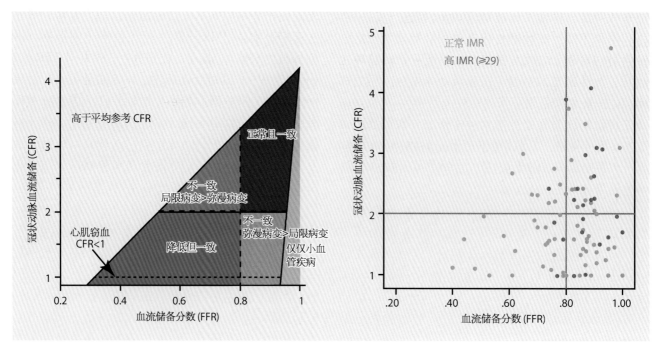

图 18.2 多模式生理学中使用的 FFR 和 CFR 值的概念图（Johnson et al. [21]）。

碍微循环适时的血流增加，因此心肌缺血不可能存在。当 CFR 和 FFR 都异常的时候，心肌缺血的产生是由于心外膜冠状动脉狭窄导致冠状动脉微循环的自我调节机制不能在阻力增加时相应的增加冠状动脉血流所致。在这种情况下，对狭窄冠状动脉的血运重建应能恢复其血流。然而，如果同时存在微循环障碍，则血运重建不能恢复微循环自我调节机制，CFR 和 FFR 结果不一致使得临床医生对究竟哪个结果是正确的产生疑问。当考虑这些技术的内在生理学机制时，为什么会得到这些差异明显的结果就很容易理解了。理解了这一点而不是去质疑哪个技术提供了正确答案，我们应该把 CFR 和 FFR 作为互为补充的生理学指标 [22] 并且把两种技术提供的信息结合在一切，以为我们的病人提供最好的治疗。接下来的段落，我们将会讨论 CFR 和 FFR 不一致的情况及在此基础上加入阻力后如何对缺血进一步分类。

18.2　正常的 FFR 伴异常的 CFR

这种冠状动脉血流动力学形式很容易解释，因为心外膜冠状动脉正常或者没有阻塞所以 FFR 是正常的，而微血管疾病导致了 CFR 降低。结构性微循环重塑或者阻塞可能存在，由于微动脉和毛细血管阻力增加限制了最大心肌血流，导致冠状动脉远端压力衰减不明显，所以如果没有微循环障碍，实际

FFR 可能更高 [23]。Meuwissen 等研究了 150 个中度的冠状动脉病变，评价了这些病变的 CFR、FFR 及最小微血管阻力——一个在最大程度充血时基于速度的微循环阻力指数，结果支持上述观点 [24]。如果分析 FFR 正常伴 CFR 异常或 FFR 异常而 CFR 正常的两组患者，可以发现他们无论在临床还是冠状动脉造影特点上都没有明显差别。然而 FFR 正常伴 CFR 异常组与 FFR 异常但 CFR 正常组相比，其最小微血管阻力是明显增加的（2.42 ± 60.77 vs 1.91 ± 60.70，$P < 0.05$），说明正常 FFR 伴异常 CFR 组存在微血管疾病。弥漫的心外膜冠状动脉狭窄会限制充血血流通过狭窄病变，因而跨狭窄压力梯度很低或者不存在，是这种情况的另外一种原因。如果存在弥漫的冠状动脉粥样狭窄，会导致对流加速性血流消失及血流分离损失。这会使限制血流的冠状动脉节段压力衰减小（正常的 FFR），而不论狭窄节段对冠状动脉血流的影响如何，同时会表现为 CFR 降低。尽管冠状动脉造影存在明显的狭窄，但由于血流明显降低，跨狭窄压力梯度受限，所以 FFR 保持相对正常。Gould 等使用双嘧达莫 PET 造影提示冠状动脉轻度狭窄的患者检查发现其没有心肌灌注缺损，从而描述了弥漫性狭窄对冠状动脉的血流动力学影响 [25]。尽管没有节段性心肌灌注缺损，这可以作为 FFR 正常的替代指标，他们却发现了这些患者中从心底部到心尖部的纵向灌注梯度，这一发现与健康受试者差

别非常明显。这项工作被 De Bruyne 等进一步证实，他们测量了非阻塞性冠心病患者和没有动脉硬化的对照组的 FFR，结果发现在有弥漫性冠状动脉硬化而非局灶性狭窄的患者，在冠状动脉内存在压力梯度，这一现象在正常冠状动脉中未曾出现 [26]。这些发现可以解释为弥漫性冠状动脉狭窄导致血流阻力增加，因而促进了心肌缺血的产生。Echavarría-Pinto 等 [27] 富有创造力的借助 IMR 把微循环阻力和 FFR、CFR 结合在一起，来研究中度冠状动脉狭窄以进一

步阐明 FFR 和 CFR 不一致的原因。他们发现 FFR 正常而 CFR 和/或 IMR 异常的冠状动脉比例很高（占病例组的63%）。而且，在 FFR > 0.80 并且 CFR < 2（n=28，39%）的冠状动脉中，IMR 波动很大。如果 IMR 升高意味着微血管阻力增加并且标志着微循环障碍，这就可以引导并且允许我们鉴别主要由于微循环障碍（正常 FFR，低 CFR，高 IMR）导致的缺血和主要由于弥漫性冠状动脉狭窄导致的缺血（正常 FFR，低 CFR，低 IMR）（图18.3）。

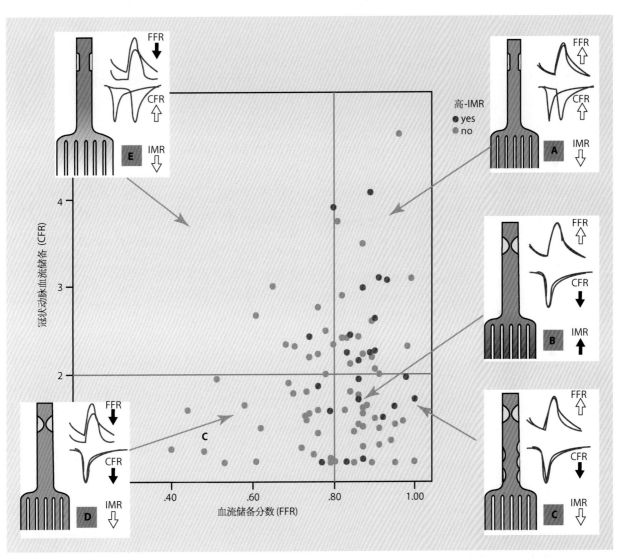

图18.3 关于 FFR/CFR 关系的概念图以及冠状动脉血流动力学模式的概要表现。FFR/CFR 关系的概念图展现了4个不同的象限。FFR 和 CFR 以及 IMR 值的散点图 ［红色表示高 IMR（＞29.1U）］。概要的呈现存在局部心外膜冠状动脉狭窄时的冠状动脉血流动力学模式的叠加。A. 非严重局部狭窄（FFR＞0.8）不伴相关的弥漫性冠状动脉硬化或者微循环障碍 ［正常 CFR（＞2.0）和正常 IMR（＞29U）］ 的冠状动脉。B. 非严重局部狭窄但当存在高 IMR 值时 CFR 降低的冠状动脉，由于显著的微循环障碍造成缺血。C. 非严重局部狭窄但是 CFR 降低的冠状动脉。尽管 FFR 正常，异常 CFR 伴低 IMR 提示弥漫性冠状动脉狭窄是主要受影响的部位，这一点可以解释 FFR 和 CFR 的不一致。D. 由于生理上影响显著的狭窄导致 CFR 降低的冠状动脉。E. 存在生理影响显著的狭窄（异常 FFR）但是由于微循环功能正常 ［正常（低）IMR］ 以及没有显著的弥漫性狭窄导致 CFR 正常的冠状动脉。B 和 C 展示的异常血流动力学只有通过把 FFR、CFR 和微循环阻力的信息结合在一起才能区分（改自 Mauro Echavarria-Pinto 等 [27]，已获得出版商许可）。CFR：冠状动脉血流储备；CMVD：冠状动脉微循环功能障碍，DCA：弥漫性冠状动脉硬化，IMR：微循环阻力指数，FFR：血流储备分数。

18.3 异常的FFR伴正常的CFR

需要记清楚的关键一点是，FFR是假定充血使心肌阻力最小且保持恒定而以P_d/P_a比值作为跨病变血流速度峰值比值的，但是心肌功能不仅受冠状动脉灌注压影响，也会随冠状动脉血流变化[28]。这一现象很容易解释，因为如果冠状动脉血流增加的足够多，即使一个轻度的狭窄也可以产生显著的跨病变压力梯度。这种现象最常发生于冠状动脉近段病变或者供应大面积心肌的冠状动脉。如果实际中静息状态下没有压力梯度，而充血时有显著压力梯度，操作者应该警惕这种现象的可能性[29]。Echavarría-Pinto等[27]所做的工作通过把IMR指标结合在一起使我们再一次理解了这一情况。在这种情况下，由于CFR正常，虽然此冠状动脉供血范围的心肌血供并没有受到明显的影响，但心外膜冠状动脉狭窄还是会限制血流通过冠状动脉（FFR≤0.80）。在这一组患者中IMR值仍然是最低的，提示微循环功能是正常的（图18.3）。

18.3.1 CMR、FFR和阻力的预后价值

尽管CFR最初被用来评价心外膜冠状动脉狭窄的严重程度[4]，它对冠状动脉循环整体评价和心血管危险分层方面的应用也已通过有创和无创技术被广泛研究[18, 27, 30, 31]。Murthy的工作就是一个很好的例子，他通过PET来评价有或没有冠心病患者的心肌灌注和CFR。他们发现对于糖尿病和非糖尿病患者而言，CFR降低意味着校正的心源性死亡风险分别增加3.2倍和4.9倍（$P=0.000\ 4$）。有趣的是，虽然糖尿病一直被认为是心血管危险因素，但是在这个研究中，不合并冠心病的糖尿病患者如果CFR降低，其心源性死亡率与非糖尿病合并冠心病患者相当（2.8% vs 2.0%/年，$P=0.33$）。相比而言，不合并冠心病的糖尿病患者如果CFR正常，其心源性死亡率很低，与CFR正常且不合并糖尿病或冠心病患者相似（0.3% vs 0.5%/年，$P=0.65$）。必须记清楚的是虽然FFR现在广泛应用于临床，对于因为FFR正常而延迟行PCI的患者，其长期随访中MACE发生率仍然接近20%，这在DEFER[8]和FAME研究[10]中都已经被证实。这两个研究和其他一些研究[24, 32-34]提示我们，当试图对患者进行危险分层时，不要仅注意心外膜冠状动脉狭窄，更要重视心肌灌注及其微循环功能。

Meuwissen等在2008年评价了CFR、FFR和阻力相结合的预后价值，他们研究了186个中度的狭窄病变，通过FFR、CFR和HMR结合来决定是否推迟PCI。在这个研究中，作者们发现，CFR和FFR均降低的组与其两者之一降低的组或者两者均正常的组相比，其MACE发生率显著增高（33.3% vs 19.7% vs 5.4%，$P=0.008$）。这项最初的工作表明在FFR基础上增加CFR可以提供额外的预后信息，这引起了大家研究CFR和FFR可提供的互相补充的信息的兴趣。近期van de Hoef等的工作为我们提供了通过FFR和CFVR研究的中度狭窄的157例患者长期随访结果，这些患者平均随访时间为11.7年[18, 20]。他们根据最早推荐的FFR截点值（0.75）和现在广泛接受的截点值（0.80）把这些病人分为4个象限。当以FFR值0.75为切点时，不一致的结果FFR＞0.75，CFVR＜2和FFR＜0.75，CFVR＞2，分别占病例数14%和16%。以FFR值0.80为截点时，不一致的结果FFR＞0.80，CFVR＜2和FFR＜0.80，CFVR＞2，分别占病例数6.4%和30.6%。与FFR和CFVR正常组相比，FFR和CFVR不一致与更高的总体MACE发生率相关。在这个研究中，正常FFR伴异常CFVR会导致早期更高的MACE发生率并且这种趋势在整个随访期都很明显。相反的，如果分别以FFR值0.75和0.8为截点值，正常CFVR伴异常FFR组与正常FFR和CFVR组3年和10年MACE发生率相当。有意思的是，如果分别以FFR值0.75和0.8为截点值，分别对应在3年和10年随访中，正常FFR伴异常CFVR组MACE发生率比异常FFR伴正常CFVR组显著增高（图18.2）。这个研究提供的关键信息是，FFR正常伴CFVR异常与两者均正常相比，与不良临床预后相关，而异常FFR伴正常CFR与两者均正常预后相当。在解释CFR和FFR保持一致的组时研究者们也把HMR的测量结果整合进去。在FFR正常伴CFR异常组，HMR增高，提示充血时微循环的血管舒张反应受损，比如微循环障碍。相反的，在FFR异常伴CFR正常组，HMR降低，提示尽管存在心外膜冠状动脉局部狭窄，微循环血管舒张机制依然完好，所以心肌得以正常灌注。当取FFR=0.75为截点值时，增加的MACE发生率与之前的研究结果一致，这支持FFR是一个范围而不是一个固定截点的概念。FFR切点值越低，事件率越高[10, 14, 35, 36]。这个研究提示把压力和血流测量结果结合在一起不

仅充分的阐明了冠状动脉循环潜在的缺血，而且重要的是提供了预后信息，因此在优化患者个体化治疗方面提供了帮助。在异常FRR但CFR正常的冠状动脉延迟植入支架是安全有效的，目前一个多中心临床试验DEFINE-FLOW（NCT02328820）正在前瞻性的研究这一概念。这一研究中用压力导丝测量临床中度狭窄的病变，如果该病变FFR < 0.80并且CFR > 2则推迟支架植入。预计2018年12月结束纳入受试者。

Lee等研究了CFR和IMR在接受FFR检查的患者中的预后意义[17]。在有冠状动脉造影临床指征的313例患者中共有663支血管接受了评价。由于没有被广泛接受的IMR参考值，他们把IMR_{corr} > 75%百分位数认为是升高的IMR，在这个研究中是 > 23U。根据CFR正常与否，大约230例患者，共516支FFR正常的血管被分为2组，然后又分为4个亚组：（A）CFR增高伴IMR降低；（B）CFR增高伴IMR增高；（C）CFR降低伴IMR降低；（D）CFR降低伴IMR增高。主要预后是病人导向的复合预后（patient-oriented composite outcome, POCO），包括全因死亡、

任意心梗和任意血运重建，以POCO任意单个预后指标作为次级终点。随访中位时间为658天（IQR 503.8 ～ 1139.3）。FFR正常伴CFR降低的亚组POCO发生率增高（HR 4.189, 95%CI 1.117 ～ 15.715，P=0.034）。亚组分析显示，POCO累及发生率在A、B、C和D四个亚组中分别为9.5%、0%、7%和27.9%（P=0.002）。所以，由于微血管疾病影响血流的患者（低CFR，高IMR）预后最差。由于本研究中所有的病人有类似的临床和血管造影特征，如果仅依据FFR结果就会认为这一组患者没有明显功能性疾病，所以血流和阻力指标提供了额外的预后信息（图18.4）。图18.5和18.6展示了联合使用压力、血流和阻力的临床病例。

18.3.2　未来的展望

瞬间无波形指数（instantaneous wave-free index, iFR）不同于FFR，因为iFR的目的不是用压力来估计最大心肌血流，因此计算时不需要使心肌充血。相反的，iFR是狭窄远端平均无波形间期与主动脉平均无波形间期的比值。尽管iFR与FFR在

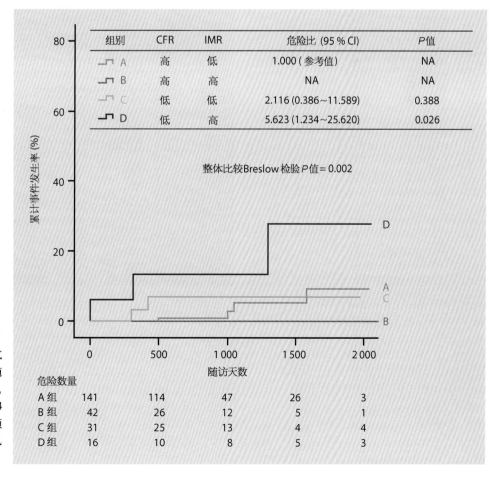

图18.4　根据微血管状态的模式（以CFR和IMR分类）分别随访的FFR > 0.80患者临床预后。在根据CFR和IMR值分成的4组中比较了病人导向的复合预后累积发生率（NA不可用；已获得Lee等许可[17]）。

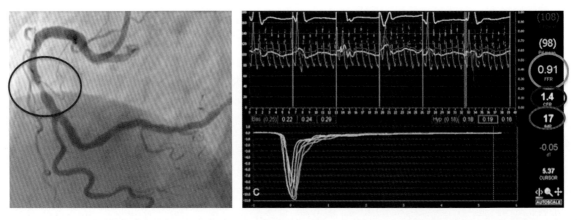

图 18.5　对 1 例 70 岁稳定型心绞痛病人进行压力和热稀释法血流的综合测量。左图展示了右冠状动脉中段一处中度狭窄。右图展示了远端曲线（以绿色表示）和近端充血时的跨狭窄压力（以红色表示），FFR 值为 0.91。底部是多普勒所测血流速度的平均通过时间，CFR 为 1.4 而 IMR 为 17U。这种多模式生理方法得出的结果与生理影响不显著，但 CFR 降低的狭窄是一致的，表明存在弥漫性冠状动脉疾病（正常 IMR）

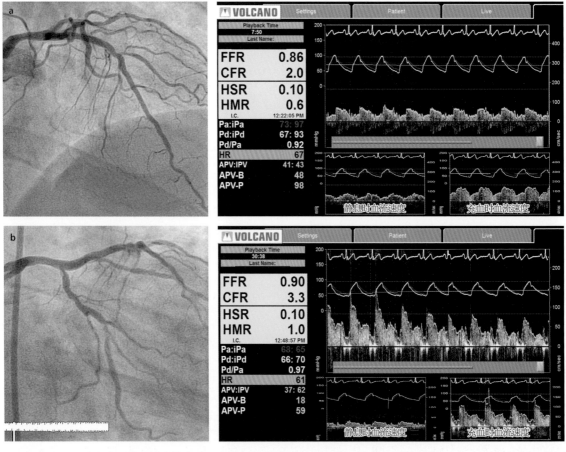

图 18.6　对 1 例稳定型心绞痛及冠状动脉多支中度狭窄的 65 岁男性患者综合测量冠状动脉内压力以及多普勒测定的血流指标。图 a 左图展示了左主干和左前降支（LAD）的多节段中度病变。右图展示了以导丝置于 LAD 远端测得的多普勒血流速度曲线（蓝色曲线）和跨狭窄远端（黄色曲线）以及近端（红色曲线）压力。右图底部展示了腺苷诱发充血时的血流速度和静息时的血流速度。FFR（0.86）和 CFR（2.0）一致正常，提示这支冠状动脉病变的生理影响不显著。而且，正常的 CFR 和 HMR 反映了 LAD 供血范围的心肌冠状动脉微循环功能正常。图 b 与图 a 为同一个病人。图 b 左图展示了左回旋支（LCX）开口钙化及中度狭窄，中段有其他不显著的病变。右图展示了以导丝置于 LCX 远端测得多普勒血流速度曲线（蓝色曲线）和跨狭窄远端（黄色曲线）及近端（红色曲线）压力。右图底部展示了腺苷诱发充血时的血流速度和静息时的血流速度。FFR（0.90）和 CFR（3.3）一致正常提示病变生理影响不显著。而且，正常 CFR 和 HMR（1.0）反映了正常的冠状动脉功能。按照这两支主要冠状动脉正常的生理学检查结果，我们没有对病人进行 PCI，并对病人进行优化药物治疗。CFR：冠状动脉血流储备，FFR：血流储备分数，HSR：充血狭窄阻力，HMR：充血微循环阻力，P_a：主动脉压力，P_d：狭窄远端压力，APV-B：静息平均峰值流速，APV-P：充血平均峰值流速，PCI：经皮冠状动脉介入治疗。

压力上有密切关系[37]，但是iFR对不限制血流的冠状动脉狭窄相对不敏感。这一点很容易解释，因为iFR是在基础状态下计算的，所以iFR不会观察到在充血状态下由冠状动脉血流明显增加导致的明显压力梯度和降低的FFR。所以，iFR与CFR相关性更好并且能够提供更好的预后信息。JUSTIFY-CFR研究证实了这一假设[38]，在研究中，通过有创压力、iFR、FFR以及流速CFVR测量了常规行冠状动脉造影检查的186例患者的216个狭窄病变。研究者比较了压力和血流指标的关系。iFR与CFVR相关性比FFR更强（iFR–CFVR，$\rho=0.68$ vs FFR–CFVR，$\rho=0.50$；$P<0.001$）并且在狭窄分类方面与CFRV一致性比FFR更为接近（iFR的ROC曲线下面积为0.82 vs FFR的ROC曲线下面积0.72，$P<0.001$，当CFRV为2时）。这个研究同时也确认了iFR取0.85作为截点值时检出限制血流的狭窄准确度最高，与CLARIFY研究报道的截点值0.86类似[39]。虽然这个研究并没有评价iFR的预后意义，由于iFR和CFR联系更为紧密，提示iFR可能比单独应用FFR能够提供关于缺血性心脏病预后方面更为深入的信息。

18.4 结论

支持CFR和FFR互为补充的预后价值方面证据正在增加，当加入血流阻力指标时可以提供对冠状动脉循环全面整体的评估，这又会产生额外的获益。FFR很久以来就被作为评价冠状动脉狭窄功能意义的"金标准"，但是阴性的FFR结果并不意味着某个病人没有心肌缺血以及更差的临床预后。不把FFR、CFR和阻力指标看作互相竞争的工具，相反的，为达到我们的最终目的，应该结合以上三种指标提供信息的多模式生理概念以针对每一名患者，为其提供最好的临床预后。正在进行的前瞻性临床试验将会为我们提供关于这种多模式生理概念预后价值的更深入的信息。

（马国栋 陈 晖 译）

参考文献

1. Chareonthaitawee P, Kaufmann PA, Rimoldi O, Camici PG. Heterogeneity of resting and hyperemic myocardial blood flow in healthy humans. Cardiovasc Res. 2001; 50(1): 151–61.

2. Camici PG, Crea F. Coronary microvascular dysfunction. N Engl J Med. 2007; 356(8): 830–40.

3. Camici PG, d'Amati G, Rimoldi O. Coronary microvascular dysfunction: mechanisms and functional assessment. Nat Rev Cardiol. 2014; 12(1): 48–62.

4. Gould KL, Lipscomb K. Effects of coronary stenoses on coronary flow reserve and resistance. Am J Cardiol. 1974; 34(1): 48–55.

5. Pijls NH, van Son JA, Kirkeeide RL, De Bruyne B, Gould KL. Experimental basis of determining maximum coronary, myocardial, and collateral blood flow by pressure measurements for assessing functional stenosis severity before and after percutaneous transluminal coronary angioplasty. Circulation. 1993; 87(4): 1354–67.

6. De Bruyne B, Baudhuin T, Melin JA, Pijls NH, Sys SU, Bol A, et al. Coronary flow reserve calculated from pressure measurements in humans. Validation with positron emission tomography. Circulation. 1994; 89(3): 1013–22.

7. Kakouros N, Rybicki FJ, Mitsouras D, Miller JM. Coronary pressure-derived fractional flow reserve in the assessment of coronary artery stenoses. Eur Radiol. 2013; 23(4): 958–67.

8. Zimmermann FM, Ferrara A, Johnson NP, van Nunen LX, Escaned J, Albertsson P, et al. Deferral vs. performance of percutaneous coronary intervention of functionally non-significant coronary stenosis: 15-year follow-up of the DEFER trial. Eur Heart J. 2015; 36(45): 3182–8.

9. Tonino PAL, Fearon WF, De Bruyne B, Oldroyd KG, Leesar MA, Ver Lee PN, et al. Angiographic versus functional severity of coronary artery stenoses in the FAME study. J Am Coll Cardiol. 2010; 55(25): 2816–21.

10. De Bruyne B, Pijls NHJ, Kalesan B, Barbato E, Tonino PAL, Piroth Z, et al. Fractional flow reserve–guided PCI versus medical therapy in stable coronary disease. N Engl J Med. 2012; 367(11): 991–1001.

11. Windecker S, Kolh P, Alfonso F, Collet J-P, Cremer J, Falk V, et al. 2014 ESC/EACTS Guidelines on myocardial revascularization: the Task Force on Myocardial Revascularization of the European Society of Cardiology (ESC) and the European Association for Cardio-Thoracic Surgery (EACTS) * Developed with the special contribution. Eur Heart J. 2014; 35(37): 2541–619.

12. Patel MR, Dehmer GJ, Hirshfeld JW, Smith PK, Spertus JA. ACCF/SCAI/STS/AATS/AHA/ASNC/HFSA/SCCT 2012 Appropriate use criteria for coronary revascularization focused update: a report of the American College of Cardiology Foundation Appropriate Use Criteria Task Force, Society for Cardiovascular Angiography and Interventions, Society of Thoracic Surgeons, American Association for Thoracic Surgery, American Heart Association, American Society of Nuclear Cardiology, and the Society of Cardiovascular Computed Tomography. J Am Coll Cardiol. Elsevier Inc. 2012; 59(9): 857–81.

13. Pijls NH, de Bruyne B, Peels K, van der Voort PH, Bonnier HJ, Bartunek J, et al. Measurement of fractional flow reserve to assess the functional severity of coronary-artery stenoses. N Engl J Med. 1996; 334(26): 1703–8.

14. Petraco R, Sen S, Nijjer S, Echavarria-Pinto M, Escaned J, Francis DP, et al. Fractional flow reserve-guided revascularization: Practical implications of a diagnostic gray zone and measurement variability on clinical decisions. JACC Cardiovasc Interv. Elsevier Inc. 2013; 6(3): 222–5.

15. Serruys PW, Di Mario C, Meneveau N, de Jaegere P, Strikwerda S, de Feyter PJ, et al. Intracoronary pressure and flow velocity with sensortip guidewires: a new methodologic approach for assessment of coronary hemodynamics before and after coronary interventions. Am J Cardiol. 1993; 71(14): 41D–53.

16. Pries AR, Badimon L, Bugiardini R, Camici PG, Dorobantu M, Duncker DJ, et al. Coronary vascular regulation, remodelling, and collateralization: mechanisms and clinical implications on behalf of the working group on coronary pathophysiology and microcirculation. Eur Heart J. 2015; 36(45): 3134–46.

17. Lee JM, Jung J-H, Hwang D, Park J, Fan Y, Na S-H, et al. Coronary flow reserve and microcirculatory resistance in patients with intermediate coronary stenosis. J Am Coll Cardiol. 2016; 67(10): 1158–69.

18. van de Hoef TP, van Lavieren MA, Damman P, Delewi R, Piek MA, Chamuleau SAJ, et al. Physiological basis and long-term clinical outcome of discordance between fractional flow reserve and coronary flow velocity reserve in coronary stenoses of intermediate severity. Circ Cardiovasc Interv. 2014; 7(3): 301–11.

19. Meuwissen M, Siebes M, Chamuleau SAJ, van Eck-Smit BLF, Koch KT, de Winter RJ, et al. Hyperemic stenosis resistance index for evaluation of functional coronary lesion severity. Circulation. 2002; 106(4): 441–6.

20. Meuwissen M, Chamuleau SAJ, Siebes M, de Winter RJ, Koch KT, Dijksman LM, et al. The prognostic value of combined intracoronary pressure and blood flow velocity measurements after deferral of percutaneous coronary intervention. Catheter Cardiovasc Interv Off J Soc Card Angiogr Interv. 2008; 71(3): 291–7.

21. Johnson NP, Kirkeeide RL, Gould KL. Is discordance of coronary flow reserve and fractional flow reserve due to methodology or clinically relevant coronary pathophysiology? JACC Cardiovasc Imaging. 2012; 5(2): 193–202.

22. Escaned J, Echavarría-Pinto M. Moving beyond coronary stenosis: has the time arrived to address important physiological questions not answered by fractional flow reserve alone? Circ Cardiovasc Interv. 2014; 7(3): 282–4.

23. Tamita K, Akasaka T, Takagi T, Yamamuro A, Yamabe K, Katayama M, et al. Effects of microvascular dysfunction on myocardial fractional flow reserve after percutaneous coronary intervention in patients with acute myocardial infarction. Catheter Cardiovasc Interv Off J Soc Card Angiogr Interv. 2002; 57(4): 452–9.

24. Meuwissen M, Chamuleau SA, Siebes M, Schotborgh CE, Koch KT, de Winter RJ, et al. Role of variability in microvascular resistance on fractional flow reserve and coronary blood flow velocity reserve in intermediate coronary lesions. Circulation. 2001; 103(2): 184–7.

25. Gould KL, Nakagawa Y, Nakagawa K, Sdringola S, Hess MJ, Haynie M, et al. Frequency and clinical implications of fluid dynamically significant diffuse coronary artery disease manifest as graded, longitudinal, base-to-apex myocardial perfusion abnormalities by noninvasive positron emission tomography. Circulation. 2000; 101(16): 1931–9.

26. De Bruyne B, Hersbach F, Pijls NH, Bartunek J, Bech JW, Heyndrickx GR, et al. Abnormal epicardial coronary resistance in patients with diffuse atherosclerosis but "Normal" coronary angiography. Circulation. 2001; 104(20): 2401–6.

27. Echavarria-Pinto M, Escaned J, Macías E, Medina M, Gonzalo N, Petraco R, et al. Disturbed coronary hemodynamics in vessels with intermediate stenoses evaluated with fractional flow reserve: a combined analysis of epicardial and microcirculatory involvement in ischemic heart disease. Circulation. 2013; 128(24): 2557–66.

28. Gould KL, Johnson NP, Bateman TM, Beanlands RS, Bengel FM, Bober R, et al. Anatomic versus physiologic assessment of coronary artery disease. J Am Coll Cardiol. 2013; 62(18): 1639–53.

29. Echavarría-Pinto M, van de Hoef TP, van Lavieren MA, Nijjer S, Ibañez B, Pocock S, et al. Combining baseline distal-to-aortic pressure ratio and fractional flow reserve in the assessment of coronary stenosis severity. JACC Cardiovasc Interv. 2015; 8(13): 1681–91.

30. Herzog BA, Husmann L, Valenta I, Gaemperli O, Siegrist PT, Tay FM, et al. Long-term prognostic value of 13 N-ammonia myocardial perfusion positron emission tomography added value of coronary flow reserve. J Am Coll Cardiol. 2009; 54(2): 150–6.

31. Murthy VL, Naya M, Foster CR, Hainer J, Gaber M, Di Carli G, et al. Improved cardiac risk assessment with noninvasive measures of coronary flow reserve. Circulation. 2011; 124(20): 2215–24.

32. Cannon III RO, Epstein SE. "Microvascular angina" as a cause of chest pain with angiographically normal coronary arteries. Am J Cardiol. 1988; 61(15): 1338–43.

33. Fearon WF, Low AF, Yong AS, McGeoch R, Berry C, Shah MG, et al. Prognostic value of the index of microcirculatory resistance measured after primary percutaneous coronary intervention. Circulation. 2013; 127(24): 2436–41.

34. van de Hoef TP, Echavarría-Pinto M, van Lavieren MA, Meuwissen M, Serruys PWJC, Tijssen JGP, et al. Diagnostic and prognostic implications of coronary flow capacity. JACC Cardiovasc Interv. 2015; 8(13): 1670–80.

35. Depta JP, Patel JS, Novak E, Gage BF, Masrani SK, Raymer D, et al. Risk model for estimating the 1-year risk of deferred lesion intervention following deferred revascularization after fractional flow reserve assessment. Eur Heart J. 2015; 36(8): 509–15.

36. Van Belle E, Rioufol G, Pouillot C, Cuisset T, Bougrini K, Teiger E, et al. Outcome impact of coronary revascularization strategy reclassification with fractional flow reserve at time of diagnostic Angiography clinical perspective: insights from a large French multicenter fractional flow reserve registry. Circulation. 2014; 129(2): 173–85.

37. Escaned J, Echavarría-Pinto M, Garcia-Garcia HM, van de Hoef TP, de Vries T, Kaul P, et al. Prospective assessment of the diagnostic accuracy of instantaneous wave-free ratio to assess coronary stenosis relevance. JACC Cardiovasc Interv. 2015; 8(6): 824–33.

38. Petraco R, van de Hoef TP, Nijjer S, Sen S, van Lavieren MA, Foale RA, et al. Baseline instantaneous wave-free ratio as a pressure-only estimation of underlying coronary flow reserve: results of the JUSTIFY-CFR study (Joined Coronary Pressure and Flow Analysis to Determine Diagnostic Characteristics of Basal and Hyperemic Indices of Functional Lesion Severity-Coronary Flow Reserve). Circ Cardiovasc Interv. 2014; 7(4): 492–

502.

39. Sen S, Asrress KN, Nijjer S, Petraco R, Malik IS, Foale RA, et al. Diagnostic classification of the instantaneous wave-free ratio is equivalent to fractional flow reserve and is not improved with adenosine administration. Results of CLARIFY (classification accuracy of pressure-only ratios against indices using flow study). J Am Coll Cardiol. 2013; 61(13): 1409–20.

第9章
波强度分析

19 健康与疾病的冠状动脉血流波强度模式

Christopher J. Broyd, Kim Parker, and Justin Davies

19.1 引言

波强度分析是产生于气体动力学领域的一门技术，在评估冠状动脉生理方面，被发现具有明显的适用性。这个系统具有特殊用途，因为它不仅可以量化单个心动周期内的阶段力，而且可以根据它们的起源点来分解它们。虽然它仍然是研究体循环的一个有用工具，但在冠脉循环中的应用已显示出其独特的优势：近端（主动脉）和远端（心肌）动脉侧在系统中具有潜在的活性，波强度分析即使在它们同时发生的时候，也可以单独测定它们（图19.1）。

波强度来自同步获得的压力和流量波形，可以采用双头多普勒和压力传感器导线来测量。使用这个系统，健康和疾病的每个心动周期都有明显的六个主波。临床最相关的波是后向减压波（backward decompression wave，BDW），产生于心肌内血管舒张开始时。这种波对冠状动脉血流速度具有最为显著的影响，导致在这个心动周期的时段内加速明显。它是因收缩产生的远端"吸吮"效应而致被压缩的心肌内血管再扩张所造成。因此，BDW基于心肌有效产生自身血流的能力而提供心肌健康与效率的信息。

已在一些疾病状态下，包括左心室肥厚、主动脉狭窄、心力衰竭和缺血型心脏病等，对冠状动脉内的波强度进行了研究，其为这些疾病的心肌功能和微循环提供了有用的诊断和预后信息。波强度也应用于无腺苷测量心外膜冠状动脉的狭窄，是因为它在心动周期中识别了规则的无波形部分。波强度的临床应用目前受限于需要采用侵入性方法来评价，然而，一旦这个问题被解决，它将用于大型基于队列的研究，广泛应用于临床各种情况。

19.2 数学概念

19.2.1 波强度分析：概念理论

虽然动脉的几何结构复杂，但用波强度处理时，它们被当作一维管道。因此，波强度分析不能提供有关横越血管横切面的局部剪切应力分布或流速变化的信息，但可以提供轴向压力和速度变化的详细信息。

波强度分析是一种波形分解技术。在数学上，"分解"指的是将简单构件组合起来表达一种函数（如波形）的方法。有许多方法可以做到这一点，但在心血管系统中，Fourier分析是被较为广泛地应用的分解工具之一，其首先描述了简化的热传导研究。它以不同频率的正弦波序列作为基本函数。周期函数可表示为频率等于基本频率的正弦波及其谐波之和。因此，Fourier分析将测量的压力和流量波形分解成适当的振幅和相位的正弦波。尽管这种技术在无数应用程序中被证明有用，但其从时间到频率的转换中仍存在一些缺点。值得注意的是，不可能将基于频率的波形分解说成（基于时间）是心动周期的特定时刻。

在波强度分析中，基函数是增量波前。无论是正向或后向，测定的压力和流量波形，均被分解为不同振幅的连续波前，并累加起来。对冠状动脉研究的应用，波强度分析有两个优点：它在时域中进行，使其结果容易与心动周期中的特定时间联系起来，并且不用考虑周期性，因此可以用于分析Fourier分析无效的瞬时条件。

波的最简单定义是"在空间和时间中传播的扰动"，而且这种传播总是涉及能量交换。在心血管系统中，这种交换在血液的动能和储存在弹性血管壁上的势能之间进行。在动脉中，可观察到这些波的

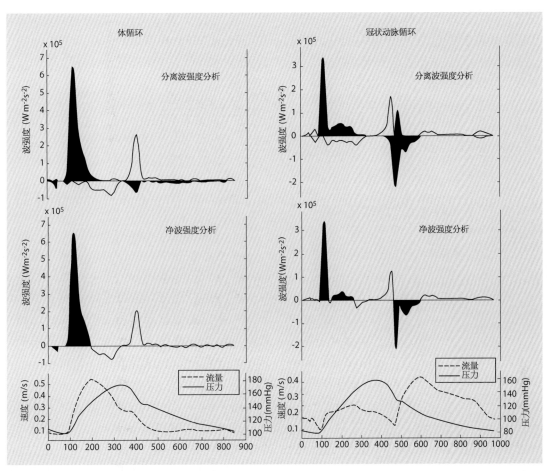

图19.1 分离波强度分析在冠脉循环中的重要性：压力，速度，净波和主动脉（左）和冠状动脉（右）分离波强度。在体循环中，很少有较大的重合波，因为血管的远端是被动的。因此，净波强度与分离波强度很相似。然而，在冠状动脉系统中，由于心肌的"活动"特性，存在几个重合波。这些波只有用分离波强度分析才能识别和正确量化。阴影波具有加速效应，非阴影波具有减速效应。零线以上的波起源于近端，远端低于零线。

传播速度总大于血液流速。例如，一个由左心室收缩产生的波传导到腕部（在那里可以表现为桡动脉脉搏），从主动脉根部起，大约1 m，约需0.1 s；平均波速10 m/s。静息状态下，手臂动脉的平均血流大约是20 cm/s，比波速慢50倍。相似的比率在冠状动脉中被发现。这意味着弹性血管波可以从近端到远端血管前向传播，或从远端到近端血管后向传播。

因此，这些波以三种可能的方式影响其通过的介质，三种方式均可以做出评估：

传导方向——始发近端（前向波）或远端（后向波）。

对压力的影响——压缩（增加压力）或减压缩（降低压力）。

对速度的影响——导致加速或减速。

重要的是要认识到，重合波的相反作用将有一个综合性结果，如果一个前向的加速度波遇到振幅相同的后向减速波会没有速度的净变化。

19.2.2　波强度分析：数学推导

波强度分析是依据血管中质量和动量守恒基本方程进行的解析。该解析是基于特征的方法，涉及相当精细的数学，在其他地方详细介绍[1]。考虑到数学的复杂性，结果出奇的简单和直观。波强度（I）的基本定义是：

$$I = dP\,dU$$

dP是压力的变化，dU是横跨一个波的速度变化。波前的宽度被含蓄定义为一个采样时间。波强度单位是WM^{-2}，标识着传输的主波方向，正值反映近端起源的主波，负值反映远端起源的主波。这个定义的缺点是它的幅值取决于采样频率（图19.2）。因此，需要将采样频率进行标准化，或者更简单地将波强度的定义归作采样率：

$$I' = \left(\frac{dP}{dt}\right)\left(\frac{dU}{dt}\right)$$

在这种情况下，单位现在是 $Wm^{-2}s^{-1}$。计算分离波强度的第一步是观察每个单元波前压力和速度的变化，必须相互遵守质量和动量守恒。特征解析的方法给出了这种关系，也就是所谓的"水击"方程。

$$dP_+ = \rho c\, dU_+$$

前向波（下标"+"）和后向波（下标"-"）。

$$dP_- = -\rho c\, dU_-$$

ρ 是血液的密度，C 是波的速度。假设在动脉的任何时间任何点波前是叠加的，并且只存在前向和后向波，我们将实测减压波形分解成连续增量的波前。

$$dP = dP_+ + dP_-$$
$$dU = dU_+ + dU_-$$

这些方程和水击方程给了我们四个方程的四个未知数，dP_+、dP_-、dU_+ 和 dU_-，dP 和 dU 是压力和速度的变化。先求 dP_+ 的解。

$$dP_+ = dP - dP_- = dP + \rho c\, dU_-$$
$$= dP + \rho c (dU - dU_+) = dP + \rho c\, dU - dP_+$$

因此，

$$dP_+ = \frac{1}{2}(dP + \rho c\, dU)$$

以同样的方式解析 dP_-

$$dP_- = \frac{1}{2}(dP - \rho c\, dU)$$

前向和后向速度变化直接来自水击方程。

$$dU_+ = \frac{1}{2\rho c}(dP + \rho c\, dU)$$
$$dU_- = \frac{-1}{2\rho c}(dP - \rho c\, dU)$$

分离波强度的定义与净波强度相同。

$$I_+ \equiv dP_+ dU_+ = \frac{1}{4\rho c}(dP + \rho c\, dU)^2$$
$$I_- \equiv dP_- dU_- = \frac{-1}{4\rho c}(dP - \rho c\, dU)^2$$

这些结果的检验表明，由于平方项，$dI_+ > 0$ 和

$dI_- < 0$。这也解释了为什么波分离强度容易区分前向和后向波。分离波强度的另一个特性是前向和后向波强度之和的净波强度是一个不会立即显现出来的有用结果。

$$I_+ + I_- = \frac{1}{4\rho c}\left[(dP + \rho c\, dU)^2 - (dP - \rho c\, dU)^2\right]$$
$$= \frac{1}{4\rho c}\left[(dP^2 + 2\rho c\, dPdU + (\rho c\, dU)^2) - (dP^2 - 2\rho c\, dPdU + (\rho c\, dU)^2)\right]$$
$$= dPdU = I$$

从这些推导中，我们可以看到，前向和后向波强度都可以很容易地从心脏导管实验室测量的压力和速度中区分出来。波强度计算所必需的是波速的知识。考虑到冠状动脉固有的长度，使用点对点地方法测量波速不合适，需要一种替代的推导波速的方法。替代的方法已经被提出和验证，并不需要独立确切测量冠状动脉波速。凭方法的推导导出了下列公式（超出了本书的范围），合计必须包括整个心动周期（图 19.3）。

$$c = \frac{1}{\rho}\sqrt{\frac{\sum dP^2}{\sum dU^2}}$$

值得注意是，鉴于 c 估计的不确定性，净波强度不需要任何 c 的知识，直接取决于测量的 P 和 U，因此单独从净波强度中得出的诊断性结论更可靠。定量计算的分离波强度，特别是冠状动脉的信息，确实引入了更高水平的不确定性分析。

在整个心动周期中定义的波强度推导和计算如上所述，最后一步是寻找临床有用的方法来描述这个函数（参见临床衍生波强度的例子图 1、4、5 和 6）。波强度总是以许多不同的峰为固定特征，每一个峰都被解释为一个单独的波。在图 19.4 中可识别出六个单独的波，这是所有冠状动脉常见的结果。波 1 ～ 3 是起源于冠状窦的前向波，4 ～ 6 是起源于心肌的负向波。阴影所示的这些波要么是加速波（1，3，6），或者是减速波（2，4，5）。根据水击方程，或是简单地看波时程的压力斜坡，我们了解（1，4，5）是压缩波，（2，3，6）是减压波。

波强度峰可以用三种不同但相关的方式表示：第一，峰值波强度被定义为波强度最大值，单位

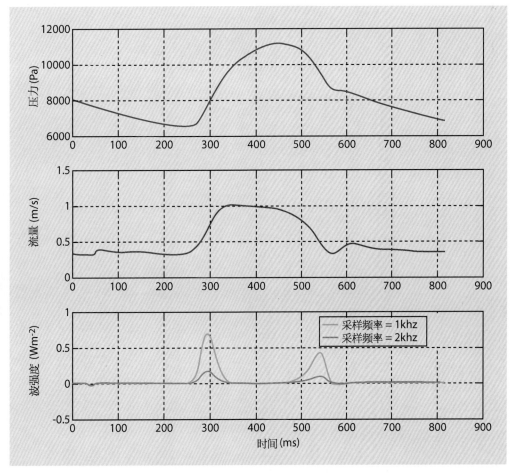

图 19.2 压力、流量和人肾动脉不同采样频率的波强度记录。数据处理于相同的波形，但均在 1 000 Hz 和 2 000 Hz。同时，压力和血流波形不变，采样频率较低，净波强度（$dPdU$）增加。因此，建议波强度的计算依据 dP/dt 和 dU/dt，与取样时间无关。

（W/m²），是波运载的能量通量。第二，"累积波强度"被定义为波强度–时间曲线下的面积。累积波强度的单位为 J/m²，是波的能量的量度，计算波的持续时间及其峰值。最后，"波能分数"被定义为一个特定波的累积波强度除以整个心动周期的波强度积分。其是无量纲的，代表了特定波相对于整个心动周期产生的净波能量的波能比率。例如波能分数可以用于区分特定机制造成的变化，及整体心脏功能改变导致的变化。

19.3 健康的冠状动脉波强度分析

通过上述推导，可以从同步获得的压力和速度波形中计算出分离波强度。这些测量是通过单独的压力和速度传感器导线，或最近的联合压力和流量传感器头端线获得（图 19.5）。对冠状动脉未发生堵塞患者的初步研究显示所有主要的心外膜动脉每心动周期均有明显的六波重复模式[3]。起源于近端的三个波和起源于远端的三个波具有可变的压缩/减压和加速/减速效应（图 19.4）。

19.3.1 近端（"主动脉"）起源波

这些波起源于冠状动脉循环的主动脉端，通常被描述为"前向传导"。

19.3.2 前向压缩波

左心室收缩开放主动脉瓣导致血液进入近端主动脉和冠状窦。这会产生一个波，其起源于左心室，传入主动脉，顺向到达冠状动脉。前向压缩波产生了一个加速力。

19.3.3 前向减压波

随着收缩的结束，心室收缩的减慢在冠状动脉近端的主动脉造成了一个吸吮效应。产生了一个引发减速力的前向减压波。

19.3.4 晚前向压缩波

随着向舒张期的转变，主动脉瓣关闭，舒张早期产生一短寿命近端–远端的压缩波。这对血液流动具有加速作用。

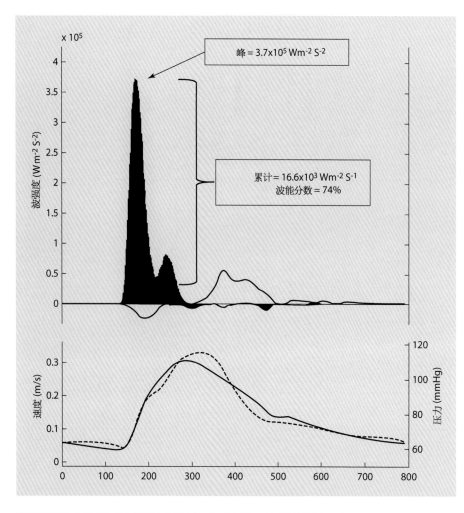

图19.3 波强度分析的测定：依据人颈动脉的测量值计算的压力、流量和分离波强度。显示了三种反映波强度的方法。峰是一个特定波的最大值（单位：$Wm^{-2}s^{-2}$）。累积波强度依据每个波的波强度-时间曲线峰下的测定面积计算（单位：$Wm^{-2}s^{-1}$）。波能分数是单个波在整个心动周期的总累积波强度中所占的比例（单位：%）。阴影波加速，非阴影波减速。

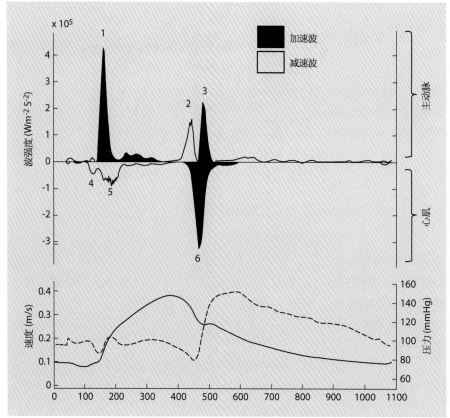

图19.4 冠状动脉波强度分布。冠状动脉中的六个波通常很明显。3 个来源于主动脉端（1 ~ 3），3 个来源于心肌（4 ~ 6）。每一个波都有加快（1，3，6）或减慢（2，4，5）冠状动脉血流的效应，由黑色和白色阴影显示。

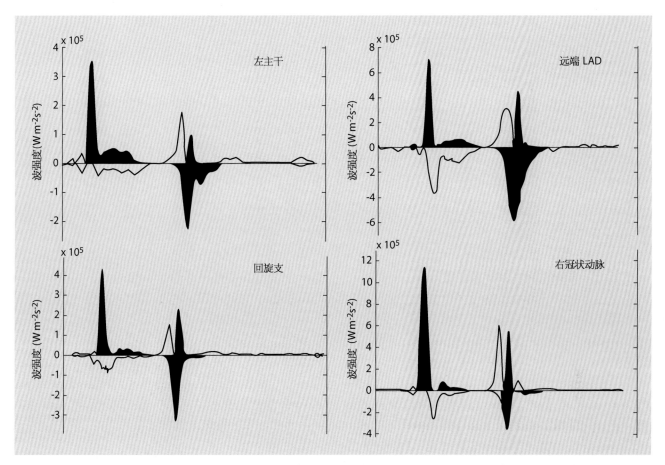

图19.5 左主干（left main stem，LMS）、左前降支远端（left anterior descending，LAD）、回旋支（circumflex，Cx）、右冠状动脉（right coronary artery，RCA）的波强度。虽然波强度的振幅分布不同，特别是右冠状动脉，但六个重复波的模式一致（注意不同的y轴的刻度）。

19.3.5 远侧（"心肌"）起源波

这些波起源于冠状动脉的心肌端，因此"后向传导"。

19.3.6 早后向压缩波

收缩早期，主动脉瓣开放前，等容收缩期心肌内血管压缩生成远端-近端传导有减速效应的压缩波。

19.3.7 晚后向压缩波

微循环的持续收缩，导致收缩早期产生第二远—近端压缩波。此外，压缩波遇到分叉或压缩的微血管时，这种波发生反射诱发晚后向压缩波。净效应是一种远端起源的压缩波再产生一种减速作用。

19.3.8 晚后向减压波

收缩末期发生的晚后向减压波（the backward decompression wave，BDW）也许是最与临床相关的波。它来源于心肌但是减压，因此导致血流加速。该波由心肌内被压缩的血管再扩张造成。这种波也被称为"吸吮"波，因为它类似于被压缩的干海绵从主动脉中抽取的血液，在释放之前浸入水中。

两波从振幅而言均为主要部分，是前向压缩波和后向减压波-两者均加速冠脉循环。然而，在收缩过程中，由于心室收缩产生的高压力，以及来自远端血管床的反射波，而产生减慢血流速度的作用。（表19.1）。

19.4 不同健康动脉的冠状动脉波强度

虽然每个冠状动脉内的单个波的振幅可变，但六个波的模式一致。（图19.4）。值得注意的是，从右冠状动脉到左心室的动脉显示舒张期血流比值的流动模式，为较高的不同的收缩。一个右冠状动脉所见的较小BDW被认为是低舒张期速度。这是由于

表 19.1　可以在冠脉循环中传导的潜在波的命名和起源、压力效应、速度

波	起　　源	压力效应	速度的合力效应
前向压缩	主动脉	增加	增速
前向减压	主动脉	减低	减速
后向压缩	心肌内血管	增加	减速
后向减压	心肌内血管	减低	增速

右心室具有较低峰值腔内压和由此产生的舒张弛豫（因此心肌"吸吮"力）较少。

19.5　疾病的冠状动脉波强度分析

　　冠状动脉波强度分析已应用于许多疾病状态。这种情况中最常见的波已被证实是BDW。正如上面提到的，这是由收缩期因心室收缩而压缩的心肌内血管再扩张引起。这种压缩降低了其中血液的体积，产生了后向的压缩波，同时显著地增加了它们的流动阻力。这种增加的阻力部分是由于前向压缩波的下跌导致冠状动脉血流速度显著增加（类似于汽车驾驶员试图同时踩踏油门和刹车踏板）。然而，一旦心肌舒张开始，这种"刹车"就被解除，作用于血流速度的力量就更小了。因此，这一血管网络重新

开放，其部分是被扩张心肌纤维、部分是被它们的弹性回缩驱动，近端-远端的压力（"减压"）梯度的产生造成一个加速力并增加了冠状动脉的流速。从概念上讲，几个过程可能影响这种波。首先，增强心室的舒张引起心肌产生更大的"吸吮"效应，从而生成较大的BDW。其次，如果被检测的动脉周围包绕的血管密度增高，BDW也会增加。第三，心肌内血管本身再扩张的效率也决定BDW的相关振幅。第四，心室的舒张效率也会对BDW具有重要影响。BDW的变化已在各种病理状态被发现，可以借助一个或多个过程来解释（图19.6）。

19.6　左心室肥大

　　以前大规模回顾性和前瞻性研究证实了左心室

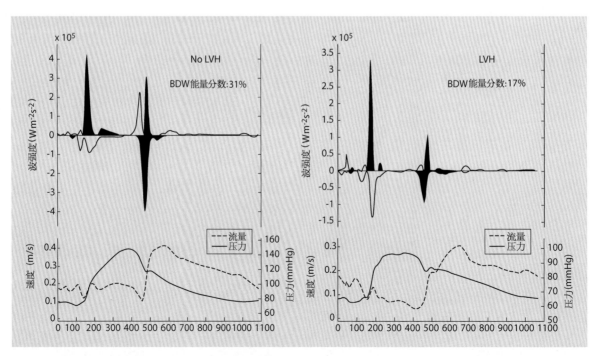

图 19.6　无左心室肥大（左）和左心室肥大（右）波强度分布的病例。随着左心室肥大加重，BDW能量分数降低。此外，前向压缩波和BDW之间的能量的交换变得不那么有效（BDW：后向减压波；LVH：左心室肥大）。

肥大（left ventricular hypertrophy，LVH）对预后不良的独立影响[4-6]。每50 g/m LV质量的增加幅度，相关的心血管疾病的风险就增加约1.5倍[7]，具有导致心脏衰竭进展的可能性[8, 9]。在结构上，随着时间的推移，纤维化的进一步发展，心肌肥大造成心肌结构变形[10]；这种紊乱可以用常规的冠状动脉生理学来解释。动物模型表明，诱导的左心室肥大对冠脉血流储备（coronary flow reserve,CFR）产生负面的影响，驱动力被极大地削弱，充血反应被恢复[11-13]，LVH的逆转相反具有积极作用。同样，随着左心室肥大的明显逆转，对自发性高血压动物模型的药理学治疗可以改善冠状动脉血流储备[14, 15]。同样的结果在人类身上也存在，药理学治疗可以提高CFR[16]，LV的质量减少8%的同时冠状动脉血流储备增加43%[17]。波强度使人们更详细的了解这种病理生理状态[3]。无动脉阻塞和无瓣膜病证据的患者，波强度随着左心室壁厚度增加而发生明显的变化。特别是BDW能量分数的下降值得关注。前向压缩波与后向减压波的比值也降低了，两者之间的能量传递明显减少了。重要的是，没有诱导充血过程。这种疾病也使我们对分析波强度，识别异常分布的相对敏感性有了初步的了解。可以想象，如运动或药物刺激的干扰会放大冠状动脉血流速度异常至可以观测的程度。

19.7 主动脉瓣狭窄

主动脉狭窄也与左心室肥大有关。然而，与非瓣膜性左心室肥大相比，也存在有一个明显的共存流出道梯度。事实上，心肌肥大在这种情况下的发展与收缩期流出压力[18]的程度关联，被认为是主动脉狭窄血流动力学过载最重要的机制[19]。根据Laplace定律[20]：

$$壁应力 = 压力 \times 半径 / 厚度。$$

在过去的50年，主动脉瓣狭窄生理功能障碍已有多种方式展现，包括测量乳酸的产生[21]水平、铊扫描[22]、24小时动态心电图监测的ST段移位[23]、CFR[24]、心肌造影超声心动图[25]、负荷超声心动图[26]、PET扫描[27]。然而，尽管信息丰富，人们仍很难梳理出心肌肥大的相关作用和狭窄压力的病理生理，波强度分析能够给我们带来一定的启示。严重主动脉狭窄的第一个惊人的发现是急剧增加的BDW（累积和峰值）。这与明显的流出道梗阻，需要增加收缩期心室的收缩力有关。当狭窄的瓣膜关闭，舒张期开始，心肌以一个同样增幅舒张。因此，远端产生一个更大的减压力，并且近端-远端的压力阶差更显著。这种效应在主动脉狭窄介入治疗后迅速逆转。在动物模型（血流异常已被证实[28]）和人类历史的研究（复制心绞痛的症状[29]）中，以起搏伴有主动脉狭窄和/或心肌肥大为研究目的，进行了探索。然而，接受经皮主动脉瓣植入术（transcutaneous aortic valve implantation，TAVI）的患者，使用临床必需的起搏电极这种更具现代倾向的方法是可行的。瓣膜置换前，连续递增起搏心率，未治疗的重度主动脉瓣狭窄可见BDW逐渐降低（见

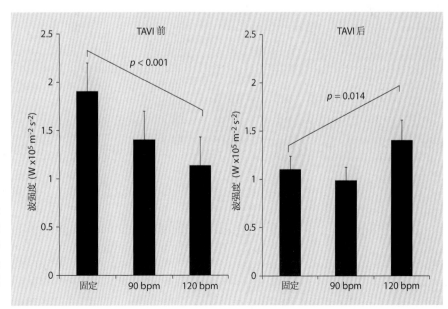

图19.7 对经导管主动脉瓣置换术（TAVI）前后持续起搏产生反应的峰后向减压波。严重主动脉瓣狭窄呈现的下降趋势见于后向减压波对起搏的反应。经导管瓣膜植入后，逆转和恢复到生理范围（依据Davles et all的许可转载[39]）。

图 19.7）[30, 31]。有人提出，这反映了正常心室-冠状动脉机制的"去耦"，主要为维持正常冠状动脉灌注。也有人表明，这种可识别的去耦是主动脉狭窄患者发生心绞痛的过程和主动脉瓣置换术后死亡率立即降低的原因 [3]。

19.8 心力衰竭和再同步化治疗

心力衰竭和左束支传导阻滞（left bundle branch block，LBBB）的病人再同步化治疗改善症状和预后有据可查，但其对冠状动脉的生理效果未有很好的研究。侵入性导管研究和PET成像技术没有成功显示静息状态下冠状动脉血流速度的显著变化。然而，如上图所示，波强度具有超越静息流速的敏感性，并显示出更细微的变化。此外，随着双心室起搏的优化，使测量相同心率不同"度"房室（AV）优化的波强度成为可能。

采用这种方法，波强度分布的明显变化已经被不同的起搏方式所观察到 [32]。BDW随AV优化造成冠状动脉流速时间积分增加而增加。另外，与无起搏心脏相比，非优化心脏起搏的BDW没有显著差异（图19.8）。因此，心力衰竭的波强度分析向我们提供的信息是：

（1）心室-心室的协调，确保心肌的所有部分同时舒张和收缩，在改善冠状动脉血流动力学中起着重要的作用。

（2）心房-心室协调重要，它确保心室充分充盈，从而优化LV收缩和舒张。

19.9 热身型心绞痛

热身型心绞痛现象已经引起了科学家们50年的兴趣。在踏车运动试验中导致运动诱导性心绞痛发作后，首次确定为运动耐受性增加 [33]，并在这一情况下记录到缺血的心电图证据进一步减少 [34]。当时进行了侵入性研究，但由于可用技术的相对粗糙而未能得出结论。

波强度现在已经应用于这种现象。在一系列优雅的实验中，2个连续的运作时间段，波强度分析用于冠状动脉病变的远端，显示BDW的第二相相对增加 [31]。看来心脏的"预适应"导致心脏-冠状动脉相互作用的改善，从而提高了性能。这一特性与其他有益的"热身"心血管改变包括降低中心动脉压的增大幅度、减少冠状动脉的微血管阻力相互作用，从而导致一种综合甚至协同效应。

19.10 心肌梗死和功能恢复

急性心肌缺血后的冠状动脉血运重建是现代心脏病学治疗的"基石"，不过尽管有最佳的介入和药物治疗，但仍有相当数量的病人继续发展成为心肌梗死。微血管的完整性是采用PET或心肌超声学造影确定存活心肌和显现组织灌注的关键因素 [35, 36]。此外，冠状动脉血流的一些异常模式被认为是微血管功能障碍的潜在标志物 [37, 38]。选用波强度分析来探索这种刺激的领域，并检验不同预测性标志物的结果。首先，有趣的是，在梗死相关的血管中，梗死周围的

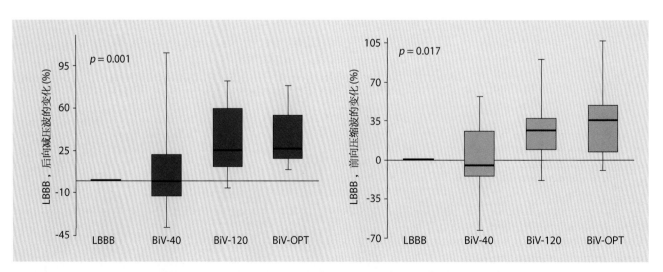

图19.8 左束支阻滞（left bundles branch block，LBBB）时后向减压波（左）和前向压缩波（右）的变化，AV延迟40 ms（BiV-40），AV延迟120 ms（BiV-120），优化AV延迟（BiV-OPT）。与LBBB相比，BiV-OPT前向压缩和后向减压波显著增加（分别为P=0.022和P=0.005）。BiV-40的波强度与LBBB并无不同（分别为P=0.386，P=0.799，）（经Kyriacou的许可转载 [32]）。

BDW振幅值与反映梗死严重程度的生化和MRI标志物呈负相关，但是参考文献未提及。与左心室肥大见到的情况类似，前向压缩波和射血分数之间也存在合理关联，而不是BDW所暗指的这两者之间能量交换的低效率。适当的后向压缩波也与左心室功能相关。左心室功能的恢复，可以在几个月后，通过测量室壁厚度的改善进行评估。其与经皮治疗时测定BDW的实际值具有良好的相关性。因此，在梗死时测量波强度分析既是梗死面积的标志，也传输心肌完整性的信息，是心肌功能恢复的重要预测指标。

19.11 结论

冠状动脉波强度分析已经成为探讨冠状动脉系统尤其是远端心肌内血管的一项有力工具。它能够识别静息冠脉生理学的细微异常，这些异常凭简单的速度或压力测定感觉不到，或者只能够被一个合适的血流动力学刺激来揭示。虽然波的振幅在健康和疾病中有所不同，但六个波均存在。图19.4显而易见地提供了心脏周期的时间信息。虽然最初是一个研究工具，但波强度现在为探讨所有这些可以最终用于临床的一组异质条件提供了重要的线索。此外，心脏周期波的识别（无波的周期）导致瞬时无波形比值（instantaneous wave-free ratio，iFR）的发展，在这本书中其他部分讨论。随着技术的进步，冠状动脉波强度可能会从侵入性导管实验室环境中转变到非侵入性领域。这将允许人们进行更大规模地对病人后续随访的研究，以提高技术的适用性。最终，它可用于包括各种条件下高血压、肥厚型心肌病、主动脉瓣狭窄与心力衰竭等的预测。

（方 宏　Abdurrahman Omer Cavdar　译）

参考文献

1. Parker KH. An introduction to wave intensity analysis. Med Biol Eng Comput. 2009; 47: 175–88.

2. Davies JE, Whinnett ZI, Francis DP, Willson K, Foale RA, Malik IS, Hughes AD, Parker KH, Mayet J. Use of simultaneous pressure and velocity measurements to estimate arterial wave speed at a single site in humans. Am J Physiol –Heart Circ Physiol. 2006; 290: H878–85.

3. Davies JE, Whinnett ZI, Francis DP, Manisty CH, Aguado-Sierra J, Willson K, Foale RA, Malik IS, Hughes AD, Parker KH, Mayet J. Evidence of a dominant backward-propagating "suction" wave responsible for diastolic coronary filling in humans, attenuated in left ventricular hypertrophy. Circulation. 2006; 113: 1768–78.

4. Levy D, Garrison RJ, Savage DD, Kannel WB, Castelli WP. Prognostic implications of echocardiographically determined left ventricular mass in the framingham heart study. N Engl J Med. 1990; 322: 1561–6.

5. Haider AW, Larson MG, Benjamin EJ, Levy D. Increased left ventricular mass and hypertrophy are associated with increased risk for sudden death. J Am Coll Cardiol. 1998; 32: 1454–9.

6. Levy D, Garrison RJ, Savage DD, Kannel WB, Castelli WP. Left ventricular mass and incidence of coronary heart disease in an elderly cohort. The framingham heart study. Ann Intern Med. 1989; 110: 101–7.

7. Koren MJ, Devereux RB, Casale PN, Savage DD, Laragh JH. Relation of left ventricular mass and geometry to morbidity and mortality in uncomplicated essential hypertension. Ann Intern Med. 1991; 114: 345–52.

8. Drazner MH, Rame JE, Marino EK, Gottdiener JS, Kitzman DW, Gardin JM, Manolio TA, Dries DL, Siscovick DS. Increased left ventricular mass is a risk factor for the development of a depressed left ventricular ejection fraction within five years: the cardiovascular health study. J Am Coll Cardiol. 2004; 43: 2207–15.

9. Gardin JM, McClelland R, Kitzman D, Lima JA, Bommer W, Klopfenstein HS, Wong ND, Smith VE, Gottdiener J. M-mode echocardiographic predictors of six-to seven-year incidence of coronary heart disease, stroke, congestive heart failure, and mortality in an elderly cohort (the cardiovascular health study). Am J Cardiol. 2001; 87: 1051–7.

10. Schwartzkopff B, Frenzel H, Diekerhoff J, Betz P, Flasshove M, Schulte HD, Mundhenke M, Motz W, Strauer BE. Morphometric investigation of human myocardium in arterial hypertension and valvular aortic stenosis. Eur Heart J. 1992; 13: 17–23.

11. Sato F, Isoyama S, Takishima T. Normalization of impaired coronary circulation in hypertrophied rat hearts. Hypertension. 1990; 16: 26–34.

12. Kingsbury M, Mahnke A, Turner M, Sheridan D. Recovery of coronary function and morphology during regression of left ventricular hypertrophy. Cardiovasc Res. 2002; 55: 83–96.

13. Wicker P, Tarazi RC, Kobayashi K. Coronary blood flow during the development and regression of left ventricular hypertrophy in renovascular hypertensive rats. Am J Cardiol. 1983; 51: 1744–9.

14. Nunez E, Hosoya K, Susic D, Frohlich ED. Enalapril and losartan reduced cardiac mass and improved coronary hemodynamics in shr. Hypertension. 1997; 29: 519–24.

15. Brilla CG, Janicki JS, Weber KT. Cardioreparative effects of lisinopril in rats with genetic hypertension and left ventricular hypertrophy. Circulation. 1991; 83: 1771–9.

16. Xu R, Zhang Y, Zhang M, Ge ZM, Li XC, Zhang W. relationship between regression of hypertensive left ventricular hypertrophy and improvement of coronary flow reserve. Zhonghua yi xue za zhi. 2003; 83: 658–61.

17. Motz W, Strauer BE. Improvement of coronary flow reserve after longterm therapy with enalapril. Hypertension. 1996; 27: 1031–8.

18. Gaasch WH. Left ventricular radius to wall thickness ratio. Am J Cardiol. 1979; 43: 1189–94.

19. Grossman W, Jones D, McLaurin LP. Wall stress and patterns of hyper-trophy in the human left ventricle. J Clin Invest. 1975; 56: 56–64.

20. Gould KL, Carabello BA. Why angina in aortic stenosis with normal coronary arteriograms? Circulation. 2003; 107: 3121–3.

21. Fallen EL, Elliott WC, Gorlin RICH. Mechanisms of angina in aortic stenosis. Circulation. 1967; 36: 480–8.

22. Kupari M, Virtanen KS, Turto H, Viitasalo M, Mänttäri M, Lindroos M, Koskela E, Leinonen H, Pohjola-Sintonen S, Heikkilä J. Exclusion of coronary artery disease by exercise thallium-201 tomography in patients with aortic valve stenosis. Am J Cardiol. 1992; 70: 635–40.

23. Scheler S, Motz W, Strauer BE. Transient myocardial ischaemia in hypertensives: Missing link with left ventricular hypertrophy. Eur Heart J. 1992; 13: 62–5.

24. Marcus ML, Doty DB, Hiratzka LF, Wright CB, Eastham CL. Decreased coronary reserve – a mechanism for angina pectoris in patients with aortic stenosis and normal coronary arteries. N Engl J Med. 1982; 307: 1362–6.

25. Galiuto L, Lotrionte M, Crea F, Anselmi A, Biondi-Zoccai GGL, De Giorgio F, Baldi A, Baldi F, Possati G, Gaudino M, Vetrovec GW, Abbate A. Impaired coronary and myocardial flow in severe aortic stenosis is associated with increased apoptosis: a transthoracic doppler and myocardial contrast echocardiography study. Heart. 2006; 92: 208–12.

26. Hildick-Smith DJR, Shapiro LM. Coronary flow reserve improves after aortic valve replacement for aortic stenosis: an adenosine transthoracic echocardiography study. J Am Coll Cardiol. 2000; 36: 1889–96.

27. Vinten-Johansen J, Weiss HR. Oxygen consumption in subepicardial and subendocardial regions of the canine left ventricle. The effect of experimental acute valvular aortic stenosis. Circ Res. 1980; 46: 139–45.

28. Bache RJ, Vrobel TR, Ring WS, Emery RW, Andersen RW. Regional myocardial blood flow during exercise in dogs with chronic left ventricular hypertrophy. Circ Res. 1981; 48: 76–87.

29. Fifer MA, Bourdillon PD, Lorell BH. Altered left ventricular diastolic properties during pacing-induced angina in patients with aortic stenosis. Circulation. 1986; 74: 675–83.

30. Sun YH, Anderson TJ, Parker KH, Tyberg JV. Wave-intensity analysis: a new approach to coronary hemodynamics. J Appl Physiol. 2000; 89: 1636–44.

31. Lockie TP, Rolandi MC, Guilcher A, Perera D, De Silva K, Williams R, Asrress KN, Patel K, Plein S, Chowienczyk P, Siebes M, Redwood SR, Marber MS. Synergistic adaptations to exercise in the systemic and coronary circulations that underlie the warm-up angina phenomenon. Circulation. 2012; 126: 2565–74.

32. Kyriacou A, Whinnett ZI, Sen S, Pabari PA, Wright I, Cornelussen R, Lefroy D, Davies DW, Peters NS, Kanagaratnam P, Mayet J, Hughes AD, Francis DP, Davies JE. Improvement in coronary blood flow velocity with acute biventricular pacing is predominantly due to an increase in a diastolic backward-travelling decompression (suction) wave. Circulation. 2012; 126: 1334–44.

33. Macalpin RN, Kattus AA. Adaptation to exercise in angina pectoris: the electrocardiogram during treadmill walking and coronary angiographic findings. Circulation. 1966; 33: 183–201.

34. Jaffe MD, Quinn NK. Warm-up phenomenon in angina pectoris. Lancet. 1980; 2: 934–6.

35. Maes A, Van de Werf F, Nuyts J, Bormans G, Desmet W, Mortelmans L. Impaired myocardial tissue perfusion early after successful thrombolysis: impact on myocardial flow, metabolism, and function at late follow-up. Circulation. 1995; 92: 2072–8.

36. Iliceto S, Galiuto L, Marchese A, Colonna P, Oliva S, Rizzon P. Functional role of microvascular integrity in patients with infarct-related artery patency after acute myocardial infarction. Eur Heart J. 1997; 18(4): 618–24.

37. Furber AP, Prunier F, Nguyen HCP, Boulet S, Delépine S, Geslin P. Coronary blood flow assessment after successful angioplasty for acute myocardial infarction predicts the risk of long-term cardiac events. Circulation. 2004; 110: 3527–33.

38. Kawamoto T, Yoshida K, Akasaka T, Hozumi T, Takagi T, Kaji S, Ueda Y. Can coronary blood flow velocity pattern after primary percutaneous transluminal coronary angiography predict recovery of regional left ventricular function in patients with acute myocardial infarction? Circulation. 1999; 100: 339–45.

39. Davies JE, Sen S, Broyd C, Hadjiloizou N, Baksi J, Francis DP, Foale RA, Parker KH, Hughes AD, Chukwuemeka A, Casula R, Malik IS, Mikhail GW, Mayet J. Arterial pulse wave dynamics after percutaneous aortic valve replacement/clinical perspective. Circulation. 2011; 124: 1565–72.

第10章
内皮细胞功能不全的评估

20 乙酰胆碱诱导冠状动脉收缩反应

Peter Ong and Udo Sechtem

20.1 引言

冠心病是一个动态的过程，其结构和功能性的血管改变影响整个冠状动脉系统，包括冠状动脉微循环。应用侵入性或非侵入性冠状动脉造影，可以明确显示心外膜冠状动脉的结构改变。然而，冠状动脉功能改变难以察觉，特别是当冠状动脉微循环参与其中时。临床上，患者就医的原因各异，如各种形式的胸部不适，这些不适发生于安静状态下、活动状态下或者两种状态下，有不同的位置和特征（如胸部燃烧感、挤压感等）。然而，这些临床表现本身并不能使临床医生预测（冠状动脉）病理基础。事实上，研究表明尽管有心肌缺血的症状和体征，但高达60%的患者在诊断性行冠状动脉造影时没有任何相关的心外膜冠状动脉狭窄[1]。此外，功能性冠状动脉血管收缩异常，如心外膜或微血管的痉挛已被证明存在，特别是在非梗阻冠状动脉心绞痛患者中，这种情况更为多见[2]。一个已经建立的评估这些功能紊乱的方法是冠状动脉内乙酰胆碱激发试验。它适用于各种临床情况，其中一些将在本章节中详细描述。

20.2 冠状动脉注射乙酰胆碱激发试验

乙酰胆碱是副交感神经系统的一个神经递质。然而，毒蕈碱乙酰胆碱受体也表达于冠状动脉内皮和血管平滑肌层。当结合到内皮细胞时，乙酰胆碱引起NO依赖性的血管舒张，而与血管平滑肌层受体结合则引起血管收缩[3]。血管内皮细胞的调节作用是精密的，在没有心绞痛或血管狭窄情况下血管舒张[4]，有痉挛心绞痛情况下血管收缩和痉挛。

自20世纪80年代引入乙酰胆碱激发试验后[5]，该试验广泛用于评估冠状动脉痉挛。然而，自从

1986年引入经皮冠状动脉介入术后，至少在欧洲和美国，对功能性的冠状动脉血管舒缩紊乱的研究兴趣显著下降。直到目前，欧洲心脏病学会稳定型冠心病指南对非梗阻冠状动脉心绞痛患者中，使用乙酰胆碱试验检测冠状动脉痉挛，仍然只是一个ⅡA类的建议[6]。

准备冠状动脉内注射的乙酰胆碱溶液是很容易的，导管室工作人员经过训练可以快速准备该溶液。因为乙酰胆碱溶液（Miochol-E）可以从药房购买，通常它用于冠状动脉内乙酰胆碱溶液的制备。制备乙酰胆碱溶液的步骤见图20.1。值得注意的是，一旦配制好乙酰胆碱溶液，应在2h内使用，超过2h应丢弃，为下一个病人重新配制。有关乙酰胆碱溶液制备的详细情况可在很多书籍中找到[7]。

20.3 冠状动脉注射乙酰胆碱

通过诊断性的冠状动脉导管进行乙酰胆碱注射。尽管两侧冠状动脉可以同时检测，我们通常从左冠状动脉导管开始。由于有些病人在低剂量乙酰胆碱时就可能会出现严重的冠状动脉痉挛，循序渐进增加乙酰胆碱剂量非常重要，从2 μg开始（然后增加到20 μg、100 μg和200 μg作为左冠状动脉的最大剂量）。如果这些浓度左冠检测是安全的，那么右冠可以用到80 μg乙酰胆碱。图20.2和20.3是注射周期和时间。通常手动注射应在20 s的时间内进行。非常重要的一点是：在整个测试过程中有连续12导联心电图记录，并询问病人每一次注射乙酰胆碱后的任何不适症状。如果有严重心绞痛或缺血性心电图改变，应该给予硝酸甘油（标准剂量200 μg）注入相应的冠状动脉血管，并通过造影记录冠状动脉痉挛。这通常会恢复冠状动脉血流，有时候有必要第二次给予硝酸甘油。在少见的难治性痉挛病例中，

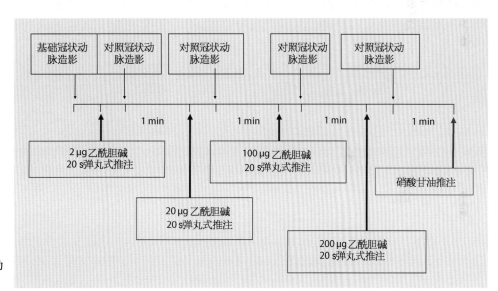

1) 医药产品：乙酰胆碱溶液(博士伦)= 20 mg氯化乙酰胆碱(粉)和2 ml溶剂

2) 制备过程

　　提示：乙酰胆碱溶液在使用前快速制备(超过2 h将不能使用)。

　　a) 20 mg乙酰胆碱+2 ml溶剂+ 98 ml 0.9%NaCl(0.2 mg/ml)

　　→储备溶液1

　　b) 9 ml储备溶液1+91 ml 0.9%NaCl(18 μg/ml)

　　→储备溶液2

　　c) 标注高、中、低3个灌注注射器(每个注射器50 ml)

　　−灌注注射器1"高"=乙酰胆碱10^{-5}(高浓度)

　　→40 ml储备溶液 2(18 μg/ml)

　　−灌注注射器2"中"=乙酰胆碱10^{-6}(中浓度)

　　→8 ml储备溶液2+32 ml 0.9%NaCl(3.6 μg/ml)

　　−灌注注射器"低"，乙酰胆碱10^{-7}(低浓度)

　　→4 ml储备溶液2+36 ml 0.9%NaCl(0.36 μg/ml)

图20.1 乙酰胆碱激发试验准备流程。

图20.2 乙酰胆碱刺激左冠状动脉流程。

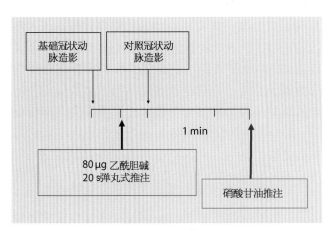

图20.3 乙酰胆碱刺激右冠状动脉流程。

应给予乙酰胆碱的直接拮抗剂阿托品（如静脉注射1 mg）。冠状动脉注射乙酰胆碱最常见的副作用是心动过缓。因此，一些中心喜欢在开始乙酰胆碱试验之前，插入一个临时起搏器至右心室。然而，应该注意的是，应该缓慢手动注射乙酰胆碱，使心动过缓的持续时间短。

20.4　乙酰胆碱检测结果的解释

　　心外膜冠状动脉痉挛：与给予硝酸甘油后血管舒张状态比较，出现局灶性或弥漫性心外膜血管收

乙酰胆碱注射　　　　　　　　　　　　　　硝酸甘油注射

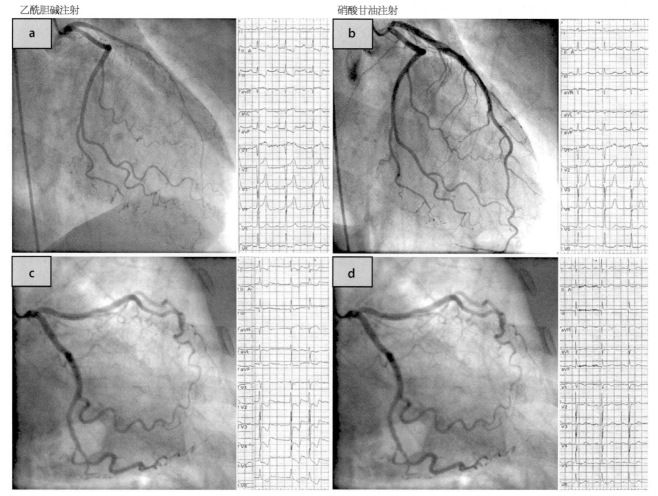

图 20.4　上图显示左冠状动脉造影和体表心电图。乙酰胆碱注射后前降支（包绕心尖部）远端弥漫性狭窄，伴有心电图前壁和下壁导联缺血性改变（a），给予硝酸甘油后两种现象消失（b）。下图显示微血管痉挛。在乙酰胆碱注射过程中，病人有胸痛和缺血性心电图改变，但没有心外膜血管收缩（c），给予硝酸甘油后，胸痛和缺血性心电图改变消失（d）（经许可引自 J Am Coll Cardiol. 2012; 59: 655-662）。

缩＞90%，伴有缺血性心电图改变和心绞痛症状。

微血管痉挛：患者再发心绞痛症状与缺血性心电图改变（通常 ST 段压低），但无心外膜血管收缩≥90%（图20.4）。对乙酰胆碱试验的更详细的描述可以在很多地方找到 [8]。

20.5　乙酰胆碱适用的临床情况

20.5.1　乙酰胆碱试验检测冠状动脉痉挛

临床认为冠状动脉痉挛可能是引起患者心绞痛症状的重要原因。最常见的表现是静息心绞痛（通常有一定的运动耐力），吸烟是心外膜冠状动脉痉挛的重要危险因素 [2]。这类患者建议进行冠状动脉造影确定心外膜下冠状动脉病变的程度。此外，还应

进行乙酰胆碱激发试验以确定痉挛位置和方式。血管痉挛性心绞痛表现为局灶性痉挛（比如一个孤立的冠状动脉节段收缩≥90%，通常呈完全闭塞状态）伴有短暂性 ST 段抬高和心绞痛症状，又称为变异性心绞痛。然而，对白种人患者的研究表明，在乙酰胆碱作用下，远端和弥漫性痉挛通常伴有心电图 ST 段压低，这是迄今为止最常见的发现 [9]。区别局部和弥漫的心外膜冠状动脉痉挛是很重要的，因为痉挛的类型与预后具有相关性。在一项亚洲人群研究中，Sato 等发现局灶性痉挛患者比弥漫性痉挛患者预后更差 [10]。

20.5.2　乙酰胆碱试验检测冠状动脉微循环

乙酰胆碱激发试验可检测冠状动脉微循环异常的血管舒缩活动。通常表现为乙酰胆碱试验未发现

心外膜冠状动脉血管痉挛，但患者出现心绞痛症状伴有12导联心电图缺血改变。因此，冠状动脉微血管痉挛认为与病理生理相关[11]。最近研究发现有心绞痛症状的非梗阻冠状动脉患者中30%是微血管痉挛[2]。临床上此类患者往往有静息心绞痛，乙酰胆碱试验显示冠状动脉微血管痉挛。然而，也有单纯性活动诱发心绞痛患者，乙酰胆碱试验显示微血管痉挛。在日常生活中，微血管痉挛是否是导致劳力性心绞痛的原因尚需确定，但也有可能证明异常的乙酰胆碱试验是冠状动脉微循环功能障碍的一个标志，同时伴有血管舒张功能障碍作为劳力性心绞痛的主要机制[12, 13]。

20.5.3 乙酰胆碱评估冠状动脉狭窄

心外膜冠状动脉粥样硬化的患者中，乙酰胆碱试验提示将来心外膜血管狭窄进展[14]。然而，这结论并非始终一致。另一个有趣的现象是冠状动脉痉挛往往发生在斑块部位，引起短暂性冠状动脉闭塞。在这种情况下，支架植入术解除了活动性粥样斑块的痉挛[15]。而且，活动性斑块部位的痉挛预后较差[16]。最终，在以往进行成功PCI后仍复发或持续性心绞痛患者，常伴有冠状动脉痉挛，往往发生在支架远端的弥漫性痉挛[17, 18]。造成这种现象的原因尚不清楚，但可能与支架造成的血管壁"交流"中断有关[19]。这个病理反应是否可以通过生物可吸收支架来预防仍在争论中[20, 21]。

20.6 临床意义

乙酰胆碱激发试验已被证明是安全的[9]，并发症发生率类似于诊断性冠状动脉造影[22]。此外，该试验成本低廉，可在诊断性血管造影后立即进行，往往花费15 min。该实验产生多个诊断。首先，可以发现患者心脏症状的原因。其次，如果诊断了冠状动脉血管舒缩功能障碍，则可以启动靶向治疗药物如钙通道阻滞剂、硝酸酯类以及其他改善冠状动脉血管舒缩的药物（如尼可地尔）[23]。然而，大约30%的患者有难治性的心绞痛症状[24]，需要更好地了解其病理生理机制和发展新的治疗策略。

20.7 结论

冠状动脉内乙酰胆碱激发试验是一种评估冠状动脉血管功能障碍安全可靠的技术。检测心外膜和微血管痉挛是很有用的，在具有心绞痛症状和非梗阻的冠状动脉的患者中，高达60%可以发现血管痉挛。作出这样的诊断可以使医生向患者解释症状的原因，使病人放心，此外，可以启动靶向治疗的钙通道阻断剂和硝酸酯类药物。

（公绪和　赵慧强　译）

参考文献

1. Patel MR, Peterson ED, Dai D, Brennan JM, Redberg RF, Anderson HV, Brindis RG, Douglas PS. Low diagnostic yield of elective coronary angiography. N Engl J Med. 2010; 362: 886–95.

2. Ong P, Athanasiadis A, Borgulya G, Mahrholdt H, Kaski JC, Sechtem U. High prevalence of a pathological response to acetylcholine testing in patients with stable angina pectoris and unobstructed coronary arteries. The ACOVA Study (Abnormal COronary VAsomotion in patients with stable angina and unobstructed coronary arteries). J Am Coll Cardiol. 2012; 59: 655–62.

3. Furchgott RF, Zawadzki JV. The obligatory role of endothelial cells in the relaxation of arterial smooth muscle by acetylcholine. Nature. 1980; 288: 373–6.

4. Shimizu H, Lee JD, Ogawa K, Hara A, Nakamura T. Coronary artery vasoreactivity to intracoronary acetylcholine infusion test in patients with chest pain syndrome. Intern Med. 1992; 31: 22–7.

5. Yasue H, Horio Y, Nakamura N, Fujii H, Imoto N, Sonoda R, Kugiyama K, Obata K, Morikami Y, Kimura T. Induction of coronary artery spasm by acetylcholine in patients with variant angina: possible role of the parasympathetic nervous system in the pathogenesis of coronary artery spasm. Circulation. 1986; 74: 955–63.

6. Task Force Members; Montalescot G, Sechtem U, Achenbach S, Andreotti F, Arden C, Budaj A, Bugiardini R, Crea F, Cuisset T, Di Mario C, Ferreira JR, Gersh BJ, Gitt AK, Hulot JS, Marx N, Opie LH, Pfisterer M, Prescott E, Ruschitzka F, Sabaté M, Senior R, Taggart DP, van der Wall EE, Vrints CJ; ESC Committee for Practice Guidelines; Zamorano JL, Achenbach S, Baumgartner H, Bax JJ, Bueno H, Dean V, Deaton C, Erol C, Fagard R, Ferrari R, Hasdai D, Hoes AW, Kirchhof P, Knuuti J, Kolh P, Lancellotti P, Linhart A, Nihoyannopoulos P, Piepoli MF, Ponikowski P, Sirnes PA, Tamargo JL, Tendera M, Torbicki A, Wijns W, Windecker S; Document Reviewers; Knuuti J, Valgimigli M, Bueno H, Claeys MJ, Donner-Banzhoff N, Erol C, Frank H, Funck-Brentano C, Gaemperli O, Gonzalez-Juanatey JR, Hamilos M, Hasdai D, Husted S, James SK,

Kervinen K, Kolh P, Kristensen SD, Lancellotti P, Maggioni AP, Piepoli MF, Pries AR, Romeo F, Rydén L, Simoons ML, Sirnes PA, Steg PG, Timmis A, Wijns W, Windecker S, Yildirir A, Zamorano JL. 2013 ESC guidelines on the management of stable coronary artery disease: the Task Force on the management of stable coronary artery disease of the European Society of Cardiology. Eur Heart J. 2013; 34: 2949–3003.

7. Ong P, Athanasiadis A, Sechtem U. Intracoronary acetylcholine provocation testing for assessment of coronary vasomotor disorders. J Vis Exp 2016; 114. doi: 10.3791/54295. In Press.

8. Ong P, Athanasiadis A, Sechtem U. Patterns of coronary vasomotor responses to intracoronary acetylcholine provocation. Heart. 2013; 99: 1288–95.

9. Ong P, Athanasiadis A, Borgulya G, Vokshi I, Bastiaenen R, Kubik S, Hill S, Schäufele T, Mahrholdt H, Kaski JC, Sechtem U. Clinical usefulness, angiographic characteristics, and safety evaluation of intracoronary acetylcholine provocation testing among 921 consecutive white patients with unobstructed coronary arteries. Circulation. 2014; 129: 1723–30. In Press.

10. Sato K, Kaikita K, Nakayama N, Horio E, Yoshimura H, Ono T, Ohba K, Tsujita K, Kojima S, Tayama S, Hokimoto S, Matsui K, Sugiyama S, Yamabe H, Ogawa H. Coronary vasomotor response to intracoronary acetylcholine injection, clinical features, and long-term prognosis in 873 consecutive patients with coronary spasm: analysis of a singlecenter study over 20 years. J Am Heart Assoc. 2013; 2(4): e000227. doi: 10.1161/JAHA.113.000227.

11. Mohri M, Koyanagi M, Egashira K, Tagawa H, Ichiki T, Shimokawa H, Takeshita A. Angina pectoris caused by coronary microvascular spasm. Lancet. 1998; 351: 1165–9.

12. Reis SE, Holubkov R, Conrad Smith AJ, Kelsey SF, Sharaf BL, Reichek N, Rogers WJ, Merz CN, Sopko G, Pepine CJ; WISE Investigators. Coronary microvascular dysfunction is highly prevalent in women with chest pain in the absence of coronary artery disease: results from the NHLBI WISE study. Am Heart J. 2001; 141: 735–41.

13. Ong P, Athanasiadis A, Hill S, Schäufele T, Mahrholdt H, Sechtem U. Coronary microvascular dysfunction assessed by intracoronary acetylcholine provocation testing is a frequent cause of ischemia and angina in patients with exercise-induced electrocardio-graphic changes and unobstructed coronary arteries. Clin Cardiol. 2014; 37: 462–7.

14. Schächinger V, Britten MB, Zeiher AM. Prognostic impact of coronary vasodilator dysfunction on adverse long-term outcome of coronary heart disease. Circulation. 2000; 101: 1899–906.

15. Bentz K, Ong P, Sechtem U. Unstable angina pectoris – combination of an epicardial stenosis and a Prinzmetal spasm. Dtsch Med Wochenschr. 2013; 138: 2546–9.

16. Ishii M, Kaikita K, Sato K, Tanaka T, Sugamura K, Sakamoto K, Izumiya Y, Yamamoto E, Tsujita K, Yamamuro M, Kojima S, Soejima H, Hokimoto S, Matsui K, Ogawa H. Acetylcholine-provoked coronary spasm at site of significant organic stenosis predicts poor prognosis in patients with coronary vasospastic angina. J Am Coll Cardiol. 2015; 66: 1105–15.

17. Ito S, Nakasuka K, Morimoto K, Inomata M, Yoshida T, Tamai N, Suzuki S, Murakami Y, Morino A, Shimizu Y, Sato K. Angiographic and clinical characteristics of patients with acetylcholine-induced coronary vasospasm on follow-up coronary angiography following drug-eluting stent implantation. J Invasive Cardiol. 2011; 23: 57–64.

18. Ong P, Athanasiadis A, Perne A, Mahrholdt H, Schäufele T, Hill S, Sechtem U. Coronary vasomotor abnormalities in patients with stable angina after successful stent implantation but without in-stent restenosis. Clin Res Cardiol. 2014; 103: 11–9.

19. Tran CH, Welsh DG. The differential hypothesis: a provocative rationalization of the conducted vasomotor response. Microcirculation. 2010; 17: 226–36.

20. Lindemann H, Sechtem U, Ong P. Recurrent angina due to epicardial coronary artery spasm after successful bioresorbable vascular scaffold implantation. Circ J. 2015; 79: 1853–4.

21. Serruys PW, Ormiston JA, Onuma Y, Regar E, Gonzalo N, Garcia-Garcia HM, et al. A bioabsorbable everolimus-eluting coronary stent system (ABSORB): 2-year outcomes and results from multiple imaging methods. Lancet. 2009; 373: 897–910.

22. Noto Jr TJ, Johnson LW, Krone R, Weaver WF, Clark DA, Kramer Jr JR, Vetrovec GW. Cardiac catheterization 1990: a report of the Registry of the Society for Cardiac Angiography and Interventions (SCA&I). Cathet Cardiovasc Diagn. 1991; 24: 75–83.

23. Ong P, Athanasiadis A, Sechtem U. Pharmacotherapy for coronary microvascular dysfunction. Eur Heart J Cardiovasc Pharmacother. 2015; 1: 65–71. doi: 10.1093/ehjcvp/pvu020.

24. Ong P, Konopka N, Mahrholdt H, Schumm J, Athanasiadis A, Sechtem U. 4-year follow-up of patients with stable angina, unobstructed coronary arteries and proof of coronary artery spasm: the ACOVA study follow-up. Clin Res Cardiol. 2013; 102(Suppl 1): P478. doi: 10.1007/s00392-013-1100-1.

第11章
研究模型

21 冠状动脉循环的生理学和病理生理学比较

冠状动脉循环在人与实验动物模型中的相关差异

Ilkka H. A. Heinonen, Oana Sorop, Daphne Merkus, and Dirk J. Duncker

21.1 引言

近50年来，人们通过对动物实验模型的侵入性研究，获得了大量冠状动脉循环的结构及调节机制方面的知识[1-5]。在几十年前，通过实验室证实了影响冠状动脉血流量（coronary blood flow,CBF）及心肌氧供的主要因素，已用于缺血性心脏病的处理[6-8]。实验研究中对冠状动脉狭窄的流体力学的认识基础，也已经转化为心脏导管室对冠状动脉狭窄远端的压力和CBF的常规测量[7, 9, 10]。这些生理学概念最初是在动物实验室研究中获得，现促进了日常的临床决策，改善了临床结果[11, 12]。

尽管获得了上述重要成果，人们越发担忧动物模型对复杂疾病（如缺血性心脏病）的模拟价值有限[13-15]。要正确认识动物实验模拟价值，必须了解冠状动脉解剖和生理存在种间差异以及缺血性心脏病动物实验模型的局限性。在本章中，我们重点介绍冠状动脉解剖和生理在人和实验动物中的相关差异，并阐述了缺血性心脏病的实验动物模型的优点和局限性。由于大部分冠状动脉循环相关的实验研究都是在大动物中进行的，尤其是狗和猪，因此本文将重点放在这些物种上。

21.2 冠状动脉循环的解剖学比较

心外膜冠状动脉 · 心室血流由左、右心外膜冠状动脉供应，分别起源于主动脉窦的左、右开口。左冠状动脉的主要分支分为左前降支（LAD）和左回旋支（LCx）。LAD主要供应左心室（LV）前壁和室间隔的前三分之二，约占左室心肌总量的40%左右，而LCx主要供应左室外侧壁（约占左室心肌总量的20%）。RCA供应右心室，在典型的右优势物种（例如人和猪）中，还供应左室后壁和室间隔部，约

占左室心肌总量的40%左右。相反，在左优势物种（例如犬，山羊及反刍动物）中，则由LCx供应左室外侧壁、后壁以及左室间隔后部，约占左室心肌总量的60%。尽管同一物种也存在左、右优势的差异，但是同猪相比，狗的LCx狭窄或闭塞引起局部缺血面积显然更为广泛[4]。

冠状动脉侧支 · 冠状动脉固有的动脉间吻合情况，如冠状动脉侧支，存在显著的种间差异[16, 17]。譬如大鼠、兔、羊和猪等物种的固有冠状动脉侧支循环不明显，但狗、猫，特别是豚鼠，则有着非常丰富的固有冠状动脉侧支循环（图21.1[17]）。因此，猫和狗的冠状动脉闭塞引起的心肌坏死的发展速度明显较慢，而豚鼠因具有十分丰富的侧支循环，所以即使是持续的冠状动脉闭塞，也很少出现心肌坏死[17, 18]。甚至在正常心脏缺乏侧支血管的猪中，当（逐渐加重的）近端冠状动脉狭窄或冠状动脉反复短暂（2 min）的闭塞后易诱导出冠状动脉侧支[3, 6]。最新临床研究得出的证据表明，健康人可能也具备与狗相当的侧支血流储备能力[17]。此外，冠状动脉侧支血流量的增加与运动能力改善之间存在剂量效应关系，因此通过体育锻炼可进一步提高患者的冠状动脉侧支的供给。相反，典型的危险因素，例如糖尿病和高血压，阻碍侧支的形成[19, 20]。此外，遗传因素也影响侧支血管的生长反应[20]，联合环境因素可解释侧支血流量在冠状动脉疾病患者之间存在显著的个体差异[21]。这表明在局部缺血再灌注的研究中，侧支丰富（例如狗）或侧支匮乏（例如猪）的物种都是有研究意义的，因为它们分别代表侧支血流量丰富或匮乏的患者。

21.2.1 冠状动脉循环的生理学比较

心外膜冠状动脉 · 正常情况下，心外膜动脉血管对冠状动脉血管阻力的影响较小，但其动脉直

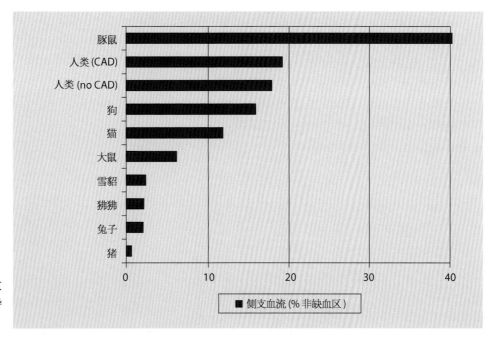

图21.1 非闭塞冠状动脉血管侧支血流占正常血流比例的种间差异（经许可引自：Seiler et al [17]）。

径受多因素调节，包括神经-体液因素（去甲肾上腺素、乙酰胆碱），旁分泌因素（血小板源性）和力学因素（剪切力）[7]。上述大部分因素产生的净效应主要取决于有功能的内皮细胞存在。最初是由Furchgott和Zawadski阐述了在一般情况下，乙酰胆碱是通过内皮依赖机制舒张动脉，后来验证是通过一氧化氮（NO）[22]。当去除内皮细胞之后，乙酰胆碱的舒张功能张转化为收缩血管功能，反映了毒蕈碱型血管平滑肌收缩的作用。对于动物实验模型和进行冠状动脉血管内操作的患者，乙酰胆碱是检测其心外膜冠状动脉内皮细胞功能的金标准[23]。然而在猪中，由乙酰胆碱介导的血管平滑肌收缩效应大于内皮依赖性的血管舒张效应，因此若想研究该物种关于血管内皮依赖性的血管舒张效应[3]，不宜选用乙酰胆碱。

冠状动脉微血管及冠状动脉血流的调节·直径小于200 μm的微血管是产生冠状动脉血管阻力的主要位置，称为微动脉[3, 24]。这类微血管的基本调节是无数的血管舒张因子和血管收缩因子共同作用、互相制衡的结果，而这些因子是由心肌、内皮细胞和神经-激素产生代谢物质分泌的[3, 24]。这些调节信号使心脏获得相应的冠状动脉血供来满足对氧气和营养物质的需求，同时氧气的摄取（60%～80%）始终保持高水平且接近最高值[1, 3]。基础静息状态下对氧的高摄取，使得心肌需氧量增加时，CBF增加，与心率成正比，如动力性运动状态下，且极限运动时CBF达到峰值通常是静息水平的3～5倍[25]。

心肌需量（收缩性和心脏做功）由每搏输出量计算得出，而心率是其决定因素的乘积之一，因此冠状动脉血流量与心率之间存在强相关性。已发表的回归分析数据显示，在动力性运动中的狗、马、人、猪甚至是啮齿动物，左心室心肌血流量与心率具有高度相关性（图21.2）。

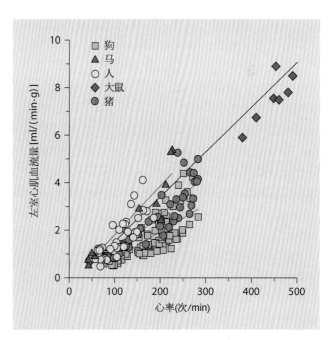

图21.2 在静息状态和平板运动过程中的狗、马、人和猪，其心率和左室心肌血流量（LVMBF）之间的关系。其中，人的数据主要来源于踏车运动中的健康年轻男性受试者。图表中大鼠的数据（实心菱形）表明该物种高LVMBF值是高心率作用的结果，因此大鼠数据接近人数据的回归线 [转载自：Duncker et al [28]，获得Elsevier的许可]。

尽管大型哺乳动物在运动过程中的CBF增加是具有可比性的，但冠状动脉血管阻力的调节机制（包括自主神经、内皮和代谢控制的差异）可能存在显著性差异，如表21.1所示。有证据显示，狗的CBF调节遵循非线性冗余法[26]。而猪的冠状动脉血流量调节缺似乎遵循线性叠加法[27]，说明冠状动脉血流量条件存在显著的种间差异[3]。人冠状动脉循环调节尚不确定是遵循冗余或线性叠加法[28]。

CBF的调节在神经−体液方面存在明显种间差异。例如，猪的CBF不受α肾上腺素能的调节[29, 30]，然而在狗中，运动介导的CBF的增长随着α肾上腺素能的作用增强而被抑制[5, 31]，同时，目前尚不明确α肾上腺素能介导的收缩效应在健康人运动过程中的作用[32]。相反，上述三个物种均存在β肾上腺素能介导的血管舒张反应[3]。冠状动脉循环的副交感神经调节也存在种间差异，副交感神经在狗静息状态下发挥舒张冠状动脉的作用，而在猪静息状态下却发挥收缩血管作用[3]。同样，血管紧张素Ⅱ在猪静息状态下提高冠状动脉血管的张力，但对静息状态下的狗或人无明显影响[19, 28]。

CBF的内皮调节功能也表现出显著的种间差异[28]。例如，一氧化氮合酶的抑制可引起静息状态下人和猪的冠状动脉血管收缩，但对狗的影响较小。而在猪中，抑制前列腺素的生成则发挥收缩冠状动脉血管功能，但在狗或人中却不存在冠状动脉血管的收缩反应。反之，在清醒静息状态下的猪、狗和健康人体中，内皮素则发挥血管收缩肽的作用（表21.1）。

有趣的是，NO和前列腺素在狗冠状动脉循环中相互作用[33]。这些研究结果提示抑制NO合成酶则有利于前列腺素，这解释了为何在（最低限度）冠状动脉疾病患者的临床研究中可观察到前列腺素具有血管舒张肽的作用[34-36]，而在健康志愿者的单一研究中未能观察类似的作用[37]。抑制猪的NO合成作用并不能强化前列腺素调节冠状动脉血管张力的作用[38]，这表明在猪心脏中，当其中一条途径被阻断时，前列腺素和NO不会发挥相互替代作用。作为内源性前列腺素的作用随年龄（猪[39]和人[40]）下降的结果，其对猪与人研究之间矛盾可能反映了前列腺素在调节冠状动脉阻力血管张力方面存在年龄依赖性的差异。这些例子强调了在分析来自（最低限度的）患有疾病的老年患者与年轻的健康动物之间的数据时，必须考虑合并的危险因素或冠状动脉疾病。

表 21.1　狗、猪和人体内的冠状动脉血管阻力的调节机制

	狗	猪	人
神经-体液调节			
α 肾上腺素能	+	-	+a
β 肾上腺素能	+	+	+
毒蕈碱	+b	+b	?
血管紧张素 Ⅱ			
内皮介质	-	+	+
一氧化氮	+	-c	
前列腺素	-	+	-
内皮素	+	+	+
代谢调节剂			
腺苷	-	+	+
K^{+ATP} 通道	+	+	+c
KV 通道	+	+	?

21.2.2　冠状动脉疾病中冠状动脉循环的病理生理学比较

人与动物实验模型中的冠状动脉疾病· 人患上缺血性心脏病是长期暴露于动脉粥样硬化的易感危险因素的结果。动脉粥样硬化最早出现在生命的前二十年左右[41, 42]，但是直到生命的六七十年左右才出现症状。缺血性心脏病的症状常出现在以下情况：当动脉粥样硬化斑块阻塞血管腔超过横截面积75%的重度狭窄引起血流动力学改变或当（不影响血流动力学的）斑块破裂产生血栓引起急性冠状动脉闭塞[7]。冠状动脉狭窄最终引起慢性的心肌顿抑和心肌冬眠，而急性的血栓闭塞则严重威胁心肌活性[7]。

大多数实验研究，无论是开胸还是不开胸，都是对麻醉动物进行造成急性心肌局部缺血[18]。急性重度缺血几乎全是由冠状动脉完全闭塞引起的。在开胸动物中，可通过结扎血管或通过在血管周围放置气囊夹闭血管来完成。在不开胸动物中，通过冠状动脉内器械来封闭血管。这种方法的优点是避免了开胸手术造成的手术创伤。最经常使用的方法是扩张导管尖端的球囊来闭塞血管[18, 43]。在研究预防心脏不可逆的缺血再灌注损伤新策略的过程，为我们提供了大量与缺血再灌注损伤机制相关的信息[44]，包括冠状动脉微循环的作用[45, 46]。然而，迄今为止，针对缺血再灌注损伤尚无明确有效的新疗法[47-49]。关于实验和临床研究之间的差异型原因有几种解释：临床研究方法学的局限性和动物实验中没有考虑危险因素、并发症和联合用药的因素。想深入研究这个问题的读者可参考其他几篇优秀的综述[47, 49]。

为制作轻度或中度缺血模型，必须减少冠状动脉血流量而不是完全堵塞。对于开胸麻醉的动物，可通过在冠状动脉周围放置液压封堵器并拧紧J形螺旋夹或其他机械装置来减少冠状动脉血量[18]。还可通过将连有柱状物的导管送入冠状动脉内来减少血流量[50]。将导管送入冠状动脉时，将柱状物完全堵塞血管，但柱状物侧面有钻孔，因此其管腔可提供少量灌注。该方法的优点是它可用于动物不开胸情况下实施，并且导管的管腔可用于测量狭窄后的压力值。上述几种方法的缺点是它们形成的均是向心性狭窄，而人体中大多数（近70%）属于偏心狭窄。固定向心性缩窄的血管对血管舒张剂无反应，而偏心狭窄的血管却在血管舒张剂作用下扩张管腔，从而增加冠状动脉血量。因此，部分研究者尝试通过扩张部分腔内球囊来模拟偏心性狭窄[51]。

在过去的20年中，研究人员使用更多的慢性缺血模型来研究梗死后的重塑[52, 53]、慢性心肌顿抑和冬眠[54-56]。目前在梗死研究中，通常采用机械方法将冠状动脉结扎，使冠状动脉永久闭塞或者（1～2 h球囊闭塞）短时间堵塞冠状动脉来模拟心肌梗死后再灌注治疗[43, 57]。为研究慢性心肌顿抑和冬眠，研究人员在生长发育期的猪中将植入小型（C形）封堵器并缝合于冠状动脉周围[54, 56, 58]。随着时间的延长，最初的轻度狭窄随着动物的生长进展成重度狭窄甚至闭塞[56]。

尽管上述所有研究都成功地利用直接的机械性操作来制造冠状动脉闭塞，但是这些实验模型仍存在局限性：它们使用的是健康年轻的动物，没有合并危险因素以及并发症。因此，一些研究小组研究高脂饮食、家族性高胆固醇血症、代谢综合征和糖尿病对冠状动脉粥样硬化和冠状动脉微血管功能障碍的影响[59-61]。猪具有重要的研究价值的，因为它们的血脂谱与人类的相似，并且容易诱导动脉粥样硬化[60, 62]。虽然猪的研究费用非常昂贵，因为他们需要长时间喂给大量特定的（高脂肪）饮食和大面积的住所来制造冠状动脉粥样硬化，但它们可

用于研究冠状动脉微血管功能和结构变化，而冠状动脉微血管现被认为是缺血性心脏病的组成成分之一[63-65]。多数大动物模型产生的冠状动脉粥样硬化通常是早期斑块，只有极少数研究报道了明显的复杂斑块[66, 67]。据此之外，没有研究能证实真正发生了自发性冠状动脉斑块破裂，但随着关于猪的转基因技术的发展，很快将会研发出人类易损斑块甚至是有价值的冠状动脉微血管功能障碍模型[68]。

人与动物实验模型的冠状动脉微血管功能障碍的比较 · 众所周知，心外膜动脉粥样硬化产生冠心病并发症的罪魁祸首[7]。比如一些冠状动脉造影的研究显示了冠状动脉疾病的严重程度与患者生存时长之间有着密切的关系。而越来越多的文献表明，冠状动脉微循环也在很大程度上影响了心血管疾病的病理生理学[40, 63, 65, 69]。此外，对于急性冠脉综合征以及成功进行冠状动脉介入治疗的患者，他们发生的心血管事件均可同等地归因于罪犯及非罪犯病变，这表明冠状动脉疾病是种弥漫性和全身性疾病，即使只存在单一限流的狭窄，所有冠状动脉大血管和微血管均受到影响[70]。综上所知，必须了解健康人冠状动脉微血管调节功能的确切机制及其在疾病状态下的变化，特别是因为物种和血管床之间的调节机制可能有很大的差别[25, 71]。

由于缺乏直接观察人体内冠状动脉微循环的技术支持，因此对人冠状动脉微血管的功能评估受到一定程度的限制[65]。通常运用定量测量冠状动脉循环血流量的方法来评估冠状动脉微血管的功能，例如冠状动脉内热稀释法或大冠状动脉近端的冠状动脉内多普勒导丝。然而这些技术仍只是间接通过冠状动脉系统微血管的血流提供相关的信息。正电子发射断层成像可获得人冠状动脉微血管功能正常或异常相关的直接信息，是一种无创的、使用短寿命放射性同位素测量心肌血流量的绝对值的影像工具[72]。这些研究表明在多种临床条件下均会导致心肌血流储备受损，如具有CAD高危因素[73]、高胆固醇血症[74]、高甘油三酯血症[75]、高血压[76]、慢性肾脏病[77]、左心室肥大[78]和糖尿病患者等[79, 80]。重要的是这些研究检测到冠状动脉正常的心肌血流储备减少，体现了常见合并症对冠状动脉微血管功能障碍的重要影响。最新证据表明，微血管功能障碍是预测冠状动脉血运重建后发生不良临床事件的独立预测因子[81]。

为了补充针对人冠状动脉微血管功能的研究，

大量动物实验为此提供机制方面的重要信息。值得关注的是，大动物研究已经总结了上述冠状动脉微血管功能障碍的临床特征。例如，利用合并代谢综合征的大动物模型来研究冠状动脉（微）血管功能和结构的改变。在合并代谢综合征的Ossabaw猪中观察到：弥漫性病变的冠状动脉但不伴有严重局限性狭窄的情况下，可见冠状动脉的扩张[82]。此外，冠状阻力微血管内向肥厚型重塑和心肌毛细血管稀疏化，促进了冠状动脉血流减少以及心肌缺血[60]。同时，在合并2型糖尿病的猪中观察到：冠状动脉微血管的NO生物利用度降低和内皮素-1血管收缩反应减弱[59]。冠状动脉微血管NO生物利用度的降低与人冠状动脉中观察到的相似[40]，并导致了CAD患者的剪切力依赖性血管对NO失去"正常"的舒张反应[40]。目前关于NO生物利用度的降低最可信的解释是因为活性氧自由基的增加，且几乎所有的心血管疾病均会引起活性氧自由基的增加[40]。有趣的是，CAD患者仍存在剪切力介导的血管舒张，但是所谓的内皮源性的超极化因子（EDHF）的作用明显加强，代偿NO减弱的作用[40]。在CAD和其他疾病状态下，EDHF能发挥代偿和维持冠状动脉扩张，关于这种现象有几种解释：不仅剪应力作出反应，而且还存在缓激肽介导人冠状动脉血管舒张作用[40]。综上所述，在冠状动脉微血管的血管紧张度调节方面以及疾病状态下血管紧张度的变化方面，人和动物研究得出的结果有许多相似之处。

21.3　结语

在过去的50年里，人们通过对动物实验模型进行有创性研究，获得了大量主导冠状动脉循环功能的结构和调节机制的相关信息[1, 5, 7]。由此阐明了决定心肌氧供和冠状动脉狭窄的流体力学行为的主要因素，且该知识已被成功纳入缺血性心脏病患者的管理[7, 9, 10]。尽管现阶段大型动物研究对于我们在理解冠状动脉的生理学方面具有重要意义，但仍需进一步开发新的冠状动脉疾病的动物模型，以便于进一步成功地将知识从实验室转化为临床领域。最首要的是我们应该开发能进一步模仿临床表现的动物模型（包括长期暴露于合并症）来总结人冠状动脉疾病。这种动物模型对进一步改善缺血性心脏病患者的治疗至关重要。

（周培明　姚道阔　译）

参考文献

1. Feigl EO. Coronary physiology. Physiol Rev. 1983; 63: 1–205.

2. Duncker DJ, Bache RJ. Regulation of coronary vasomotor tone under normal conditions and during acute myocardial hypoperfusion. Pharmacol Ther. 2000; 86: 87–110.

3. Duncker DJ, Bache RJ. Regulation of coronary blood flow during exercise. Physiol Rev. 2008; 88: 1009–86.

4. Tomanek RJ. Coronary vasculature: development, structure-function, and adaptations. New York: Springer; 2013.

5. Tune JD. Coronary circulation. Williston: Morgan & Claypool Life Sciences; Williston, Vermont; 2014.

6. Hoffman JIE, Spaan JAE. Pressure-flow relations in coronary circulation. Physiol Rev. 1990; 70: 331–90.

7. Canty Jr JM, Duncker DJ. Coronary blood flow and myocardial ischemia. In: Bonow RO, Mann DL, Zipes DP, Libby P, editors. Braunwald's heart disease. 10th ed. Philadelphia: Elsevier; 2014.

8. Duncker DJ, Koller A, Merkus D, Canty Jr JM. Regulation of coronary blood flow in health and ischemic heart disease. Prog Cardiovasc Dis. 2015; 57: 409–22.

9. Pijls NH, Sels JW. Functional measurement of coronary stenosis. J Am Coll Cardiol. 2012; 59: 1045–57.

10. van de Hoef TP, Nolte F, Rolandi MC, Piek JJ, van den Wijngaard J, Spaan JAE, Siebes M. Coronary pressure-flow relations as basis for the understanding of coronary physiology. J Mol Cell Cardiol. 2012; 52: 786–93.

11. Tonino PA, De Bruyne B, Pijls NH, Siebert U, Ikeno F, van't Veer M, Klauss V, Manoharan G, Engstrom T, Oldroyd KG, Ver Lee PN, Mac-Carthy PA, Fearon WF. Fractional flow reserve versus angiography for guiding percutaneous coronary intervention. N Engl J Med. 2009; 360: 213–24.

12. De Bruyne B, Pijls NH, Kalesan B, Barbato E, Tonino PA, Piroth Z, Jagic N, Mobius-Winkler S, Rioufol G, Witt N, Kala P, MacCarthy P, Engstrom T, Oldroyd KG, Mavromatis K, Manoharan G, Verlee P, Frobert O, Curzen N, Johnson JB, Juni P, Fearon WF. Fractional flow reserve-guided PCI versus medical therapy in stable coronary disease. N Engl J Med. 2012; 367: 991–1001.

13. Ludman AJ, Yellon DM, Hausenloy DJ. Cardiac preconditioning for ischaemia: lost in translation. Dis Model Mech. 2010; 3: 35–8.

14. Schwartz BG, Kloner RA. Coronary no reflow. J Mol Cell Cardiol. 2012; 52: 873–82.

15. Pecoraro V, Moja L, Dall'Olmo L, Cappellini G, Garattini S. Most appropriate animal models to study the efficacy of statins: a systematic review.

Eur J Clin Invest. 2014; 44: 848–71.

16. Schaper W. Collateral circulation: past and present. Basic Res Cardiol. 2009; 104: 5–21.

17. Seiler C, Stoller M, Pitt B, Meier P. The human coronary collateral circulation: development and clinical importance. Eur Heart J. 2013; 34: 2674–82.

18. Verdouw PD, van den Doel MA, de Zeeuw S, Duncker DJ. Animal models in the study of myocardial ischaemia and ischaemic syndromes. Cardiovasc Res. 1998; 39: 121–35.

19. Chilian WM, Penn MS, Pung YF, Dong F, Mayorga M, Ohanyan V, Logan S, Yin L. Coronary collateral growth—back to the future. J Mol Cell Cardiol. 2012; 52: 905–11.

20. Teunissen PF, Horrevoets AJ, van Royen N. The coronary collateral circulation: genetic and environmental determinants in experimental models and humans. J Mol Cell Cardiol. 2012; 52: 897–904.

21. Seiler C. Assessment and impact of the human coronary collateral circulation on myocardial ischemia and outcome. Circ Cardiovasc Interv. 2013; 6: 719–28.

22. Furchgott RF, Zawadzki JV. The obligatory role of endothelial cells in the relaxation of arterial smooth muscle by acetylcholine. Nature. 1980; 288: 373–6.

23. Gutierrez E, Flammer AJ, Lerman LO, Elizaga J, Lerman A, Fernandez-Aviles F. Endothelial dysfunction over the course of coronary artery disease. Eur Heart J. 2013; 34: 3175–81.

24. Zhang C, Rogers P, Merkus D, Knudson P, Chilian WM. Regulation of coronary microvascular resistance in health and disease. In: Tuma RF, Duran WN, Ley K, editors. Microcirculation. 2nd ed. Boston: Elsevier; 2008. p. 521.

25. Laughlin MH, Davis MJ, Secher NH, vLJ J, Arce-Esquivel AA, Simmons GH, Bender SB, Padilla J, Bache RJ, Merkus D, Duncker DJ. Peripheral circulation. Compr Physiol. 2012; 2: 321–447.

26. Ishibashi Y, Bache RJ, Zhang J. ATP-sensitive K+channels, adenosine, and nitric oxide-mediated mechanisms account for coronary vasodilation during exercise. Circ Res. 1998; 82: 346–59.

27. Merkus D, Haitsma DB, Fung TY, Assen YJ, Verdouw PD, Duncker DJ. Coronary blood flow regulation in exercising swine involves parallel rather than redundant vasodilator pathways. Am J Physiol – Heart Circ Physiol. 2003; 285: H424–33.

28. Duncker DJ, Bache RJ, Merkus D. Regulation of coronary resistance vessel tone in response to exercise. J Mol Cell Cardiol. 2012; 52: 802–13.

29. Schulz R, Oudiz RJ, Guth BD, Heusch G. Minimal a_1-and a_2-adrenoceptor-mediated coronary vasoconstriction in the anaesthe-tized swine. Naunyn Schmiedebergs Arch Pharmacol. 1990; 342: 422–8.

30. Duncker DJ, Stubenitsky R, Verdouw PD. Autonomic control of vasomotion in the porcine coronary circulation during treadmill exercise. Evidence for feed-forward b-adrenergic control. Circ Res. 1998; 82: 1312–22.

31. Bache RJ, Dai X-Z, Herzog CA, Schwartz JS. Effects of nonselective and selective a1-adrenergic blockade on coronary blood flow during exercise. Circ Res. 1987; 61(suppl. II): II-36–II-41.

32. Heusch G, Baumgart D, Camici P, Chilian W, Gregorini L, Hess O, Indolfi C, Rimoldi O. a-adrenergic coronary vasoconstriction and myocardial ischemia in humans. Circulation. 2000; 101: 689–94.

33. Puybasset L, Bea ML, Ghaleh B, Giudicelli JF, Berdeaux A. Coronary and systemic hemodynamic effects of sustained inhibition of nitric oxide synthesis in conscious dogs. Evidence for cross talk between nitric oxide and cyclooxygenase in coronary vessels. Circ Res. 1996; 79: 343–57.

34. Duffy SJ, Castle SF, Harper RW, Meredith IT. Contribution of vasodilator prostanoids and nitric oxide to resting flow, metabolic vasodi-lation, and flow-mediated dilation in human coronary circulation. Circulation. 1999; 100: 1951–7.

35. Friedman PL, Brown Jr EJ, Gunther S, Alexander RW, Barry WH, Mudge Jr GH, Grossman W. Coronary vasoconstrictor effect of indomethacin in patients with coronary-artery disease. N Engl J Med. 1981; 305: 1171–5.

36. Pacold I, Hwang MH, Lawless CE, Diamond P, Scanlon PJ, Loeb HS. Effects of indomethacin on coronary hemodynamics, myocardial metabolism and anginal threshold in coronary artery disease. Am J Cardiol. 1986; 57: 912–5.

37. Edlund A, Sollevi A, Wennmalm A. The role of adenosine and prostacyclin in coronary flow regulation in healthy man. Acta Physiol Scand. 1989; 135: 39–46.

38. Merkus D, Houweling B, Zarbanoui A, Duncker DJ. Interaction between prostanoids and nitric oxide in regulation of systemic, pulmonary, and coronary vascular tone in exercising swine. Am J Physiol Heart Circ Physiol. 2004; 286: H1114–23.

39. Willis AP, Leffler CW. NO and prostanoids: age dependence of hypercapnia and histamine-induced dilations of pig pial arterioles. Am J Physiol. 1999; 277: H299–307.

40. Beyer AM, Gutterman DD. Regulation of the human coronary micro-circulation. J Mol Cell Cardiol. 2012; 52: 814–21.

41. Stary HC. Evolution and progression of atherosclerotic lesions in coronary arteries of children and young adults. Arteriosclerosis. 1989; 9: I19–32.

42. Tuzcu EM, Kapadia SR, Tutar E, Ziada KM, Hobbs RE, McCarthy PM, Young JB, Nissen SE. High prevalence of coronary atherosclerosis in asymptomatic teenagers and young adults: evidence from intravascular ultrasound. Circulation. 2001; 103: 2705–10.

43. Moelker AD, Baks T, van den Bos EJ, van Geuns RJ, de Feyter PJ, Duncker DJ, van der Giessen WJ. Reduction in infarct size, but no functional improvement after bone marrow cell administration in a porcine model of reperfused myocardial infarction. Eur Heart J. 2006; 27: 3057–64.

44. Heusch G. Molecular basis of cardioprotection: signal transduction in ischemic pre-, post-, and remote conditioning. Circ Res. 2015; 116: 674–99.

45. Fordyce CB, Gersh BJ, Stone GW, Granger CB. Novel therapeutics in myocardial infarction: targeting microvascular dysfunction and reperfusion injury. Trends Pharmacol Sci. 2015; 36: 605–16.

46. Betgem RP, de Waard GA, Nijveldt R, Beek AM, Escaned J, van Royen N. Intramyocardial haemorrhage after acute myocardial infarction. Nat Rev Cardiol. 2015; 12: 156–67.

47. Bolli R, Becker L, Gross G, Mentzer Jr R, Balshaw D, Lathrop DA. Ischemia NWGotToTfPtHf. Myocardial protection at a crossroads: the need for

translation into clinical therapy. Circ Res. 2004; 95: 125–34.

48. Dirksen MT, Laarman GJ, Simoons ML, Duncker DJ. Reperfusion injury in humans: a review of clinical trials on reperfusion injury inhibitory strategies. Cardiovasc Res. 2007; 74: 343–55.

49. Kloner RA. Current state of clinical translation of cardioprotective agents for acute myocardial infarction. Circ Res. 2013; 113: 451–63.

50. Gewirtz H, Most AS. Production of a critical coronary arterial stenosis in closed chest laboratory animals: Description of a new nonsurgical method based on standard cardiac catheterization techniques. Am J Cardiol. 1981; 47: 589–96.

51. Ichikawa Y, Yokoyama M, Akita H, Fukuzaki H. Constriction of a large coronary artery contributes to serotonin-induced myocardial ischemia in the dog with pliable coronary stenosis. J Am Coll Cardiol. 1989; 14: 449–59.

52. Merkus D, Duncker DJ. Coronary microvascular dysfunction in postinfarct remodelled myocardium. Eur Heart J. 2014; 16: A74–9.

53. Heinonen I, Sorop OE, de Beer VJ, Duncker DJ, Merkus D. What can we learn about treating heart failure from the heart's response to acute exercise: Focus on the coronary microcirculation. J Appl Physiol. 2015; 119: 934–43.

54. McFalls EO, Baldwin D, Palmer B, Marx D, Jaimes D, Ward HB. Regional glucose uptake within hypoperfused swine myocardium as measured by positron emission tomography. Am J Physiol. 1997; 272: H343–9.

55. Canty Jr JM, Fallavollita JA. Hibernating myocardium. J Nucl Cardiol. 2005; 12: 104–19.

56. Canty Jr JM, Suzuki G. Myocardial perfusion and contraction in acute ischemia and chronic ischemic heart disease. J Mol Cell Cardiol. 2012; 52: 822–31.

57. Moelker AD, Baks T, Wever KM, Spitskovsky D, Wielopolski PA, van Beusekom HM, van Geuns RJ, Wnendt S, Duncker DJ, van der Giessen WJ. Intracoronary delivery of umbilical cord blood derived unrestricted somatic stem cells is not suitable to improve LV function after myocardial infarction in swine. J Mol Cell Cardiol. 2007; 42: 735–45.

58. Sorop O, Merkus D, de Beer VJ, Houweling B, Pistea A, McFalls EO, Boomsma F, van Beusekom HM, van der Giessen WJ, VanBavel E, Duncker DJ. Functional and structural adaptations of coronary microvessels distal to a chronic coronary artery stenosis. Circ Res. 2008; 102: 795–803.

59. van den Heuvel M, Sorop O, Koopmans SJ, Dekker R, de Vries R, van Beusekom HM, Eringa EC, Duncker DJ, Danser AH, van der Gies-sen WJ. Coronary microvascular dysfunction in a porcine model of early atherosclerosis and diabetes. Am J Physiol Heart Circ Physiol. 2012; 302: H85–94.

60. Trask AJ, Katz PS, Kelly AP, Galantowicz ML, Cismowski MJ, West TA, Neeb ZP, Berwick ZC, Goodwill AG, Alloosh M, Tune JD, Sturek M, Luc-chesi PA. Dynamic micro-and macrovascular remodeling in coronary circulation of obese Ossabaw pigs with metabolic syndrome. J Appl Physiol. 2012; 113: 1128–40.

61. de Chantemele EJ B, Stepp DW. Influence of obesity and metabolic dysfunction on the endothelial control in the coronary circulation. J Mol Cell Cardiol. 2012; 52: 840–7.

62. Bender SB, de Beer VJ, Tharp DL, van Deel ED, Bowles DK, Duncker DJ, Laughlin MH, Merkus D. Reduced contribution of endothelin to the regulation of systemic and pulmonary vascular tone in severe familial hypercholesterolaemia. J Physiol. 2014; 592: 1757–69.

63. Marzilli M, Merz CN, Boden WE, Bonow RO, Capozza PG, Chilian WM, DeMaria AN, Guarini G, Huqi A, Morrone D, Patel MR, Weintraub WS. Obstructive coronary atherosclerosis and ischemic heart disease: an elusive link! J Am Coll Cardiol. 2012; 60: 951–6.

64. Crea F, Camici PG, Bairey Merz CN. Coronary microvascular dysfunction: an update. Eur Heart J. 2014; 35: 1101–11.

65. Camici PG, d'Amati G, Rimoldi O. Coronary microvascular dysfunction: mechanisms and functional assessment. Nat Rev Cardiol. 2015; 12: 48–62.

66. Granada JF, Kaluza GL, Wilensky RL, Biedermann BC, Schwartz RS, Falk E. Porcine models of coronary atherosclerosis and vulnerable plaque for imaging and interventional research. EuroIntervention. 2009; 5: 140–8.

67. Vilahur G, Padro T, Badimon L. Atherosclerosis and thrombosis: insights from large animal models. J Biomed Biotechnol. 2011; 2011: 907575.

68. Al-Mashhadi RH, Sorensen CB, Kragh PM, Christoffersen C, Mortensen MB, Tolbod LP, Thim T, Du Y, Li J, Liu Y, Moldt B, Schmidt M, Vajta G, Larsen T, Purup S, Bolund L, Nielsen LB, Callesen H, Falk E, Mikkelsen JG, Bentzon JF. Familial hypercholesterolemia and atherosclerosis in cloned minipigs created by DNA transposition of a human PCSK9 gain-of-function mutant. Sci Transl Med. 2013; 5: 166ra161.

69. Pries AR, Badimon L, Bugiardini R, Camici PG, Dorobantu M, Duncker DJ, Escaned J, Koller A, Piek JJ, de Wit C. Coronary vascular regulation, remodelling, and collateralization: mechanisms and clinical implications on behalf of the working group on coronary pathophysiology and microcirculation. Eur Heart J. 2015; 36: 3134–46 (ePub ahead of print).

70. Stone GW, Maehara A, Lansky AJ, de Bruyne B, Cristea E, Mintz GS, Mehran R, McPherson J, Farhat N, Marso SP, Parise H, Templin B, White R, Zhang Z, Serruys PW, Investigators P. A prospective natural-history study of coronary atherosclerosis. N Engl J Med. 2011; 364: 226–35.

71. Heinonen I, Kalliokoski KK, Hannukainen JC, Duncker DJ, Nuutila P, Knuuti J. Organ-specific physiological responses to acute physical exercise and long-term training in humans. Physiology (Bethesda). 2014; 29: 421–36.

72. Kajander SA, Joutsiniemi E, Saraste M, Pietila M, Ukkonen H, Saraste A, Sipila HT, Teras M, Maki M, Airaksinen J, Hartiala J, Knuuti J. Clinical value of absolute quantification of myocardial perfusion with (15)O-water in coronary artery disease. Circ Cardiovasc Imaging. 2011; 4: 678–84.

73. Dayanikli F, Grambow D, Muzik O, Mosca L, Rubenfire M, Schwaiger M. Early detection of abnormal coronary flow reserve in asymptomatic men at high risk for coronary artery disease using positron emission tomography. Circulation. 1994; 90: 808–17.

74. Pitkanen OP, Raitakari OT, Niinikoski H, Nuutila P, Iida H, Voipio-Pulkki LM, Harkonen R, Wegelius U, Ronnemaa T, Viikari J, Knuuti J. Coronary flow reserve is impaired in young men with familial hypercholester-olemia. J Am Coll Cardiol. 1996; 28: 1705–11.

75. Yokoyama I, Ohtake T, Momomura S, Yonekura K, Kobayakawa N, Aoyagi T, Sugiura S, Sasaki Y, Omata M. Altered myocardial vasodila-tation in patients with hypertriglyceridemia in anatomically normal coronary arteries. Arterioscler Thromb Vasc Biol. 1998; 18: 294–9.

76. Parodi O, Neglia D, Sambuceti G, Marabotti C, Palombo C, Donato L. Regional myocardial blood flow and coronary reserve in hypertensive patients. The effect of therapy. Drugs. 1992; 44 Suppl 1: 48–55.

77. Murthy VL, Naya M, Foster CR, Hainer J, Gaber M, Dorbala S, Charytan DM, Blankstein R, Di Carli MF. Coronary vascular dysfunction and

prognosis in patients with chronic kidney disease. JACC Cardiovasc Imaging. 2012; 5: 1025–34.

78. Choudhury L, Rosen SD, Patel D, Nihoyannopoulos P, Camici PG. Coronary vasodilator reserve in primary and secondary left ventricular hypertrophy. A study with positron emission tomography. Eur Heart J. 1997; 18: 108–16.

79. Pitkänen OP, Nuutila P, Raitakari OT, RÖ nnemaa T, Koskinen PJ, Iida H, Lehtimaki TJ, Laine HK, Takala T, Viikari JS, Knuuti J. Coronary flow reserve is reduced in young men with IDDM. Diabetes. 1998; 47: 248–54.

80. Chen WJ, Danad I, Raijmakers PG, Halbmeijer R, Harms HJ, Lam-mertsma AA, van Rossum AC, Diamant M, Knaapen P. Effect of type 2 diabetes mellitus on epicardial adipose tissue volume and coronary vasomotor function. Am J Cardiol. 2014; 113: 90–7.

81. Taqueti VR, Hachamovitch R, Murthy VL, Naya M, Foster CR, Hainer J, Dorbala S, Blankstein R, Di Carli MF. Global coronary flow reserve is associated with adverse cardiovascular events independently of luminal angiographic severity and modifies the effect of early revascularization. Circulation. 2015; 131: 19–27.

82. Choy JS, Luo T, Huo Y, Wischgoll T, Schultz K, Teague SD, Sturek M, Kassab GS. Compensatory enlargement of ossabaw miniature swine coronary arteries in diffuse atherosclerosis. IJC Heart Vasc. 2015; 6: 4–11.

22 多层 CT 血管造影计算分析

Carlos Collet, Chrysafios Girasis, Charles Taylor, Patrick W. Serruys, and Yoshinobu Onuma

22.1 引言

近二十年来，冠状动脉CT血管成像作为一种无创检查技术一直被用于冠状动脉病变的评估[1]。这一技术自应用至今在分辨率、检查时间、减少对比剂使用量和射线量等方面历经了飞速的发展，从最早的8排CT（2000年）到16排CT（2002年）再到64排CT（2004年），发展到近期的128排及256排CT系统。新一代的256排CT系统可以在一次心跳之内完成整个心脏的成像，随着扫描速度的增快也极大地减少了对比剂的使用和射线辐射量[2]。

具有里程碑意义的多中心研究CORE-64对比了64排CT与侵入性血管造影的检查结果，以此评估冠状动脉CTA的诊断能力。该研究共入选291名患者，结果显示冠状动脉CTA与常规侵入性血管造影在患者是否需行再血管化治疗方面具有相同的诊断能力（AUC 0.84，95% CI 0.79～0.88）。基于患者的进一步分析显示，对比侵入性定量冠状动脉造影（invasive quantitative coronary angiography，QCA），冠状动脉CTA在至少存在一支冠状动脉狭窄程度大于等于50%的患者中具有极高的诊断准确率（AUC 0.93，95% CI 0.90～0.96）；在基于血管病变的分析显示AUC为0.91，提示64排CT也有极好的诊断能力（95% CI，0.88～0.93）[3]。

近来，PROMISE和SCOT-HEART研究评估了冠状动脉CTA对存在疑似由冠状动脉粥样硬化性疾病引发的心绞痛症状患者中相对常规检查基础上的附加诊断价值[4,5]。研究总共入选超过14 000名患者，PROMISE研究显示：在平均2年的随访中，冠状动脉CTA检查不劣于常规功能检查，且有助于在患者接受导管检查前了解冠状动脉解剖情况和是否存在阻塞性病变，这一结果有助于减少无冠状动脉阻塞病变患者接受导管检查的比例，同时改善了二

级预防效果[4]。SCOT-HEART研究也取得了类似的结果，在常规药物治疗基础上结合冠状动脉CTA检查可给患者额外获益，进行这一无创检查评估是否存在阻塞病变可减少接受有创性血管造影却不存在阻塞性冠心病的概率。另外，冠状动脉CTA检查有助于再血管化治疗策略及二级预防方案的制定[5]。

除了腔内成像和组织学特性辨别能力外，多层CT（multislice CT，MSCT）不能够对心外膜的狭窄做出功能性评价。在过去15年间，研究者在这一领域进行了广泛的研究并取得了丰硕的成果，包括：患者特异性3D血流分析，可模拟心血管血流的自适应有限元模型，生理状态下流入/流出边界条件的定义，血流与血管壁动力学的耦合描述，这些新技术和新理论使得CT联合FFR技术（FFR_{CT}）的应用成为可能。

22.2 血流储备分数

血流储备分数（fractional flow reserve，FFR）是冠状动脉狭窄部位两端最大血流的比值（远端血流压力除以近端血流压力），迄今为止已有近20年的应用历史[6]。FFR被广泛地应用于临床并被证明对推迟无血流障碍的狭窄病变的介入治疗有重要作用[7]。另外，近来的一些研究显示FFR引导的冠状动脉再血管化治疗与单纯造影引导的再血管化治疗相比可明显改善患者预后并减少花费[8]。目前指南强调了利用有创性FFR检查来评估冠状动脉狭窄是否具有功能性的意义[9]。

在临床实践中，心脏科介入医师可以通过许多非侵入性血管造影手段来评价一个存在心肌缺血症状患者非罪犯血管的病变情况，其再血管化治疗的疗效取决于血管狭窄是否有功能性意义而不是狭窄本身的严重程度[10,11]。这些检查手段（如放射线核

素检查、心脏超声及心肌磁共振成像）给患者和社会带来了极大的经济负担，因此我们急需一种可以提供所有信息的检查手段[12]。

22.3　多层CT联合非侵入性FFR评估技术的理论基础

FFR_{CT} 技术主要是基于生成冠状动脉血流生理模型的三个原理。

首先，静息状态下冠状动脉的血流由心肌的氧耗量决定。异速生长标度率公式 $Q_c^{rest} \propto M_{myo}k$ 可用来估算这一生理参数，其中 Q_c 代表冠状动脉血流，M_{myo} 定义为基线状态下的器官体积，k 为比例系数[13, 14]。根据这一公式，可以根据多层CT左心室和右心室体积计算出该患者的静息血流量。由这一公式的计算原理可知，它不能够应用于计算静息状态下存在心绞痛的患者，因此 FFR_{CT} 技术也不能应用于此类患者。

第二个理论是之前基于形态测量学、剪切力自我调节及代偿性调整的研究证实，静息状态下微循环血管床的阻力与其滋养血管的直径成倒数关系而不是线性关系[15-20]，换句话说，正常和狭窄的血管可以使自己适应它们所运载的血流。冠状动脉的这一特点可用幂次定律关系 $r_p^k = r_{d1}^k + r_{d2}^k$ 来表示。血管壁剪切力的自我调整机制可以解释这一血流-管径关系[17, 18]。

第三个理论是冠状动脉微循环对腺苷有可预测的反应性。腺苷是心肌缺氧时所释放的物质，外源性注射腺苷可以使阻力血管的平滑肌细胞完全松弛达到最大化充血反应。重要的是，检查不需要对血管成像操作进行任何变动，也不需要额外的图像或给予外源性药物。

22.4　心血管计算流体动力学

任何用于像冠状动脉血管床一样微小的流体动力学结构的计算均需要创造并修正独特的有限元网格（finite-element mesh）[21]。当不可压缩流体（如血液）受到较高的驱动压力（例如100 mmHg）时，额外施加一个较小的压力梯度便会使其产生明显的加速。这一特点会使管腔剪切力发生显著变化，需要定制匹配的公式来计算。在当前的算法中，有限元网格可以以各向异性的方式迭代地调整其分辨率，网格元件的大小和密度的分布可根据计算要求进行修改[22, 23]。在不太复杂的流动区域中，网格元件可以设计得较粗糙且密度较小。为了提高管壁剪切力计算的准确性，特别是在高度/极度弯曲的血管中[24]，靠近血管壁（边界层）需要结构化的元件层。另一方面，冠状动脉的血流-压力变化不能直接测量，而它们本身就是需要解决方案的一部分。冠状动脉血流分布受到下游血管床阻力和心室肌收缩导致的心肌内压力的双重调节[25]。血流量并不总是与压力成正比，因此，它们在冠状动脉出口处的关系可以表示为心外膜三维结构域与微血管耦合的流出边界。相反，前负荷、心率、心肌收缩力和心输出量的影响可以运用于流入边界条件模型[26]。

22.5　FFR_{CT} 计算

基于上述生成冠状动脉血流生理模型的三个原则，可以创建心血管计算流动力学的专有算法。每个特定患者的冠状动脉血管床的解剖结构都是未知的，必须从医学影像数据集中提取特定患者的资料。MSCT可以提供患者准确的冠状动脉几何模型，包括该名患者特有的血管分支和病变。根据这些几何信息，可以生成一个具有各向异性细化和边界层的容积化有限元网格来进行数值计算（见图22.1）。使用专有算法，可以确定心脏-血管间的相互作用，并根据心肌内压力和微血管阻抗计算每个冠状动脉分支的冠状动脉时变阻抗。后一部分可以用一个所谓的集中参数模型（零维）来表示，这个模型类似于一个电路，包括电阻和电容元件（图22.2）[25]。最后，将血液复杂的流体特性集成/输入到模型中，以改进/完成计算。

在完成血流分析后，可在最大充血状态下进行计算机分析获得平均冠状动脉压。FFR_{CT} 被定义为计算出的病变远端平均冠状动脉压力除以在计算出的模拟最大充血条件下的主动脉平均血压。这一结果可用来评价病变异性组织缺血。

22.6　FFR_{CT} 应用的临床依据

在DISCOVER-FLOW（对无创血流储备分数检出的缺血诱导性狭窄进行诊断）研究及DeFACTO（采用解剖学CT血管造影确定血流储备分数）研究中 FFR_{CT} 该技术的重复性得到了首次评估。此两项

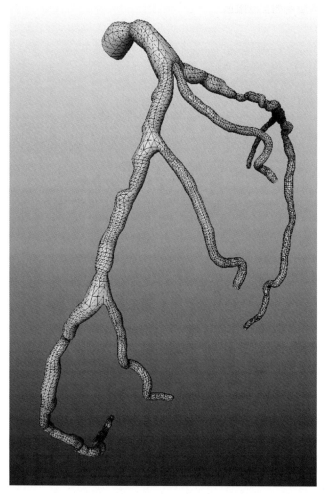

图22.1 有限元网格。网格大小和密度可以不停变化以适应计算要求。

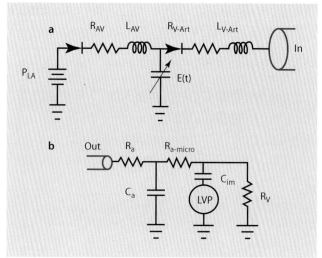

图22.2 用于心血管血流模拟的集中（零维）参数模型。In：流入；Out：流出。a. 将心脏左侧连接到包括全身和肺循环的闭环系统的主动脉入口（In）的集总参数心脏模型。左心房模型由左心房压力PLA，二尖瓣、房室瓣膜阻力RAV，心房电感LAV，主动脉瓣膜、心室动脉瓣膜阻力RV-Art，心室动脉电感LV-Art，以及左心室（LV）压力组成。LV 压力用时变LV 弹力E（t）来建模。b. 与冠状动脉分支出口耦合的集中参数冠状血管床模型（Out）。该模型由冠状动脉和静脉阻力（分别为Ra 和Rv），冠状动脉微循环阻力Ra-micro，冠状动脉顺应性Ca，心肌顺应性Cim，以及LV压力组成；LV压力表示从左冠状动脉出现的分支的心内压力。

研究的主要发现是FFR$_{CT}$增加了冠状动脉CTA对于狭窄病变判定的准确性，FFR$_{CT}$与狭窄定量（狭窄大于50%）诊断相比较，它们的特异性和准确性分别是54%（95%CI，46% ～ 83%）vs 42%（95%CI，34% ～ 51%） 和73%（95%CI，67% ～ 78%）vs 64%（95%CI，58% ～ 70%）。NeXtsTeps研究评价了将侵入性FFR作为诊断参考标准时，FFR$_{CT}$对于非急诊PCI患者其冠状动脉病变的诊断价值。在该研究中，使用了改良的FFR$_{CT}$技术，包括图像定量分析软件、图像整合技术、生理模型和自动化技术的改良及改进。其主要的研究终点是对于通过侵入性FFR诊断了血流显著异常（≤0.80）而冠状动脉CTA显示狭窄30% ～ 90%的病人，FFR$_{CT}$曲线下面积（≤0.80）和冠状动脉CTA（狭窄大于50%）两种方法的诊断差别。此研究初筛了365例患者，251人被最终纳入。每例病人及单支血管的FFR$_{CT}$测量的曲线下面积分别是0.90（95% CI，0.87 ～ 0.94）和

0.93（95%CI，0.91 ～ 0.95）。对于单支血管来说，FFR$_{CT}$和FFR评估狭窄的相似度极高（Pearson相关性为0.82，$P<0.001$）。FFR$_{CT}$对比侵入性FFR，其对血管狭窄稍有低估。该研究也展现了FFR$_{CT}$相较于其他非侵入性操作的诊断优势，包括高度的敏感性和特异性，以及阴性和阳性结果良好的预测价值（单支血管分别为86%和95%）。对于诊断冠状动脉功能性病变，除了传统的FFR之外，目前的研究证据支持FFR$_{CT}$的诊断价值高于其他任何一种检测手段（图22.3）。表22.1总结了FFR$_{CT}$诊断优势的相关研究证据。

在三个主要比较FFR$_{CT}$和FFR有效性的研究之后，PLATFORM研究（FFR$_{CT}$-指导的诊断策略与常规方法对可疑冠心病患者临床结果的比较：FFR$_{CT}$前瞻、经度研究-结果和资源影响研究）是首个评估真实世界中FFR$_{CT}$技术对于可疑的稳定型冠心病患者其诊断价值的研究。该研究采用比较效果研究设计，纳入了有症状的择期行侵入性或非侵入性操作以明确是否存在阻塞性CAD的患者。两组患者（采用侵入或非侵入性的操作方法）继而分别被分为接受常规诊治或接受CTA/FFR$_{CT}$组。首要终点事件中，接

表 22.1 非侵入性 FFR 应用的文献报道

第一作者	年 份	杂 志	标 题
个体化 3D 血流分析和治疗计划			
Taylor CA	1998	Computer Methods in Applied Mechanics and Engineering	Finite-element modeling of blood flow in arteries
Taylor CA	1999	Computer Aided Surgery	Predictive medicine: Computational techniques in therapeutic decision-making
个体化血流分析			
Ku JP	2002	Annals of Biomedical Engineering	In vivo validation of numerical prediction of blood flow in arterial bypass grafts
Ku JP	2005	Annals of Biomedical Engineering	Comparison of CFD and MRI flow and velocities in an in vitro large artery bypass graft model
Steele BN	2003	IEEE Transactions on Biomedical Engineering	In vivo validation of an one-dimensional finite-element method for predicting blood flow in cardiovascular bypass grafts
Steele BN	2007	Computer Methods in Biomechanics and Biomedical Engineering	Fractal network model for simulating abdominal and lower extremity blood flow during resting and exercise conditions
心血管血流各向异性、适应性以及边界层形成			
Müller J	2005	Computer Methods in Biomechanics and Biomedical Engineering	Anisotropic adaptive finite-element method for modeling blood flow
Sahni O	2006	Computer Methods in Applied Mechanics and Engineering	Efficient anisotropic adaptive discretization of the cardiovascular system
Sahni O	2008	Engineering with Computers	Adaptive boundary layer meshing for viscous flow simulations
Sahni O	2009	Engineering with Computers	Automated adaptive cardiovascular flow simulations
生理真实流出边界条件和耦合流壁动力学			
Vignon-Clementel IE	2006	Computer Methods in Applied Mechanics and Engineering	Outflow boundary conditions for three-dimensional finite-element modeling of blood flow and pressure in arteries
Spilker RL	2010	Annals of Biomedical Engineering	Tuning multi-domain hemodynamic simulations to match physiological measurements
Figueroa CA	2006	Computer Methods in Applied Mechanics and Engineering	A coupled momentum method for modeling blood flow in three-dimensional deformable arteries
Vignon-Clementel IE	2010	Computer Methods in Biomechanics and Biomedical Engineering	Outflow boundary conditions for 3D simulations of non-periodic blood flow and pressure fields in deformable arteries
直接 3D 图像分解和几何重建			
Bekkers EJ	2008	IEEE Transactions on Medical Imaging	Multiscale vascular surface model generation from medical imaging data using hierarchical features
Xiong G	2011	International Journal for Numerical Methods in Biomedical Engineering	Simulation of blood flow in deformable vessels using subject-specific geometry and spatially varying wall properties
关于冠状动脉血流和自身调节机制的模型构建方法的研究进展			
Kim HJ	2009	Computer Methods in Applied Mechanics and Engineering	Augmented Lagrangian method for constraining the shape of velocity profiles at outlet boundaries for three-dimensional finite-element simulations of blood flow

（续表）

第一作者	年份	杂　志	标　题
Kim HJ	2009	Annals of Biomedical Engineering	On coupling a lumped parameter heart model and a three-dimensional finite-element aorta model
Kim HJ	2010	Finite Elements in Analysis and Design	Developing computational methods for three-dimensional finite-element simulations of coronary blood flow
Kim HJ	2010	Annals of Biomedical Engineering	Patient-specific modeling of blood flow and pressure in human coronary arteries
Kim HJ	2010	Annals of Biomedical Engineering	Incorporating autoregulatory mechanisms of the cardiovascular system in three-dimensional finite-element models of arterial blood flow
临床有效性研究			
Koo BK	2011	Journal American College of Cardiology	Diagnosis of ischemia-causing coronary stenoses by noninvasive fractional flow reserve computed from coronary computed tomographic angiograms. Results from the prospective multicenter DISCOVER-FLOW (diagnosis of ischemia-causing stenoses obtained via noninvasive fractional flow reserve) study
Min JK	2012	JAMA	DeFacto study: Diagnostic accuracy of fractional flow reserve from anatomic CT angiography
Norgaard BL	2014	Journal American College of Cardiology	Diagnostic performance of noninvasive fractional flow reserve derived from coronary CT angiography in suspected coronary artery disease: The NXT trial
Douglas P	2015	European Heart Journal	Clinical outcomes of FFR$_{CT}$-guided diagnostic strategies versus usual care in patients with suspected coronary artery disease: the PLATFORM study

3D：三维；CFD：计算血流动力学；FFR：血流储备分数；MRI：磁共振成像

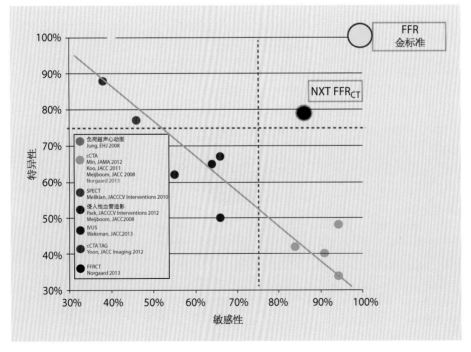

图22.3 FFRT在NXT试验中的诊断性与侵入性FFR和非侵入性诊断病例的比较。cCTA：冠状动脉CT血管造影；FFR：分数血流储备；SPECT：单光子发射计算机断层成像；IVUS：血管内超声；TAG：横向衰减梯度。

受常规治疗组而证实为非阻塞性CAD的患者在90天内接受侵入性冠状动脉造影的比例远高于行FFR_CT组（73.7% vs 12.4%，风险差60.8%，CI 53% ～ 68.7%，$P < 0.001$）。行FFR_CT后有更多缺血指导的血运重建（95% CTA/FFR_CT vs 55%常规治疗），这也是符合现行指南推荐的。这些研究结果均显示，在建议患者进行侵入性血管造影检查前，FFR_CT可作为有力的初筛工具。

22.7 FFR_CT的应用展望

22.7.1 虚拟支架置入

虽然最初冠状动脉CTA/FFR_CT的研究主要集中在疑似患有CAD人群，然而，如果对每个病变在解剖结构和功能特征方面进行综合评估，该技术可以进一步扩展应用到已知CAD患者身上。对于连续性冠状动脉狭窄患者，在一个病灶处进行虚拟支架置入并重新评估FFR_CT可能有助于识别导致心肌缺血真正的罪犯血管（图22.4）。采用这一技术进行术前处理计划可以在侵入性手术之前优化治疗策略并改善功能结果。当然，我们仍需进一步开展大规模前瞻性研究来验证这一工具临床应用的效果 [29, 30]。

22.7.2 合并或无左主干病变的三支血管病变：基于MSCT的心脏团队临床决策

最新的冠状动脉CTA技术联合FFR_CT能够鉴别多支血管病变患者是否存在重度功能障碍，这种非侵入性评估有可能将患者重新分至低风险组（即单支或双支血管）疾病。此外，在外科血运重建手术患者中，该技术可评价桥血管吻合部位的解剖特征（例如血管壁钙化、心肌内走形等），有助

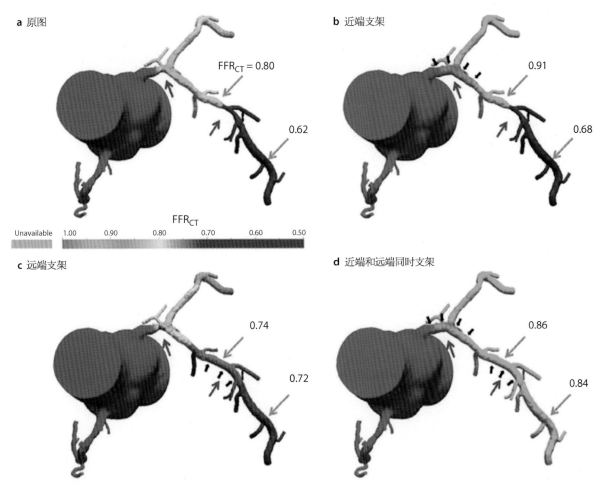

图22.4 用FFR_CT进行三维模型的虚拟血运重建。红色箭头显示左前降支的连续性狭窄。蓝色箭头显示在指定位置的模拟FFR_CT值。黑色箭头显示模拟支架的位置。在模拟支架植入前FFR_CT结果阳性（0.62）a. 对于单纯在远端或近端狭窄病变进行模拟支架植入后，无论是远端还是近端狭窄处的支架植入均无明显FFR改善（远端为0.72，近端为0.68）。b、c.对于远端和近端狭窄病变进行模拟支架植入后，血管FFR_CT为阴性（0.84）。d. FFR_CT：CT联合的FFR。

于外科医生临床决策的制定。在这类人群中，目前的指南建议根据CAD的严重程度进行危险分层（IB）[9]。为此，解剖学SYNTAX（SYNergy between percutaneous coronary intervention with TAXus and cardiac surgery）评分已被证明是一种有价值和可重复使用的冠状动脉造影和MSCT的工具[31, 32, 33]。此外，在解剖评分（血管造影或冠状动脉CTA）基础上结合临床变量计算出的SYNTAX Ⅱ评分有助于进一步优化个体患者接受CAGB或PCI决策的制定[34]。正在开展的SYNTAX Ⅲ REVOLUTION试验入选合并或不合并左主干病变的多支病变患者，根据SYNTAX Ⅱ评分随机分至两个心脏团队，根据常规血管造影或MSCT结合FFR_{CT}结果指导选择接受外科手术或经皮介入治疗。本研究将为冠状动脉CTA在复杂冠状动脉病变患者决策制定过程中的作用奠定基础。

22.8　结语

尽管X线的固有特点使其在组织成像方面有许多限制，由于空间（16、64、128、256和320检测器/排）和时间分辨率的不断增加，无创MSCT成像在过去10年中的已经在改善腔内成像和组织学特性辨别方面取得了重大进展。对有血流障碍性病变患者在接受PCI治疗之前进行功能评估基础上进行虚拟治疗计划是非侵入性评估的一个重大突破。因此，一项MSCT研究最终将为我们提供全面的、能够指导冠状动脉介入和手术血运重建治疗的"一站式"无创评估。

22.9　临床病例分享

· 病例1 ·

一名65岁稳定型心绞痛男性患者，冠心病危险因素包括高血压和高胆固醇血症。MSCT血管造影显示存在两处狭窄病变，一处位于左前降支（LAD）冠状动脉口，另一处位于右冠状动脉（RCA）中部。RCA病变远端的FFR_{CT}值为0.88，而侵入性FFR测量结果为0.89。LAD中段病变的FFR_{CT}值为0.70，侵入测量结果为0.74（图22.5）。LAD开口处虚拟PCI

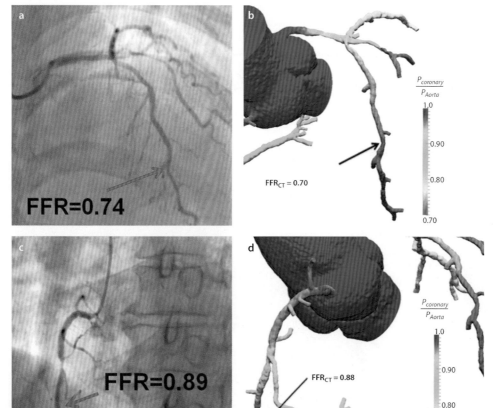

图22.5 临床病例1。左前降支（a，b）和右冠状动脉（c，d）的侵入性与非侵入性FFR值。以侵入性FFR作为参考标准，切点<0.80，FFR_{CT}分别得出了一个准确的阳性和阴性的结果。右侧图像为基于CCTA的相应血管重建；色阶基于FFR_{CT}值。CCTA：冠状动脉CT血管造影，FFR：血流储备分数。

的改善有限，FFR_CT值从0.77增加到0.80。值得注意的是，左主干（LMS）的FFR_CT值为0.81，较前下降。LMS虚拟治疗可使LAD中段的FFR_CT值恢复正常（FFR_CT=0.90）。LMS和LAD开口的联合治疗可进一步改善导致FFR_CT值至0.93。

· 病例2 ·

5年前曾在RCA近端植入生物可吸收依维莫司洗脱支架。在6个月和24个月的随访中，传统血管造影在支架位置没有看到任何明显的狭窄。在5年的随访时，MSCT扫描可见位于两个不透射线的铂标记中间的支架区域，未见明显狭窄［黑色箭头（图22.6）］。在最大强度投影中，在支架的远端可见两个小的钙化斑块。无创性功能评估显示，所有三支血管的FFR_CT值均远远高于0.80的阈值。

· 病例3 ·

一名有高血压病史的64岁男性患者出现典型的CCS Ⅱ稳定型心绞痛。左心室射血分数为70%，无局部室壁运动异常。MSCT和FFR_CT检查可见三支病变，存在解剖和功能性异常，Syntax评分为13分。Syntax Ⅱ评分预测CABG 4年死亡率为4%，PCI为4%。患者随后进行了FFR评估的侵入性血管造影。结果显示RCA中段有严重的缺血性病变，用FFR_CT进行非侵入性检测，并通过侵入性FFR确认。LAD中段存在FFR_CT和FFR阳性的严重病变。在回旋支动脉中，FFR_CT检查发现存在严重缺血性病变，并通过有创FFR的测量来证实。在这一病例中，所有的病变均获得了一致结果（图22.7）。

22.10 术语

异速生长：作为增长的结果，物体/有机体各部分的比例发生变化。

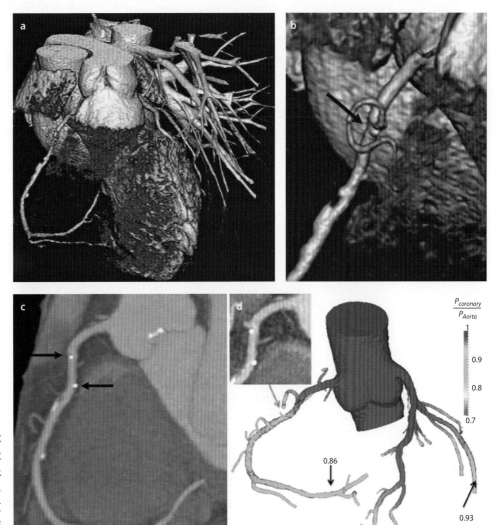

图22.6 临床病例2。a为右冠状动脉的三维立体渲染CT血管造影。立体渲染图像中近端动脉段的放大图像（b）和弯曲的多平面图像（c）显示了可吸收支架的铂标记（黑色箭头）。d.非侵入性FFR测量在任何冠状动脉中均未见到明显的局部缺血。

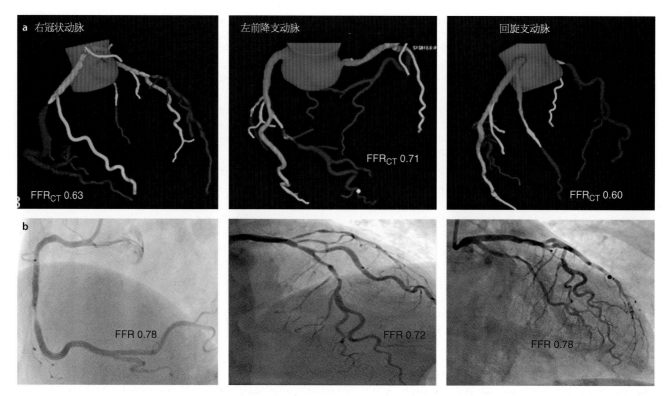

图22.7 临床病例3。MSCT和FFR_{CT}检查在造影前进行，结果显示存在解剖和功能性异常的三支血管病变。在RCA中段用无创FFR_{CT}检测到严重的缺血性病变，并用侵入性FFR证实。在LAD中段，FFR_{CT}和FFR几乎相同的严重病变。在回旋动脉中，通过FFR_{CT}发现了严重的缺血性病变，并通过FFR的有创测量来证实。在这一病例中，多支病变患者中发现的每一处病变均达到了高度一致。

各向异性：根据测量方向具有不同的属性。　　　　　　　　集中（模型）：零维模型。

阻抗：电阻的频率模拟。

（梁　拓　李东宝　译）

参考文献

1. Nieman K, Cademartiri F, Lemos PA, Raaijmakers R, Pattynama PM, de Feyter PJ. Reliable noninvasive coronary angiography with fast submillimeter multislice spiral computed tomography. Circulation. 2002; 106(16): 2051–4.

2. Arbab-Zadeh A, Hoe J. Quantification of coronary arterial stenoses by multidetector CT angiography in comparison with conventional angiography methods, caveats, and implications. JACC Cardiovasc Imaging. 2011; 4(2): 191–202.

3. Miller JM, Rochitte CE, Dewey M, Arbab-Zadeh A, Niinuma H, Got-22tlieb I, et al. Diagnostic performance of coronary angiography by 64-row CT. N Engl J Med. 2008; 359(22): 2324–36.

4. Douglas PS, Hoffmann U, Patel MR, Mark DB, Al-Khalidi HR, Cavanaugh B, et al. Outcomes of anatomical versus functional testing for coronary artery disease. N Engl J Med. 2015; 372(14): 1291–300.

5. investigators S-H. CT coronary angiography in patients with suspected angina due to coronary heart disease (SCOT-HEART): an open-label, parallel-group, multicentre trial. Lancet. 2015; 385: 2383–91.

6. Pijls NH, van Son JA, Kirkeeide RL, De Bruyne B, Gould KL. Experimental basis of determining maximum coronary, myocardial, and collateral blood flow by pressure measurements for assessing functional stenosis severity before and after percutaneous transluminal coronary angioplasty. Circulation. 1993; 87(4): 1354–67.

7. Pijls NH, van Schaardenburgh P, Manoharan G, Boersma E, Bech JW, van't Veer M, et al. Percutaneous coronary intervention of functionally nonsignificant stenosis: 5-year follow-up of the DEFER Study. J Am Coll Cardiol. 2007; 49(21): 2105–11.

8. Pijls NH, Fearon WF, Tonino PA, Siebert U, Ikeno F, Bornschein B, et al. Fractional flow reserve versus angiography for guiding percutaneous coronary intervention in patients with multivessel coronary artery disease: 2-year follow-up of the FAME (Fractional Flow Reserve Versus Angiography for Multivessel Evaluation) study. J Am Coll Car-diol. 2010; 56(3): 177–84.

9. Windecker S, Kolh P, Alfonso F, Collet JP, Cremer J, Falk V, et al. 2014 ESC/EACTS Guidelines on myocardial revascularization: the task force on myocardial revascularization of the European Society of Cardiology (ESC) and the European Association for Cardio-Thoracic Surgery (EACTS) Developed with the special contribution of the European Association of Percutaneous Cardiovascular Interventions (EAPCI). Eur Heart J. 2014; 35(37): 2541–619.

10. Min JK, Hachamovitch R, Rozanski A, Shaw LJ, Berman DS, Gibbons R. Clinical benefits of noninvasive testing: coronary computed tomography angiography as a test case. JACC Cardiovasc Imaging. 2010; 3(3): 305–15.

11. Schoenhagen P, Hachamovitch R, Achenbach S. Coronary CT angiography and comparative effectiveness research prognostic value of atherosclerotic disease burden in appropriately indicated clinical examinations. JACC Cardiovasc Imaging. 2011; 4(5): 492–5.

12. Williams MC, Reid JH, McKillop G, Weir NW, van Beek EJ, Uren NG, et al. Cardiac and coronary CT comprehensive imaging approach in the assessment of coronary heart disease. Heart. 2011; 97(15): 1198–205.

13. West GB, Brown JH, Enquist BJ. A general model for the origin of allometric scaling laws in biology. Science. 1997; 276(5309): 122–6.

14. Steele BN, Olufsen MS, Taylor CA. Fractal network model for simulating abdominal and lower extremity blood flow during resting and exercise conditions. Comput Methods Biomech Biomed Engin. 2007; 10(1): 39–51.

15. Murray CD. The physiological principle of minimum work: I. The vascular system and the cost of blood volume. Proc Natl Acad Sci U S A. 1926; 12(3): 207–14.

16. Hutchins GM, Miner MM, Boitnott JK. Vessel caliber and branch-angle of human coronary artery branch-points. Circ Res. 1976; 38(6): 572–6.

17. Kamiya A, Togawa T. Adaptive regulation of wall shear stress to flow change in the canine carotid artery. Am J Physiol. 1980; 239(1): H14–21.

18. Zarins CK, Zatina MA, Giddens DP, Ku DN, Glagov S. Shear stress regulation of artery lumen diameter in experimental atherogenesis. J Vasc Surg. 1987; 5(3): 413–20.

19. Zhou Y, Kassab GS, Molloi S. On the design of the coronary arterial tree: a generalization of Murray's law. Phys Med Biol. 1999; 44(12): 2929–45.

20. Zhou Y, Kassab GS, Molloi S. In vivo validation of the design rules of the coronary arteries and their application in the assessment of diffuse disease. Phys Med Biol. 2002; 47(6): 977–93.

21. Kim HJ, Vignon-Clementel IE, Figueroa CA, Jansen KE, Taylor CA. Developing computational methods for three-dimensional finite element simulations of coronary blood flow. Finite Elem Anal Des. 2010; 46: 514–25.

22. Müller J, Sahni O, Li X, Jansen KE, Shephard MS, Taylor CA. Aniso-tropic adaptive finite element method for modelling blood flow. Comput Methods Biomech Biomed Engin. 2005; 8(5): 295–305.

23. Sahni O, Müller J, Jansen KE, Shephard MS, Taylor CA. Efficient aniso-tropic adaptive discretization of the cardiovascular system. Comput Methods Appl Mech Engin. 2006; 195: 5634–55.

24. Sahni O, Jansen KE, Taylor CA, Shephard MS. Automated adaptive cardiovascular flow simulations. Eng Comput. 2009; 25: 25–36.

25. Kim HJ, Vignon-Clementel IE, Coogan JS, Figueroa CA, Jansen KE, Taylor CA. Patient-specific modeling of blood flow and pressure in human coronary arteries. Ann Biomed Eng. 2010; 38(10): 3195–209.

26. Kim HJ, Vignon-Clementel IE, Figueroa CA, LaDisa JF, Jansen KE, Feinstein JA, et al. On coupling a lumped parameter heart model and a three-dimensional finite element aorta model. Ann Biomed Eng. 2009; 37(11): 2153–69.

27. Min JK, Leipsic J, Pencina MJ, Berman DS, Koo BK, van Mieghem C, et al. Diagnostic accuracy of fractional flow reserve from anatomic CT angiography. JAMA. 2012; 308(12): 1237–45.

28. Koo BK, Erglis A, Doh JH, Daniels DV, Jegere S, Kim HS, et al. Diagnosis of ischemia-causing coronary stenoses by noninvasive fractional flow reserve computed from coronary computed tomographic angiograms. Results from the prospective multicenter DISCOVER-FLOW (Diagnosis of Ischemia-causing Stenoses obtained via Noninvasive Fractional Flow Reserve) study. J Am Coll Cardiol. 2011; 58(19): 1989–97.

29. Kim KH, Doh JH, Koo BK, Min JK, Erglis A, Yang HM, et al. A novel noninvasive technology for treatment planning using virtual coronary stenting and computed tomography-derived computed fractional flow reserve. JACC Cardiovasc Interv. 2014; 7(1): 72–8.

30. Tanaka K, Bezerra HG, Gaur S, Attizzani GF, Botker HE, Costa MA, et al. Comparison between Noninvasive (coronary computed tomography angiography derived) and invasive-fractional flow reserve in patients with serial stenoses within One coronary artery: a NXT trial substudy. Ann Biomed Eng. 2016; 44(2): 580–9.

31. Serruys PW, Morice MC, Kappetein AP, Colombo A, Holmes DR, Mack MJ, et al. Percutaneous coronary intervention versus coronary-artery bypass grafting for severe coronary artery disease. N Engl J Med. 2009; 360(10): 961–72.

32. Kerner A, Abadi S, Abergel E, Solomonica A, Aronson D, Roguin A, et al. Direct comparison between coronary computed tomography and invasive angiography for calculation of SYNTAX score. EuroInter-vention. 2013; 8: 1428–34.

33. Papadopoulou SL, Girasis C, Dharampal A, Farooq V, Onuma Y, Rossi A, et al. CT-SYNTAX score: a feasibility and reproducibility Study. JACC Cardiovasc Imaging. 2013; 6(3): 413–5.

34. Farooq V, van Klaveren D, Steyerberg EW, Meliga E, Vergouwe Y, Chieffo A, et al. Anatomical and clinical characteristics to guide decision making between coronary artery bypass surgery and percutaneous coronary intervention for individual patients: development and validation of SYNTAX score II. Lancet. 2013; 381(9867): 639–50.